编　者

（按姓氏笔画排序）

于恩达　海军军医大学第一附属医院

丁艳萍　中国医科大学护理学院

王　洋　中国医科大学附属第四医院

王天宝　深圳大学附属华南医院

左天明　中国医科大学国际医学教育研究院

刘　勇　浙江省肿瘤医院

刘韦成　武汉大学中南医院

刘佃温　河南中医药大学第三附属医院

齐亚力　中国医科大学医学人文学院

孙丽娜　辽宁中医药大学附属医院

孙松朋　北京中医药大学东直门医院

李　群　中国医科大学附属盛京医院

李国栋　中国中医科学院广安门医院

李春雨　中国医科大学附属第四医院

李德川　浙江省肿瘤医院

张　卫　海军军医大学第一附属医院

张伟华　天津大学天津医院

张春泽　天津市人民医院

陈启仪　上海市第十人民医院

陈春生　中国医科大学附属盛京医院

林宏城　中山大学附属第六医院

练　磊　中山大学附属第六医院

荆永显　中国医科大学医学人文学院

荣文舟　北京市中医院

姜　军　东部战区总医院

骆衍新　中山大学附属第六医院

袁　鹏　中国医科大学附属第四医院

聂　敏　辽宁中医药大学附属第三医院

钱　群　武汉大学中南医院

徐国成　中国医科大学医学人文学院

隋金珂　海军军医大学第一附属医院

董　平　北京市肛肠医院

黄美近　中山大学附属第六医院

谢尚奎　中山大学附属第六医院

路　瑶　中国医科大学附属第四医院

出版说明

每一位手术医师的成长都需要资深专家的言传身教，但大型三甲医院资深专家直接带教的资源非常有限。高质量的出版工作无疑是解决这一矛盾的重要抓手。

高质量大型丛书的编写，需要一大批来自不同领域的高水平专家充分发挥各自的优势，并最终实现彼此优势的互补和融合。对于临床手术操作类的出版物，以手绘图为基础，文、图和手术视频的有机结合无疑是最佳的呈现方式。要实现这种呈现方式，需要不同领域专家的优势互补。

为了做好丛书的顶层设计，并保障内容的科学性和权威性，12位院士担任了丛书的名誉总主编和名誉顾问，来自全国30多家单位的40多位国家重点学科带头人担任了各分册的学术顾问。为了实现丛书文、图、视频的有机融合，丛书的作者队伍由来自全国50多家院校的268位医学专家、医学绘图专家和医学教育技术专家共同组成。考虑到绘图和录像制作过程中需要反复的沟通，具有医学绘图优势的中国医科大学和中国人民解放军北部战区总医院的一线骨干专家承担了较多的具体工作。各分册的主编由医学绘图专家和临床专家共同担任，考虑到插图绘制工作需要投入更多的时间，各分册的第一主编大多是绘图专家。

丛书涵盖普通外科、神经外科、胸外科、心脏外科、骨科、整形外科、泌尿外科、妇产科、眼科、耳鼻咽喉科以及肛肠外科共11个手术学科，内容涉及临床常见手术1 000余种，每个手术的内容包括适应证、禁忌证、术前准备、麻醉、体位、手术步骤/要点以及术后处理等，相应的内容都配有手绘插图（手绘插图10 000余幅），并通过二维码融入手术视频近200个。该丛书的内容充分展现了医学与美学、基础医学与临床医学、纸质载体与数字出版的完美结合。

初稿完成后，经过层层筛选和评审，该丛书获得了国家出版基金的资助。这充分体现了行业主管部门和相关评审专家对该丛书编写工作的肯定和支持。期待丛书出版后能得到每一位读者的肯定和支持。

丛书编写委员会顾问

名誉顾问（按姓氏笔画排序）

马 丁 院士　　王 俊 院士　　田 伟 院士　　胡盛寿 院士
郭应禄 院士　　黄荷凤 院士　　戴尅戎 院士

顾问（按姓氏笔画排序）

马建民	首都医科大学附属北京同仁医院	**冯杰雄**	华中科技大学同济医学院附属同济医院
王 硕	首都医科大学附属北京天坛医院	**朱 兰**	北京协和医院
王宁利	首都医科大学附属北京同仁医院	**庄 建**	广东省人民医院
王雨生	空军军医大学西京医院	**刘中民**	上海市东方医院
王国斌	华中科技大学同济医学院附属协和医院	**刘伦旭**	四川大学华西医院
王建六	北京大学人民医院	**刘继红**	华中科技大学同济医学院附属同济医院
王深明	中山大学附属第一医院	**李华伟**	复旦大学附属眼耳鼻喉科医院
王辉山	中国人民解放军北部战区总医院	**李青峰**	上海交通大学医学院附属第九人民医院
毛 颖	复旦大学附属华山医院	**吴文铭**	北京协和医院
毛友生	中国医学科学院肿瘤医院	**吴新宝**	北京积水潭医院
孔维佳	华中科技大学同济医学院附属协和医院	**谷涌泉**	首都医科大学宣武医院

辛世杰　中国医科大学附属第一医院

沈　铿　北京协和医院

张建宁　天津医科大学总医院

张潍平　首都医科大学附属北京儿童医院

陈　忠　首都医科大学附属北京安贞医院

陈规划　中山大学附属第三医院

邵增务　华中科技大学同济医学院附属协和医院

金　杰　北京大学第一医院

胡三元　山东大学齐鲁医院

姜春岩　北京积水潭医院

贺西京　西安交通大学第二附属医院

敖英芳　北京大学第三医院

徐国兴　福建医科大学附属第一医院

翁习生　北京协和医院

郭　卫　北京大学人民医院

唐康来　陆军军医大学西南医院

龚树生　首都医科大学附属北京友谊医院

董念国　华中科技大学同济医学院附属协和医院

蒋　沁　南京医科大学附属眼科医院

蒋　青　南京大学医学院附属鼓楼医院

雷光华　中南大学湘雅医院

魏　强　四川大学华西医院

丛书目录

序

手术是外科、妇产科、眼科、耳鼻喉科等专科治疗疾病的主要方法，也是每一位手术医师必备的能力。这种能力的培养是一个循序渐进的过程，需要将前辈们的学术思想、人文精神、临床经验及手术技巧等提炼并加以融合，精益求精，旨在提高手术治疗的效果。

手术技术的传承需要传帮带，需要良师益友，需要一本好的手术图谱以供参考。要把临床手术以深入浅出的方式讲明白，一定要"图文并茂"，如果能做到图、文和视频相结合则是最理想的呈现方式。随着数码技术的发展，手术照片图的获取比较容易，但对于初学者和低年资医师来说，照片图对手术野解剖结构的呈现不够清晰，手绘线条图则能更好地帮助读者明确手术区域的解剖结构，掌握手术的基本操作步骤。此外，手术操作从某种角度来说是一个局部结构重塑整形的过程，带着美术创作的理念进行手术操作也是每一个优秀的手术医师需要培养的软实力。再者，对于读者来说，手术全过程的浏览，有助于把握手术的全貌，是非常必要的。

为了解决以上核心问题，该套丛书的编写团队不仅包括外科知名专家团队，还组建了优秀的医学美术团队，以及手术视频制作的IT技术团队。10 000余幅手绘插图精准地展示了手术入路和解剖层次结构，1 000余种手术要点的讲解凝聚了编者多年的临床经验，100多种常规手术操作视频呈现了临床手术的全程操作技巧。该丛书以图、文、视频全面展示的方式，将手术操作理论与实践有机结合，将医学与美学完美融合，让读者在掌握手术操作的同时也感受到美学的熏陶，并将美学逐步内化到具体的手术操作中去。

善于继承才能善于创新，基于本来才能开辟未来。该丛书的编写是基于前辈智慧的传承与创新，是在继承中转化，是在学习中超越。丛书体现了每位编者的创新性，更体现了编写团队300多位专家充分沟通、密切合作的集成性。丛书编写的背后凝结了全体创作者多年的心血和汗水，蕴含了临床专家、医学美术和视频拍摄人员的精诚合作，体现了薪火相传的大国工匠精神。

期待该丛书能在知识的传播、文化的传承中结出硕果，以更好地满足人民对医疗卫生服务的新期待！

陈孝平
中国科学院院士

前　言

近20年，肛肠外科是发展最快的临床学科之一，肛肠外科手术技术也有了日新月异的变化，新理论、新方法不断涌现。从事肛肠外科的医生与日俱增，作为一名临床医生，既要熟练掌握常规的手术操作，也要不断地学习掌握新技术、新方法。因此，我们邀请了全国肛肠外科领域的专家共同编绘了这部《肛肠外科手绘手术图谱》。

全书共二十八章，插图1 000余幅，并配有文字说明。内容丰富、图文并茂、绘图精美、实用性强。系统地阐述了肛肠外科临床中常见的一些大、中、小型手术，特别是对一些中小型手术做了详细的讲解和图示。每一个手术步骤以插图为主，辅以简要的文字说明，同时对适应证、禁忌证、术前准备、术中要点及术后处理等也分别予以介绍，使读者一目了然、简明实用。

本书从临床实践出发，在参阅国外经典著作、国内有关资料的基础上，博采众家之长，结合编者临床经验集体编著而成。非常适合本专业各级医院中青年医师、进修医师、住培医师及实习医师学习参考。

值本书出版之际，感谢长年工作在临床一线的各位专家、学者，他们将各自毕生的宝贵经验和临床实践无私奉献给本书，使得本书顺利出版。

尽管我们付出了辛勤的努力，但由于时间仓促和经验有限，书中定会存在某些不足之处甚至错误，恳请同道批评、指正。

编　者

2023 年 2 月

目　录

第五章
直肠脱垂手术

第一章

痔的手术

第二十二节

分段结扎术

↓

第二十三节

分段齿形结扎术

↓

第二十四节

改良分段结扎术

↓

第二十五节

间断外切缝内注射术

↓

第二十六节

外切除内缝扎术

↓

第二十七节

内贯穿结扎外双半环切除缝合术

↓

第二十八节

内缝扎外放射状菱形切缝术

↓

第二十九节

吻合器痔上黏膜环切术（PPH术）

↓

第三十节

选择性痔上黏膜切除吻合术（TST术）

↓

第三十一节

母痔上黏膜柱状弹力线套扎术（CMH术）

↓

第三十二节

痔动脉闭合术（CRH术）

扫描二维码，
观看本书所有
手术视频

第一节　内痔注射术

适 应 证	❶ 适用于无并发症的各期内痔，特别是Ⅰ期、Ⅱ期内痔。
	❷ 年老体弱，严重高血压，合并有心、肺、肝、肾、血液等疾病的患者均适用。
	❸ 痔结扎术、套扎术等其他肛肠手术后的辅助治疗。
	❹ 直肠前突、直肠内套叠。
禁 忌 证	❶ 任何外痔及有并发症的内痔（如栓塞、感染或溃疡等）或嵌顿痔。
	❷ 合并肛缘炎症感染，肛周湿疹的患者。
	❸ 溃疡性结肠炎、克罗恩病患者。
术前准备	❶ 器械　喇叭式肛镜（以下简称喇叭镜）1套、5ml和10ml注射器各1支、5号细针头或腰穿长针头1支、内有刻度的40ml搪瓷杯3个、止血钳2个、弯盘1个、长镊子1把。
	❷ 药物　常用硬化剂有芍倍注射液、消痔灵注射液、聚桂醇注射液、矾藤痔注射液等。此外，还有2%利多卡因注射液、0.9%氯化钠注射液。
	❸ 查血常规、凝血功能、胸片、心电图等。
	❹ 术前30min用磷酸钠盐灌肠液133ml灌肠一次，排净大便。不必禁食。
	❺ 液体石蜡棉球、灭菌干棉球、凡士林纱条和纱布块等。
麻　　醉	局部麻醉（以下简称"局麻"）。
体　　位	患者取左侧卧位或截石位。

手术步骤

ER 1-1-1
内痔注射术

❶ 一步注射法适用于孤立性内痔

（1）常规消毒，铺无菌巾。用喇叭镜插入肛内检查内痔部位、大小、数目，如为纤维化型则不宜注射。

（2）硬化剂浓度配制：①芍倍注射液按1∶1稀释（芍倍注射液1份+0.5%利多卡因1份）；②消痔灵注射液按2∶1稀释（2份消痔灵注射液+1份0.5%利多卡因）。

（3）在喇叭镜明视下，用带5号细针头的注射器抽取稀释的芍倍注射液或消痔灵注射液，针头斜面向上30°~45°方向进针，刺入痔核黏膜下层，刺入后针头向左右移动即证明在黏膜下层，抽吸无回血时，将硬化剂缓慢注入痔核内，使痔核黏膜表面颜色变浅或呈水疱状。边退针边推药，用干棉球反复揉压注药部位，使药液均匀散开（图1-1-1）。根据痔核大小、药液浓度而决定注入药量的多少，一般每个痔核注入约1~3ml。

（4）用同样方法注射其他内痔，一般每次可同时注射3~5个痔核。注射结束后，将肛门镜缓缓退出即可。

❷ 四步注射法适用于Ⅰ~Ⅲ期内痔

（1）用喇叭镜插入肛内检查内痔部位、大小、数目，再以示指触摸原发痔区有无动脉搏动。

（2）将芍倍注射液按1∶1稀释（芍倍注射液1份+0.5%利多卡因1份），或消痔灵注射液按1∶1稀释（1份消痔灵注射液+1份0.5%利多卡因）。按四步注射法依次注射（图1-1-2）。

第一步：直肠上动脉右前、右后和左侧分支注射。于母痔上极0.2cm进针，相当于直肠上动脉右前分支进入痔核搏动点处，进针至黏膜下层深部，边退针，边注药[图1-1-3（1）]。3个母痔上极分别注射4ml，共12ml。

第二步：母痔的黏膜下层注射。先在母痔中心进针，入黏膜、黏膜固有层、黏膜肌层、黏膜下层深部，针尖接触肌层有抵抗感，不要刺入肌层，稍退针尖开始注药，药量稍大于痔体以痔核呈弥漫性肿胀为宜，每个内痔分别注射4~6ml，即完成第二步[图1-1-3（2）]。

第三步：黏膜固有层注射。当第二步注射完毕，再缓慢退针往往有一落空感，即到黏膜固有层，注药，药量为第二步的1/3，以痔黏膜呈水疱状、血管网清晰为度，即完成第三步[图1-1-3（3）]，退针出来，每个母痔2~3ml。

第四步：右前、右后和左侧的窦状静脉下极注射。在母痔下极齿状线上0.1cm处进针，至黏膜下层深部的窦状静脉区[图1-1-3（4）]，每痔注4ml，三个共注药12ml。

（3）注射完毕，用指腹反复揉压注药部位，使药液均匀散开。总用量芍倍注射液不超过40ml、消痔灵注射液不超过50~70ml，送回肛内，外敷纱布固定。

术中要点

❶ 各种不同的硬化剂均有不同的浓度和注射药量的要求，故应严格掌握硬化剂的浓度和用量，以免因浓度过高或用量过大而损害正常组织。

❷ 注射药量视痔核大小、药液浓度不同，注射药量也不同。

❸ 严格无菌操作，注药前应抽取无回血方可注射，防止将药液直接注入血管。

❹ 黏膜固有层注射药量不宜过大，以免发生黏膜坏死。

❺ 进针深浅度要适宜，过深则伤及括约肌，引起肌肉坏死，过浅注在黏膜表层，易引起浅表坏死出血。

❻ 窦状静脉区注药勿多，以免药液渗入齿状线以下引起疼痛。

❼ 边注药边退针头，待退出黏膜表面前稍停顿片刻，可避免针眼出血。

❽ 切勿将药液注入肛管皮肤下及外痔部位，否则发生水肿和疼痛。

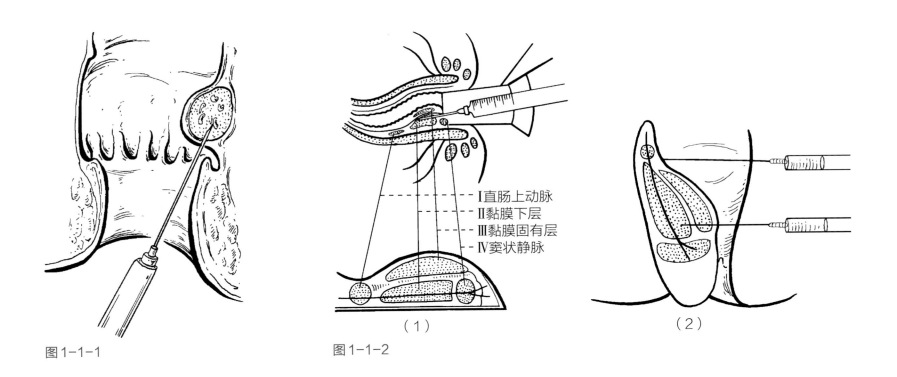

I直肠上动脉
II黏膜下层
III黏膜固有层
IV窦状静脉

图1-1-1

图1-1-2

（1）

（2）

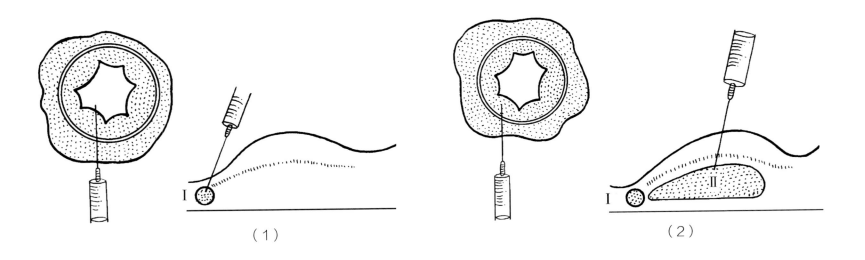

（1）

（2）

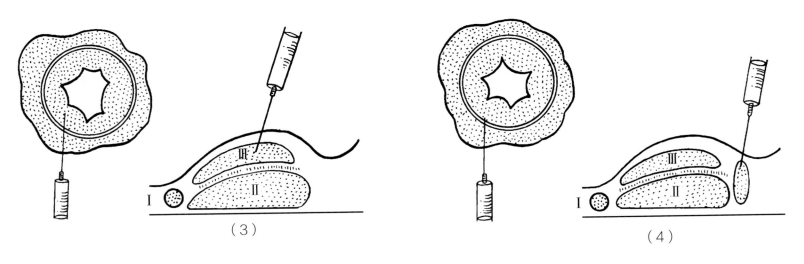

（3）

（4）

图1-1-3

术后处理	❶ 患者手术当日休息，不排大便。

❶ 患者手术当日休息，不排大便。

❷ 少渣饮食2日。

❸ 便后痔疾洗液坐浴熏洗，京万红软膏和红古豆栓纳肛，每日2次。

❹ 口服抗生素3日，预防感染。

❺ 术后肛门坠胀，多在注射后24h内出现，是药物刺激导致的正常反应，一般不需处理，4~6h后即可自行消失。

❻ 个别病例有微痛、微热、排尿不畅，对症处理即可。

第二节　　内痔套扎术

适应证

❶ Ⅰ~Ⅱ期内痔和部分Ⅲ期内痔。

❷ 以内痔为主的混合痔。

❸ 低位直肠息肉。

❹ 轻度的直肠前突、直肠黏膜脱垂。

禁忌证　混合痔、外痔和环痔。

术前准备　同内痔注射术。

体　位　患者取左侧卧位或截石位。

麻　醉　局部麻醉。

手术步骤

❶ 钳夹套扎术

（1）先将胶圈套在一把血管钳的上转轴部，再用另一把血管钳夹住胶圈的侧壁（图1-2-1）。

（2）在两叶肛镜扩张直视下，牵出内痔，张开带有胶圈的血管钳，夹住内痔基底部（图1-2-2），并在钳下近齿状线处剪一0.3cm的小切口（图1-2-3），便于胶圈嵌入不致滑脱，并有减压作用。

（3）再经夹持胶圈侧壁的血管钳，拉长胶圈，绕过夹持内痔血管钳尖端，套在痔基底部嵌入小切口内，随即松开卸下夹持内痔基底部的血管钳，胶圈弹性收缩而起勒割作用（图1-2-4）。

❷ 器械套扎术　套扎器有牵拉式和吸引式两种，操作方法略有不同。

（1）牵拉式套扎术。

（2）先将胶圈套在扩圈圆锥尖上，逐渐撑开推到套扎器筒管上，卸掉扩圈圆锥。

（3）全痔脱出：筒口对准内痔，再用钳牵引入筒中，扣动扳机，将胶圈推出套在内痔基底部，取下套扎器，如内痔不脱出，也可在肛镜下操作（图1-2-5）。

❸ 吸引式套扎术 筒口对准内痔，不用钳牵拉。用负压吸引内痔至密闭的筒内，扣动扳机，将胶圈吸引内痔至密闭的筒内，扣动扳机，将胶圈推出套在内痔基底部，取下套扎器，肛内填以油纱条或塞入痔疮栓（图1-2-6）。

术中要点
❶ 先套扎子痔，后套扎母痔，以免遗漏小痔。
❷ 痔体较大应用牵引式套扎，因吸引式套扎器筒中较小，不能全部吸入，故套扎不彻底。
❸ 可在套扎内痔中注射硬化剂，可防止脱落出血。
❹ 套扎时不能将齿线以下组织套入胶圈内，以免引起剧痛。
❺ 一般每个痔核套两个胶圈，以增强胶圈的紧勒作用。

术后处理
每日便后换药，熏洗坐浴后塞入痔疮栓即可。术后应口服抗生素预防感染。

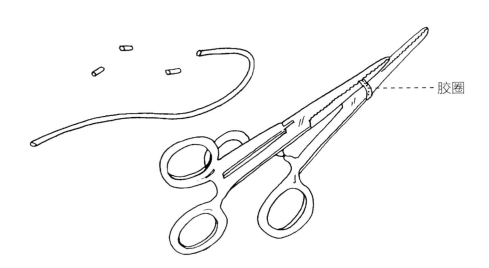

胶圈

图1-2-1

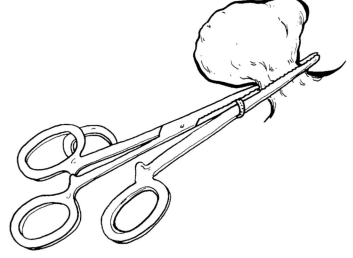

图1-2-2

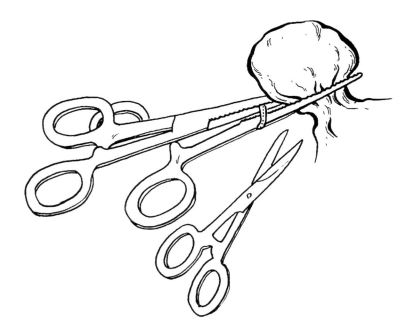

图1-2-3

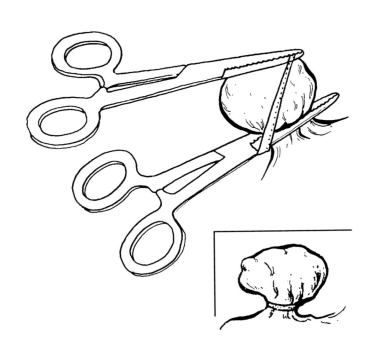

图1-2-4

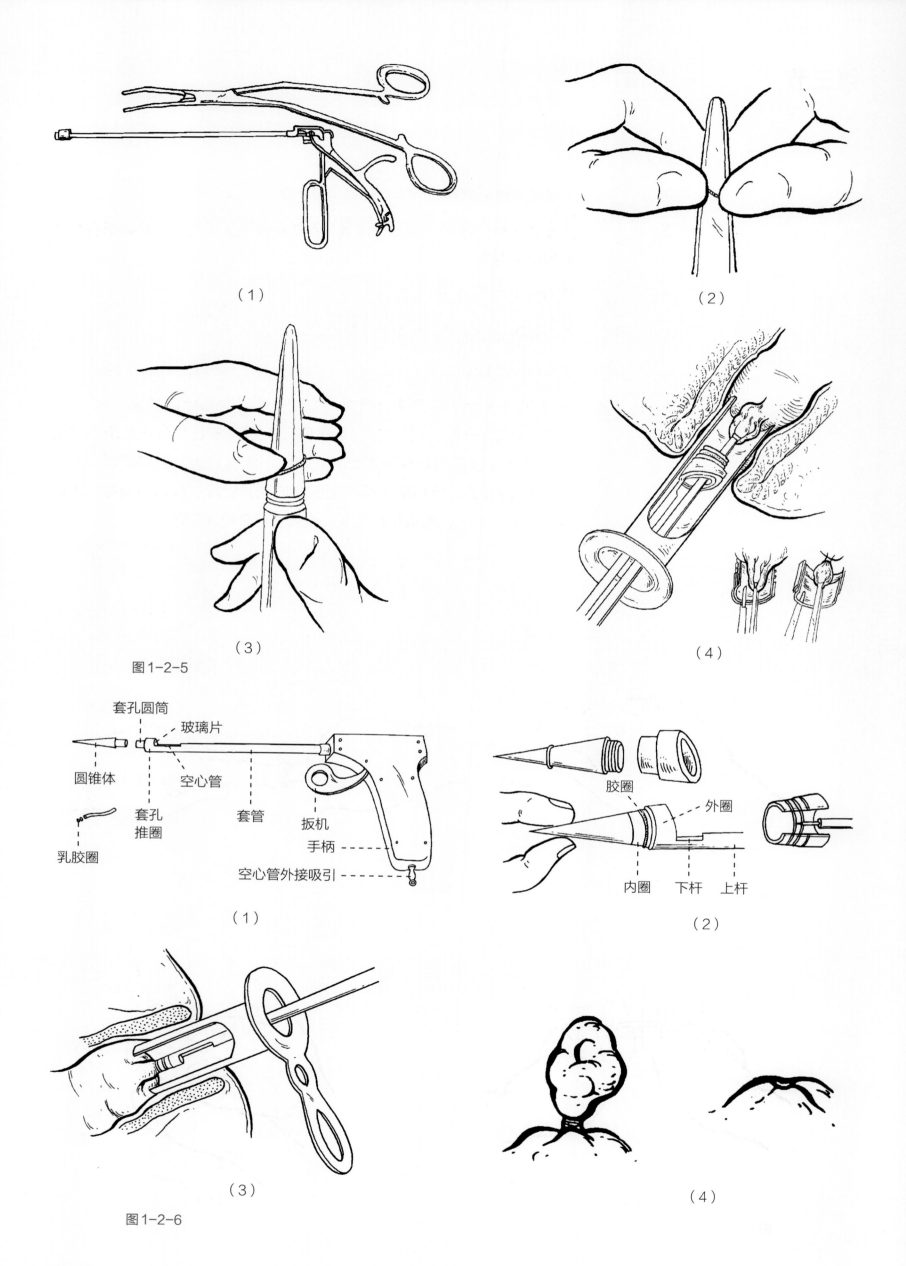

（1）

（2）

（3）

图 1-2-5

（4）

套孔圆筒
玻璃片
圆锥体
空心管
套孔推圈
套管
扳机
乳胶圈
手柄
空心管外接吸引

（1）

胶圈
外圈
内圈 下杆 上杆

（2）

（3）

（4）

图 1-2-6

第三节　　内痔扩肛术

适 应 证　　内痔、嵌顿或绞窄性内痔剧痛者。

禁 忌 证　　反复脱出肛门内痔，甚至失禁者；合并慢性结肠炎者；年老体弱者；注射过硬化剂者。

术前准备　　排净大小便，无须特殊准备。

麻　　醉　　国外多用全身麻醉，国内则用局麻。

体　　位　　患者取截石位。

手术步骤　　❶ 手指扩肛术术者以示指涂满润滑剂，先伸入左手示指进入肛内按摩（图1-3-1），患者适应后再伸入右手示指，呈背向交叉后向左右两侧均匀用力扩张（图1-3-2）（因肛门前后纤维组织较多，血液供应差，容易撕裂，形成溃疡）。患者适应后再插入两中指继续扩张，要求扩至四指为度，持续5min（图1-3-3）。每周扩肛1次，连续扩肛2周到3周。

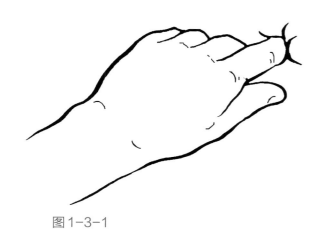

图1-3-1

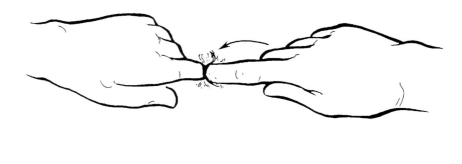

图1-3-2

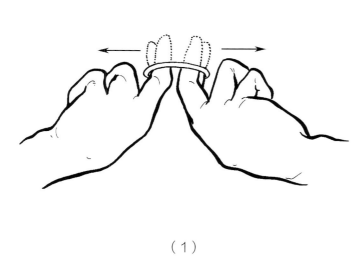

（1）

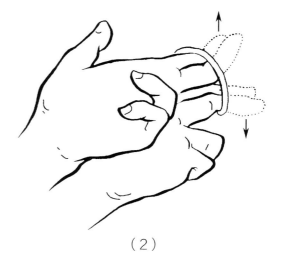

（2）

图1-3-3

❷ 肛镜扩肛术用两叶肛镜插入肛内向左右两侧扩张，持续5min，每周1次，共3周。

❸ 器械扩肛术用扩肛器（直径3cm）插入肛内扩肛，每日1次，每次5min，逐渐增加4~5cm共2周。

术中要点 ❶ 严禁暴力扩肛，要轻柔缓慢进行，防止损伤。

❷ 要防止撕裂肛管致出血，如有出血应立即停止扩肛。

术后处理 每便后熏洗、坐浴，换药或塞入痔疮栓。

第四节　内痔插钉术

适 应 证 适用于Ⅱ、Ⅲ期内痔或混合痔内痔部分。

禁 忌 证 ❶ 任何外痔或肛管直肠有急性炎症时不能插入。

❷ 伴有严重的心、肝、肾、血液系统疾病的患者。

术前准备 ❶ 查血常规、凝血功能等。

❷ 排净大小便或开塞露注入肛门促进排便。

麻　　醉 局麻。

体　　位 患者取左侧卧位。

手术步骤 ❶ 徒手插钉术

（1）术区常规消毒，铺洞巾。观察内痔的大小、位置、形态及数目。对单发且能脱出的内痔，可直接插入枯痔钉，对不脱出的内痔，先行扩肛再用手压住内痔根部，将其翻出肛外再插入钉。

（2）术者左手固定内痔，右手捏住钉尾，在距齿状线上0.2cm，钉尖对准痔体与表面呈15°，用力快速插入痔黏膜后，再缓慢插入痔内（图1-4-1），每钉之间距离为0.2~0.3cm，每个内痔根据大小插入3~5枚，一次总共可插入10~20枚。

（3）插入后，将痔面多余部分剪掉，仅留1~2mm即可（图1-4-2）。因痔黏膜收缩则将钉全部埋入痔内，再逐个送回肛内，包扎固定。

❷ 器械射钉术　用特制的射入器，通过斜面喇叭镜将半条枯痔钉射入内痔。即将枯痔钉安放在枪筒内，对准痔体呈15°角，扣动扳机射入痔内（图1-4-3）。插射完后送回肛内，可塞入止痛、解痉的栓剂，压迫内痔，使之回位。

术中要点	❶ 不论痔体大小，尽量一次插完。
	❷ 插钉不宜过深、过浅、穿透或低于齿状线，否则易致健康组织坏死、疼痛和感染（图1-4-4）。
	❸ 先在齿状线上0.2cm处，插入一排较大内痔，然后再往上方插入两排。
	❹ 麻醉下，括约肌松弛，内痔在扩肛后多能翻出。用手插入比较准确，如不能自动翻出，可用吸肛器吸出，即用杯口样后带玻璃管，套上胶皮管，接上空针管，用负压吸出内痔（图1-4-5）。射入器只适用于不能吸出的小内痔。
术后处理	插药后反应较轻，但在数小时内仍有疼痛、肛门灼热、坠胀感和尿频，有时出现全身乏力、头晕和吸收热。1~2日后可自行恢复，无须处理。

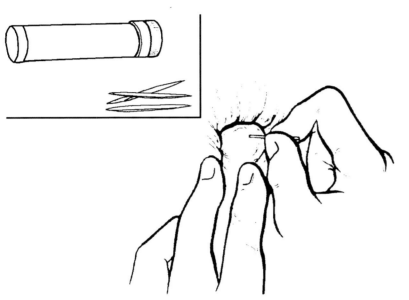

图1-4-1

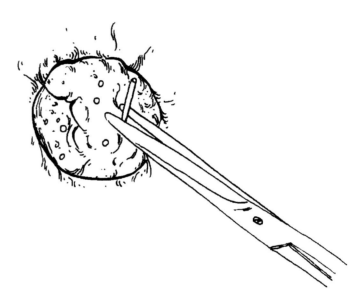

图1-4-2

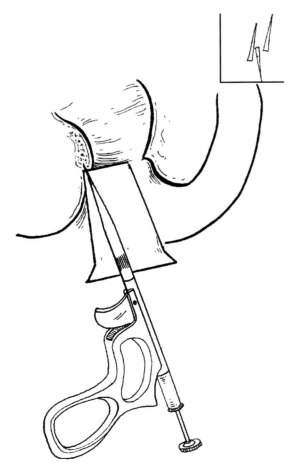

图1-4-3

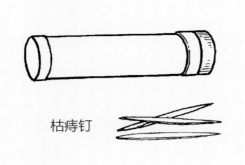

枯痔钉

（1）

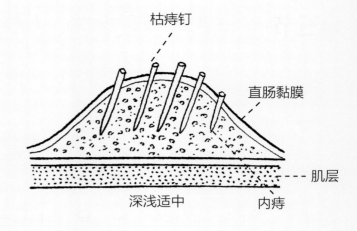

枯痔钉

直肠黏膜

肌层

深浅适中 内痔

（2）

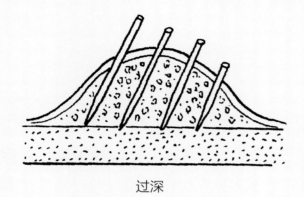

过深

（3）

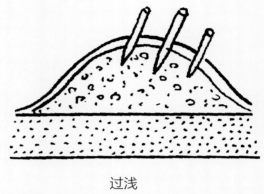

过浅

（4）

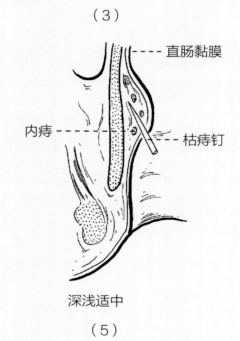

直肠黏膜

内痔

枯痔钉

深浅适中

（5）

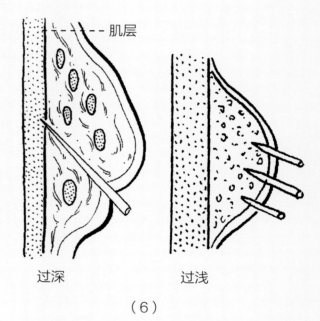

肌层

过深 过浅

（6）

图1-4-4

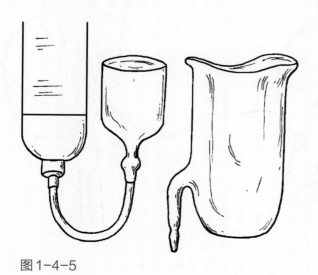

图1-4-5

第五节 内痔结扎术

适 应 证	各期内痔。
禁 忌 证	外痔。
术前准备	❶ 查血常规、凝血功能、心电图等。
	❷ 术前30min用磷酸钠盐灌肠液133ml灌肠一次，排净大便。
麻 醉	局麻或简化骶管麻醉。
体 位	患者取左侧卧位或截石位。
手术步骤	❶ 单纯结扎术

（1）肛周皮肤消毒，麻醉后扩肛，分叶镜下暴露内痔。查清内痔部位、大小、数目。

（2）以血管钳夹住内痔牵出肛外，再以全牙血管钳夹住内痔基底部（图1-5-1），在钳下齿状线处剪开0.5cm减压切口（图1-5-2），以防术后水肿。再以7号丝线在钳下绕减压切口单纯结扎，打一紧张结（图1-5-3）。若不紧可行双重结扎。

（3）被结扎痔块较大，可用多把血管钳排列钳夹压缩成片状后剪除，以免结扎痔块过大，术后堵塞肛门产生坠胀感（图1-5-4），可称为结扎压缩术。

（4）处理3个以上痔块时，可在肛后部延长减压切口内挑出部分内括约肌和外括约肌皮下部并予以切断，如此形成一个"V"形顺直坡状创口，以利于术后引流。松解括约肌可避免术后肛门疼痛和狭窄。如有出血即结扎止血或嵌入止血纱布（图1-5-5）。

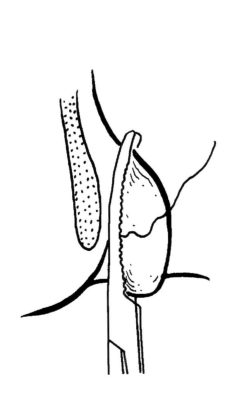

图1-5-1

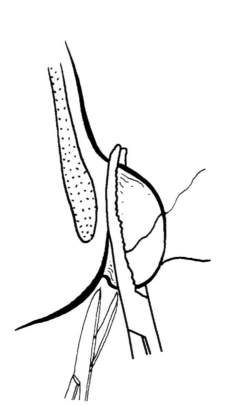

图1-5-2

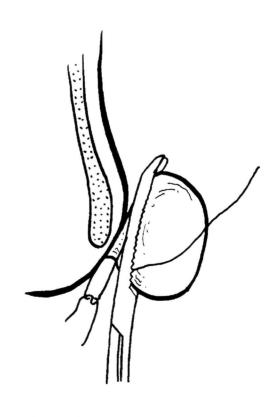

图1-5-3

（5）重新消毒肛门和直肠，并在每个痔结扎线下和创口下注射亚甲蓝长效止痛剂，再以止血纱布嵌入切开"V"形创腔，以凡士林纱条填入直肠内，外用塔形纱布压迫，丁字带固定。

❷ "8"字贯穿结扎术

（1）肛周皮肤消毒，麻醉后扩肛，暴露内痔部位、大小、数量。

（2）以止血钳夹住内痔基底部牵出肛外，用圆针7号丝线在止血钳下方贯穿基底中部缝合1针（图1-5-6），接着绕钳尖于钳下再贯穿缝合1针（图1-5-7）。注意，不宜在同一针眼出针，更不能穿入肌层。收紧缝线，松开止血钳，"8"字结扎（图1-5-8），以免结扎线滑脱而出血，剪去多余丝线。

（3）同法贯穿结扎其余痔核，各结扎点间至少保留1cm以上的正常黏膜（图1-5-9）。

（4）同单纯结扎术（4）（5）步。

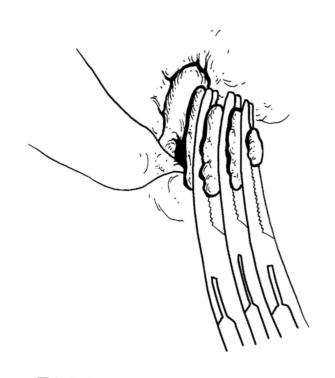

图1-5-4

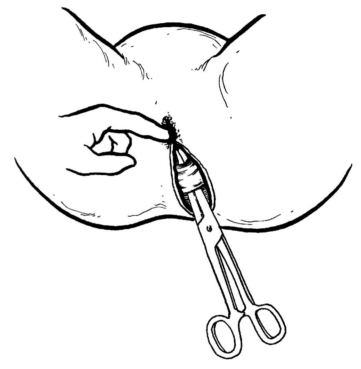

图1-5-5

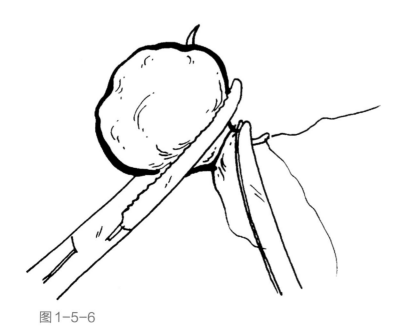

图1-5-6

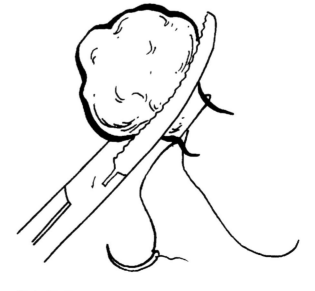

图1-5-7

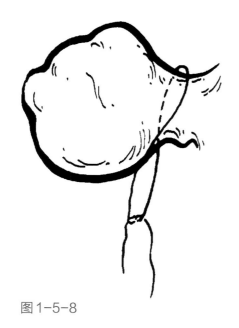

图 1-5-8

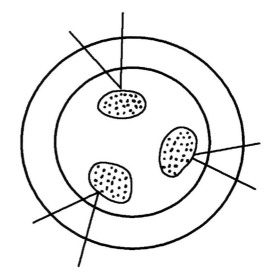

图 1-5-9

术中要点	❶	所有内痔可一次全部结扎，钳夹痔核时一定要钳夹在基底部，不能遗留痔组织。

术中要点

❶ 所有内痔可一次全部结扎，钳夹痔核时一定要钳夹在基底部，不能遗留痔组织。

❷ 结扎务必牢固，否则有脱线或坏死不全之虞。

❸ 因注射麻药较多，在齿状线上出现苍白色水疱样凸出者，并非内痔，不需结扎。

❹ 贯穿结扎时，缝针不宜过深，以免脱核后引起出血。

❺ 同时结扎三个以上内痔时，一定要松解肛门括约肌，防止术后疼痛和狭窄。同时结扎残端压缩后剪除，以减轻病人术后堵塞感。

术后处理

❶ 进半流食2~3日，术后口服抗生素防止感染。

❷ 保持大便通畅，适当口服润肠通便药，必要时开塞露注肛辅助排便。

❸ 每便后熏洗坐浴，换药或塞入痔疮栓。

❹ 术后如排便困难便条变细、肛门变窄可定期扩肛，每周1~2次至正常为止。

第六节　　内痔切除术

适　应　证　　Ⅱ~Ⅲ期内痔。

禁　忌　证　　Ⅰ期内痔。

术前准备

❶ 查血常规、凝血功能、心电图等。

❷ 术前30min用磷酸钠盐灌肠液133ml灌肠一次，排净大便。

❸ 术晨禁食。

麻　　　醉　　局麻或简化骶管麻醉。

体　　　位　　患者取截石位。

手术步骤	❶ 消毒后，肛镜下暴露内痔，查看数目、大小和范围。
	❷ 用止血钳在齿状线上0.2cm钳夹痔根部，钳下贯穿缝合2~3针，保留缝线（图1-6-1）。
	❸ 在钳上切除内痔，松开痔钳，结扎缝线（图1-6-2）。依据同法切除内痔3~5个，检查创面，止血（图1-6-3）。
	❹ 检查无出血、无肛门狭窄，肛内填以凡士林纱布引流，外敷纱布，包扎固定。
术中要点	❶ 先结扎缝合，再切除内痔，可避免切除后黏膜缝合不全，导致术后出血和感染。
	❷ 缝合黏膜时可包括一部分内括约肌，起固定肛垫作用。
	❸ 要保证切除后2个内痔间黏膜无张力。
术后处理	❶ 术后1~2日进流食，以后改为普食。
	❷ 术后控制排便1~2日，第二日起服麻仁滋脾丸、通便秘等通便药物，避免用力排便引起疼痛、出血。
	❸ 第2日起熏洗坐浴，每日2次，换药或塞入痔疮栓。
	❹ 酌情应用抗生素、止痛剂。

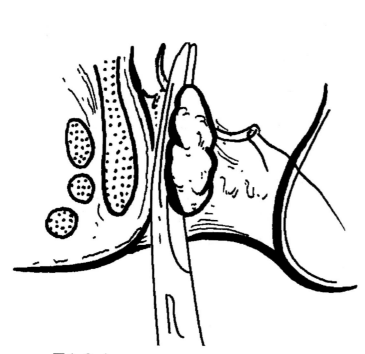

图1-6-1

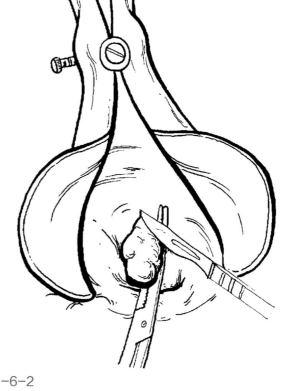

图1-6-2

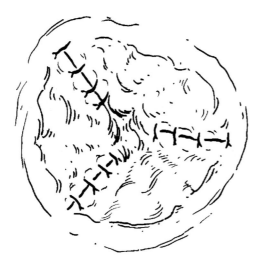

图1-6-3

第七节　痔上黏膜结扎悬吊术

适 应 证	Ⅲ～Ⅳ期内痔、环形内痔。
禁 忌 证	混合痔血栓形成、嵌顿痔。
术前准备	❶ 查血常规、凝血功能、心电图等。
	❷ 肛周备皮。
	❸ 术前30min用磷酸钠盐灌肠液133ml灌肠一次，排净大便。
麻　　醉	首选简化骶管麻醉，使括约肌充分松弛，内痔上黏膜尽量脱出，便于手术操作，也可选长效局麻。
体　　位	患者取左侧卧位或截石位。
手术步骤	❶ 直肠腔内及黏膜严密消毒。麻醉后扩肛，使内痔及痔上黏膜尽量脱出。
	❷ 用二叶肛镜撑开肛门，在母痔上黏膜以止血钳夹起，另一把在钳下再钳夹（图1-7-1）。用7号丝线在钳下行单纯双重结扎或贯穿缝扎，切除钳夹起的黏膜（图1-7-2）。
	❸ 以结扎后能通过两横指为度。
	❹ 在结扎线上下注射1∶1芍倍注射液至发白为度，将内痔送回肛内。
	❺ 外痔部分行单纯切除。肛内填以痔疮栓，术毕。
注意事项	❶ 勿需卧床可自由活动，避免重体力劳动。
	❷ 照常进食，多吃红薯和水果，防止大便干燥。
	❸ 照常排便，但不要用力。
	❹ 每次便后熏洗坐浴，填以痔疮栓。
	❺ 排便困难，必要时以开塞露2支灌肠。
	❻ 直肠轻度狭窄可定期扩肛，直到排便通畅为止。
	❼ 术后一周结扎黏膜脱落。
	❽ 黏膜脱落后观察痔块有无萎缩。

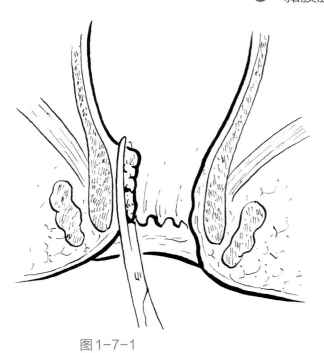

图1-7-1

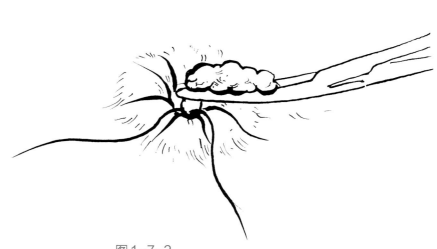

图1-7-2

第八节　嵌顿性内痔手术

适　应　证	嵌顿或绞窄性内痔，用手法不能复位，剧痛难忍，水肿严重，血栓形成者。
禁　忌　证	合并血液病者。
术前准备	❶ 查血常规、凝血功能、心电图等。 ❷ 术前30min用磷酸钠盐灌肠液133ml灌肠一次，排净大便。
麻　　醉	长效局麻或简化骶管麻醉。
体　　位	患者取截石位。
手术步骤	❶ 在水肿或疑有血栓的部位可触到硬结，作一放射状切口减压后，摘除全部血栓，水肿逐渐皱缩而至消失，内痔有时可随之回缩复位。 ❷ 根据复位后内痔部位、大小和数目行内痔结扎术或"8"字贯穿结扎术。
术后处理	同内痔结扎术。

第九节　血栓外痔摘除术

适　应　证	血栓性外痔须保守治疗一周，尚未吸收，而且症状加剧者，或血栓太大不易吸收者。
禁　忌　证	血栓小、症状不重，可自行吸收者。
术前准备	❶ 查血常规，凝血功能，肛周备皮。 ❷ 排净大小便即可，无须灌肠。
麻　　醉	局麻。
体　　位	患者取患侧卧位或截石位。
手术步骤	血栓性外痔有手指挤压摘除术和分离摘除术两种方法。 ❶ 手指挤压摘除术适用于血栓单纯孤立与周围无粘连者，局麻成功后，在血栓痔体正中做一梭形小切口（图1-9-1），用剪刀切开血栓顶部皮肤，即可见暗紫色的血栓，用手指由切口两侧挤压血栓使其排出（图1-9-2）。切口用凡士林纱条覆盖，无菌纱布压迫，包扎。

❷ 分离摘除术适用于血栓较大且与周围粘连或有多个血栓者。常规消毒、局麻成功后，在痔体正中部做梭形切口，剪开血栓表面皮肤，用组织钳提起创缘皮肤（图1-9-3），剪刀或小弯钳沿皮下和血栓外包膜四周分离血栓，完整游离出血栓（图1-9-4）。摘除血栓后，修剪创缘皮肤成梭形切口，以免术后遗留皮赘，油纱条嵌入切口，外敷纱布包扎。也可缝合1~2针，缝合切口。

术中要点　❶ 注意不要将血栓外包膜剥破。

❷ 分离血栓时勿夹持栓体，以免包膜破裂，剥出不全。

❸ 若血栓大，皮赘多，可切除部分皮肤，以免术后遗留皮赘。

❹ 术中必须仔细操作，特别对小血栓更不能遗漏，以防复发。

术后处理　❶ 口服抗生素，预防感染。

❷ 每次便后熏洗坐浴、换药。

❸ 缝合后切口无感染，一期愈合者，7日拆线。

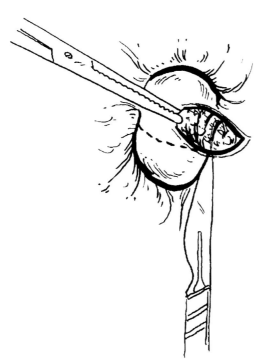

图1-9-1

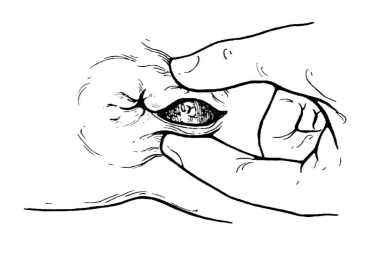

图1-9-2

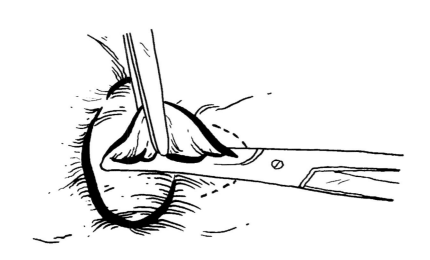

图1-9-3

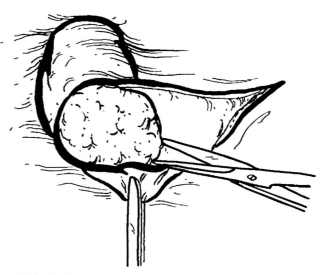

图1-9-4

第十节 外痔切除术

适 应 证　　　结缔组织性外痔、炎性外痔、无合并内痔的静脉曲张性外痔。

禁 忌 证　　　合并感染的血栓性外痔。

术前准备　　　同血栓外痔摘除术。

麻　　醉　　　局麻。

体　　位　　　患者取患侧卧位或截石位。

手术步骤　　　❶ 如为结缔组织性外痔、单发炎性外痔，钳夹提起外痔皮肤做一"V"形切口（图1-10-1），用剪刀沿外痔基底部连同增生的结缔组织于钳下一并剪除（图1-10-2）。撤钳观察有无出血，创面开放。对小外痔可直接剪除。

　　　　　　　❷ 如为静脉曲张性外痔，则用血管钳夹住外痔外侧皮肤做一"V"形切口，提起痔块沿两侧切口向上剥离曲张静脉丛，至肛管时则缩小切口，尽量保留肛管移行皮肤（图1-10-3）。剥离至齿状线附近，钳夹后于钳下以丝线结扎，防止出血（图1-10-4）。修整皮缘，整个创口呈"V"形，以利于引流。油纱条嵌入创腔，敷纱布包扎固定。

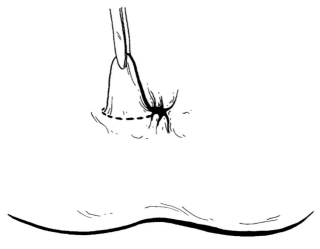

图1-10-1

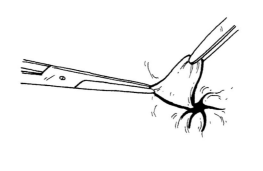

图1-10-2

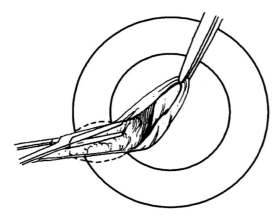

图1-10-3

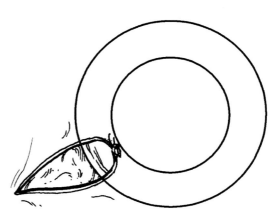

图1-10-4

术中要点	❶ 多发性外痔，在切口之间要保留足够皮桥，宽约3mm，使切口不在同一平面上，以免形成环状疤痕而致肛门狭窄。
	❷ 用剪刀分离痔组织时，不要分离过深，以免损伤括约肌。
术后处理	❶ 每次便后熏洗坐浴换药，直至愈合。
	❷ 预防便秘。

第十一节　外痔切除缝合术

适 应 证	静脉曲张性外痔，结缔组织性外痔。
禁 忌 证	合并感染的血栓性外痔、炎性外痔。
术前准备	❶ 查血尿常规、凝血功能、肛周备皮等。
	❷ 术晨磷酸钠盐灌肠液或温盐水灌肠，清洁肠道，排净大小便。
	❸ 术晨禁食。
麻 醉	局麻或简化骶管麻醉。
体 位	患者取患侧卧位或截石位。
手术步骤	❶ 对静脉曲张性外痔，指法扩肛，使肛门松弛，仔细检查外痔的大小、范围和数量，设计切口部位，沿静脉曲张的外缘作弧形切口至皮下（图1-11-1），用尖剪刀沿切口向肛管方向潜行剥离曲张的痔静脉丛，并全部剔除（图1-11-2），电凝、钳夹或结扎止血。修剪切口皮肤，用4号丝线间断缝合切口，同样方法处理另一侧静脉曲张性外痔（图1-11-3）。局部用乙醇消毒，无菌敷料加压包扎。
	❷ 对结缔组织外痔，钳夹痔组织轻轻提起用剪刀沿皮赘基底平行剪除（图1-11-4）。
	❸ 修剪两侧创缘使呈梭形，用丝线全层间断缝合（图1-11-5）。乙醇消毒，加压包扎。
术中要点	❶ 术中操作要仔细，要剥净痔静脉丛，防止术后复发。
	❷ 止血要彻底，防止血肿形成。
	❸ 注意缝合切口时应将皮肤和皮下组织一起缝合，不留死腔。
	❹ 尽量保护正常皮肤，勿切除过多。
	❺ 皮赘宜于基底平行剪除，勿剪除过深。

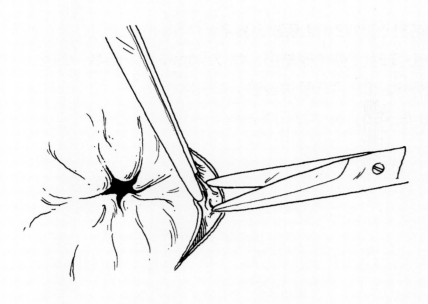

图 1-11-1

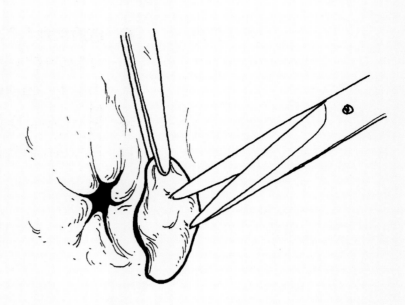

图 1-11-2

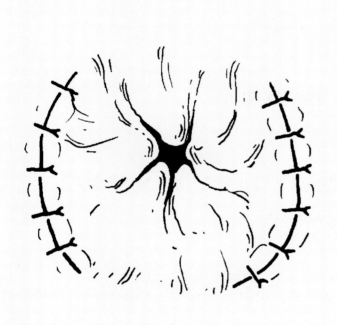

图 1-11-3

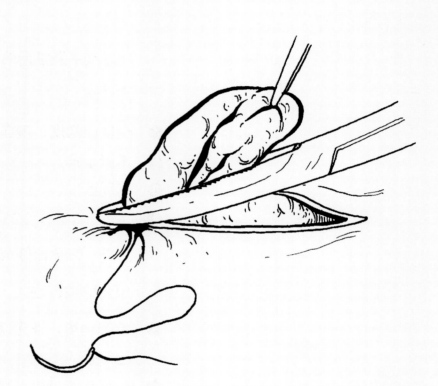

图 1-11-4

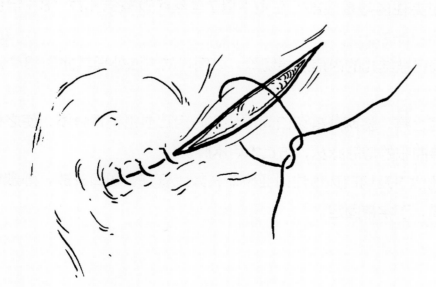

图 1-11-5

术后处理	❶ 流质饮食1日，少渣饮食1日，之后改为普食。
	❷ 控制大便两日，必要时服复方樟脑酊，每次10ml，一日3次，连服2日。之后要保持大便通畅，便后熏洗坐浴。
	❸ 常规换药，保持创面干燥，5~7日拆线。
	❹ 口服抗生素3日。

第十二节　外剥内扎术

适应证	单发或多发性混合痔。
禁忌证	内外痔。
术前准备	❶ 查血尿常规、凝血功能、胸片及心电图等。
	❷ 术晨禁食。
	❸ 肛周备皮。
	❹ 术前30min用磷酸钠盐灌肠液133ml灌肠一次，排净大便。
麻　醉	局麻、简化骶管麻醉或双阻滞麻醉。
体　位	患者取截石位。
手术步骤	❶ 常规消毒，铺无菌巾。指法或分叶肛镜扩肛后，将混合痔的内痔部分翻出肛外。
	❷ 外痔边缘处做"V"形皮肤切口（图1-12-1），在皮下静脉丛与括约肌之间剥离曲张的静脉团和增生的结缔组织至齿状线下0.3cm（图1-12-2）；如外痔部分为结缔组织性，不需要剥离，直接切开至齿状线处，称为外切内扎术。
	❸ 用弯止血钳夹住内痔基底部，在钳下以7号丝线双重结扎或"8"字贯穿结扎（图1-12-3）。
	❹ 将外痔连同已被结扎的内痔残端切除。以同样的方法处理其他2~3个痔块（图1-12-4）。
	❺ 如为多发混合痔，将两外痔切口间皮桥下方用止血钳钝性分离，使之相通，并摘除曲张的痔静脉丛，防止术后水肿。
	❻ 在内痔结扎线下及切口边缘注射亚甲蓝长效止痛剂。切口开放，外敷塔形纱布压迫，丁字带固定。

术中要点	❶ 在每个外剥内扎的切口中间要保留健康黏膜和皮肤桥0.5~1.0cm，以防肛门狭窄。
	❷ 结扎后痔核残端不要在同一个平面上。
	❸ 勿结扎过多黏膜，勿切除健康皮肤。
	❹ 外痔剪切剥离时，勿超过齿线以上，最好在齿线下0.3cm处，否则残端容易出血。同时也勿结扎过多肛管皮肤，否则术后会引起剧烈疼痛。

术后处理	❶ 吃半流食2~3日。
	❷ 口服广谱抗生素或甲硝唑预防感染。
	❸ 每便后熏洗坐浴，换药至愈合。
	❹ 保持大便通畅，口服润肠通便药物，如麻仁软胶囊等。

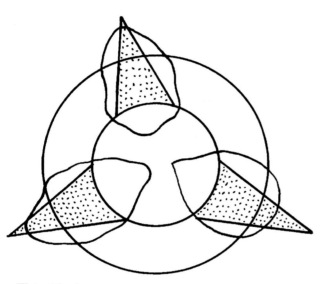

图 1-12-1

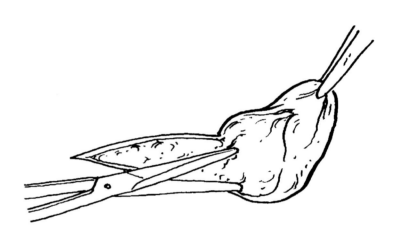

图 1-12-2

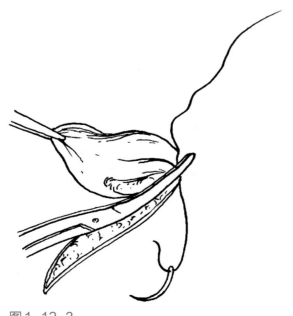

图 1-12-3

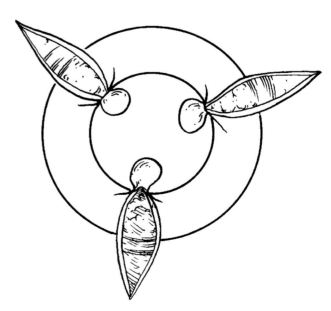

图 1-12-4

第十三节　外剥内扎松解术

<table>
<tr><td>适应证</td><td>多发混合痔，虑及术后可能出现痉挛性疼痛及肛管狭窄者。</td></tr>
<tr><td>禁忌证</td><td>同外剥内扎术。</td></tr>
<tr><td>术前准备</td><td>同外剥内扎术。</td></tr>
<tr><td>麻醉</td><td>局麻、简化骶管麻醉或双阻滞麻醉。</td></tr>
<tr><td>体位</td><td>截石位或侧卧位。</td></tr>
</table>

ER 1-13-1
混合痔外剥
内扎括约肌
松解术

手术步骤　1~4 步同外剥内扎术。

处理 3 个以上痔块时，可在肛后部的外痔切口内挑出部分括约肌和外括约肌皮下部并予以切断（图 1-13-1），如有出血即结扎止血或嵌入止血纱布。

术中要点

❶ 在每个外剥内扎的切口中间要保留健康黏膜和皮肤桥 0.5~1.0cm，以防肛门狭窄。

❷ 外痔剪切剥离时，勿超过齿状线，最好在齿状线下 0.3cm 处，否则残端容易出血。同时也勿结扎过多肛管皮肤，否则术后会引起剧烈疼痛。

❸ 内括约肌位置在齿状线以下，括约肌间沟以上，其颜色为珠白色，应分清解剖结构后予以切断。

❹ 松解肛门括约肌时，切口尽量选择在左后位或右后位，且保持切口引流通畅。

术后处理

❶ 进半流食 2~3 日。

❷ 口服广谱抗生素或甲硝唑预防感染。

❸ 每便后熏洗坐浴，换药至愈合。

❹ 保持大便通畅，口服润肠通便药物，如麻仁丸等。

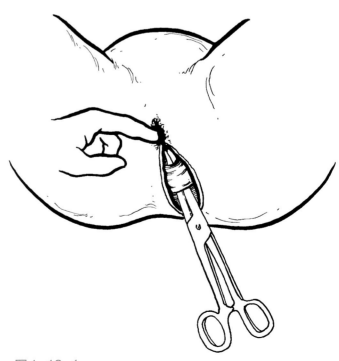

图 1-13-1

第十四节　混合痔切除术

适 应 证	混合痔、嵌顿痔、环形混合痔。

禁 忌 证

❶ 凝血功能不全的患者。

❷ 严重心脑血管疾病、严重肝肾疾病、肺结核活动期、糖尿病者或孕妇。

❸ 伴有腹泻或瘢痕体质等的患者。

术前准备

❶ 查血常规、尿常规、凝血功能、心电图等。

❷ 术晨禁食，肛周备皮。

❸ 术前30min用磷酸钠盐灌肠液灌肠一次，排净大便。

麻　　醉

首选简化骶管麻醉，使括约肌充分松弛，内痔上黏膜尽量脱出，便于手术操作。双阻滞麻醉也可。

体　　位

患者取患侧卧位或截石位。

❶ 开放式切除术

（1）用肛镜撑开肛管，血管钳夹住痔块，向下牵出肛门，显露脱出痔块上部直肠黏膜，由肛周皮肤向上至肛管内切开一2.5~3.0cm的"V"形切口（图1-14-1）。

（2）以剪刀将外痔和脱出的痔组织与其下方的外括约肌皮下部和内括约肌分离，向上至痔块根部（图1-14-2）。

（3）用可吸收的铬肠线贯穿结扎痔蒂后切除痔组织，留有0.5~1.0cm残端（图1-14-3）。余痔以相同方法切除。最后将各结扎的痔蒂推入肛管上部。

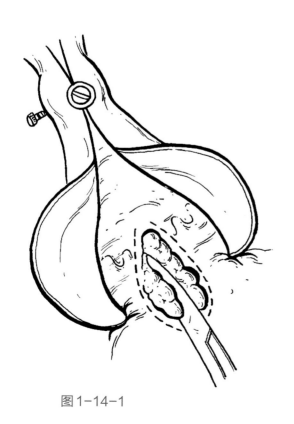

图1-14-1

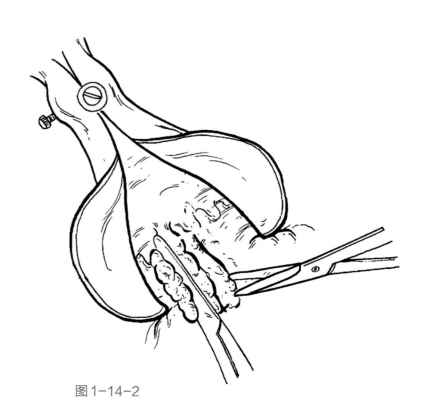

图1-14-2

❷ 封闭式切除术

（1）以肛镜撑开肛管，钳夹痔块不应向下或向外牵拉，以免改变肛管解剖位置。

（2）做"Ⅴ"形切口，切口长度与痔块宽度为3：1。即痔块越宽，切口越长，有利于缝合伤口，减少损伤（图1-14-4）。

（3）由切口下端剥离痔块，显露外括约肌，再向上剥离，推开内括约肌，至痔根部（图1-14-5）。

（4）钳夹痔根部以铬肠线贯穿结扎后切除（图1-14-6）。

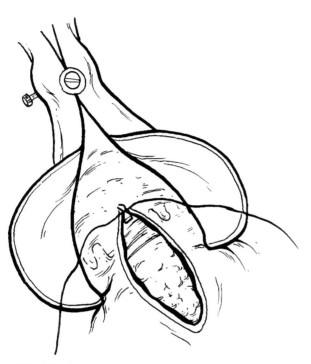

图1-14-3

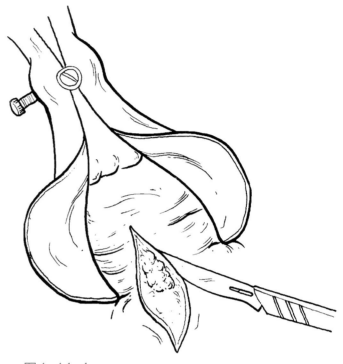

图1-14-4

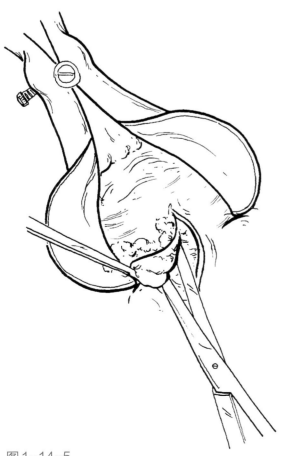

图1-14-5

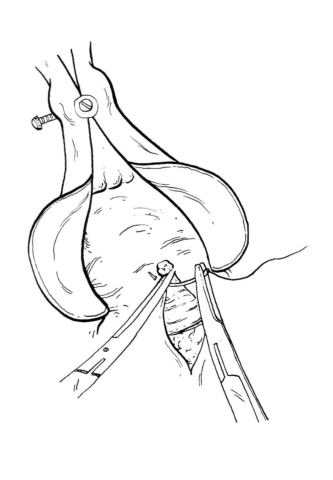

图1-14-6

027

（5）摘除皮下多余的痔静脉丛，有利于肛管内外皮肤复位、平滑（图1-14-7）。以结扎痔根部缝线连续缝合全部伤口（图1-14-8）。

（6）其余痔块同法切除和缝合。一般切除3~4处（图1-14-9）。

❸ 半闭式切除术

（1）以肛镜撑开肛管，显露痔块。牵起肛管皮肤，在肛周和肛管皮肤做一倒置球拍形切口，切口圆形部分包括肛管和肛周皮肤，柄部在肛管皮肤黏膜约长1cm（图1-14-10）。

（2）牵起两侧皮肤黏膜片，并以剪刀与痔组织分离，向上分离到黏膜与皮肤连接处上方约4cm（图1-14-11）。

（3）向上牵拉痔块与其下方的内括约肌分离至痔根部并以2-0肠线贯穿结扎后切除（图1-14-12，图1-14-13）。

（4）复位皮肤黏膜片可覆盖大部分伤口，以肠线连续缝合黏膜片并固定于内括约肌，皮肤伤口开放不缝合（图1-14-14）。其他痔块以同法切除。此术式是在黏膜皮肤下切除痔块，缝合黏膜，不损伤上皮，伤口愈合较快。

术中要点

❶ 外痔剥离宜将静脉丛及血栓清理干净，以免术后保留组织水肿、疼痛。

❷ 黏膜缝合宜紧密不留空腔，以免肠内容物流入切口造成感染。

术后处理

❶ 术后3日进半流食，后改为普食。

❷ 控制排便3日，第3日起服润肠通便药，软化大便。

❸ 为预防伤口感染，可服用抗生素3~5日。

❹ 术后7日拆线，若有感染迹象及时拆线，按开放创口处理。

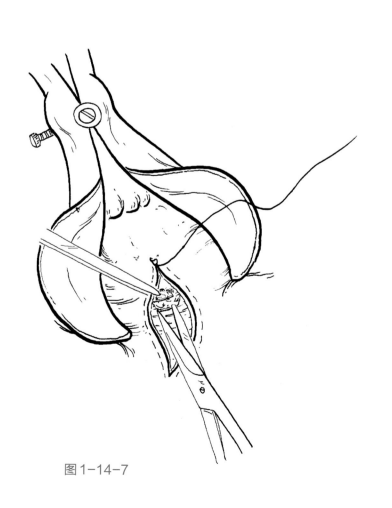

图1-14-7

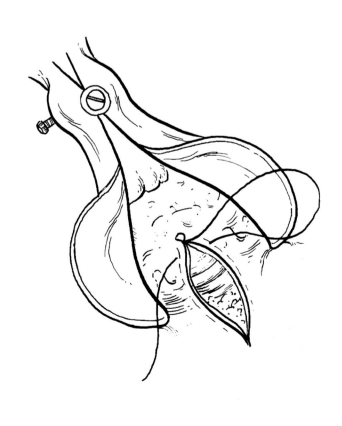

图1-14-8

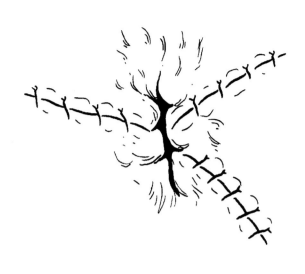

图 1-14-9

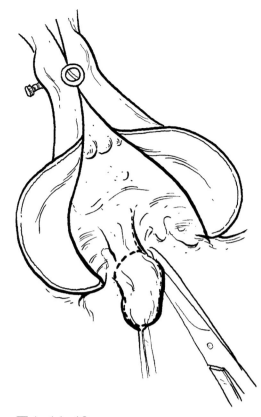

图 1-14-10

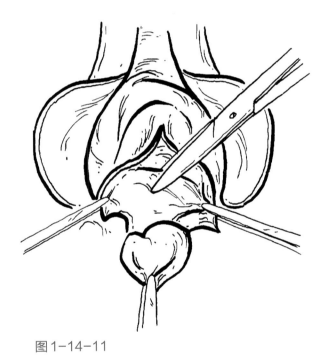

图 1-14-11

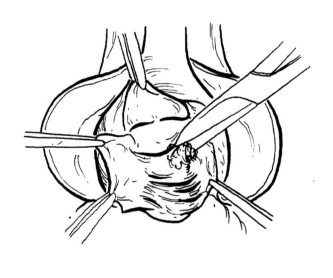

图 1-14-12

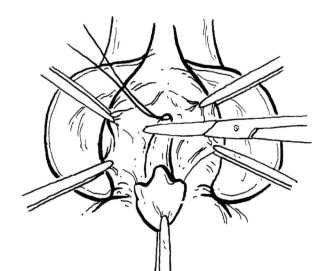

图 1-14-13

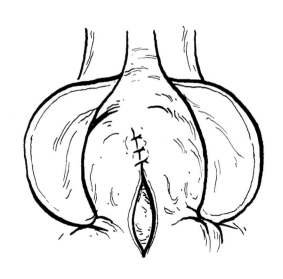

图 1-14-14

029

第十五节　混合痔保留齿线术

适 应 证	混合痔，特别是静脉曲张性混合痔。
禁 忌 证	肛门急性感染。
术前准备	❶ 查血常规、尿常规、凝血功能、胸片及心电图等。
	❷ 术晨禁食，肛周备皮。
	❸ 术晨开塞露或磷酸钠盐灌肠液注肛，排净大小便。
麻　　醉	局麻或骶管麻醉。
体　　位	患者取截石位。
手术步骤	❶ 肛周常规消毒，铺巾。用大弯止血钳沿直肠纵轴，夹住内痔基底部（图1-15-1）。
	❷ 将大弯止血钳稍向外拉，在痔上动脉区用2-0肠线贯穿缝合2针，其距离约0.5cm（图1-15-2）。
	❸ 用7号丝线将内痔部分于钳下行"8"字贯穿结扎。注意勿损伤齿状线，结扎线下缘宜在齿状线上0.5cm（图1-15-3）。
	❹ 以止血钳夹持外痔部分皮肤，用剪刀做成一长约1.5cm、宽约0.5cm的放射状切口，切口上端距齿状线约0.5cm（图1-15-4）。
	❺ 牵开两侧皮缘，潜行剥离外痔组织，并切除。修剪皮缘，使保留的皮肤平整（图1-15-5）。
	❻ 用1号丝线在齿状线下1cm处以缝合针对准内括约肌下缘贯穿缝扎1针，重建括约肌间沟，最后间断缝合下方切口（图1-15-6）。同法处理其他痔核。
	❼ 术后切口注射亚甲蓝长效止痛剂，肛内填以凡士林纱条，外敷塔形纱布，丁字带固定。
术中要点	❶ 内痔的缝扎线和剥离外痔的切口均应距齿线0.5cm为宜，注意勿伤及齿线，尽量保留肛管皮肤。
	❷ 缝合外痔切口时不留死腔，进针和出针尽量靠近皮缘，结要扎紧。
术后处理	❶ 术后2~3日进半流食。
	❷ 口服广谱抗生素，预防感染。
	❸ 每次便后熏洗、坐浴、换药至伤口愈合。
	❹ 保持大便通畅，口服润肠通便药物，如麻仁软胶囊等。
	❺ 术后7日拆除缝线。

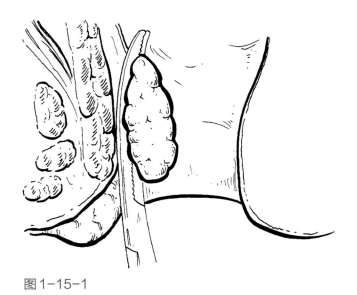

图 1-15-1

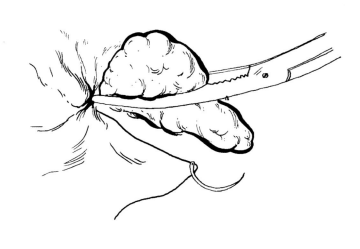

图 1-15-2

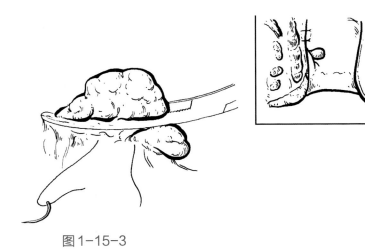

图 1-15-3

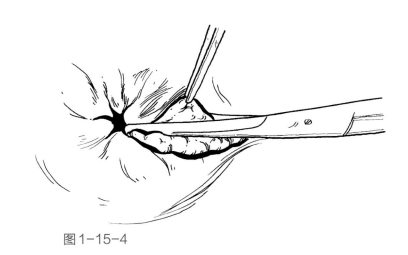

图 1-15-4

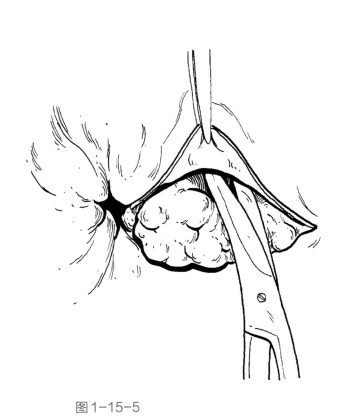

图 1-15-5

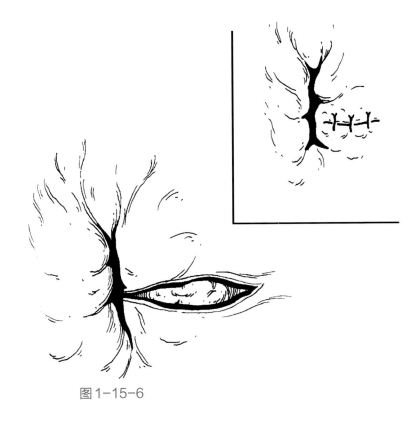

图 1-15-6

第十六节　外剥内扎挂线术

适 应 证	多发混合痔者，为了防止术后肛门狭窄，或混合痔伴有肛裂者。
禁 忌 证	同外剥内扎术。
术前准备	同外剥内扎术，另备市售橡皮筋（经酒精浸泡消毒）1~2根。
麻 醉	长效局麻或简化骶管麻醉或双阻滞麻醉。
体 位	患者取截石位或侧卧位。

手术步骤
❶ 外剥、内扎各步同外剥内扎术。
❷ 局部挂线，于截石位5点方向或7点方向切口处探针挂线，将橡皮筋挂在球头探针上缓缓向肛内探入，于后位齿状线处穿出，再从切口牵出口外（图1-16-1），切开自切口至内口间皮肤，内外两端橡皮圈合拢轻柔拉紧、钳夹、钳下丝线结扎（图1-16-2）。

术中要点
❶ 在每个外剥内扎的切口中间要保留健康黏膜和皮肤桥0.5~1.0cm，以防肛门狭窄。
❷ 外痔剪切剥离时，勿超过齿状线以上，最好在齿状线下0.3cm处，否则残端容易出血。
❸ 挂线时动作要轻柔，要在齿状线探针与食指间最薄处穿透，切忌盲目用探针穿通直肠黏膜导致假内口。
❹ 挂线松紧要适宜，不要过松，也不要过紧。
❺ 查有无肛门狭窄，一般术后可容纳2横指则无狭窄之虞。

术后处理　同外剥内扎术。

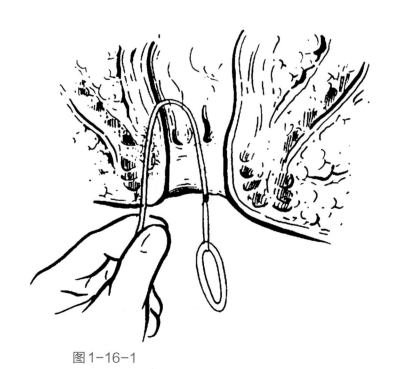

图1-16-1

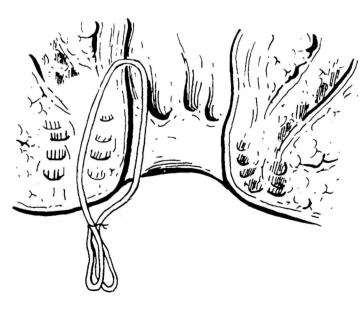

图1-16-2

第十七节　外剥内扎悬吊术

适 应 证	以脱出为主要症状的混合痔、嵌顿痔、环形混合痔。

禁 忌 证
1. 凝血机制不健全者。
2. 严重心脑血管疾病、严重肝肾疾病、肺结核活动期、糖尿病者或孕妇。
3. 伴有腹泻或瘢痕体质者。

术前准备
1. 查血常规、尿常规，凝血功能、心电图等。
2. 术晨禁食，肛周备皮。
3. 排净大小便或灌肠排便。

麻　　醉　首选简化骶管麻醉，使括约肌充分松弛，内痔上黏膜尽量脱出，便于手术操作。双阻滞麻醉也可。

体　　位　患者取截石位或左侧卧位。

手术步骤
1. 肛周及直肠腔内及黏膜严密消毒。麻醉后扩肛，使内痔及痔上黏膜尽量脱出。
2. 先将外痔剥离切除，内痔结扎，方法同外剥内扎术。
3. 用二叶肛门镜撑开肛门，在已结扎的内痔上方1~2cm处，将松弛的直肠黏膜以止血钳夹起，另一把在钳下再钳夹（图1-7-1）。
4. 用7号丝线在钳下行单纯双重结扎或贯穿缝扎，切除钳夹起的直肠黏膜（图1-7-2）。
5. 处理3个以上痔核时，可在肛后部的外痔切口处用止血钳挑起部分内括约肌和外括约肌皮下部并予以切断（图1-13-1）。
6. 结扎后以能通过两横指为度。术毕肛内填以痔疮栓1枚。

术中要点
1. 保留组织皮下静脉丛应尽量剥离干净，以防保留肛缘水肿。
2. 如为多发混合痔，将两外痔切口间皮桥下方用止血钳钝性分离，使之相通，并摘除曲张的痔静脉丛，防止术后水肿。
3. 结扎高度根据脱垂而定。结扎直肠黏膜时，一般掌握在内痔的上方1~2cm处，切在同一纵轴上，以增加上提效果。
4. 黏膜结扎数量应根据脱垂痔核数量而定。
5. 手术结束前要行直肠指诊，以证实无肛门狭窄。

术后处理
1. 嘱患者当日勿排大便，以防创面出血。
2. 多吃蔬菜和水果，防止大便干燥。如排便困难，必要时开塞露2支注入肛内。
3. 排便后以痔疾洗液或痔科浴液洗伤口，肛内填痔疮栓1枚，创面外敷痔疮膏。
4. 直肠轻度狭窄可定期扩肛，直到排便通畅为止。
5. 术后1周结扎黏膜自动脱落。黏膜脱落后观察痔块有无萎缩。

第十八节　外剥内扎注射术

适 应 证		各种类型的混合痔。
禁 忌 证	❶	凝血机制不全者。
	❷	严重心脑血管疾病、严重肝肾疾病、肺结核活动期、糖尿病者或孕妇。
	❸	伴有腹泻或瘢痕体质者。
术前准备	❶	器械　喇叭式肛镜1套、5ml及20ml注射器各1支、5号长针头1支。
	❷	药物　2%利多卡因20ml，内痔注射用的硬化剂如芍倍注射液10ml或消痔灵约10ml。
	❸	查血尿常规、凝血功能、心电图等。
	❹	术前排净大、小便。
	❺	术晨禁食，肛周备皮。
麻　　醉		长效局麻或简化骶管麻醉。
体　　位		患者取截石位或侧卧位。
手术步骤	❶	常规消毒、铺巾。
	❷	外剥、内扎各步骤同外剥内扎术。
	❸	以备好的内痔注射液行注射。如拟达到促进结扎组织坏死脱落目的，则以坏死剂注射于被结扎的各痔核内，令其充盈变色（因药液的不同可见痔核变苍白色或紫黑色）；如拟达到防止痔上动脉出血和结扎组织脱线的目的，则以硬化剂仿内痔注射法，于痔上动脉区黏膜下注药，然后于被结扎的痔核内注药令其充盈，则无出血、脱线之虞（图1-18-1）。

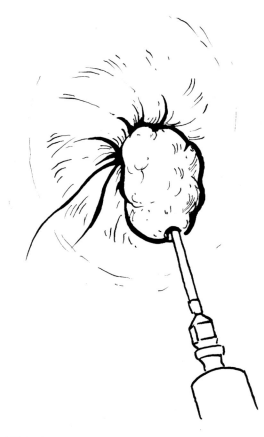

图1-18-1

术中要点	❶ 保留组织皮下静脉血栓应剥离干净，以防保留组织水肿。
	❷ 内痔核注入硬化剂后，外痔水肿疼痛即随之消除，检查如有血栓性外痔可一并剥离。
	❸ 勿于近齿状线处注射药物，以防疼痛或皮下水肿加重。
	❹ 勿于黏膜固有层多注药，以防表浅坏死。
	❺ 手术结束前要行直肠指检，以证实肛门无狭窄。
术后处理	❶ 嘱患者当日勿排大便，以防创口出血。
	❷ 排便后以痔疾洗液或痔科浴液洗伤口，肛内填痔疮栓1枚，创面外敷痔疮膏。
	❸ 术后隔日对病人观察换药1~2次，观察创面有无渗血或水肿性肉芽组织增生；结扎组织坏死情况，有无坏死不全或过早脱线；保留组织有无水肿或血肿；注射部位有无出血、溃疡等，并酌情一一处理，然后于肛内填痔疮栓1枚，创面填引流油纱条包扎，直至痊愈。

第十九节　内外痔分离术

适 应 证	混合痔的外痔部分与内痔部分界线清楚者。
禁 忌 证	同剥内扎术。
术前准备	同所采用的下述有关术式。
麻醉、体位	同所采用的下述有关术式。
手术步骤	视痔核形态、大小、性质分别施行下列术式。内外痔分离术的术式可根据情况灵活配合变化。各种术式请分别参考有关章节的操作步骤。
	❶ 外痔切除＋内痔结扎术　适用于混合痔的外痔皮赘较小而内痔部分较大者。
	❷ 外痔剥离＋内痔结扎术　适用于混合痔的外痔部分为血栓性或静脉曲张性且内痔部分较大者。
	❸ 外痔潜行旁剥离缝合＋内痔结扎术　适用于半环状静脉曲张性外痔与较大内痔组成的混合痔（图1-19-1）。
	❹ 外痔纵切缝合＋内痔结扎术　适用于纵条状结缔组织性外痔与较大内痔组成的混合痔（图1-19-2）。
	❺ 外痔锥形剥离切除＋内痔结扎术　适用于孤立的圆形外痔与较大内痔组成的混合痔。
	❻ 外痔切除＋内痔注射术　适用于结缔组织性外痔与较小内痔并存的情况。
	❼ 外痔切除＋内痔套扎术　适用于外痔较小而内痔较大的混合痔。

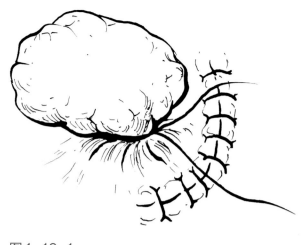

图1-19-1

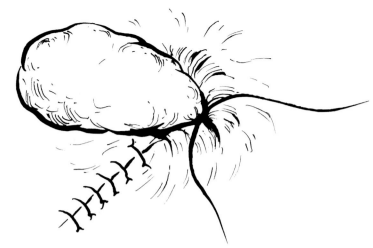

图1-19-2

第二十节　混合痔结扎枯痔术

适 应 证	各种形态的混合痔。
禁 忌 证	同外剥内扎术。
术前准备	同外剥内扎术。
麻醉、体位	同外剥内扎术。
手术步骤	❶ 按肛门非缝合伤口术前准备，取截石位或左侧卧位，局麻生效后，钳夹外痔顶部向外牵拉，暴露内痔，另取组织钳夹持内痔基底部，二钳合并提起，以10号丝线自钳下结扎（图1-20-1）。
	❷ 以注射器抽吸消痔灵原液，注入结扎线以上的痔组织内，令其完全充盈鼓胀（图1-20-2）。
	❸ 用数把同类型止血钳并排将充盈的外痔反复夹紧挤压，彻底夹扁（图1-20-3）。用同样的方法处理其他痔。
	❹ 术后以凡士林油纱条蘸氯霉素粉贴敷创面，按肛门开放伤口护理换药。2~3日后切除部分坏死痔体（图1-20-4），继续换药至愈合。
术中要点	❶ 结扎混合痔基底要扎紧，否则注射坏死剂时会使药液渗入正常组织，造成正常组织的溃疡、坏死、出血。
	❷ 注药量要充足，使痔疮完全充盈胀满，否则不易夹扁，造成坏死不全，导致疼痛。
	❸ 手术当日不要切除坏死痔疮，否则可能会造成初次排便时脱线伤口裂开而出血、疼痛。
	❹ 处理多个痔疮时，注意各创面间保留至少1cm以上的正常肛管皮肤，以防肛门狭窄。
术后处理	同外剥内扎术。

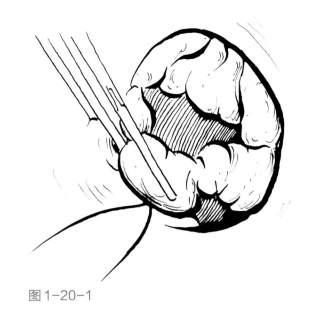

图 1-20-1

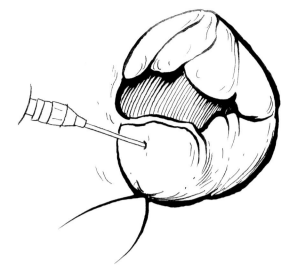

图 1-20-2

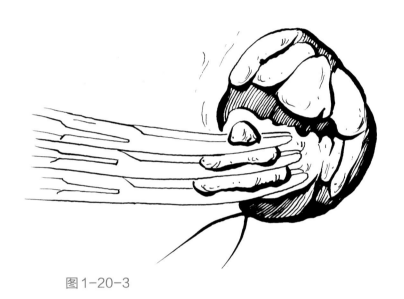

图 1-20-3

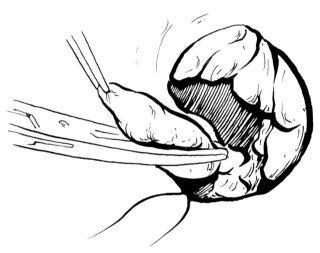

图 1-20-4

第二十一节　混合痔剥离套扎术

适 应 证	各种形态的混合痔。
禁 忌 证	同外剥内扎术。
术前准备	同外剥内扎术。
麻　　醉	长效局麻或简化骶管麻醉。
体　　位	患者取截石位或侧卧位。
手术步骤	❶ 常规消毒，局麻生效后，钳夹外痔提起，以弯剪沿外痔基底两侧做"∨"形切口至齿线上0.3cm，剥离外痔静脉丛及血栓。

❷ 将装好胶圈的套扎器接触游离的痔核，用组织钳夹住外痔连同内痔一起拉入套扎器内（图1-21-1）。

❸ 扣动扳机，将胶圈推出，套在齿线上约0.3cm处（图1-21-2）。用同样的方法套扎其他痔核（一般可同时套扎3个），结扎创口出血点，填以止血粉棉球，加压包扎固定。

❹ 将组织钳装好胶圈（以蚊式钳撑开胶圈协助），张开钳口夹于痔基底部，钳提胶圈套入痔基底（图1-21-3）。用同样方法套扎其他痔核。

术中要点

❶ 胶圈须扎于齿线之上，以免引起疼痛。

❷ 每个痔核套2~3个胶圈以便扎紧。

❸ 勿扎住周围正常黏膜及皮肤。

术后处理 同外剥内扎术。

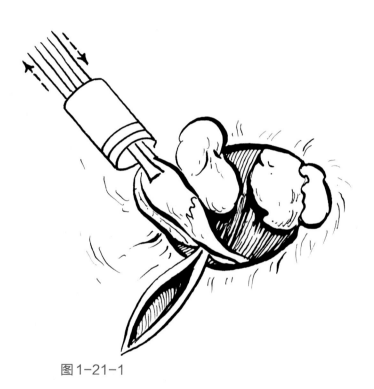

图1-21-1

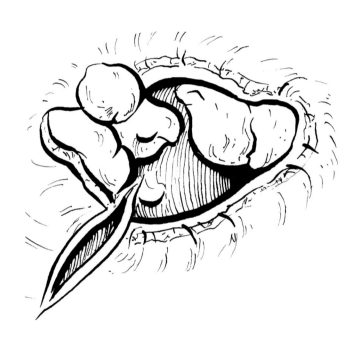

图1-21-2

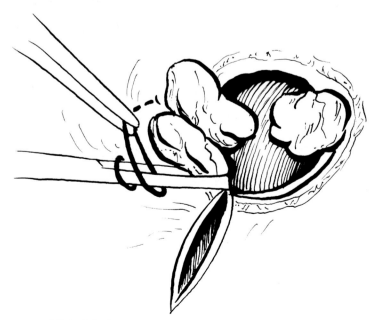

图1-21-3

第二十二节　分段结扎术

适 应 证		环形内痔、环形外痔、环形混合痔、嵌顿性混合痔。
禁 忌 证		孤立性、多发性混合痔。
术前准备	❶	查血常规、尿常规、凝血功能、胸片及心电图等。
	❷	术晨禁食，肛周备皮。
	❸	术前30min用磷酸钠盐灌肠液133ml灌肠一次，排净大便。
麻 醉		局麻、简化骶管麻醉或双阻滞麻醉。
体 位		患者取截石位。
手术步骤	❶	手术部位消毒，铺巾。令患者努臀增加腹压使痔全部脱出肛外，如不能脱出，以肛镜扩肛使括约肌松弛，再以四把组织钳夹住肛缘使痔外翻，暴露出母痔和子痔的部位，观察大小及数目，以便设计分段。
	❷	分段　以右后位母痔为中心按自然段，共分3~4段。在各段之间的皮肤和黏膜以两把血管钳夹住，内臂夹到健康黏膜，外臂夹到健康皮肤，在两钳间切开皮肤和黏膜至钳尖再将黏膜和皮肤缝合一针。在另一段间同法切开和缝合一针则完成分段，使痔块游离（图1-22-1）。
	❸	结扎　左手将游离段痔核及两侧血管钳牵起并向外翻，内痔较大时用血管钳夹住内痔向外牵出。右手用大弯血管钳，横行钳夹内外痔基底部，卸下两侧血管钳（图1-22-2）。于大弯血管钳下行"8"字贯穿缝合结扎，必要时再加双重结扎（图1-22-3）。其他各段同法缝扎，残端压缩后多余部分于钳上剪除（图1-22-4），残端不能过短呈半球状，以免结扎线滑脱而致出血。
	❹	松解括约肌，在肛门后部偏一侧的分段处延长切开皮肤约2cm，经此切口挑出内括约肌和外括约肌皮下部，以手术治疗机针刀烧灼割断，以免断端回缩出血（图1-13-1）。
	❺	注射止痛剂重新消毒后，牵起残端，在各段痔结扎线下黏膜处注射亚甲蓝长效止痛剂，创腔填以止血纱布，肛内填以凡士林纱条，外敷塔形纱布，丁字带勒紧固定。
术中要点	❶	横行钳夹时，血管钳多夹内痔，少夹外痔下健康皮肤，血管钳外翻，使内向外翻夹住内痔基底部，以免术后黏膜外翻。
	❷	结扎各段痔块应在同一水平面上，避免肛门外形不整。
	❸	松解括约肌要充分，以肛门能容纳两横指为度，以防术后瘢痕挛缩而致肛门狭窄。
	❹	结扎痔核保留残端不应过短，且于全部结扎后再行剪除，否则结扎线易滑脱。

术后处理

❶ 术后6h内禁食，3日内进半流食。

❷ 口服抗生素或甲硝唑，预防术后感染。

❸ 多吃蔬菜和水果，适当选用润肠通便的药物，以利于排便。

❹ 每便后熏洗坐浴，换药，10日左右逐个脱落。

❺ 术后7~10日应避免剧烈活动，防止大便干燥，以防痔核脱落而造成继发性大出血。

❻ 术后10日左右指检，如有肛管狭窄则定期扩肛。

❼ 分段处皮肤黏膜缝线不能自脱可拆掉。

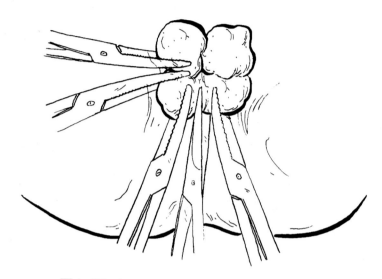

图 1-22-1

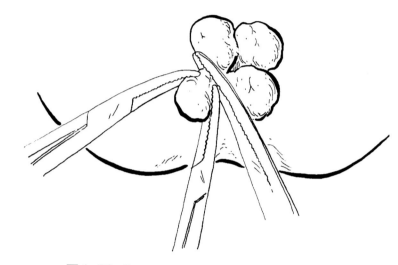

图 1-22-2

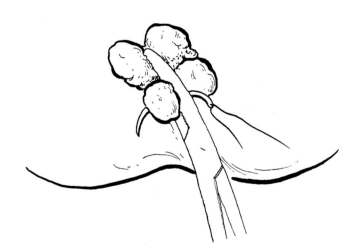

图 1-22-3

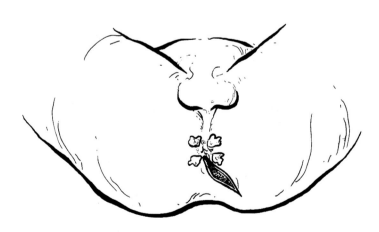

图 1-22-4

第二十三节　分段齿形结扎术

适应证	同分段结扎术。
禁忌证	同分段结扎术。
术前准备	同分段结扎术。
麻醉与体位	同分段结扎术。

手术步骤

❶ 分段根据痔核的形态，设计好痔核分段以及保留黏膜桥和肛管皮桥的部位与数量，一般保留3~4条黏膜桥和皮桥，每个痔段间，应保留0.2~0.5cm宽的黏膜桥和皮桥。黏膜桥和皮桥尽可能保留在痔核自然凹陷处，并呈均匀分布（图1-23-1）。

❷ 结扎将设计中的一个痔核，在内痔基底部的直肠上动脉区用圆针丝线贯穿结扎。再在相应的外痔部分做放射状梭形切口至肛缘，肛管内切口应平行于肛管（图1-23-2）。若外痔部分静脉曲张，可做潜行剥离外痔静脉丛至齿状线上0.5cm，尽量减少对肛管皮肤的损伤（图1-23-3）。用弯钳夹住内痔基底部，再用贯穿结扎直肠上动脉的丝线，在钳下结扎内痔（图1-23-4）。使痔块下端分离处与内痔上端结扎顶点的连线呈曲线状，以保证内痔脱落后创面呈齿形（图1-23-5）。结扎后剪去大部分痔块。依同法处理其他痔块。修整创缘，适当延长切口。

❸ 松解括约肌对肛管紧缩的病例，可于肛管后正中切开，并切断内括约肌下缘（图1-23-6）。

切口填以凡士林纱条，外敷纱布，丁字带固定。

术后处理	同分段结扎术。

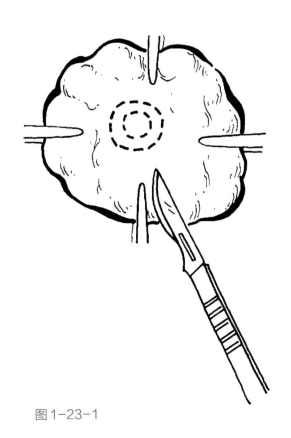

图 1-23-1

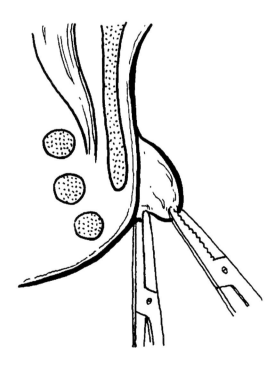

图 1-23-2

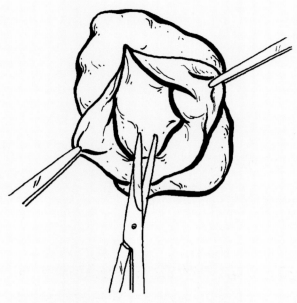

图 1-23-3

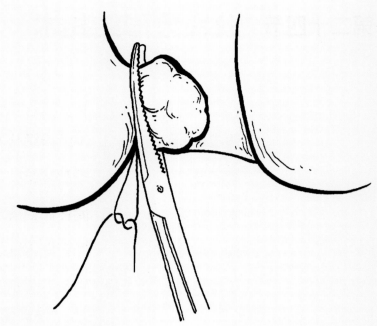

图 1-23-4

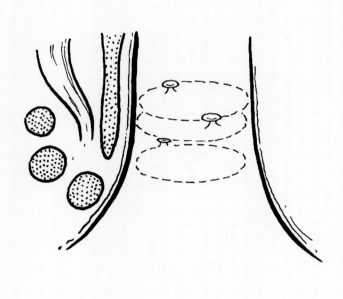

图 1-23-5

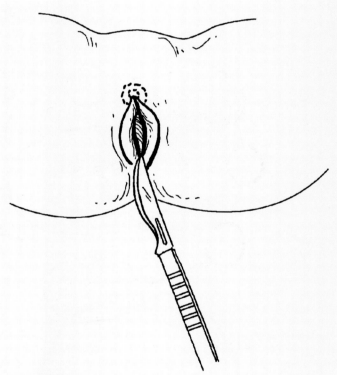

图 1-23-6

第二十四节　改良分段结扎术

适 应 证　　同分段结扎术。

术前准备　　控制饮食，番泻叶通便，术前灌肠排便。

麻　　醉　　简化骶管麻醉。

体　　位　　患者取俯卧折刀位。

手术步骤

❶ 扩肛，将各痔核牵开，充分暴露，观察痔核分叶分布情况，设计分段计划（图1-24-1，图1-24-2）。将相邻两痔体分叶间用剪刀向齿状线方向剪入至正常皮肤黏膜处，4号丝线对合缝一针，再向两侧弧形边切边缝各一针，其他痔核按同法处理完成分段（图1-24-3）。

❷ 选择左、右前、右后的母痔，按通常的外剥内扎法处理，结扎蒂略高于子痔，齿状线下肛管皮肤做"V"形减压切口。子痔采用弧形结扎，用尖头刀片将外痔皮赘与正常皮肤交界处稍加切开。用弯血管钳弧形钳夹子痔基底部，尽量将内痔黏膜外翻夹入，不残留，7号丝线结扎，结扎平面略低于母痔，形成齿状结扎（图1-24-4）。

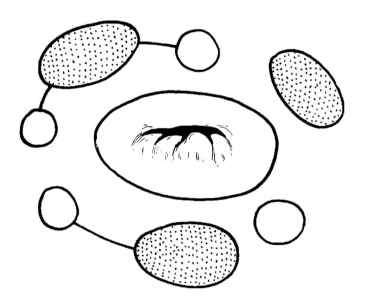

图1-24-1

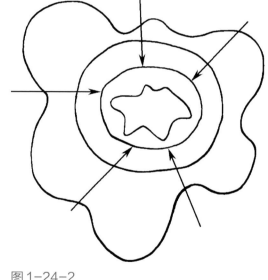

图1-24-2

图1-24-3

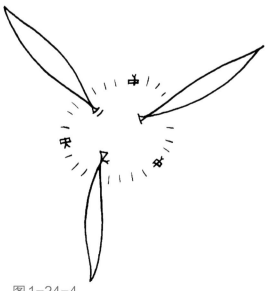

图1-24-4

❸ 以示指、中指伸入肛内，探测肛管松紧度，以容纳两指为度。如肛管紧窄，可在侧方或后方切断部分括约肌。

❹ 创缘皮内点状注射亚甲蓝利多卡因长效止痛剂。肛内塞入痔疮栓或凡士林纱条，创面盖以吸收性明胶海绵。外敷纱布包扎。

术后处理　❶ 术后进食半流食、口服抗生素或甲硝唑，预防感染。

❷ 术后7~10日根据肛管变窄的程度以指扩肛。

第二十五节　间断外切缝内注射术

适 应 证　环状混合痔。

禁 忌 证　孤立性、多发性混合痔。

术前准备　❶ 查血常规、尿常规、凝血功能、心电图，肛周备皮。

❷ 排净大小便或灌肠排便。

❸ 术晨禁食。

麻　　醉　简化骶管麻醉或长效局麻。

体　　位　患者取截石位或左侧卧位。

手术步骤　❶ 按肛门缝合伤口术前准备，以四指扩肛，根据痔核分布将肛周分为6~8段，选取最为明显的外痔。用组织钳提起，于痔两侧做纵行出肤切口，上至齿线下0.5cm，下至放射状皱襞消失处，剥离创面下静脉组织至肌层，将剥离组织连同皮肤自齿状线下0.5cm处切断（图1-25-1）。

❷ 同法间断切除缝合其余外痔，创面以7号丝线间断缝合，各痔间保留至少0.5~0.7cm皮桥（图1-25-2）。

❸ 将消痔灵注射液按1:1稀释（1份消痔灵注射液+1份0.5%利多卡因），在肛门镜直视下，于痔核上方松弛黏膜下注射，至黏膜隆起；退针于痔核黏膜下注射，至黏膜充盈饱满（图1-25-3）。

❹ 术后控制大便24h，口服抗生素。

术中要点　❶ 保留组织皮下的静脉血栓应剥离干净，以防保留的组织水肿。

❷ 手术结束前要行直肠指检，以证实肛门无狭窄。

术后处理	❶ 术后3日进半流食，后改普食。
	❷ 控制排便3日，第3日起服润肠通便药，软化大便。
	❸ 为预防伤口感染，可服用抗生素3~5日。
	❹ 多吃蔬菜和水果，适当选用润肠通便药物，以利排便。
	❺ 术后7~10日应避免剧烈活动，防止大便干燥，以防痔核脱落而造成继发性大出血。
	❻ 术后7~10日拆线，若有感染迹象应及时拆线，按开放创口处理。
	❼ 术后10~14日左右直肠指诊如有肛管狭窄需要定期扩肛。

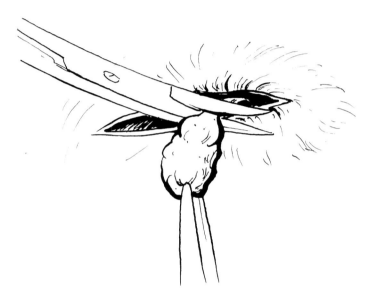

图 1-25-1

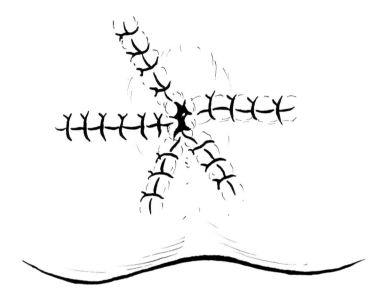

图 1-25-2

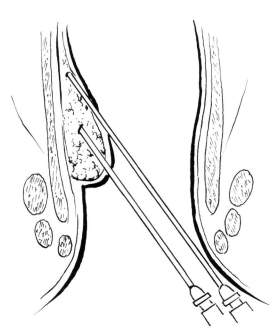

图 1-25-3

第二十六节 外切除内缝扎术

适 应 证	脱垂明显的环状混合痔。
禁 忌 证	孤立性、多发性混合痔。
术前准备	❶ 检查血常规、尿常规、凝血功能、心电图等。
	❷ 排净大小便或灌肠排便。
	❸ 术晨禁食，肛周备皮。
麻 醉	简化骶管麻醉或长效局麻。
体 位	截石位或左侧卧位。
手术步骤	❶ 按肛门直肠缝合伤口术前准备，在齿状线以上将脱垂的内痔及其上的部分直肠黏膜用10号丝线缝扎（图1-26-1）。
	❷ 将突出的外痔于齿线下0.5cm行小梭形切口切除，用同样方法处理其他混合痔，注意其间保留正常皮肤（图1-26-2）。
术中要点	❶ 缝扎内痔时，尽量上提内痔及其上方黏膜，以便上提固定肛垫。
	❷ 外痔的切口不宜过大，既利于引流又可避免手术切口疼痛及愈合缓慢。
术后处理	❶ 术后3日进半流食，后改普食。
	❷ 控制排便3日，第3日起服润肠通便药，软化大便。
	❸ 为预防伤口感染，可服用抗生素3~5日。
	❹ 多吃蔬菜和水果，适当选用润肠通便药物，以利于排便。
	❺ 术后7~10日应避免剧烈活动，防止大便干燥，以防痔核脱落而造成继发性大出血。
	❻ 术后7~10日拆线，若有感染迹象及时拆线，按开放创口处理。
	❼ 术后10~14日直肠指诊如有肛管狭窄需要定期扩肛。

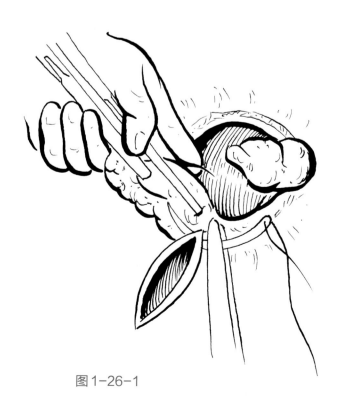

图1-26-1

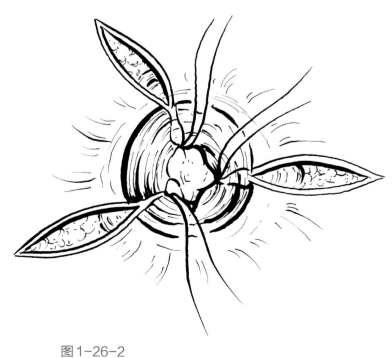

图1-26-2

第二十七节　内贯穿结扎外双半环切除缝合术

适 应 证	绕肛周一圈的环形混合痔。
禁 忌 证	❶ 孤立性、多发性混合痔。
	❷ 严重心脑血管疾病、严重肝肾疾病、肺结核活动期、糖尿病患者或孕妇。
术前准备	❶ 检查血常规、尿常规、凝血功能、心电图等。
	❷ 排净大小便或灌肠排便。
	❸ 术晨禁食，肛周备皮。
麻　　醉	简化骶管麻醉或长效局麻。
体　　位	患者取截石位或左侧卧位。
手术步骤	❶ 处理内痔
	（1）按肛门缝合手术做术前准备，先行肛门后位四指扩肛术（图1-3-3）。
	（2）用大弯血管钳夹住大的内痔痔核，以10号丝线于钳下贯穿结扎（图1-6-1），小的痔核则行黏膜下硬化剂注射。
	❷ 处理外痔
	（1）剪除12~5点方向多余的外痔，剥离血栓及外痔静脉丛，使创面呈半月形（图1-11-1，图1-11-2）。
	（2）然后以1号丝线间断缝合，以相同方法处理6~11点方向的外痔（图1-11-3）。
	❸ 术后按肛门缝合伤口换药护理。
术中要点	❶ 处理内痔时，各痔核间要留有足够的（最少0.5cm以上）黏膜桥，以保持黏膜和基层的原有弹性。
	❷ 处理外痔时，要彻底摘除皮下静脉团，以防术后水肿。
	❸ 术毕须检查肛管紧张度，若二指不能顺利通过，应着力在肛管后正中位再次扩肛，扩断黏膜层及部分内、外括约肌，并充分止血。
术后处理	❶ 术后3日进半流食，后改普食。
	❷ 控制排便3日，第3日起服润肠通便药，软化大便。
	❸ 为预防伤口感染，可服用抗生素3~5日。
	❹ 多吃蔬菜和水果，适当选用润肠通便药物，以利于排便。
	❺ 术后7~10日应避免剧烈活动，防止大便干燥，以防痔核脱落而造成继发性大出血。
	❻ 术后7~10日拆线，若有感染迹象时及时拆线，按开放创口处理。
	❼ 术后10~14日左右直肠指诊如有肛管狭窄需定期扩肛。

第二十八节　内缝扎外放射状菱形切缝术

适 应 证	混合痔环状隆起或大的隆起不少于3组者。
禁 忌 证	孤立性混合痔或多发性混合痔。
术前准备	❶ 术前检查血常规、尿常规、凝血功能、心电图，肛周备皮等。
	❷ 排净大小便或灌肠排便。
	❸ 术晨禁食。
麻 醉	简化骶管麻醉或长效局麻。
体 位	患者取截石位或左侧卧位。
手术步骤	❶ 按肛门缝合手术术前准备，以四指扩肛，显露痔核（图1-28-1）。
	❷ 将环状混合痔以高突部位为中心，分段做扁菱形放射状切口，切除外痔，剥离曲张静脉丛（图1-28-2）。
	❸ 再将切口两侧对合缝合，并用组织钳提起外痔及其根部的内痔，以10号丝线结扎（图1-28-3）。
	❹ 以同样方法处置其他痔核，术毕检查大小合适，若有未能清除的内痔，可行硬化剂注射，以固定肛垫。术后按肛门缝合伤口换药护理。
术中要点	❶ 各痔核间要留有足够的黏膜桥，保留黏膜宽度以不小于0.5cm为宜，以防肛门狭窄。
	❷ 处理外痔时，要彻底摘除皮下及周围静脉团，以防术后水肿。
	❸ 横向缝合皮肤时，为减小张力，应钝性游离切口周围皮下组织。
	❹ 由于切除范围较大，须检查肛管紧张度。
术后处理	❶ 术后3日进半流食，后改普食。
	❷ 控制排便3日，第3日起服润肠通便药，软化大便。
	❸ 为预防伤口感染，可服用抗生素3~5日。
	❹ 多吃蔬菜和水果，适当选用润肠通便药物，以利于排便。
	❺ 术后7~10日应避免剧烈活动，防止大便干燥，以防痔核脱落而造成继发性大出血。
	❻ 术后7~10日拆线，若有感染迹象时及时拆线，按开放创口处理。
	❼ 术后10~14日直肠指诊如有肛管狭窄需要定期扩肛。

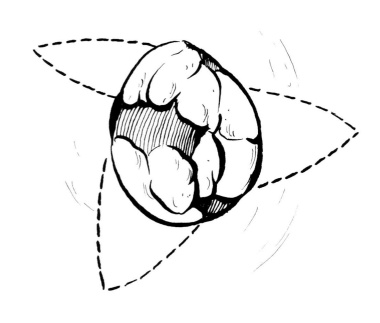

图 1-28-1

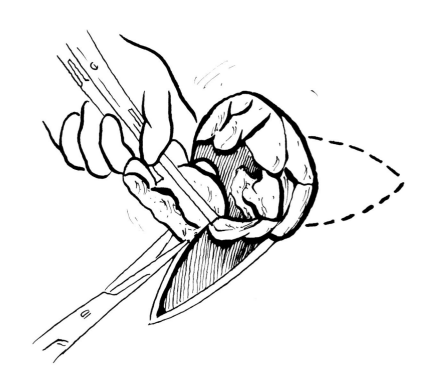

图 1-28-2

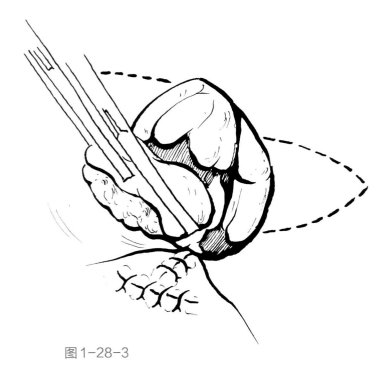

图 1-28-3

第二十九节　吻合器痔上黏膜环切术（PPH术）

适 应 证

吻合器痔上黏膜环切术（PPH术）的原理是使用特制的手术器械和吻合器，环形切除齿状线上方宽约2cm的直肠黏膜及黏膜下层组织后，再将直肠黏膜吻合，使脱垂的肛垫向上悬吊回缩原位，恢复肛管黏膜与肛门括约肌之间的局部解剖关系，消除痔核脱垂的症状，起到"悬吊"的作用（图1-29-1）；同时切断直肠上动静脉的终末支，减少痔核供血量，使痔核逐渐萎缩，解除痔核出血，起到"断流"的作用（图1-29-2）。PPH术适用于：①Ⅱ～Ⅳ期环形内痔、多发混合痔、嵌顿痔、以内痔为主的

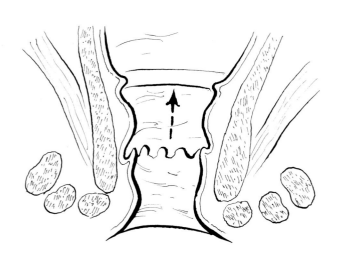

图 1-29-1

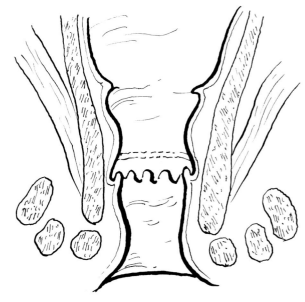

图 1-29-2

环形混合痔；②Ⅰ~Ⅲ度直肠前突、直肠黏膜脱垂；③合并心脑血管病、糖尿病者。

禁 忌 证	❶ 一般不用于孤立的脱垂性内痔。
	❷ 合并凝血功能障碍、肝硬化者等。
术前准备	❶ 查血常规、凝血功能、胸片及心电图等。
	❷ 术晨禁食，肛周备皮。
	❸ 术晨清洁灌肠、甘油灌肠剂110ml灌肠或行大肠水疗。
	❹ 器械准备　肛肠吻合器。
	❺ 一次性使用管型痔吻合器（AKGZB型）包括33mm吻合器、肛管扩张器、肛镜缝扎器和带线器（图1-29-3），亚克或薇乔2-0可吸收肠线，都是为PPH手术特制的。
麻　　醉	骶管麻醉或双阻滞麻醉。
体　　位	患者取截石位或折刀位。
手术步骤	❶ 用碘伏常规消毒会阴部皮肤和肠腔（女性患者同时做阴道消毒），铺巾。判断内痔的位置、大小、脱出程度。以肛管扩张器内栓充分扩肛。
	❷ 肛管内置入特制肛管扩张器，取出内栓并加以固定，使脱垂的内痔压在肛管扩张器后面（图1-29-4）。寻找齿状线的位置，用纱布将外痔尽量向肛内推送，减少术后残留的皮赘。
	❸ 通过肛管扩张器将肛镜缝扎器置入，缝针高度在齿状线上方约2~3cm处，用2-0可吸收肠线自8点处开始顺时针沿黏膜下层缝合一周，共5~6针（图1-29-5），女性患者应注意勿将阴道后壁黏膜缝入。荷包缝线保持在同一水平面，可根据脱垂实际程度行单荷包或双荷包缝合。
	❹ 将特制的PPH吻合器张开到最大限度，将其头端插入两个荷包缝线的上方，逐一收紧缝线并打结，用带线器经吻合器侧孔将缝线拉出肛外（图1-29-6）。

012901

ER 1-29-1
吻合器痔上
黏膜环切术

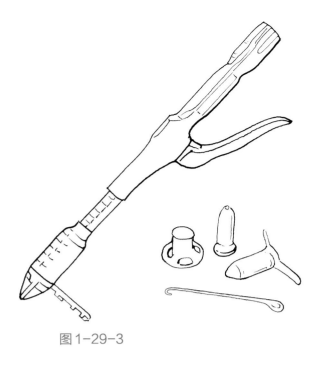

图 1-29-3

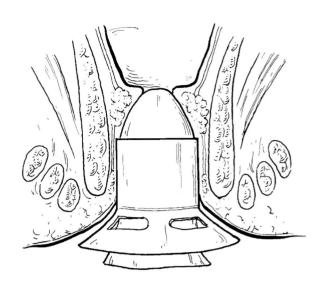

图 1-29-4

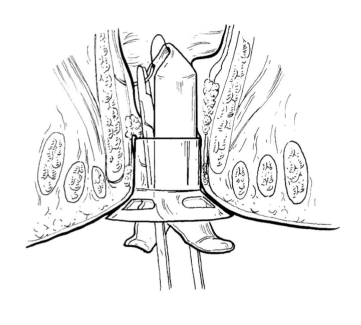

图 1-29-5

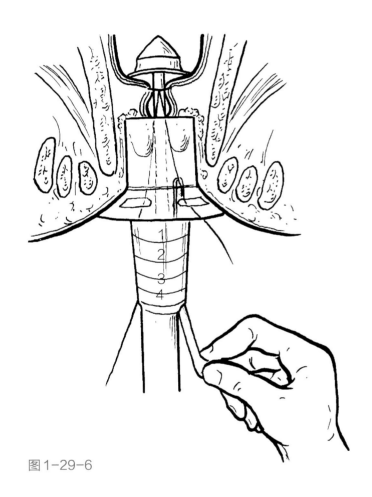

图 1-29-6

❺ 缝线末端引出后用止血钳夹住，向手柄方向用力牵拉结扎线（图 1-29-7），使被缝合结扎的黏膜及黏膜下组织置入 PPH 吻合器头部的套管内，同时顺时针方向旋转收紧吻合器，刻度"红线"至安全窗处，打开保险装置后击发（图 1-29-8）。注意女性患者一定要做阴道指诊，防止阴道直肠瘘。关闭 HCS33 状态 30s 左右，可加强止血作用。

❻ 将吻合器反方向旋转 360°，轻轻拔出吻合器，认真检查吻合口部位是否有出血，对于活动性出血，局部用 2-0 肠线或 4 号丝线缝合止血（图 1-29-9）。切除标本送病理（图 1-29-10）。

❼ 外痔的处理对于合并血栓者，可先摘除血栓，再行吻合。对于皮赘较大者，吻合后再单纯切除皮赘即可。肛内放置引流管，以利于引流。

术中要点

❶ 尽量不用指法扩肛，最好选用特制的环形肛管扩张器内栓进行扩肛，避免损伤肛门括约肌，同时有利于肛管扩张器置入，可减轻术后反应性水肿和疼痛。

❷ 荷包缝合的高度应在齿状线上2~3cm，以确保吻合口在齿状线上1.5~2cm。若缝合过高，则对肛垫向上的牵拉和悬吊作用减弱，痔块回缩不全，影响手术效果；反之，缝合过低，易引起术后疼痛和出血，严重者会出现感觉性大便失禁。

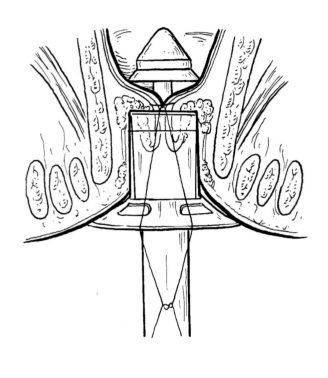

图 1-29-7

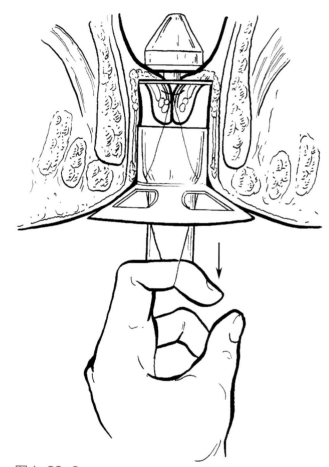

图 1-29-8

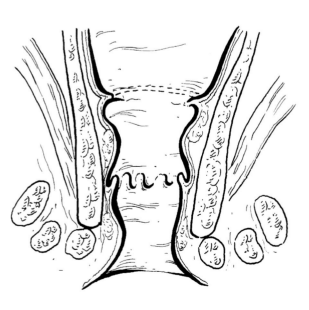

图 1-29-9

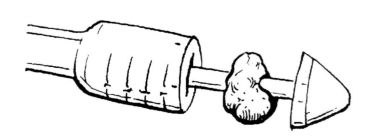

图 1-29-10

③ 荷包缝合的深度在黏膜下层，有时可达浅肌层。太浅易引起黏膜撕脱，吻合圈不完整，影响手术效果；过深则易损伤括约肌，引起吻合口狭窄或大便失禁。

④ 荷包缝合时缝线一定要选择光滑的可吸收肠线或丝线，否则容易导致黏膜下血肿，引起术后感染。

⑤ 荷包缝线保持在同一水平面，可根据脱垂实际程度行单荷包或双荷包缝合。

⑥ 女性患者，缝合直肠前壁、关闭吻合器及吻合器击发前应做阴道指诊，检查阴道后壁是否被牵拉至吻合器内，防止阴道后壁一并切除，引起直肠阴道瘘。

⑦ 取出吻合器后，检查吻合口，看是否完整、有无出血点。若有活动性出血点，一定要缝扎止血。对于渗血，可局部压迫止血。

⑧ 术后吻合处放置塑料引流管一枚，可有效降低肛管直肠内压，防止吻合口瘘，减轻腹胀，同时便于术后出血的观察。

术后处理

❶ 术后当日禁食或给流食，次日起进半流食2日，之后逐渐恢复普食。

❷ 术后适当应用抗菌药物、止血药物，预防感染、出血。

❸ 老年人或前列腺肥大者可留置导尿48h。

❹ 术后第2日口服润肠通便药物。

❺ 注意观察术后出血。手术创面若有出血，应及时处理。

❻ 术后24h拔除引流管。

❼ 一般观察3~7日，定期随访。术后15日指法扩肛。

术后并发症

PPH术虽然微创、无痛，但任何手术或多或少都存在并发症。常见的有：

❶ 疼痛　一般术后疼痛轻微，但术中扩肛或钳夹皮肤，引起撕裂和损伤可于当晚轻度疼痛，次日缓解。

❷ 下腹痛　术后当日有20%下腹痛，个别人伴有腹泻和呕吐，可能与吻合时肠道牵拉反射有关，不须处理。

❸ 尿潴留　有40%~80%发生尿潴留，男多于女。与骶管麻醉和疼痛刺激引起反射性尿道括约肌收缩有关。

❹ 出血　术后出血常见于吻合口渗血、量少，但也有搏动出血，约占30%，多在3点、11点方向，因吻合口感染或与齿状线太近有关，出血较多，甚至发生失血性休克。

❺ 感染　较少，但也有因术后盆腔感染而死亡的报道。

❻ 直肠阴道瘘　罕见，因前壁荷包缝合过深，损伤直肠阴道壁，并发感染所致。

第三十节 选择性痔上黏膜切除吻合术（TST术）

适 应 证	❶ 适用于Ⅱ～Ⅳ内痔、混合痔、环状痔、严重脱垂痔。
	❷ 直肠前突、直肠黏膜脱垂。
禁 忌 证	顽固性便秘、严重的黏膜水肿、门静脉高压症、肝硬化、凝血功能障碍、妊娠、盆腔肿瘤者，儿童及不能接受手术者均不推荐使用。
术前准备	❶ 查血常规、凝血功能、胸片及心电图等。
	❷ 术晨禁食，肛周备皮。排空大便或以甘油灌肠剂110ml灌肠。
	❸ 器械准备　一次性使用管型痔吻合器（AKGZB型），包括33mm吻合器、肛门镜（单开式肛门镜、双开式肛门镜、三开式肛门镜、普通肛门镜）、肛管扩张器、肛镜缝扎器和带线器（图1-30-1），2-0可吸收肠线1~2根。
麻　　醉	骶管麻醉或脊椎麻醉（俗称腰麻）。
体　　位	患者取截石位或折刀位。
手术步骤	❶ 常规用碘伏消毒会阴部皮肤和肠腔（女性患者同时做阴道消毒）、铺无菌巾。
	❷ 根据痔核的数目和大小选择适合的肛门镜。单个痔核者选择单开口肛门镜；若痔核以两侧为主，选用双开式肛门镜；若痔核有3个及以上，则选用三开式肛门镜；环形痔选用普通肛门镜（图1-30-2）。

ER 1-30-1
吻合器选择
性痔上黏膜
环切术

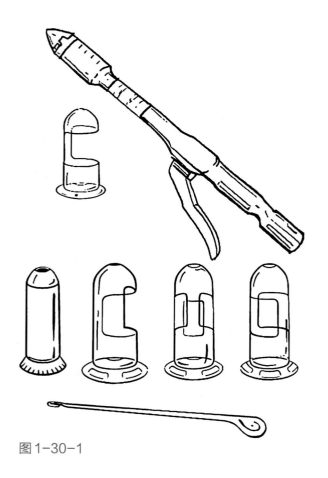

图1-30-1

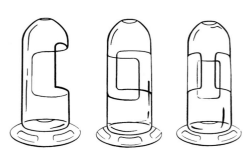

图1-30-2

❸ 充分扩肛，使肛门松弛，可容三横指后，将表面涂有液体石蜡油的开口肛门镜插入肛门内，并固定肛门镜（图1-30-3）。

❹ 旋转肛门镜，使拟切除的痔上黏膜位于开环式肛门镜的窗口内。若单个痔核在痔上3~4cm，用2-0可吸收线行黏膜下缝合引线牵引；若有2个痔核，则在视窗分别进行两侧黏膜缝合引线牵引或用单线一次缝合两处；若有3个痔核，则可行分段性荷包缝合；如痔核较大脱出严重时可行双荷包引线牵引，收紧缝线并打结（图1-30-4）。缝合时注意仅在黏膜及黏膜下层进行，避免伤及肌层。女性患者应注意勿将阴道后壁黏膜缝入。

❺ 将一次性使用管型痔吻合器（AKGZB型）张开到最大限度，将其头端插入至肛门内2cm，用带线器经吻合器侧孔将缝线拉出肛外持续牵引（图1-30-5）。

❻ 缝线末端引出后用钳夹住，向手柄方向用力牵拉结扎线，同时顺时针方向旋转收紧吻合器，顺时针旋紧吻合器，脱垂的直肠黏膜通过肛门镜的窗口牵进吻合器的钉槽内。

❼ 旋钮有阻力，吻合器指示窗的指针显示进入安全范围，打开保险装置，女性患者一定要做阴道指诊，防止阴道直肠瘘（图1-30-6），然后击发，完成切割和吻合（图1-30-7）。关闭30s左右，可加强止血作用。

❽ 逆时针旋松尾翼至最大程度，将吻合器轻轻拔出。

❾ 检查吻合口部位是否有出血，对于活动性出血，局部用2-0可吸收线缝合止血。如吻合口之间存在黏膜桥（"猫耳"），则可以用电刀电凝后，再剪断（图1-30-8）；两端凸起部分分别用止血钳夹住后，再用7号丝线双重结扎。

❿ 检查手术切除标本并送检病理（图1-30-9）。肛内放置引流管，以利于引流。

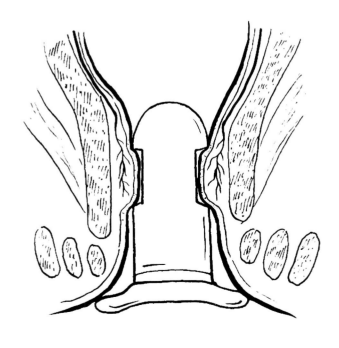

图1-30-3

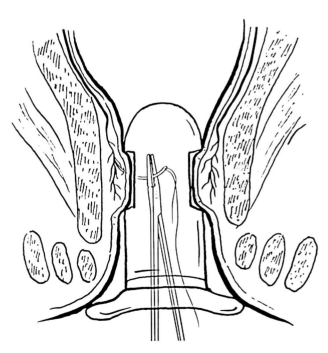

图1-30-4

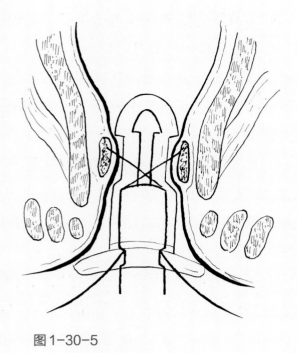

图 1-30-5

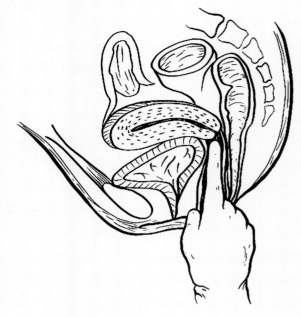

图 1-30-6

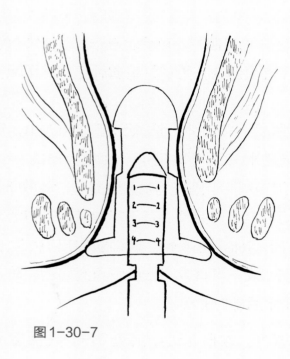

图 1-30-7

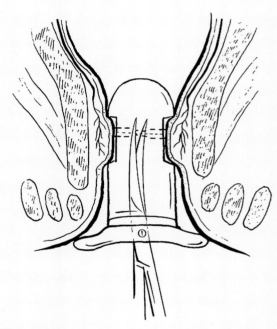

图 1-30-8

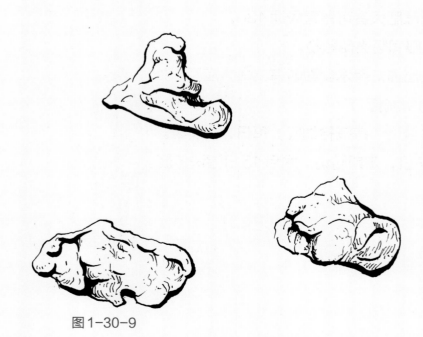

图 1-30-9

术中要点

❶ 尽量不用指法扩肛，最好选用特制肛门镜的内栓进行扩肛，避免损伤肛门括约肌，同时有利于置入肛门镜，减少术后肛门疼痛。

❷ 根据痔核的数目和大小选择合适的肛门镜。单个痔核者选用单开式肛门镜；2个痔核用双开式肛门镜；3个痔核选用三开式肛门镜；环形痔选用普通肛门镜。为了避免阴道直肠瘘发生，多选用双开式肛门镜。

❸ 缝合位置应在齿状线上3~4cm，根据患者直肠黏膜松弛程度决定上下位置，一般距视窗下缘2cm为宜。若缝合位置过高，则对肛垫向上的牵拉和悬吊作用减弱，痔块回缩不全，影响手术效果；反之，缝合位置过低，易引起术后疼痛和出血，严重者会出现感觉性大便失禁。

❹ 荷包缝合的深度在黏膜下层，有时可达浅肌层。太浅易引起黏膜撕脱，吻合圈不完整，影响手术效果；过深则易损伤括约肌，引起吻合口狭窄或大便失禁。

❺ 缝合时缝线一定要选择光滑的可吸收肠线或丝线，否则容易导致黏膜下血肿，引起术后感染。

❻ 可根据痔核实际情况决定缝合部位、方位，尽量选择在两侧直肠黏膜进针，避免阴道直肠瘘的发生。

❼ 女性患者，缝合直肠前壁、关闭吻合器及吻合器击发前应做阴道指诊，检查阴道后壁是否被牵拉至吻合器内，防止将阴道后壁一并切除，引起直肠阴道瘘。

❽ 将TST吻合器张开到最大限度，将其头端插入到肛门内2cm，用带线器经吻合器侧孔将缝线拉出肛外，否则视野不清，影响操作。

❾ 若吻合口之间存在黏膜桥（"猫耳"），则先用电刀电凝后，再剪断。

❿ 取出吻合器后，检查吻合口，看是否完整、有无出血点。若有活动性出血点，一定要缝扎止血。对于渗血，可电凝止血或局部压迫止血。

⓫ 术后吻合处放置塑料引流管1枚，可有效降低肛管直肠内压，防止吻合口瘘，减轻腹胀，同时便于术后出血的观察。

术后处理

❶ 术后6h内禁食，6h后进流食，次日起进半流食2日，之后逐渐恢复普食。

❷ 术后适当应用抗菌、止血药物，预防感染、出血。

❸ 老年人或前列腺肥大者可留置导尿48h。

❹ 术后第2日口服润肠通便药物。

❺ 注意观察术后出血。手术创面若有出血，应及时处理。

❻ 术后24h拔除引流管。

❼ 每日便后熏洗坐浴，痔疮栓纳肛，每日2次换药。

❽ 一般观察3~7日，定期随访。术后15日指法扩肛。

第三十一节 母痔上黏膜柱状弹力线套扎术（CMH术）

适 应 证	❶ Ⅱ～Ⅳ期内痔，混合痔的内痔部分。
	❷ 直肠前突。
	❸ 直肠黏膜脱垂。
	❹ 低位直肠息肉。

禁 忌 证	❶ 凝血功能障碍、肛门狭窄和直肠末端活动性炎症者。
	❷ 对相关产品材料过敏者。
	❸ 直肠息肉疑有恶变者。

术前准备	❶ 完善血常规、尿常规、凝血功能、心电图和胸透等检查。排净大小便，术前不必禁食。
	❷ 器械准备　目前，国内一次性使用的套扎器主要有胶圈套扎器、弹力线套扎器和胶圈+弹力线套扎器（一箭双雕）三种。以一次性使用肛肠套扎器（CMH）为例，包括套扎枪、配套肛门镜、胶圈和弹力线（图1-31-1）。

麻　　醉	局麻或骶管麻醉。

手术步骤	❶ 将可视肛门镜插入肛门内，取出扩开器，观察病变部位、大小和数量。
	❷ 将特制的胶圈/弹力线安装到套扎器的吸嘴上，调试后备用。负压吸引接头连接负压吸引器（图1-31-2）。
	❸ 将一次性使用肛肠套扎器（CMH）的吸嘴对准痔核或痔上黏膜的基底部，打开负压释放开关，将痔核吸入吸嘴内，扣动击发开关，将胶圈推出套在内痔基底部，按下释放按钮（图1-31-3），取下套扎器。
	❹ 如有多枚痔核，可重复以上操作。一次可套扎5～6枚痔核。检查可见套扎的痔核呈暗紫色，套扎成功（图1-31-4）。肛内填以油纱条或塞入痔疮栓。

术中要点	❶ 根据病变情况选择胶圈或弹力线，二者任选其一，可满足不同套扎需求，一箭双雕。
	❷ 套扎位置不可过低，否则会引起明显的术后疼痛。套扎痔块的下缘应位于齿状线1cm以上。
	❸ 高性能专用橡胶圈弹性好，一次只上一枚胶圈。
	❹ 每次套扎的痔和数量控制在3～6个。套扎痔块的根部应避免在同一水平，否则易导致张力过大，增加术后出血、套扎胶圈滑脱等风险。
	❺ 对于环状痔的患者，可分次套扎。
	❻ 若套扎位置靠近齿状线，或需要做混合痔内痔部分的套扎，可先在局麻下做"V"形切除外痔两侧皮肤，剥离外痔组织至齿状线处，以减少术后疼痛及水肿。

术后处理	❶	术后6h内尽量卧床休息，减少活动，6h后可适当下床活动。
	❷	术后6h内应禁食或给无渣流食，次日进半流食，之后逐渐恢复普食。
	❸	术后每次排便或换药前均用痔疾洗剂熏洗坐浴，控制温度在43~46℃，每日2次，每次20~30min，肛内塞入美辛唑酮红古豆醇酯栓即可。

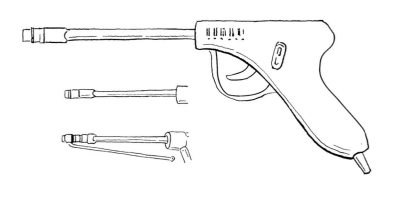
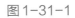

图1-31-1

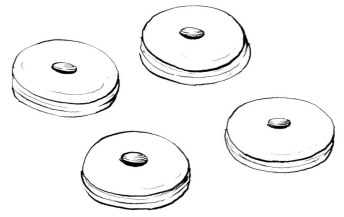

图1-31-2

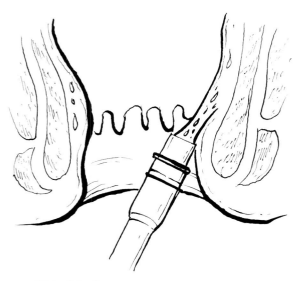

图1-31-3

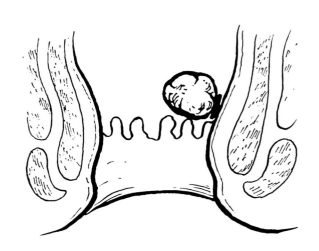

图1-31-4

第三十二节 痔动脉闭合术（CRH术）

适 应 证	Ⅰ～Ⅲ期内痔、混合痔、肛裂。
禁 忌 证	妊娠期妇女，肝硬化、肛管直肠感染、应用抗凝剂的患者。
术前准备	❶ 硝酸甘油液1支或0.125%硝酸甘油凡士林，不需要特殊准备，不需要灌肠，不需要备皮。 ❷ 器械　痔动脉闭合术特制的CRH痔治疗器1套（图1-32-1）。
麻 醉	不需要麻醉。
体 位	患者取左侧卧位。
手术步骤	以11点方向的内痔为例。

❶ 常规用碘伏消毒肛周会阴部皮肤和直肠腔，铺巾。

❷ 嘱患者增加腹压，检查患者肛门外形是否完整，有无外痔。

❸ 左手示指外涂少许甘油做直肠指诊，检查直肠内有无肿块、狭窄，指套退出有无染血等。反复润滑肛管，使肛门括约肌完全放松。右手示指深入肛内仔细检查并测量肛管直肠角距肛缘的距离。

❹ 肛镜下检查判断内痔的位置、大小、程度，于3点、7点、11点方向三个内痔中选择较重的一个内痔作为治疗对象。

❺ 打开研制的CRH痔治疗器，检查调试治疗器，安装胶圈。

❻ 左手示指顶住前位内括约肌，右手握住带有胶圈的CRH治疗器，在肛内左手示指的引导下，沿左手示指垂直方向向肛内缓慢滑入约10cm，抵达左手示指指尖处，逐渐使治疗器与肛管纵轴方向一致。再向外退出治疗器3cm至指定刻度，找到L角（图1-32-2），治疗器上有一个刻度标志，此标志与肛缘齐平即可。

❼ 将治疗器的顶端稍向11点方向倾斜在L角上方，调整治疗器方向使其顶端对准11点处直肠黏膜，左手固定治疗器，右手反复慢慢抽吸治疗器内芯4～5次后锁住内芯（图1-32-3），观察20s，左右旋转治疗器柄部两次即可，使其充分吸住。此时患者感觉肛内坠胀感明显，但无疼痛感。

❽ 慢慢向外抽治疗器柄部，可听到"啪"的一声，向外拔除治疗器内芯少许，把胶圈套在被吸住的组织上，然后一并取出治疗器（图1-32-4）。

❾ 进行肛内指诊或肛镜下检查，了解套扎组织的情况（图1-32-5），注意套扎的组织必须基底部小，活动灵活。若基底部较大，可在套圈周围用手挤压周围组织，使基底部变小。

❿ 隔1周后再治疗3点或7点方向的内痔。每人平均治疗3～4次为宜（图1-32-6）。

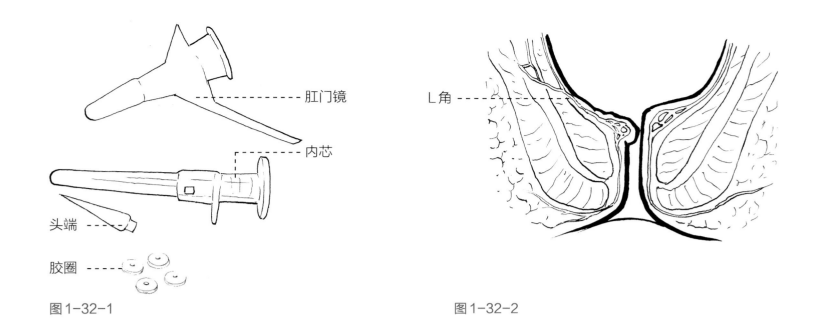

肛门镜

内芯

头端

胶圈

图1-32-1

L角

图1-32-2

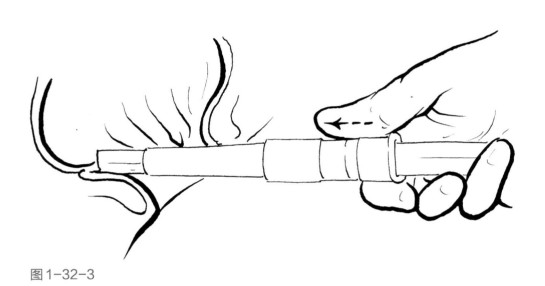

图1-32-3

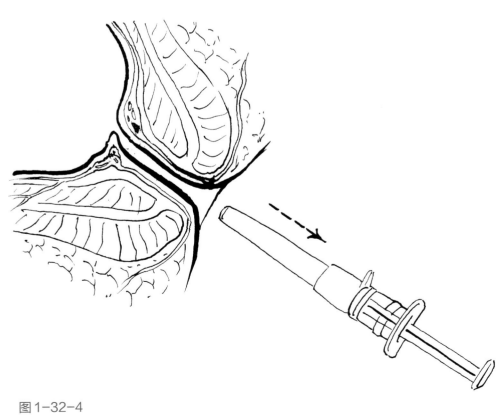

图1-32-4

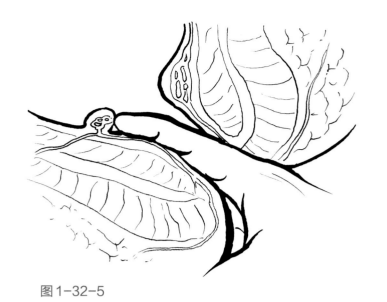

图1-32-5

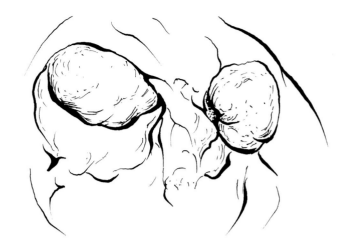

图1-32-6

术中要点	❶ CRH技术是利用特制的CRH痔治疗器，将L角的直肠黏膜吸住，然后用一个橡皮圈把它套住，使下移的肛垫不再下移，达到彻底治愈的目的。准确寻找L角的位置是手术关键。
	❷ 硝酸甘油反复润滑肛管，使肛门括约肌完全放松。
	❸ 放置CRH治疗器时一定要与左手食指呈垂直方向缓慢滑入肛内，逐渐使治疗器与肛管纵轴方向一致。
	❹ 治疗器上有一个刻度标志，此标志与肛缘齐平即可。
	❺ 每次只能治疗一处，间隔7~10日，需3~4次治疗，防止术后感染、出血。
术后处理	❶ 正常饮食。
	❷ 注意保持大便通畅。
	❸ 排便后用痔疾洗液清洗肛门，口服甲硝唑片预防局部感染。
	❹ 治疗后每隔7~10日进行第2次（右后）、第3次（左下）治疗。疗程为3~4周。

第二章

肛裂手术

扫描二维码，
观看本书所有
手术视频

第一节 肛裂扩肛术

适 应 证　Ⅰ～Ⅱ期无并发症肛裂。

禁 忌 证　❶ Ⅲ期肛裂。

　　　　　❷ 严重高血压患者、心脏病患者、凝血机制异常者。

术前准备　排净大小便即可。

麻　　醉　长效局麻。

体　　位　患者取左侧卧位。

手术步骤　❶ 双手示指、中指涂凡士林油或石蜡油，先伸入右示指滑润肛门，再背向伸入左示指轻轻向两侧偏后撑开肛管，维持3~5min（图2-1-1）。

　　　　　❷ 继而再伸入两手中指，若肛裂在后正中位，则靠近病变处的两指向下外方用力，若肛裂在前正中位，则向上外方用力，维持扩肛5min。男性应向前后方向扩展，避免手指与坐骨结节接触而影响扩张宽度，女性因骨盆宽，不存在这一问题。扩肛后，肛裂创面被撕裂扩大并开放，引流通畅，创面很快愈合（图2-1-2）。

术中要点　❶ 扩肛必须在充分麻醉下进行。

　　　　　❷ 忌用暴力扩肛，应逐渐加力，以免造成黏膜或皮肤撕裂。

　　　　　❸ 扩肛用力方向　应上下方向扩肛，避免创面撕开过大。而内痔扩肛术应左右方向扩肛。

术后处理　便后坐浴，痔疮栓塞肛。

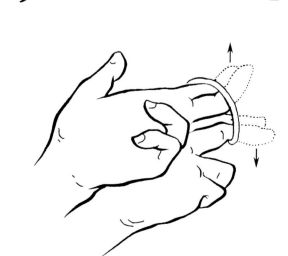

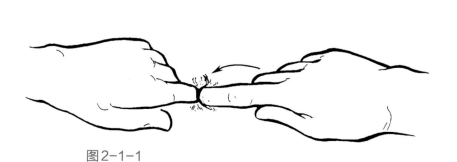

图2-1-1

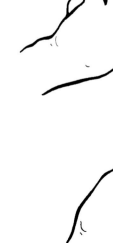

图2-1-2

第二节　　肛裂封闭术

适 应 证	急性肛裂经药物治疗未愈，无明显合并症者。
禁 忌 证	孕妇，因亚甲蓝是神经毒，对胎儿发育有影响，会造成畸形。
术前准备	❶ 排净大小便即可。
	❷ 药物　亚甲蓝长效止痛剂：2%利多卡因5ml，0.5%布比卡因5ml，1%亚甲蓝2ml加生理盐水10ml，共22ml，现用现配。
麻醉与体位	长效局麻，患者取左侧卧位。
手术步骤	❶ 会阴部严密消毒，指诊检查直肠内有无肿物及肛管的紧张度，并指法扩肛。
	❷ 在肛内示指引导下于裂创下端1.5cm处进针，进入肛管后间隙达内括约肌与外括约肌皮下部之间，边进针边推药，注入药物5~6ml。
	❸ 从肛裂下缘，距裂口3cm处进针，在裂创基底部做扇形封闭，药量2~3ml，注射总量不超过20ml（图2-2-1）。
术中要点	针头勿刺入肛管腔，防止感染。
术后处理	无特殊处理，一切照常。

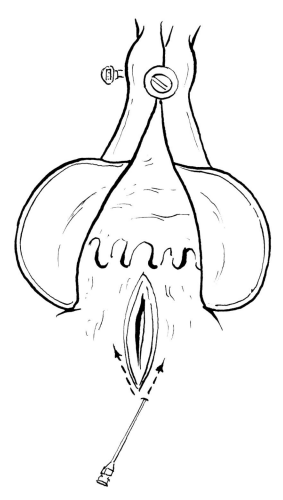

图2-2-1

第三节　　肛裂切除术

适 应 证	Ⅲ期肛裂。
禁 忌 证	Ⅰ~Ⅱ期肛裂。
术前准备	❶ 查血常规、凝血功能、心电图和胸部X线检查等。
	❷ 排净大小便，采用缝合时做肠道准备。
麻醉与体位	首选简化骶管麻醉，患者取截石位或侧卧位。
手术步骤	❶ 沿肛裂溃疡向肛缘外做放射状梭形切口（图2-3-1）。
	❷ 自肛缘外1~1.5cm，将溃疡面、裂痔、隐瘘、肥大肛乳头等一并切除（图2-3-2）。
	❸ 在弯血管钳引导下，切断部分内括约肌，使肛管松弛，以可容纳两指为度（图2-3-3），修剪创缘使创口引流通畅，止血。

ER 2-3-1 肛裂切除术，括约肌松解术，外痔切除术

术中要点	❶ 切口大小适中。切口过小易复发，过大可延迟愈合。
	❷ 切除不宜过浅，避免遗漏潜行的瘘管。
	❸ 术中充分松解内括约肌及外括约肌皮下部，以防复发。
术后处理	❶ 口服抗生素预防感染。
	❷ 缝合法须控制排便4~5日，静脉输液5~7日，术后5日内禁食，之后进半流食3日。
	❸ 每便后熏洗坐浴，严密消毒换药。

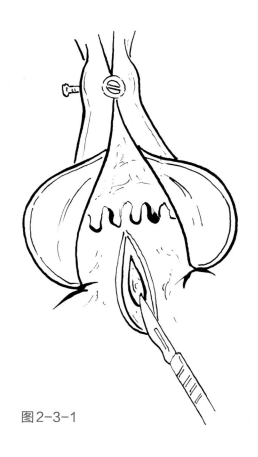

图2-3-1

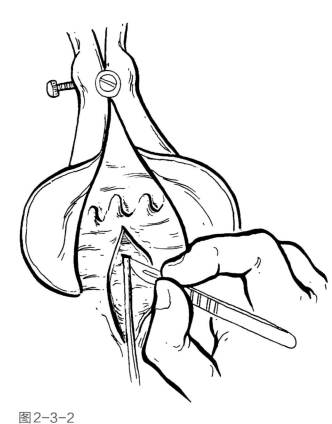

图2-3-2

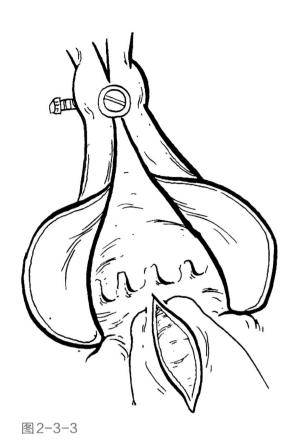

图 2-3-3

第四节　　后位内括约肌切断术

适 应 证	后位Ⅲ期肛裂。
术前准备	麻醉、体位同肛裂切除术。
手术步骤	同肛裂切除术。
术中要点	同肛裂切除术。
术后处理	同肛裂切除术。

第五节　　侧位内括约肌切断术

适 应 证	单纯性肛裂伴有肛门括约肌痉挛和肛门狭窄者。

术前准备	麻醉、体位同肛裂切除术。

手术步骤

❶ 在肛门左侧或右侧距肛缘1～1.5cm处做一弧形切口，长约2cm（图2-5-1）。

❷ 将止血钳由切口伸向括约肌间沟，向上将内外括约肌钝性分离（图2-5-2）。

❸ 钳夹内括约肌下缘，向上分离到齿状线，再由切口挑出内括约肌，在直视下切断（图2-5-3）。

❹ 止血后以可吸收线缝合伤口，再剪除裂痔（图2-5-4）。

术中要点

❶ 认清内括约肌的位置，分离时勿穿破肛管黏膜。

❷ 在挑出括约肌时，示指摸清内括约肌下缘后，向切口处顶起，易于挑出。

❸ 切断内括约肌宽度不要超过1cm，以防过多损伤内括约肌或误伤外括约肌，导致不完全性肛门失禁。

❹ 对伴有哨兵痔、肛乳头肥大等者，应一并切除。

术后处理

❶ 术后3日进半流食。

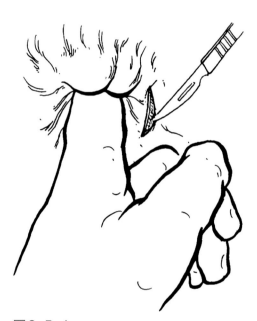

图2-5-1

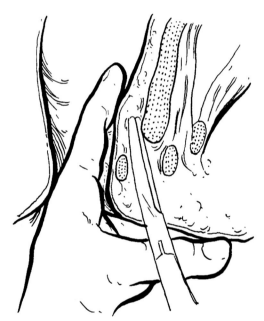

图2-5-2

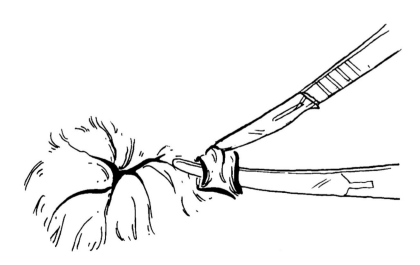

图2-5-3

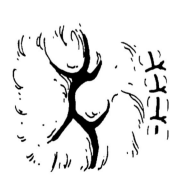

图2-5-4

❷ 术后当日禁排大便。之后可酌情选用润肠通便药物。

❸ 口服抗生素3日，预防感染。

❹ 便后常规换药，术后7日拆线。

第六节　　侧位皮下内括约肌切断术

适应证	同肛裂切除术。
术前准备	同肛裂切除术。
麻醉、体位	同肛裂切除术。

手术步骤　❶ 用眼科圆头手术刀在肛门左侧或右侧肛缘皮下刺入，在肛管皮肤和内括约肌间上行抵达齿状线，然后将刀片之锐缘向外侧转动90°并向外切约0.5cm，即可切断部分内括约肌（Nataras法）（图2-6-1）。

❷ 用眼科圆头手术刀，在肛门左侧或右侧括约肌间沟处刺入，沿内外括约肌之间，上行达齿状线，然后将刀片之锐缘向内侧转动90°并向内切，将内括约肌自外向内切断（Hoffman法）（图2-6-2）。

术中要点　❶ 用刀片切断内括约肌时勿过猛，以免刺破肛管而感染。

❷ 切断内括约肌后，应用手指触摸是否有凹陷，以判断手术是否成功。

术后处理　❶ 每日排便后常规换药，不可坐浴。

❷ 应用抗生素。

❸ 保持大便通畅。

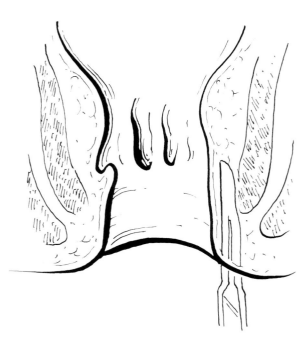

图2-6-1

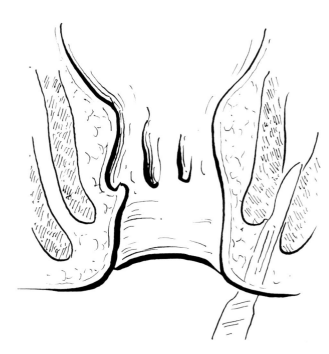

图2-6-2

第七节　　肛裂纵切横缝术

适 应 证	Ⅰ～Ⅱ期无并发症肛裂。
	伴皮下瘘、肛门梳硬结及肛门狭窄的肛裂。
禁 忌 证	肛裂伴有皮下瘘、肛门梳硬结者。
术前准备	❶ 查血常规、凝血功能、心电图、胸片等。
	❷ 术晨禁食，肛周备皮。
	❸ 术前排净大小便，采用缝合时肠道准备。
麻　　醉	简化骶管麻醉。
体　　位	患者取截石位。
手术步骤	❶ 在肛裂正中部，做一纵向切口，起自齿状线上0.5cm，止于肛缘外0.5cm。
	❷ 切除溃疡面、肥大肛乳头和裂痔，切断枛膜带和部分内括约肌。
	❸ 将切口黏膜顶部及两侧作潜行分离，以黏膜端牵拉到肛缘皮肤端没有张力为度。
	❹ 用可吸收缝线从切口上端进针，稍带基底组织，从切口下端穿出（图2-7-1），收紧缝线打结（图2-7-2），使纵向切口变为横行切口（图2-7-3），依次间断缝合其余切口。

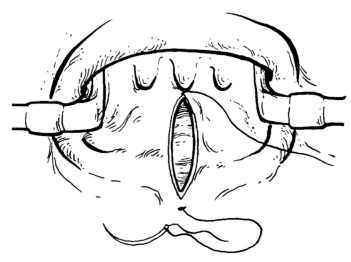

图2-7-1

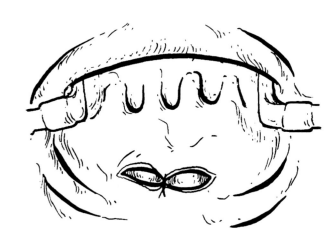

图2-7-2

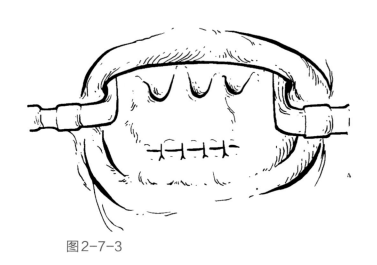

图2-7-3

术中要点	❶ 严格无菌操作，缝合时从切口上端进针，通过基底部由切口下端穿出以免遗留死腔。
	❷ 充分游离切口下端皮肤，防止缝合后张力过大。
术后处理	❶ 流食2日，半流食3日。
	❷ 服抗生素防止感染。控制排便4~5日，输液。
	❸ 每便后熏洗坐浴，严密消毒换药。
	❹ 术后5~7日拆线。若切口发生感染，应及早拆线。

第八节　肛裂挂线术

适应证	Ⅰ～Ⅱ期无并发症肛裂。
	伴皮下瘘、肛门疏硬结及肛门狭窄的肛裂。
术前准备	❶ 查血常规、凝血功能。肛周备皮。
	❷ 术晨禁食、术前排净大小便等。
麻　醉	简化骶管麻醉。
体　位	患者取截石位。
手术步骤	❶ 肛周及肛管常规消毒，铺巾。在肛裂外肛缘皮肤作一放射状小切口，长约1.5cm。同时切除裂痔及肥大的肛乳头。
	❷ 用球头探针从小切口插入，穿过外括约肌皮下部及内括约肌，左手示指于肛内引导下，寻找后位肛窦（图2-8-1）。左手示指抵住探针头轻轻从裂口上端肛窦处穿出（图2-8-2），将带有橡皮筋的丝线圈挂上球头探针，然后退针，引线至肛外（图2-8-3）。
	❸ 将橡皮筋内外两端合拢拉紧、钳夹，钳下丝线结扎（图2-8-4）。
	❹ 也有用大圆针带7号丝线，从肛裂下端0.2cm进针，穿过肛裂基底部从肛裂上端0.1cm穿出，将贯穿丝线内外两端勒紧结扎。
	❺ 于被勒扎组织内注射亚甲蓝长效止痛剂，外用塔形纱布压迫，丁字带固定。
术中要点	❶ 探针要在示指引导下于肛窦处探出，以免损伤对侧肠黏膜。
	❷ 橡皮筋结扎要紧，否则张力不够，不能勒开。
术后处理	❶ 每次便后熏洗坐浴、换药。
	❷ 术后6日左右脱线，换药至愈合。

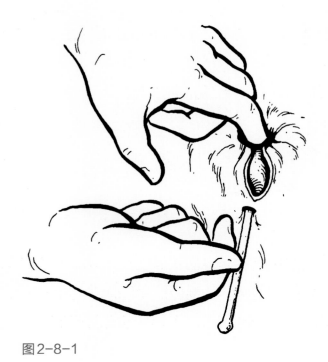

图2-8-1

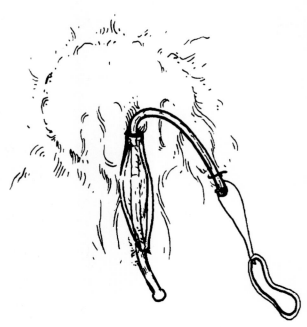

图2-8-2

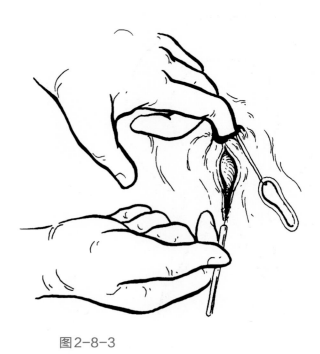

图2-8-3

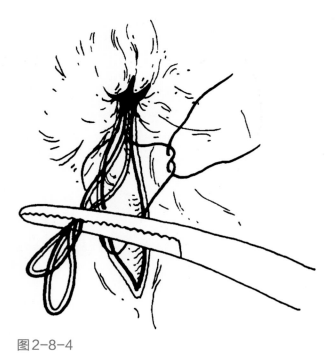

图2-8-4

第九节　肛裂切除带蒂皮瓣推移术

适 应 证　　　Ⅲ期肛裂伴有肛管狭窄者。

术前准备　　　同纵切横缝术。

麻醉、体位　　同纵切横缝术。

手术步骤　　❶　在肛缘正中部，做一纵向切口，起自齿状线上0.5cm，止于肛缘。

　　　　　　❷　切除溃疡面，肥大肛乳头和裂痔，切断栉膜带和部分内括约肌。

　　　　　　❸　在肛缘外作分叉切口，使呈倒"Y"形，将切口黏膜底部和肛门外的
　　　　　　　　"∧"形皮片潜行游离（图2-9-1，图2-9-2）。

　　　　　　❹　将"∧"形皮片尖端部向肛管内牵拉，缝合于肛管内纵切口处使"人"
　　　　　　　　形切口变成"∧"形（图2-9-3）。

术后处理　　　同纵切横缝术。

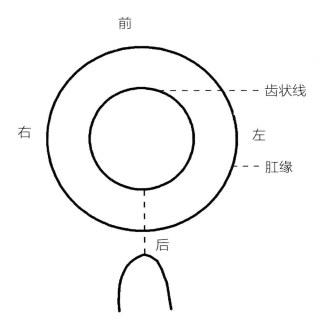

图2-9-1

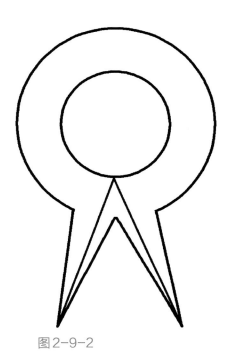

图2-9-2

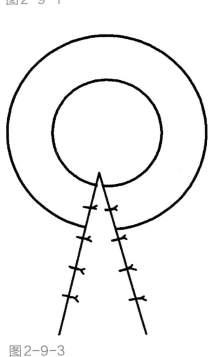

图2-9-3

第三章

肛周脓肿手术

扫描二维码，
观看本书所有
手术视频

第一节　切开引流术

适 应 证	坐骨直肠间隙脓肿，蹄铁形脓肿及高位脓肿，无切开挂线条件者，也是各种术式的基础。
禁 忌 证	血液病晚期合并的脓肿，只能穿刺抽液然后注入敏感性的抗生素。

术前准备

❶ 查血常规、凝血功能、心电图等。

❷ 术晨禁食，肛周备皮。

❸ 术前排净大小便。

麻　　醉　　长效局麻或简化骶管麻醉。

体　　位　　患者取截石位、患侧卧位。

手术步骤

❶ 肛门周围脓肿切开引流术

（1）常规消毒后，铺无菌巾。示指、拇指双合诊探查脓肿的位置、范围及原发感染病灶。

（2）在脓肿中心位置或波动明显处，做放射状切口或弧形切口，切口与脓肿等大（图3-1-1）。

（3）切开后常有脓液溢出或喷出，再插入血管钳撑开切口，大量脓血排净后，示指伸入脓腔探查脓腔大小，分离其间隔组织，以利于引流（图3-1-2）。

（4）大量脓血排净后，用3%过氧化氢溶液、生理盐水依次冲洗脓腔（图3-1-3）。修剪切口呈梭形，使其引流通畅。脓腔内填入橡皮条或油纱条引流，外敷纱布包扎固定。

❷ 坐骨直肠间隙脓肿切开引流术

（1）确定脓肿的部位，选择脓肿波动最明显处，一般在距肛缘2.5cm外做前后方向的弧形切口或放射状切口，其长度与脓肿直径略相等。

（2）切开排脓后，以示指伸入脓腔，分离其间隔组织，以利于引流（图3-1-4，图3-1-5）。脓腔间隔较大分离时切勿强行撕裂，以免撕断血管而出血，脓腔内不宜搔刮，不宜切除破坏。

（3）大量脓血排净后冲洗脓腔。修剪切口呈梭形，使其引流通畅（图3-1-6）。

（4）坐骨直肠间隙可容纳60~90ml脓液，如排出脓液超过90ml应考虑与对侧间隙或其上方骨盆直肠间隙相通，确定后应分别扩通引流。创腔填油纱条，包扎固定。

❸ 骨盆直肠间隙脓肿切开引流术

（1）左手示指伸入直肠，右手持穿刺针直接抽吸见脓，以确定脓肿的部位（图3-1-7）。一般在距肛缘2.5cm外偏后方做前后方向的弧形切口，其长度与脓肿直径略相等。

（2）沿穿刺针向下切开皮肤、皮下组织至坐骨直肠间隙，另一只手食指伸入直肠内做引导，触及脓肿后用血管钳钝性分开肛提肌束，沿穿刺针

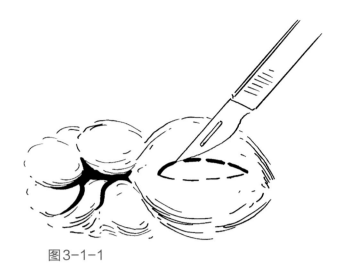

图3-1-1

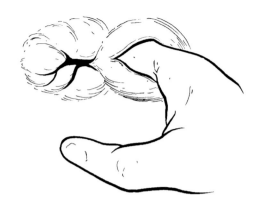

图3-1-2

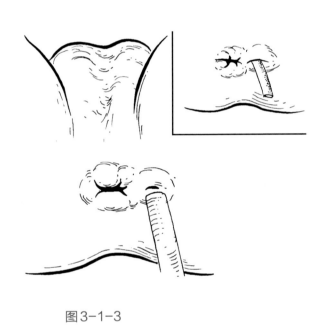

图3-1-3

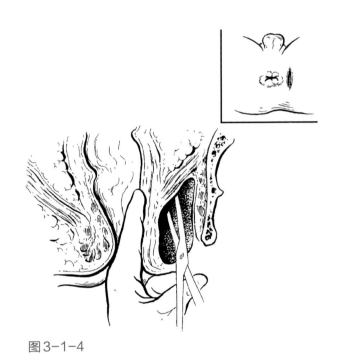

图3-1-4

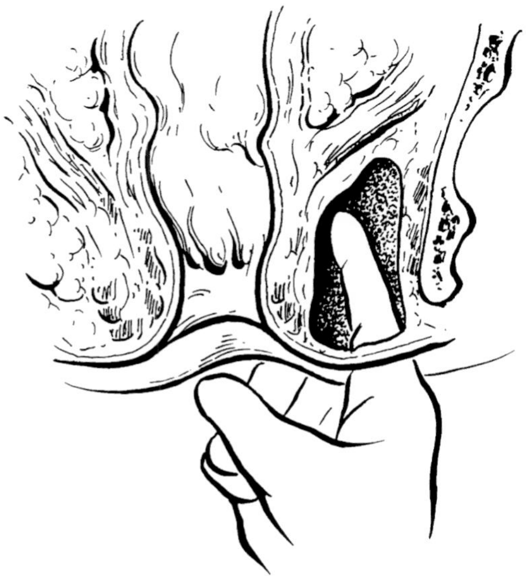

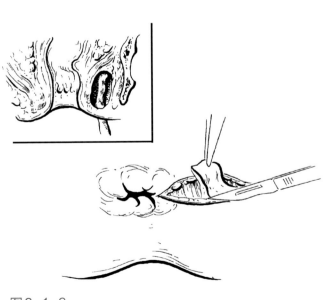

图3-1-5

图3-1-6

穿入骨盆直肠间隙脓腔，撑开钳臂即可出脓（图3-1-8）。再将食指伸入脓腔，分开肛提肌，以扩大引流，排净脓液（图3-1-9）。

（3）冲洗脓腔，放置软胶皮管引流，并固定于切口旁皮肤。填以纱布，包扎固定。

❹ 直肠后间隙脓肿切开引流术

（1）在肛门后正中位距肛缘2.5cm处做放射状切口（图3-1-10）。

（2）逐层切开至肛尾韧带，用血管钳经切口向直肠方向钝性分离，穿过肛尾韧带进入脓腔，横向张开止血钳，扩张肛尾韧带和脓腔，以排脓引流（图3-1-11）。食指伸入脓腔扩张切口，修剪创缘皮肤，以利于引流（图3-1-12）。

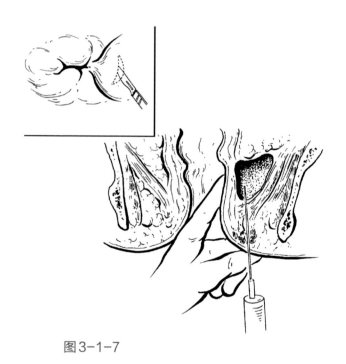

图3-1-7

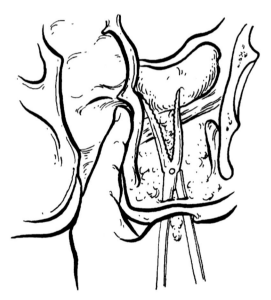

图3-1-8

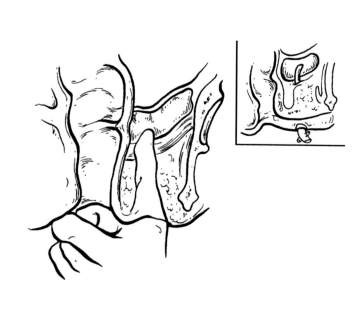

图3-1-9

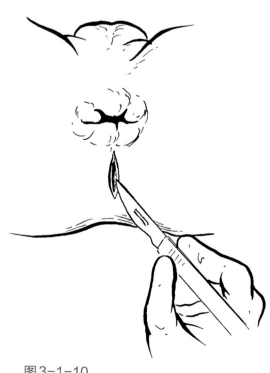

图3-1-10

（3）填以油纱条，置多孔橡皮管引流（图3-1-13）。

❺ 直肠黏膜下脓肿切开引流术

（1）用两叶肛门镜撑开肛门，暴露脓肿部位，脓肿多突向肠腔。重新消毒黏膜后，用手术刀纵行切开黏膜，放出脓液（图3-1-14）。

（2）出脓后用血管钳插入脓腔扩张引流，如遇渗血以止血纱布填塞脓腔，压迫止血。如有搏动性出血可结扎止血，术后24h后取出止血纱布。

❻ 蹄铁形脓肿切开引流术　因骨盆直肠间隙脓肿位置较高，向下蔓延直到皮肤破溃常需一定时间，因此可由一侧蔓延经直肠后间隙再蔓延到对侧而成高位蹄铁形脓肿。其一侧或两侧也可与坐骨直肠间隙相通而成为低位蹄铁形脓肿。

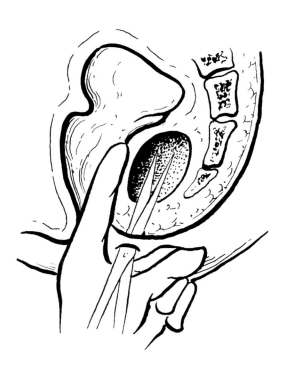

图3-1-11

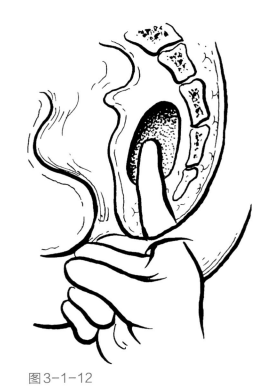

图3-1-12

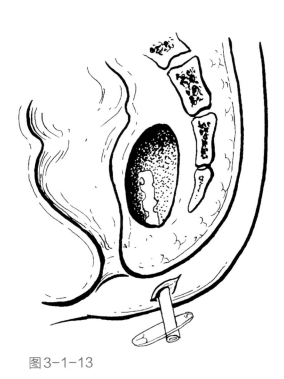

图3-1-13

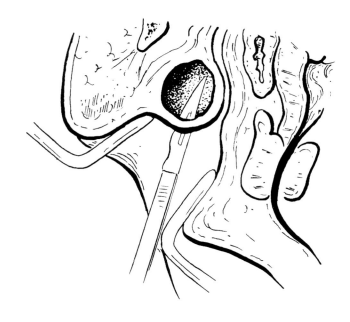

图3-1-14

（1）在肛门两侧距肛缘2cm外或波动明显处分别做一弧形切开，再于肛门后正中放射状切开（图3-1-15）。

（2）充分排脓后，以双手食指或血管钳从两侧切口下端向直肠后间隙插入，扩大脓腔，分离间隔，将脓液排净，使两侧脓腔与后位充分相通以利引流（图3-1-16）。开窗留桥，橡皮膜做对口引流，填以纱布包扎（图3-1-17）。

术中要点

❶ 局限性小脓肿做放射状切口，弥漫性大脓肿作弧形切口，切口与脓肿等大。高位脓肿勿盲目切开，应先抽吸见脓后确定切口。经直肠内切开时，切口应纵切，切忌横切，以免形成直肠狭窄。

❷ 一定要将脓腔间隔彻底敞开，保持引流通畅。脓腔内不宜搔刮，不宜切除坏死组织。脓肿壁是可抑制炎症扩散的屏障，应予以保护。

❸ 肛提肌下方脓肿引流时，应注意其是否与骨盆直肠间隙或对侧坐骨直肠间隙有交通。若排脓量超过90ml，则上述可能性很大。与骨盆直肠间隙相通者，应将其扩大并向深部放置胶皮管引流。如与对侧坐骨直肠间隙相通，则应在对侧补加切开引流。

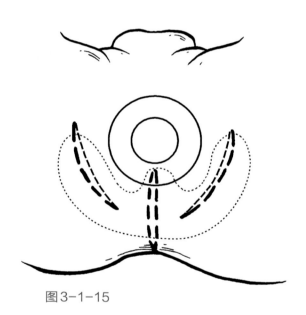

图3-1-15

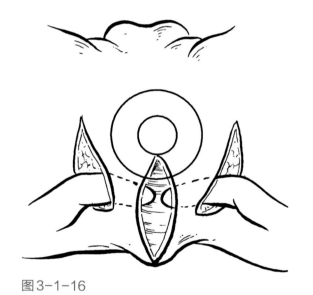

图3-1-16

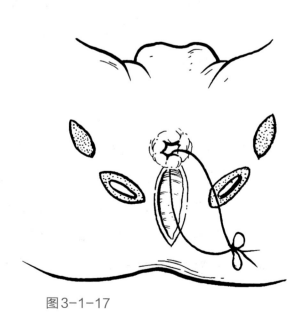

图3-1-17

❹ 禁忌用刀切开肛提肌、肛尾韧带，以免损伤肌纤维、阴部内动脉。如有损伤应结扎止血。

❺ 行高位脓肿引流时，示指伸入直肠内做引导，用止血钳钝性分离，以免损伤直肠。

术后处理　❶ 一般不需要控制饮食。

❷ 术后应用抗生素5~7日，以控制感染。

❸ 术后48~72h拆除橡皮膜引流条，15日左右拔除橡皮管引流，改用凡士林油纱条引流换药。注意切勿过早拔管，以防脓腔过早闭合，引流不畅。

❹ 便后肤芩洗剂熏洗，每日换药一次。

第二节　切开挂线术

适　应　证　❶ 坐骨直肠间隙脓肿、肌间脓肿、肛管后间隙脓肿、前位皮下脓肿。

❷ 高位肛瘘性脓肿、蹄铁形脓肿。

❸ 门诊及婴幼儿手术。

禁　忌　证　❶ 非肛瘘性脓肿、后位皮下脓肿。

❷ 血液病晚期、糖尿病合并的脓肿。

术前准备　同脓肿切开引流术。

麻　　醉　简化骶管麻醉或局麻。

体　　位　患者取截石位。

手术步骤　❶ 先寻找内口再切开排脓，冲洗脓腔后的主要手术技巧在于寻找原发感染肛窦内口，初学开始时不易找到，经过多次手术，逐渐熟练，熟能生巧，则容易找到，这是手术成败的关键。首先要明确肛周脓肿的内口与肛瘘内口不同，均为闭锁内口，若不闭锁，脓液自动流出则不能形成脓肿。所以不能用亚甲蓝和注射试验去寻找内口。在冲洗脓肿后以示指伸入直肠，在脓肿一侧可触及中心凹陷性炎性硬结，再插入肛镜扩张增加肛管压力，有时可见到患侧肛窦红肿隆起，有少量残余脓液溢出，则为内口。主要技巧在于用球头探针从切口伸入脓腔，另手示指伸入肛内引导至原发肛窦内口，探针沿脓肿壁最高处缓慢而轻柔地深入探查至针指间最薄处硬结处肛窦穿入直肠。如探针跨越组织过高，探针横行也达不到硬结处，可在硬结上方黏膜最薄处至高点穿通（图3-2-1），将探针头牵出肛外（图3-2-2）。

❷ 探针挂线，将橡皮圈挂在球头探针上退入内口再从切口牵出口外（图3-2-3），切开切口至内口间的皮肤，内外两端橡皮圈合拢轻柔拉紧、钳夹、钳下丝线结扎（图3-2-4、图3-2-5）。

❸ 注射亚甲蓝在被橡皮圈勒割的组织内注射少量亚甲蓝长效止痛剂，创腔内填凡士林纱布，脓腔较大时填入纱布引流即可，一般不需要再加橡皮管引流，以免刺激脓肿壁，妨碍肉芽组织的形成和生长。

❹ 如为蹄铁形脓肿、直肠后间隙脓肿，正后部不宜切开，应予以挂线引流，两侧开窗、留桥，对口引流（图3-1-17）。

术中要点

❶ 一般两侧脓肿如坐骨直肠间隙、骨盆直肠间隙，多行弧形切口，距肛缘2.5cm，由前向后纵行切开，避开同侧坐骨结节，避免了损伤括约肌，从而使切口引流通畅。后位脓肿（如直肠后间隙）多行放射状切口，距后位肛缘2.0cm，略偏向一侧，避免损伤肛尾韧带，造成肛门向前移位。马蹄形脓肿多行后位放射状切口，两侧弧形切口，且使三切口相通，保留皮桥不应小于2.0cm。

❷ 在寻找内口时动作要稳、准、轻柔，挂线要与内口在同一方向或超过已破溃的原发内口黏膜穿出、在脓肿与直肠壁最高点、探针与示指间最薄处穿透，即为内口。切忌盲目用探针穿通直肠黏膜导致假内口。

❸ 寻找及处理内口是手术成败的关键。确定内口的方法常用的有：①若患者肛内有脓液排出，则证明内口已破溃，可通过探针探查确定，即为原发内口；②若内口未溃，不能探通，应以左手示指在肛内做指引，寻找指针间的最高点之最薄弱处，此多为原发内口；③若探查确无明显内口，则左手示指探入脓腔最顶端，探针沿示指尖前方最薄处黏膜下穿出。

❹ 挂线原则　炎症浸润范围越大，脓腔深，挂线宜松，反之宜紧。脓腔位置较高，距肛门较远挂线宜紧，距肛门较近则挂线宜松。挂线必须在脓腔最高点、最深处、最薄处，需掌握好松紧度。

术后处理

❶ 一般进半流食2~3日。

❷ 应用抗生素5~7日，以控制感染。

❸ 适当选用润肠通便药物，保持大便通肠。

❹ 每便后肤芩洗剂熏洗坐浴，因有挂线引流勿须再填引流纱条，外敷纱布即可，每日换药2次。

❺ 术后10日左右挂线松弛可紧线一次，15日后脱线为宜。脱线后每便毕换纱条，直至愈合。

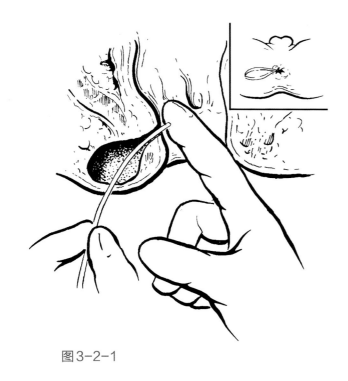

图3-2-1

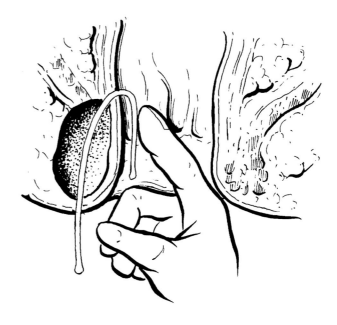

图3-2-2

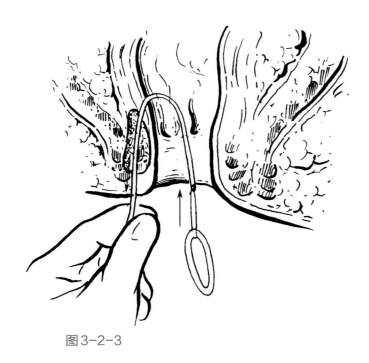

图3-2-3

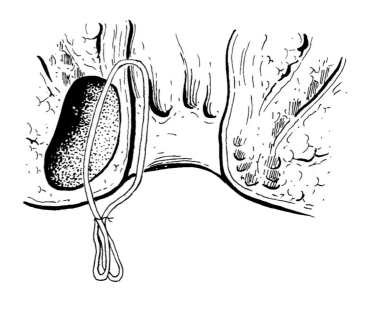

图3-2-4

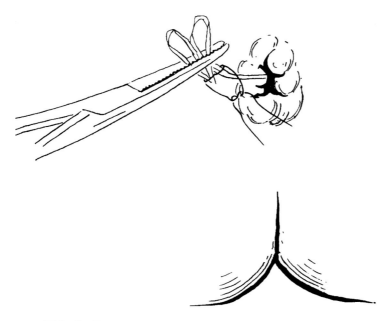

图3-2-5

第三节　内口切开术

适 应 证	低位肛瘘性脓肿。
禁 忌 证	非肛瘘性脓肿。
术前准备	同脓肿切开引流术。
麻　　醉	简化骶管麻醉或局麻。
体　　位	患者取截石位。
手术步骤	❶ 于脓肿波动明显处行放射状切开。
	❷ 在切开排脓冲洗脓腔后以球头探针自切口伸入脓腔，另一示指伸入直肠内作引导寻找内口。
	❸ 找到感染肛窦内口后，将槽形探针沿球头探针插入（图3-3-1），由内口穿出用剪刀切开内外口之间的组织使伤口开放（图3-3-2），或用镰形探针刀插入切口由内口穿出，一次切开（图3-3-3）。
	❹ 修剪创缘呈梭形，以利于引流。将油纱条嵌入"Ｖ"形创腔内包扎。

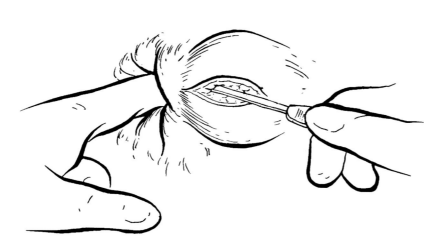

图3-3-1

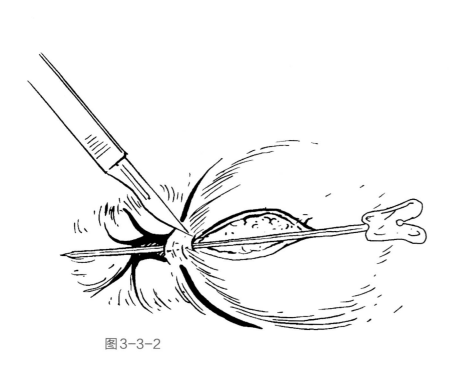

图3-3-2

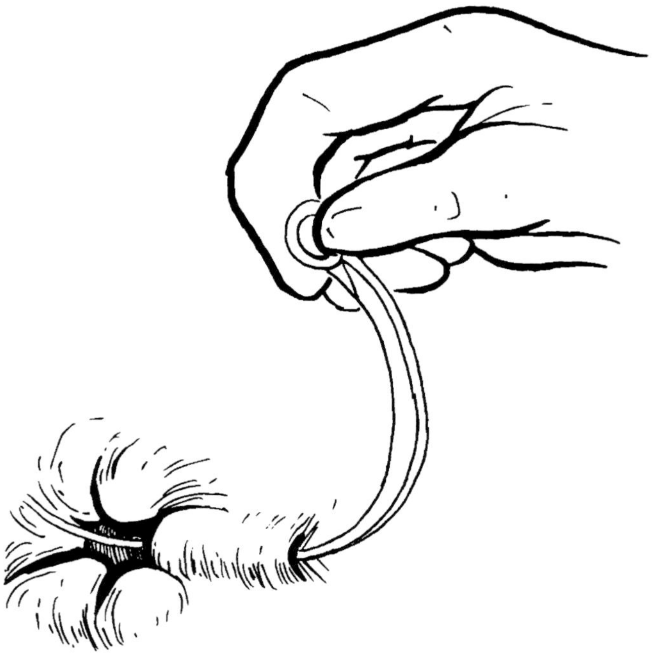

图3-3-3

术中要点	❶ 切口长度应与脓肿大小相等。
	❷ 探查内口时要耐心轻柔，切忌粗暴或盲目操作造成假内口，以免后遗肛瘘。
	❸ 修剪创缘，保持引流通畅。
术后处理	每便后熏洗坐浴换药，油纱条必须填入创腔，以免假性愈合，直至创面长平、愈合。

第四节　保留括约肌一期次根治术

适 应 证	肛瘘性脓肿。
禁 忌 证	非肛瘘性脓肿、环形脓肿。
术前准备	同切开引流术。
麻　　醉	简化骶管麻醉。
体　　位	患者取截石位。
手术步骤	❶ 对低位肌间隙，脓肿在侧方或深部者，在肌内切除内口，挖除从内口到肌间脓肿的病灶，作成由肛内向肛外的引流创面。再在括约肌外侧切开脓腔排脓，并做成大小适当的引流创面（图3-4-1）。
	❷ 对高位肌间脓肿则切除内口，由此切开脓腔排脓，形成向外的引流创面，此时有两种方法，一是切开外括约肌，二是不切开内括约肌。如脓腔较大，可在内侧直肠壁切开排脓，或放置橡胶引流管做二期切开（图3-4-2）。
	❸ 对坐骨直肠间隙脓肿，则在肛门后正中切除内口，做成由肛内向肛外的引流创面，再在外括约肌外数处切开排脓，开放引流（图3-4-3）。
	❹ 对骨盆直肠间隙脓肿，切除内口做成肛内的引流创面的方法同前，但对脓肿多以肛门后方为中心，在肛门外括约肌外侧作弧形切开充分排脓后，创腔中放置引流条，缝闭或不缝闭（图3-4-4）。

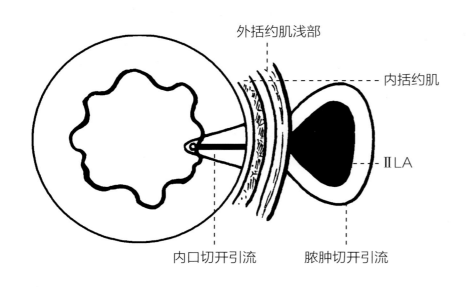

外括约肌浅部

内括约肌

ⅡLA

内口切开引流　　脓肿切开引流

图 3-4-1

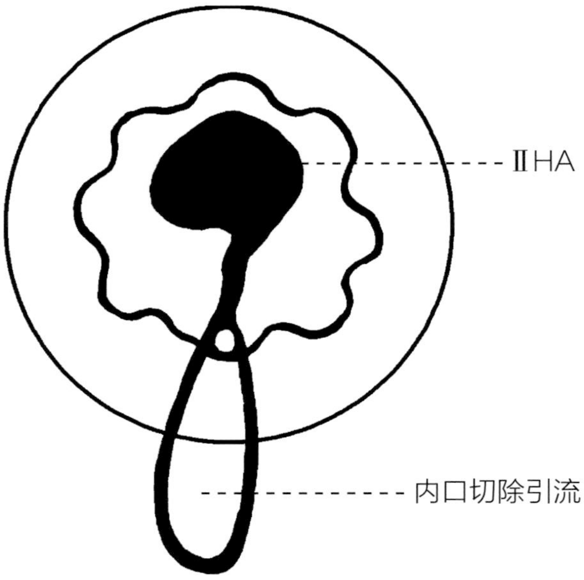

ⅡHA

内口切除引流

图 3-4-2

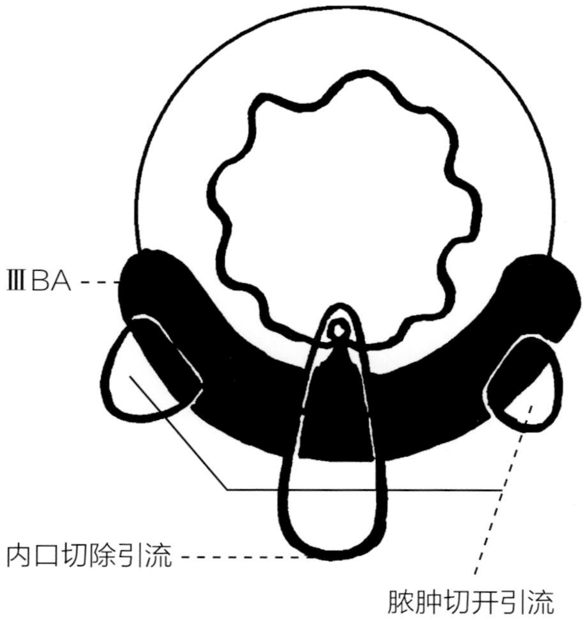

ⅢBA

内口切除引流

脓肿切开引流

图 3-4-3

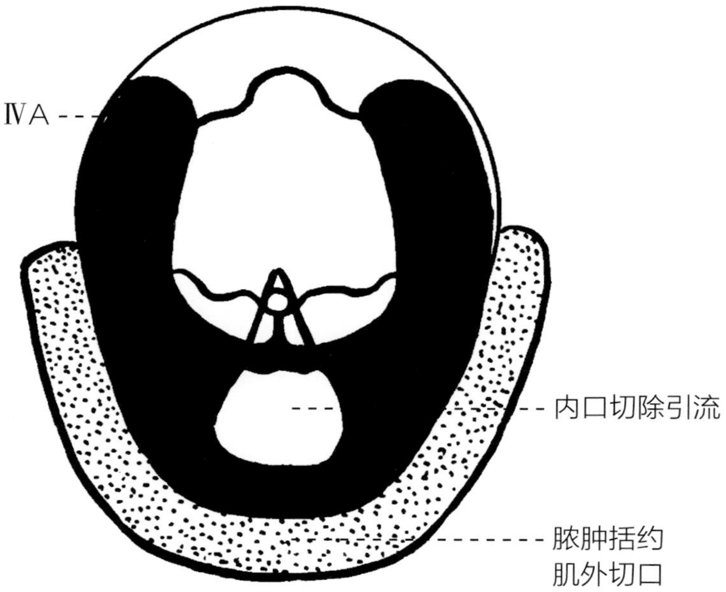

ⅣA

内口切除引流

脓肿括约肌外切口

图 3-4-4

第五节　　脓肿切开缝合术

适 应 证	非肛瘘性脓肿、粉瘤感染所致的脓肿。
禁 忌 证	肛瘘性脓肿。
术前准备	术前准备同切开引流术。肌内注射广谱抗生素控制感染使脓肿局限。
麻　　醉	简化骶管麻醉或双阻滞麻醉。
体　　位	患者取截石位。

| 手术步骤 | 有菌手术按无菌手术准备。在切开排脓、冲洗脓腔后轻柔地搔刮脓肿壁坏死组织，直到脓肿壁出血充满脓腔（血内含有术前注射的广谱抗生素可防止感染）。将脓腔内血块排出后撒布抗生素粉或液，用手指压迫脓腔、以大弯粗三角针绕过脓腔行褥式缝合封闭脓腔、外用抗生素纱布覆盖胶布加压固定。 |

| 术中要点 | 搔刮脓肿壁坏死组织，不能用力太猛刮穿脓肿壁。缝合前要压实脓腔不留空隙。缝合针不能穿过脓腔。 |

术后处理

❶ 选用两种抗生素口服或肌内注射3日，以后酌情停用和继用。建议术前口服林可霉素，术后口服克林霉素，每6h 1次，连服4日。

❷ 每便后立即消毒换药，术后3日检查缝合伤口无炎症，术后5日再检查一次，如有感染，酌情部分或全部拆线，温盐水坐浴、换药至愈合。

第六节　缝合内口提脓化腐保存括约肌术

适 应 证　浅表性肛周脓肿和坐骨直肠间隙脓肿。

术前准备　术前应给大剂量广谱抗生素。

麻　　醉　简化骶管麻醉。

体　　位　患者取截石位。

手术步骤

❶ 先在肛外括约肌外做放射状切口排脓，分离间隔，修整创缘，使引流通畅。如涉及两个以上间隙或脓腔较大，可同时做2~5个放射状的口，各切口互相贯通。

❷ 然后在确认的内口处周围注射含有肾上腺素的1%利多卡因麻醉，逐步切除或剜除内口、内括约肌的肛腺管，内外括约肌间的脓肿，再用过氧化氢溶液和生理盐水冲洗脓腔。

❸ 缝合内括约肌中的裂隙状创口，分离内口创缘黏膜或上皮消除张力，以3-0肠线缝合封闭。

❹ 肛外置紫草油纱条，在脓腔内放置九一丹纱条，纱布敷盖，包扎固定。

术后处理　每次便后换药时也放同样的药物纱条，直至脓腐蚀尽，改换紫草油纱条至愈合。

第七节　肛周脓肿负压引流术

适 应 证　　负压伤口治疗（NPWT）作用机制是增加局部血流，消除局部水肿，减少创面渗液积聚，抑制细菌生长、促进细胞增殖和肉芽组织生长。适用于骨盆直肠间隙脓肿、蹄铁形脓肿、高位肛周脓肿。

手术步骤　　❶ 在肛缘外与脓肿相应部位上选择引流通畅的位置，做一放射状小切口，分开脓腔，放出脓液。

❷ 用一手示指伸入肛内引导，一手持探针从小切口探入，寻找内口，将探针从内口或可疑肛窦处探出。

❸ 以刮匙充分搔刮脓腔壁坏死组织后，用过氧化氢溶液、生理盐水反复冲洗脓腔。切除内口炎性组织后，缝闭内口。

❹ 经切口缘皮肤戳孔置入带多方位侧孔的引流管，上至脓腔最顶端并固定。

❺ 全层间断缝合切口皮肤及皮下组织，透明粘贴膜覆盖整个切口表面，包括切口缘附近2~3cm的正常皮肤，敷料包扎。

❻ 选用容量为200ml的负压球和引流管。引流管接负压引流球，并保持引流球处于负压状态。

术后处理　　术后酌情使用抗生素，进食流质饮食2日，控制大便48h。保持引流通畅、持续负压状态。每日以甲硝唑溶液冲洗，并持续负压吸引，待引流液少于每日5ml时拔除引流管。

第四章

肛瘘手术

第二十二节
脱细胞真皮基质填塞术

↓

第二十三节
直肠黏膜瓣推移术（ERAF术）

↓

第二十四节
肛周真皮皮瓣推移术（ADAF术）

↓

第二十五节
经括约肌间瘘管结扎术（LIFT术）

↓

第二十六节
视频辅助肛瘘治疗技术
（VAAFT）（肛瘘镜）

↓

第二十七节
瘘管切除括约肌重建术（FISR术）

↓

第二十八节
纤维蛋白胶封闭术

↓

第二十九节
肛瘘栓封堵术

↓

第三十节
瘘管激光闭合术（FILAC术）

↓

第三十一节
瘘管闭合术（OTSC术）

↓

第三十二节
自体干细胞移植术

↓

第三十三节
蹄铁形肛瘘手术

↓

第三十四节
高位肛瘘手术

↓

第三十五节
婴幼儿肛瘘手术

↓

第三十六节
结核性肛瘘手术

↓

第三十七节
肛瘘癌变手术

扫描二维码，
观看本书所有
手术视频

适 应 证	低位单纯性或复杂性肛瘘或低位直瘘和弯瘘。

禁 忌 证

❶ 高位肛瘘。

❷ 女性左前、右前位单纯瘘。

❸ 癌症并发的肛瘘。

❹ 有严重的肺结核、梅毒者。

术前准备

❶ 查血常规、凝血功能、心电图、胸片等。

❷ 术晨禁食，肛周备皮。

❸ 术前排净大小便，必要时灌肠排便。

❹ 术前禁食。

麻 醉 长效局麻或简化简化骶管麻醉。

体 位 患者取截石位或患侧卧位。

手术步骤

❶ 以示指插入肛内，拇指在外双合诊，查清瘘管走向及判定内口位置。

❷ 将球头探针从外口插入，另一手示指伸入肛内引导沿瘘管缓缓探入（图4-1-1），针指结合找到内口穿出并牵至肛外，如内口闭合可在针指间最薄处仅一膜之隔穿出肛外。使用探针寻找内口时，不宜用力过大，以免造成假道。

❸ 在球头探针下面插入有槽探针，抽出球头探针，刀刃向下沿有槽探针全部切开内外口之间的皮肤及瘘管组织（图4-1-2）。如有支管和空腔，一一切开后，用刮匙搔刮瘘管壁上的腐肉及坏死组织，暴露新鲜组织（图4-1-3）。必要时可将瘘管周围瘢痕组织切除。

❹ 修剪创缘皮肤，使创腔呈底小口大的"V"形创面，以利于引流（图4-1-4）。创口嵌入凡士林或生肌散纱条。外敷纱布包扎，丁字带固定。

术中要点

❶ 探查瘘管和寻找内口务必耐心、轻柔，切忌盲目粗暴，以免造成假内口。切开创面渗血需压迫止血。如有活动性出血点必须结扎止血。

❷ 肛门同侧有2个瘘管时不宜同时切开，可切开一个，挂线一个（不宜过紧）。肛门两侧各有一个瘘管时均可切开。

❸ 术中应仔细摸清探针在肛管直肠环下方，全部切开瘘管及切断外括约皮下部、浅部和内括约肌，保存耻骨直肠肌不致肛门失禁。如探针在肛管直肠环上方进入直肠不应切开，应行挂线术，避免肛门失禁。如有条件可将瘘管组织送病理检查。

❹ 肛门前方括约肌，因缺乏耻骨直肠肌的支持，故不宜切断，应保留外括约肌深部给予挂线且不能勒得太紧。

术后处理

❶ 进半流食2日，第3日改为普食。

❷ 24h后可排便，保持大便通畅。

❸ 口服抗生素预防感染。

❹ 每次便后硝矾洗剂熏洗，换药时注意观察创面。

❺ 每隔数日做指诊扩肛，可防止桥形假愈合。

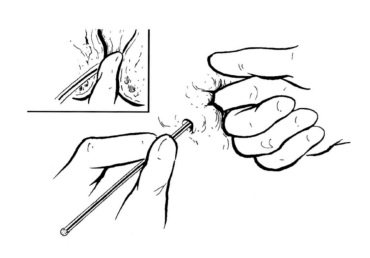

图4-1-1

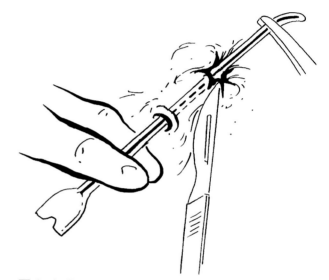

图4-1-2

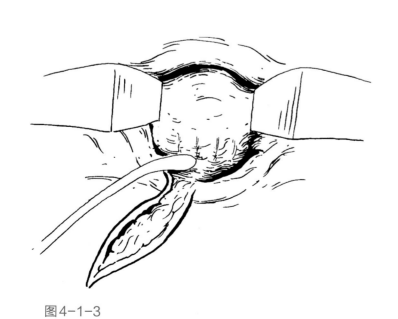

图4-1-3

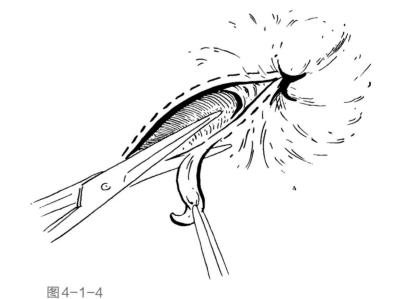

图4-1-4

第二节　肛瘘切除术

适　应　证　❶ 已纤维化的低位单纯性肛瘘和低位复杂性肛瘘。

❷ 对结核性肛瘘，如全身无活动病灶也可切除。

禁　忌　证　高位肛瘘者不宜行切除术。

术前准备　同肛瘘切开术，结核性肛瘘应在术前两周用抗结核药物。

麻　醉　简化骶管麻醉、长效局麻。

体　位　患者取截石位或患侧卧位。

手术步骤　❶ 用一手指插入肛内指诊，触到条状硬结多为肛瘘内口，另一手持探针由外口插入，轻柔转动，在示指引导下经内口穿出。为防止滑出，将探针前端弯曲或钩状沿食指引出肛外（图4-2-1）。

❷ 用组织钳夹住瘘管外口处皮肤，借助组织钳及探针的牵引，沿探针与括约肌成垂直切开内、外口之间的皮肤至瘘管外壁。

❸ 以探针为中心，用剪刀完整游离瘘管外壁（呈白色瘢痕）两侧。

❹ 提起探针，用剪刀从瘘管的底部完整游离瘘管外壁，并将瘘管及其内、外口一并切除，瘘管周围的瘢痕组织也应切除，直至显露出健康组织（图4-2-2）。

❺ 修剪创缘皮肤，防止创缘皮肤内翻。使创面敞开，以免分泌物积存，影响愈合（图4-1-4）。创面填塞凡士林纱布。如瘘管短浅又无分支，术中清除彻底，术前做过肠道准备，创口可行一期缝合，但不得留有死腔。

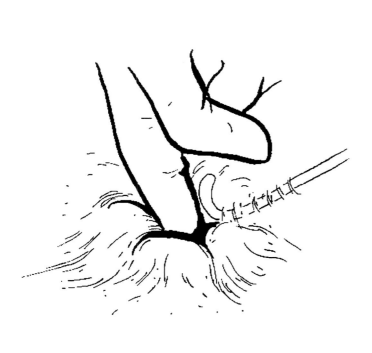

图4-2-1

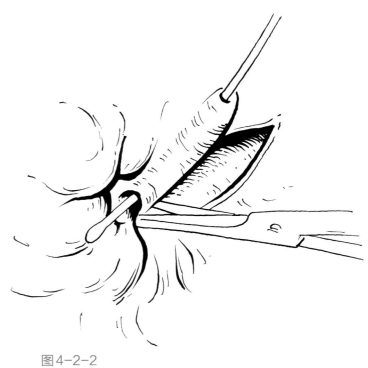

图4-2-2

术中要点	❶ 如瘘管在外括约肌深、浅部之间，可沿与肌纤维呈垂直的方向切断括约肌。遇有出血点应随时结扎止血。

术中要点
❶ 如瘘管在外括约肌深、浅部之间，可沿与肌纤维呈垂直的方向切断括约肌。遇有出血点应随时结扎止血。
❷ 有两个以上的内口者，可先切除主要瘘管，待括约肌断端与周围组织粘连固定，创面已大部分愈合时，再切除其他瘘管。
❸ 切除肛门前方蹄铁形肛瘘时，不宜切除过多的组织，因该处肌肉较为薄弱。切除肛门后方蹄铁形肛瘘时，注意勿损伤肛尾韧带，以免造成肛门前移。
❹ 切除的瘘管壁应送病理化验，以排除结核或其他原因所致的瘘管。
❺ 将切口皮肤切除一部分，使创面敞开，以免分泌物积存，影响愈合。

术后处理　同肛瘘切开术。

第三节　肛瘘切除缝合术

适　应　证　已纤维化的低位单纯瘘或蹄铁瘘的支管部分。

禁　忌　证　肛瘘发炎尚有脓性分泌物者。

术前准备
❶ 术前应用肠道抗生素。
❷ 肠道准备。
❸ 其他同肛瘘切除术。

麻　　醉　简化骶管麻醉、长效局麻。

体　　位　患者取截石位或患侧卧位。

手术步骤
❶ 在肛镜下，用浸有消毒液的纱布系上丝线塞入肠腔。以达到消毒肠腔并防止肠道分泌物下降的目的。
❷ 由外口插入探针，通过瘘管，示指伸入肛内引导，从内口穿出牵至肛外。沿探针切开内外口之间的组织，开放瘘管（图4-3-1）。
❸ 牵起瘘管后壁，用刀逐渐剔出瘘管至内口切开处，将全部瘘管切除，显露健康组织。不遗留任何肉芽组织及瘢痕组织，留下新鲜创面，以便缝合。
❹ 彻底止血，冲洗伤口后，用肠线缝合内口黏膜（图4-3-2）。用丝线从基底部开始全层间断缝合（图4-3-3）。
❺ 若创面较深，可选用"8"字缝合法（图4-3-4）或"U"形缝合法（图4-3-5）。
❻ 取出肠内纱布块，外敷无菌纱布包扎。

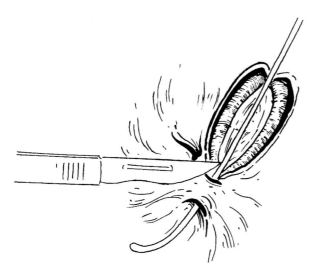

图4-3-1

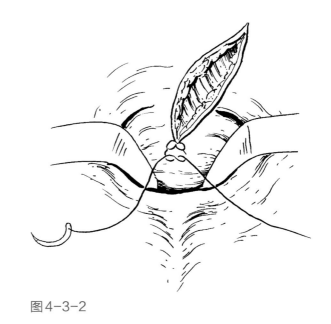

图4-3-2

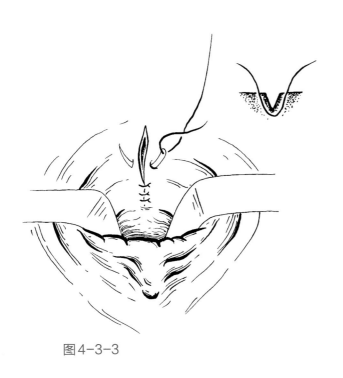

图4-3-3

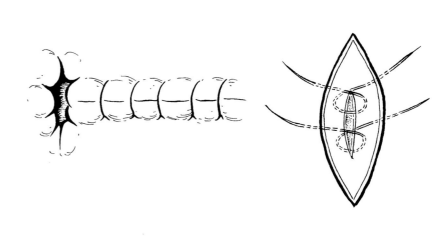

图4-3-4

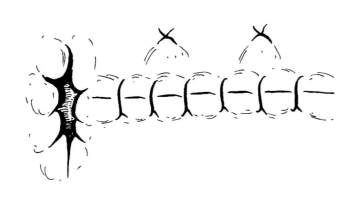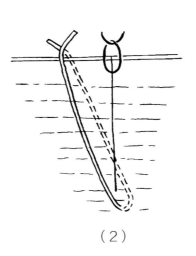

（1）

（2）

图4-3-5

术中要点	❶ 术中要彻底切除瘘管及瘢痕组织，使创面新鲜柔软。皮肤皮下脂肪组织不能切除过多，便于缝合。
	❷ 术中严格无菌操作，防止污染。
	❸ 各层伤口要完全缝合对齐，缝合必须从基底部开始，不留无效腔。
术后处理	❶ 输液给予抗生素，控制感染。
	❷ 进流食、半流食3~4日，控制排便5~6日。
	❸ 一周后伤口一期愈合拆线，如有缝线伤口感染，应提前拆线以利于引流。

第四节　肛瘘挂线术

适应证	❶ 适用于3~5cm内、有内外口的低位或高位单纯性肛瘘。
	❷ 做为复杂性肛瘘切开、切除的辅助治疗。
	❸ 低位前方单纯瘘，幼儿肛瘘。
禁忌证	低位单纯瘘、癌症并发的肛瘘。
术前准备	❶ 查血常规、凝血功能、心电图、胸片等。
	❷ 肛门周围备皮。
	❸ 术前排净大小便，必要时灌肠排便。
	❹ 术前禁食。
麻醉	首选简化骶管麻醉、长效局麻，幼儿用氯胺酮分离麻醉。
体位	患者取截石位或患侧卧位。
手术步骤	❶ 右手示指伸入肛内引导，将球头探针自外口插入，沿瘘管缓缓向肛内探入，于齿状线附近找到内口。如内口闭合可在针指间最薄处仅一膜之隔穿出。切忌盲目粗暴操作造成假道（图4-4-1）。
	❷ 将探针头折弯，在示指引导下由内口拉出肛外。在探针尾端缚一橡皮筋（图4-4-2）。
	❸ 然后将探针自肛内完全拉出，使橡皮筋经外口进入又从内口拔出，贯通整个瘘管（图4-4-3）。
	❹ 切开内、外口之间皮肤及皮下组织，提起橡皮筋两端合并一起拉紧（图4-4-4）。
	❺ 松紧适宜后钳夹橡皮筋，紧贴肛周皮肤，于钳下用丝线结扎橡皮筋（图4-4-5）。

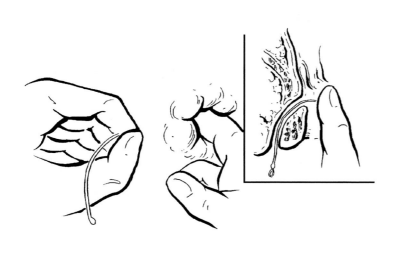

图4-4-1

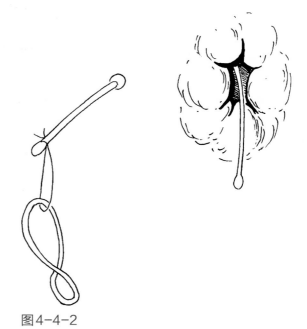

图4-4-2

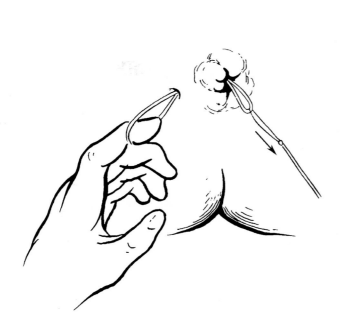

图4-4-3

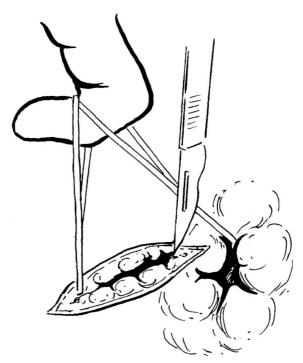

图4-4-4

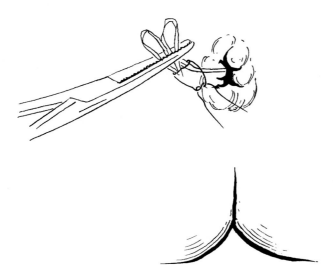

图4-4-5

❻ 高位肛瘘应将球头探针弯曲，沿瘘管插入最高位时可将探针横起寻找内口后穿出，先切开皮层，再沿切开部拉紧结扎。女性前方低位单纯瘘和幼儿肛瘘则不需切开皮层，且不可拉得太紧。

❼ 修剪创缘，提起橡皮筋，在被橡皮筋勒割组织内注射长效止痛剂。外用塔形纱布压迫，丁字带固定。

术中要点

❶ 要正确找到内口，可先注射亚甲蓝染色，用探针探查内口时动作轻柔，切忌盲目、暴力，以免形成假道。

❷ 挂线（橡皮筋）不宜太紧，过紧则脱落快，达不到慢性切割作用，不利于创面愈合，且易产生肛门失禁或肛门移位。

❸ 对位置较高的肛瘘，可延迟紧线时间，利用挂线的慢性切割、持续引流，炎症范围相对缩小，创腔缩小后再多次紧线。首次紧线一般在术后10日左右，橡皮筋已松动，无切割作用，但不要紧线过多、过紧，以支管已愈合、无创腔情况下橡皮筋脱落为佳，最好在15~18日脱落。

❹ 不要忘记在被橡皮筋勒割的组织内注射长效止痛剂。

❺ 幼儿行氯胺酮麻醉应有专人管理。

术后处理

❶ 术后进半流食2~3日，排便照常，保持大便通畅。

❷ 应用抗生素5~7日。

❸ 每次便后熏洗坐浴后，肛内填以凡士林纱布。

❹ 紧线方法　将已结扎的橡皮筋牵拉出来，接紧贴近肛门侧钳夹，钳下用丝线结扎即可。

❺ 术后10日橡皮筋松弛时可紧线一次。

❻ 勒开瘘管后创面换红粉纱条或生肌散纱条至愈合。

第五节　肛瘘切开挂线术

切开挂线术实际上是一种慢性"切开"和牢固、持久的对口引流术，不怕感染，也不会使炎症扩散（图4-5-1），有以下作用。①切割作用：利用橡皮筋持续收缩的弹力作用，"以线带刀"，使挂线圈内的组织因缺血而逐渐坏死液化，使括约肌与周围组织被缓慢割开、勒断，边切割、边修复，不会引起肛门失禁。②引流作用：挂线勒割扩大引流通道，有利于肉芽组织自创底部顺利生长，使炎症局限，具有良好的引流作用，可减轻感染。③标记作用：一期手术的挂线做为二期寻找、处理保留在深部的瘘管，施行缓慢切割、切开瘘管及肛管直肠环的标记。④异物刺激作用：线或橡皮筋作为一种异物，可刺激局部产生炎症反应，通过炎症反应引起的纤维化使括约肌断端与周围组织粘连固定，断端不致因切断而回缩，边勒开边修复，故不致括约肌完全离断而失禁。所以，切开挂线术也可以说是保留括约肌功能的术式。

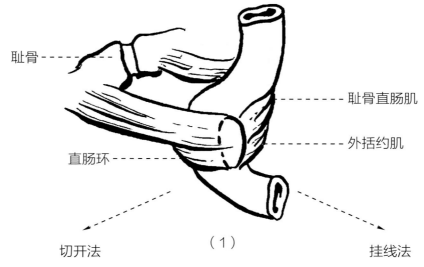

耻骨

耻骨直肠肌

外括约肌

直肠环

切开法 （1） 挂线法

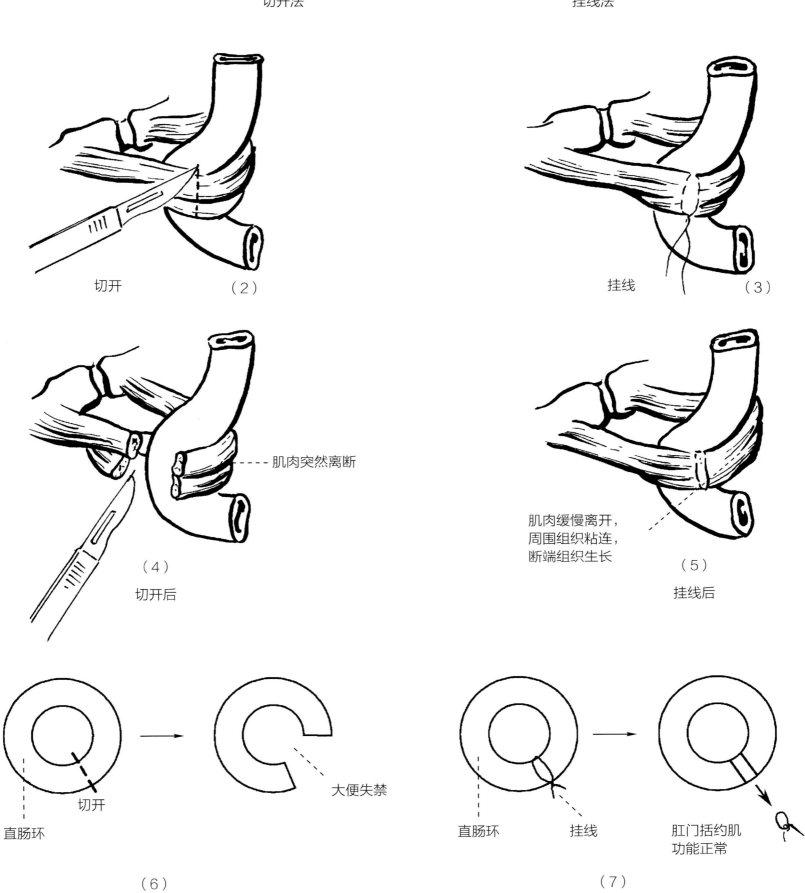

切开 （2）

挂线 （3）

肌肉突然离断

切开后 （4）

肌肉缓慢离开，
周围组织粘连，
断端组织生长 （5）

挂线后

直肠环 切开

大便失禁

（6）

直肠环 挂线

肛门括约肌
功能正常

（7）

图4-5-1

适 应 证	适用于高位复杂性肛瘘、蹄铁形肛瘘、骨盆直肠间隙肛瘘、直肠后间隙肛瘘。
禁 忌 证	低位单纯性肛瘘。
术前准备	❶ 查血常规、凝血功能、心电图和胸片等。 ❷ 术前应做泛影葡胺造影，初步判断内口的位置、瘘管走行及其与括约肌的关系。 ❸ 排净大小便或温水灌肠排便。 ❹ 术晨禁食，肛周备皮。
麻 醉	首选简化骶管麻醉。
体 位	患者取截石位或左侧卧位。

手术步骤

ER 4-5-1
肛瘘切开挂
线术

❶ 先将高位肛瘘的低位部分，即通过外括约肌皮下部，浅部和内括约肌的瘘管先切开，同时切开支管和空腔，搔刮，清除腐肉（图4-5-2）。

❷ 通过外括约肌深部和耻骨直肠肌与内口相通的瘘管、高位部分采用挂线，即以球头探针从高位瘘管口至内口穿出，在探针一端系上丝线带橡皮筋，然后将探针从瘘管退出，使橡皮筋通过瘘管，两端合拢，一起拉紧（根据病变高低决定拉紧程度）钳夹，钳下丝线结扎（图4-5-3）。

❸ 如瘘管高位，内口低位，必须将探针横起向下寻找内口，在针指间距最薄处如有内口即可穿出，如无内口也可在瘘管顶端最薄处至高点人造内口穿出，其下方如有内口也一并勒开。

❹ 高低位蹄铁形肛瘘，先将两侧外口切除，于肛后正中部肛缘外皮肤做一放射状切口，以探针或血管钳向两侧外口处探通，搔刮坏死组织后，在后切口与外切口之间做1~2个弧形小切口，即在瘘管上开窗、留桥，以凡士林纱条在两侧作对口引流。自后切口以探针和肛内食指引导找到内口，进行挂线，不要太紧。

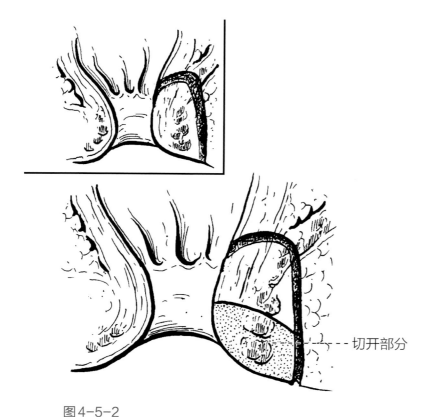

图4-5-2

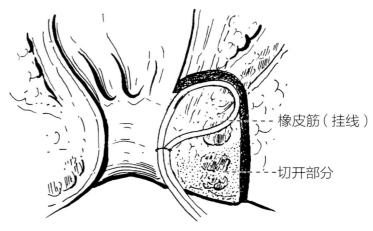

橡皮筋（挂线）

切开部分

图4-5-3

⑤ 肛内填入凡士林纱条，切口外敷纱布包扎。

术中要点　　❶ 切开低位瘘管，搔刮后可见管壁上有黑点，以探针探查多为支管，应同时切开。

❷ 可在低位瘘管切开后，高位瘘管挂线前，切开内口以下的肛管皮肤，内括约肌、外括约肌皮下部，搔刮清除感染的肛腺，修整创面。

❸ 对创口两侧的黏膜或合并内痔者分别结扎。否则术后两侧黏膜或内痔沿扩大内口的创道向外突出，甚至脱出，还需二次结扎。

❹ 术后处理同肛瘘切开术。由于挂线术不切除管壁，结扎血管壁不利于组织修复，单用凡士林纱条，愈合较慢，要用中医"化腐生肌"药外敷，如化腐散，5% 红粉玉红膏或红粉纱条等术后用一周，具有抑制细菌的作用，可加速创口愈合。当肉芽正常时改用玉红膏纱条。

第六节　低位切开高位虚挂引流术

在高位肛瘘手术中应于齿状线以下切开，齿状线以上超过肛直环的部分予以虚挂引流（与传统的切割挂线相比，挂线而不紧线，待瘘管腔内肉芽组织填满后抽取挂线或者橡皮筋，即所谓的"虚挂法"），该方法有治愈率高、并发症少，肛门功能得以保护的优点。

第七节　断管挂线术

适 应 证　　管道弯曲，内外口之间距离较长的肛瘘。

禁 忌 证　　同肛瘘挂线术。

术前准备　　❶ 查血常规、凝血功能、心电图和胸透等。

❷ 排净大小便。

麻　　醉　　简化骶管麻醉、局麻。

体　　位　　患者取截石位或患侧卧位。

手术步骤	❶ 将探针自外口进入瘘管，向肛内探查直达肛外瘘管转弯处，在距离肛缘外 1.5cm 处皮肤作一人造外口。自该切口插入另一探针，寻找原发内口，并从肛内引出探针，头部系上丝线和橡皮筋拉出肛外（图4-7-1）。
	❷ 将橡皮筋两端之间的皮肤切开，拉紧橡皮筋结扎。远段管道以刮匙搔扒，挂上浮线对口引流（图4-7-2）。
术中要点	❶ 断管处应距肛缘 1.5cm 以外，避免损伤括约肌。
	❷ 对口引流的浮线应松弛、可活动，以利引流。
术后处理	术后每次便后熏洗换药直至愈合。浮线引流 7～10 日拔除。

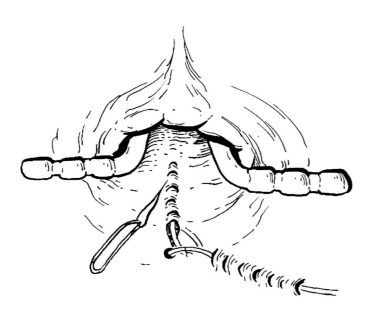

图4-7-1   图4-7-2

第八节　　高位挂线低位缝合术

适 应 证	高位单纯性肛瘘。
禁 忌 证	同挂线术。
术前准备	❶ 查血常规、凝血功能、心电图和胸透等。
	❷ 排净大小便或温水灌肠排便。
麻　　醉	简化骶管麻醉、长效局麻。
体　　位	患者取截石位或患侧卧位。
手术步骤	❶ 用球头探针自外口进入瘘管寻找内口，探针一端系上丝线及橡皮筋。
	❷ 沿探针切除距肛缘 1.5cm 以外至外口的瘘管及瘢痕组织，肛门 1.5cm 以内至内口间切开皮肤，挂以橡皮筋（图4-8-1）。
	❸ 彻底止血后，用丝线将挂线以外的切口全层缝合（图4-8-2）。

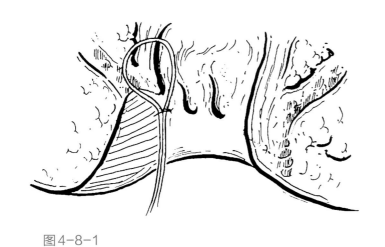

图4-8-1

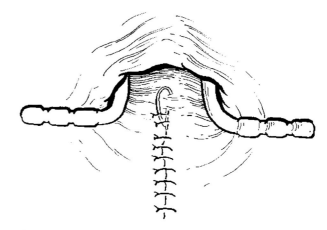

图4-8-2

术中要点	❶ 缝合伤口的瘘管壁及瘢痕组织要清除干净。
	❷ 缝合时不留死腔，接近挂线处的1针须用粗线全层缝合并结扎，防止感染。
术后处理	同挂线术。

第九节　　瘘道旷置术

适 应 证	坐骨直肠窝马蹄形肛瘘。
禁 忌 证	同切开术。
术前准备	❶ 查血常规、凝血功能、心电图和胸透等。
	❷ 口服或注射抗生素，肠道准备。
麻 醉	简化骶管麻醉、长效局麻。
体 位	患者取截石位或患侧卧位。
手术步骤	在内口周围作一外宽内窄的切口。深至切断内、外括约肌皮下部，切开肛门后间隙，搔刮空腔及管道，修剪疤痕组织，其残留部分亦作多个切口，使疤痕软化，切除两侧外口多余的皮肤，搔刮管道内坏死组织及肉芽，不切开瘘管（图4-9-1）。通过原发内口的治疗，促进瘘管愈合。当对侧瘘管及空腔引流不畅时，需二次切开搔刮。

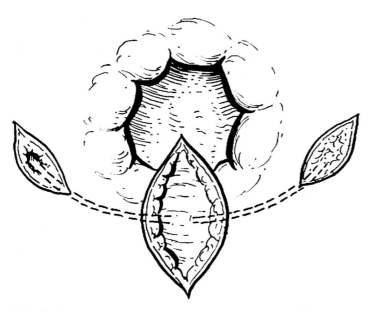

图4-9-1

第十节　　肛瘘内口切开术

适 应 证　　适于内盲瘘、低位单纯性肛瘘、蹄铁形瘘和长弯形瘘。

禁 忌 证　　有炎症瘘管暂不宜用。

术前准备、　　同肛瘘切开术。
麻醉、体位

手术步骤　❶ 拉开肛门，暴露内口。以肛窦钩轻轻钩住内口，逆行探查管道，至皮肤
　　　　　　最薄弱处（图4-10-1）。
　　　　　❷ 切开内口和管道内端约1cm，如内口腔隙较大，切口应长些，搔刮腐败
　　　　　　组织，修剪创缘（图4-10-2）。

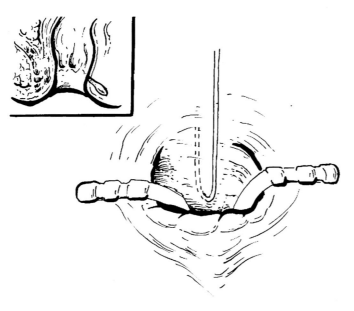

图4-10-1

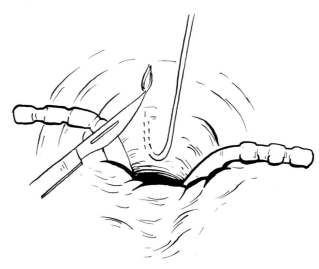

图4-10-2

③ 如后位蹄铁形肛瘘两侧管道较长，于后正中内口切开后，可在两侧管道弯曲处各做1cm长的切口，分离皮下组织刺破瘘管，插入刮匙，搔刮瘘管腐败组织，切口均不缝合，左、右后管道切口不放引流条使其尽快闭锁。

④ 长弯形瘘切开内口外，管道口亦按上法处理。

⑤ 如高位瘘需挂线时，内口可不切开，外端大部管道亦不切开。由外口插入刮匙搔刮腐败组织，再以弯血钳由外口插入瘘管至弯曲处，抵压血管钳把柄、用钳尖撬起使皮肤高突，在此做1~2cm切口并向深部分离直至刺破瘘管。此钳与肛瘘外口插入的血管钳碰撞以探针由此切口探入管道至其内端、人造内口穿出挂线。创口小，损伤轻有利于愈合。

术后处理　术后每次便后熏洗换药直至愈合。由于切开原内口和管道内端周围疤痕组织，弯成一新鲜创面，在愈合过程中引流通畅，创面与瘘管外端通连的空腔可粘连闭合，待创面愈合后，感染源已无进入门户，故远端旷置瘘管闭合后无再溃之虑。此术操作简便疗效好，疗程短。

第十一节　瘘管摘除二次切开术

适应证　适用于高位肛瘘。

术前准备　① 查血常规、凝血功能、心电图和胸透等。
② 肛门周围备皮。
③ 术前排净大小便，必要时灌肠排便。
④ 术前禁食。

麻　醉　简化骶管麻醉或长效局麻。

体　位　患者取截石位或患侧卧位。

手术步骤　瘘管摘除二次切开术是将肛管直肠环以下的瘘管先行切开，对肛管直肠环以上的瘘管，留置一丝线或橡皮圈作为标志（图4-11-1），待2~4周后再行切开，可防止肛门失禁。此法与我国挂线术相似，不同的是挂线后不紧线，仅作为标志待二次切开。而我国挂线后紧线，以线代刀，勒割括约肌。

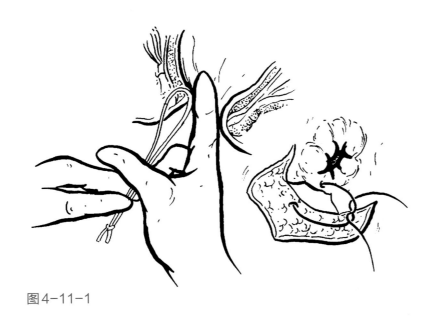

图4-11-1

第十二节 内括约肌切开术

适 应 证	括约肌间瘘。
禁 忌 证	❶ 禁用于高位肛瘘。
	❷ 严重肺结核、HIV、梅毒患者和身体极度虚弱者。
	❸ 癌症并发的肛瘘。
术前准备	❶ 查血常规、凝血功能、心电图和胸透等。
	❷ 常规肠道准备。
	❸ 预防性应用抗生素。
麻 醉	骶管麻醉或局麻。
体 位	患者取截石位、折刀位或侧卧位。
手术步骤	❶ 以拉钩扩肛，看清肛瘘内口，从内口上缘切开肛管黏膜，切口止于肛管接近直肠壶腹处对应于肛提肌和耻骨直肠肌水平处。
	❷ 止血后看清内括约肌纤维进行探查，根据瘘管着色切开内口外黏膜及内括约肌，创面呈梭形，用刮匙搔刮内口及瘘管腐败组织，行直肠内的内口引流。
	❸ 将切口向肛门方向延伸直达肛缘。
注意事项	切口的上方应当止于肛提肌和耻骨直肠肌的水平，并注意止血。
术后处理	❶ 术后当日应控制大便，以防敷料松脱引起创口出血。以后可每日大便1次。便后坐浴，并更换敷料。
	❷ 为加速创口愈合。术后1周内可应用中药化腐生肌散。当肉芽生长正常时，再改用生肌玉红膏纱条换药。

第十三节　瘘管剔除术（Parks 手术）

适 应 证	括约肌间瘘。
禁 忌 证	❶ 禁用于高位肛瘘。
	❷ 有严重肺结核、HIV、梅毒和身体极度虚弱者。
	❸ 癌症并发的肛瘘。
术前准备	❶ 查血常规、凝血功能、心电图和胸透等。
	❷ 常规肠道准备。
	❸ 预防性应用抗生素。
麻　　醉	骶管麻醉或脊椎麻醉。
体　　位	患者取截石位、折刀位或侧卧位。
手术步骤	❶ 对肛瘘内口的感染肛隐窝，从上方 0.5cm 到肛门上皮，作一椭圆形切口（图 4-13-1~图 4-13-3）。
	❷ 切除部分内括约肌，彻底清除内括约肌下脓肿，开放创面（图 4-13-4，图 4-13-5）。
	❸ 从外口剔除瘘管，使之呈口大底小的洞状开放创面。放置油纱条引流，外盖敷料，包扎固定（图 4-13-6）。
术中要点	❶ 当切除内口及部分内括约肌后，要用刮匙尽量刮净瘘管腐败组织。
	❷ 外口周围切开后，紧沿管壁将瘘管剔除，不切断外括约肌。
术后处理	同切除术。

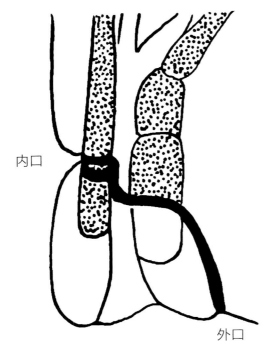

内口

外口

图 4-13-1

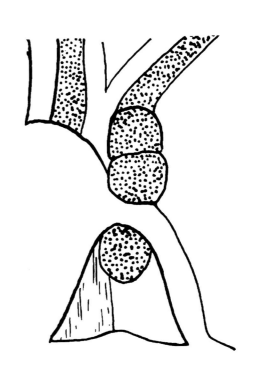

图 4-13-2

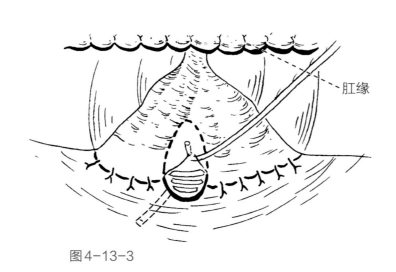

肛缘

图 4-13-3

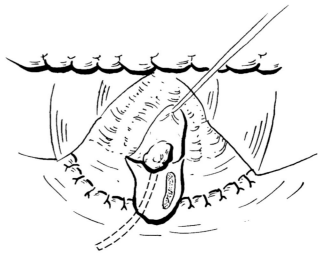

图 4-13-4

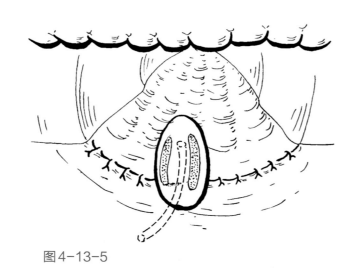

图 4-13-5

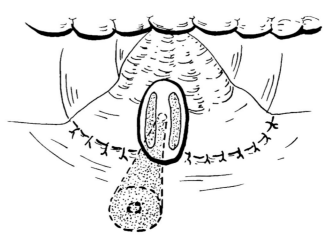

图 4-13-6

第十四节　内口剜除管道剔除加黏膜瓣前移术

适 应 证	❶ 括约肌间瘘。选择的前提是肛瘘不伴有急性炎症或脓肿。
	❷ 管道呈条索状、无明显膨大脓腔者。
禁 忌 证	❶ 括约肌外肛瘘。用切除、切开术容易治愈者。
	❷ 肛旁脓肿切开引流不到3个月，局部炎症未得到控制者。
	❸ 内口部位不能肯定，并且瘘管分支较多者。
术前准备	❶ 查血常规、凝血功能、心电图和胸透等。
	❷ 术前常规肠道准备，口服肠道抗生素1日。如甲硝唑0.4g，每日3次。
	❸ 术前1日给流质饮食。
	❹ 必要时术前1日下午口服50%硫酸镁100ml+5%葡萄糖氯化钠注射液1 500ml，进行肠道准备。

麻　　醉	选用骶管麻醉、硬膜外麻醉及局麻。
体　　位	患者取折刀位、截石位或侧卧位。

手术步骤

❶ 常规消毒肛周皮肤、肛管、直肠，铺无菌巾。扩张肛管，用食指探查条索状瘘管的走向。

❷ 自内口肛窦上方0.5cm处开始沿内口周围向下到肛管的上皮做卵圆形切口，仔细切除内口及其周围组织，彻底清除内括约肌下的原发灶，用3-0肠线缝闭创口。改良方法是环绕内口凿井式剜出内口，清除爬入内口的上皮组织、肛腺及其形成的原始感染灶和肉芽组织，依上法缝闭内口创口。如瘘管位置高而长，可以用线样组织瓣，瘘管呈梭形剔除，游离垂直至齿状线以下。剔除瘘管后遗留下的缺损分层缝合，在切口边缘分别游离包括黏膜下组织和少许内括约肌的黏膜瓣与缺损处对合，并行间断缝合（图4-14-1、图4-14-2）。

❸ 用肛门镜暴露内口，以内口为中心做弧形切口，用手术刀游离直肠黏膜瓣，呈舌状。前移的弧形组织瓣包括黏膜、黏膜下组织和少许的内括约肌纤维，组织瓣从齿状线稍上开始向上游离4~5cm，游离后瘘管到剔除，并分层缝合。组织瓣区内的病变部分已清除干净，组织瓣移至远端边缘，对合后行间断缝合。黏膜瓣厚度有的只用黏膜，有的包括部分环肌，设置此种黏膜瓣（flap）的要点是丰富的血液供应和前移遮盖内口创口后能做无张力缝合（图4-14-3、图4-14-4）。

❹ 管道纤维化明显者剔除管道。沿外口周围梭形切开皮肤，用组织钳牵拉游离开的管道、紧贴管道向内口方向游离，直至前端已摸不到纤维性管壁，切断瘘管。在确认已连通内口创口后放置引流物，内口依上法处理。

❺ 创口开放，填塞止血海绵或油纱条，无菌敷料包扎。

术中要点

❶ 该手术的前提是肛瘘不伴有急性炎症或脓肿。否则会导致黏膜瓣不能吻合生长而使手术失败。

❷ 直肠黏膜瓣切取的厚度、形状都是操作的关键，因为黏膜瓣要有足够的血供才能与其底下的组织更好地吻合生长。

❸ 如果内口较低，黏膜瓣的游离及覆盖均以括约肌为界，游离时不要损伤括约肌。

术后处理

❶ 术后24h拔除引流物，并每日换药。

❷ 每日注意创口渗出液的量，并及时清理干净。若渗出液逐日增多，术后10日仍有分泌物渗出、不见愈合，则说明手术失败。

❸ 术后禁食1~2日，控制大便3~4日。可给盐酸洛哌丁胺2mg，每日3次；或复方樟脑酊3~4ml，每日2~3次。连服3~4日，以协助控制大便。

❹ 静脉补液3~5日，全身应用抗生素。

❺ 肛管切口每日换药，保持干燥。

❻ 7~10日拆线，如缝线处炎症反应严重，可提前间断拆线。

❼ 大便前可给缓泻剂协助排便，便后清洁创口。

❽ 手术后流质饮食2日，少渣饮食2日，之后改为正常进食。

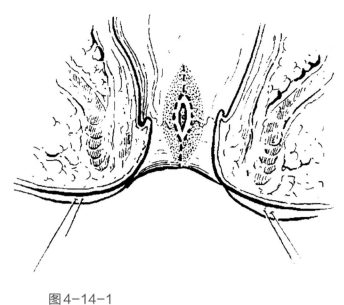

图 4-14-1

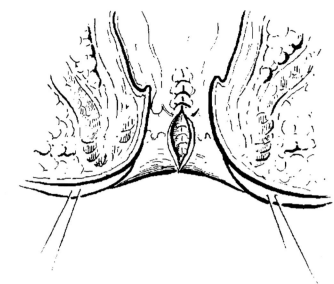

图 4-14-2

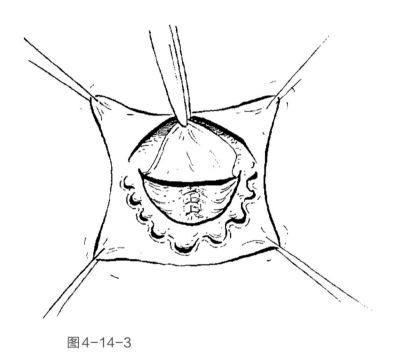

图 4-14-3

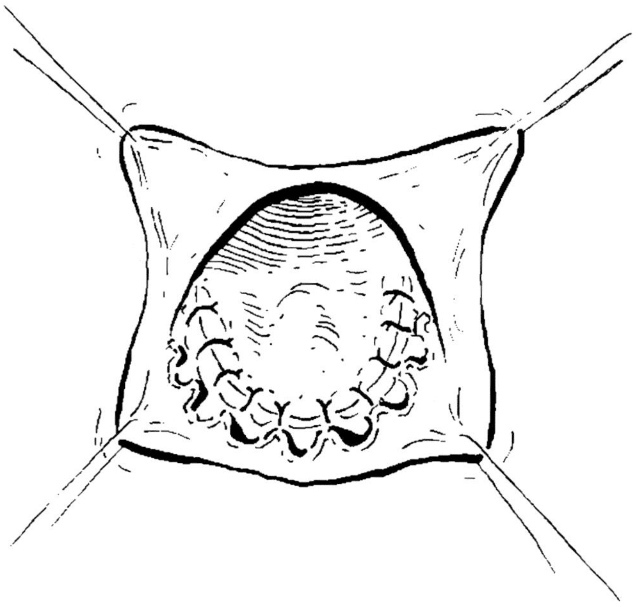

图 4-14-4

第十五节　肛瘘剜除术（Goligher 手术）

适 应 证	双侧性肌下瘘，即后马蹄铁形肛瘘。
禁 忌 证	同肛瘘切开术。
术前准备	同肛瘘切开术。
麻醉、体位	同肛瘘切开术。
手术步骤	❶ 确定内口位置后，做一椭圆形切口，上至内口上方 0.5cm，下至肛缘，切口深达内括约肌，并切除部分内括约肌，然后从肛外将主管道剜除，方法同 Parks 手术（图 4-15-1）。

❷ 将切口向外延伸，将尾骨尖前方的皮肤切去一块，使之成为外宽内窄的开放性创面，切除瘢痕，搔刮创面，开放肛门后间隙，但不损伤外括约肌及肛尾韧带（图4-15-2）。

❸ 在肛门后方左、右各切一块三角形皮肤，暴露两侧管道，搔刮或切除瘘管，使之成为开放性创面。创面置油纱条，外盖敷料，包扎固定（图4-15-3，图4-15-4）。

术中要点　　　　术中注意保护外括约肌和肛尾韧带。

术后处理　　　　同肛瘘切开术。

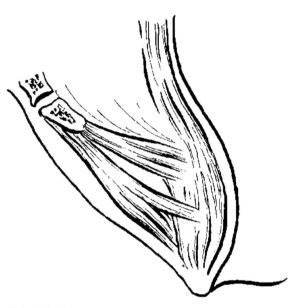

图4-15-1

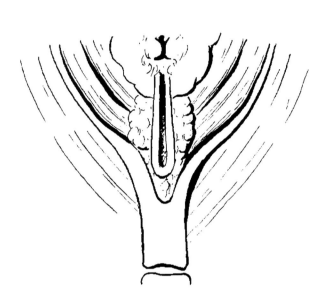

图4-15-2

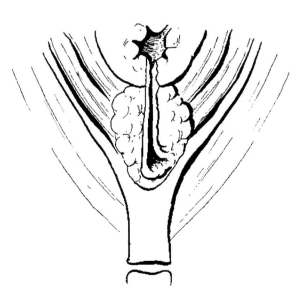

图4-15-3

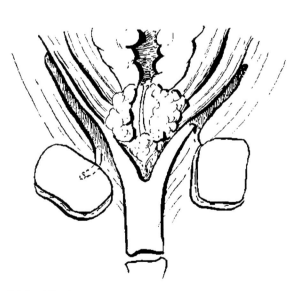

图4-15-4

第十六节　内口切除缝合闭锁术（副岛手术）

适 应 证　括约肌间瘘、高位复杂肛瘘。

禁 忌 证
❶ 血液系统疾病或有明显出血倾向患者。
❷ 有严重肺结核、梅毒、HIV感染和身体极度虚弱者。
❸ 癌症并发的肛瘘。

术前准备
❶ 查血常规、凝血功能、心电图、胸透等。
❷ 肛门周围备皮。
❸ 术前排净大小便，必要时灌肠排便。
❹ 术前禁食。

麻　　醉　简化骶管麻醉或长效局麻。

体　　位　患者取截石位或患侧卧位。

手术步骤
❶ 常规消毒、铺巾。
❷ 探查清楚内口位置及瘘管走向，必要时从外口注入染色剂。探针从外口探入至内口穿出，在内口处沿探针向外作纵向切口，切开达肌层，暴露管腔，剔除内口处的管壁，搔刮病灶内感染、坏死组织，对内口及感染的病灶彻底切除后，用0-3可吸收缝合线缝合闭锁内口。
❸ 扩大外口，并经外口彻底搔刮、清除管道内感染、坏死组织，不完全剜除瘘管管道，其中放置聚乙烯管引流，用7号丝线将引流管妥善固定在外口处，以防脱落（图4-16-1）。

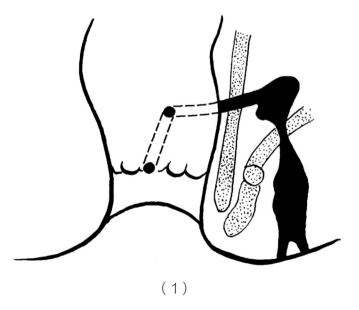

（1）

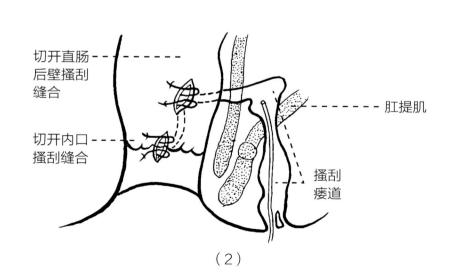

切开直肠后壁搔刮缝合

切开内口搔刮缝合

肛提肌

搔刮瘘道

（2）

图4-16-1

第十七节　肛瘘旷置引流术

适 应 证	复杂性肛瘘。
术前准备	❶ 查血常规、凝血功能、心电图、胸透等。
	❷ 肛门周围备皮。
	❸ 术前排净大小便，必要时灌肠排便。
	❹ 术前禁食。
麻　　醉	简化骶管麻醉或长效局麻。
体　　位	患者取截石位或患侧卧位。
手术步骤	❶ 常规消毒术野，铺无菌手术巾。
	❷ 扩肛，消毒肛管直肠腔。
	❸ 探明瘘管走行及位置，准确找到内口（图4-17-1，图4-17-2）。
	❹ 先切开内口及内口下的部分内括约肌，扩创至肛缘，使内口充分敞开，呈三角形（图4-17-3）。引流通畅，彻底清除原发灶，将外口及部分肛外瘘管剔除（图4-17-4）。
	❺ 用刮匙搔刮经括约肌的瘘管瘢痕及坏死组织，不切断外括约肌群，只在内外口之间留置一粗线或橡皮筋，不紧线留作引流和标志物（图4-17-5）。将内外口间已清创处理过的瘘管旷置，创口开放换药，待瘘管内充填肉芽组织而愈合。
术中要点	❶ 正确处理瘘管与括约肌和肛管直肠环的关系　高位复杂性肛瘘因其管腔穿行范围较大，牵涉的组织、肌肉较多，有时难以处理。由于肛管外括约肌在肛门节制功能中起主要作用，在治疗高位肛瘘时，应尽量保护外括约肌，以防肛门失禁。挂线疗法能较为理想地解决高位肛瘘手术中切断肛管直肠环造成的肛门失禁问题。术中应慎重对待肛管直肠环，如瘘管穿行其中，需要行瘘管挂线、分次手术。如果有两处以上瘘管穿行其中，术中可一次挂线，但只能收紧一处挂线，待该挂线脱落后再依次同法处理其他部位挂线。
	❷ 找到内口并彻底处理　肛瘘有原发性内口、瘘管、支管和继发性外口。内口即感染源的入口，多在肛窦内及其附近，后正中线的两侧多见，但也可在直肠下部或肛管的任何部位。切除内口则去除肠内污物进入瘘管的必经孔道，杜绝肠内感染源继续污染。术中，内口的清除与否和治疗成败的关系是极为密切的，如内口不切除，则肛瘘不易治愈，愈后也易复发。
	❸ 瘘管腔充分引流　高位复杂性肛瘘瘘管管腔的探查，尤其是支管的探查较为困难。清除主、支管道的盲腔是提高手术疗效的重要环节，部分高位肛瘘，由于位置较深，管腔弯曲变窄，其主、支管顶端盲腔隐蔽，术中未能发现而致残留，是复发的关键因素之一，所以手术时要特别注意

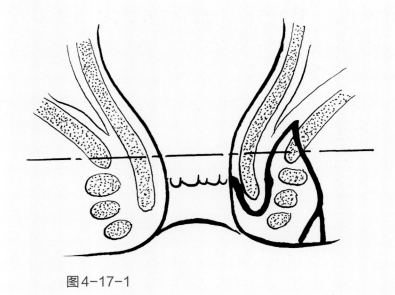

图4-17-1

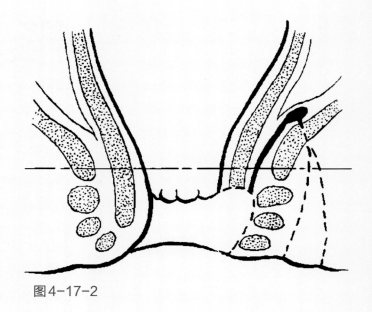

图4-17-2

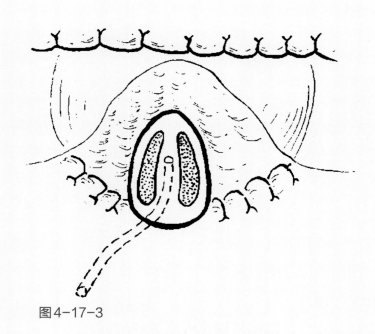

图4-17-3

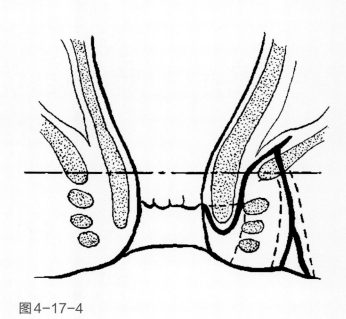

图4-17-4

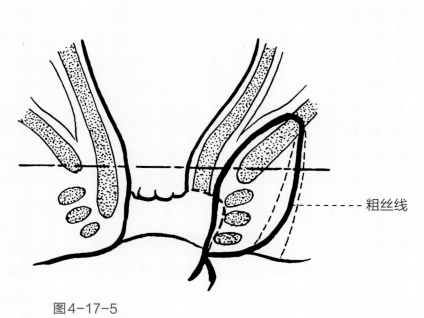

——粗丝线

图4-17-5

是否有主、支管盲腔残留，处理瘘管做到准确定位、循腔探查、不留残腔、彻底引流，以求消除死腔，去除腐烂组织，使引流更为通畅，以利愈合。

❹ 特别注意　应保存肛管上皮，尽量不要过多切除肛管上皮，以免愈合后引起直肠黏膜外翻和肛腺外溢。

术后处理

❶ 术后3日内进半流食，并控制大便，以防敷料松脱引起创口出血。以后可每日大便。便后坐浴，并更换敷料。

❷ 术后应用抗生素3~5日。

❸ 为加速创口愈合。术后1周内可应用中药化腐生肌散。当肉芽生长正常时，再改用生肌玉红膏纱条换药。

❹ 术后3周左右待瘘管内被肉芽组织充填，且肉芽组织新鲜健康，即可拆除瘘管挂线。继续换药至切口痊愈。

第十八节　管道切缝内口引流术

适 应 证　肛瘘管道较长或弯曲，支管多而管壁无硬实和广泛瘢痕组织的各种化脓性瘘管。以患者肛周皮下触摸到边界清楚的条索状物者为宜。

禁 忌 证

❶ 支管纵横交错，瘢痕广泛，融合成大片。

❷ 多次手术，局部瘢痕硬厚。

❸ 结核性肛瘘局部广泛溃疡，梅毒和身体极度虚弱者。

❹ 癌症并发的肛瘘。

术前准备

❶ 查血常规、凝血功能、心电图和胸透等。

❷ 常规肠道准备。

❸ 预防性应用抗生素。

麻　　醉　骶管麻醉或长效局麻。

体　　位　患者取截石位、折刀位或侧卧位。

手术步骤

❶ 常规消毒，肛门术野铺洞巾，扩肛使肛门松弛，碘伏消毒液消毒肛周、肛管、直肠下段。

❷ 从原发外口注入亚甲蓝液做指示剂，探针从外口伸入管道，沿瘘管走向轻柔地向肛内探查内口，并从内口穿出（图4-1-1）。

❸ 沿探针切开皮肤、皮下和瘘管，低位肛瘘将瘘管切开至内口。高位肛瘘将瘘管切开至肛缘再予以挂线。若有支管也可以同时切开（图4-4-1）。

❹ 锐性剔除硬厚的管壁，修剪切口两侧皮缘，使之呈 "V" 形新鲜创面（图4-18-1，图4-18-2）。

❺ 从瘘管远端起至肛缘瘘管壁予以全层缝合。

❻ 肛内部分创面及内口切开引流。管道弯曲者可行改道引流。

❼ 主管填塞油纱条，缝合切口以碘伏纱块覆盖，无菌敷料包扎。

术中要点

❶ 内口是肛瘘发生的原发病灶，故正确地找到内口并加以处理是治愈肛瘘的关键。手术注重对瘘管内口的处理，低位的予以切开，高位的予以挂线，根除瘘管的成因，防止肛瘘复发。

❷ 对支管的处理也不要遗漏，管壁的瘢痕组织要尽量切除，如果瘢痕较大，近管腔的瘢痕要切除一部分使创面新鲜，再予以缝合。

❸ 外口周围切开之后，紧沿管壁将切口深入，最后将瘘管剜除，不切断外括约肌。

❹ 特别强调管壁缝合要一次全层缝合。分层缝合或缝合时打结过于宽松、皮下留有死腔是缝合失败导致术后复发的主要原因。尤其是接近主管引流处的第一针，一定要缝紧，将创腔关闭，防止肛内的分泌物渗出污染缝合口导致感染。

❺ 主管的引流要通畅，无论是切开引流，还是挂线引流，肛缘外1.5cm的切口都不能缝合以利于引流，若管道弯曲而引流不畅者，可作改道引流。

术后处理

❶ 术后7日内应控制饮食和大便，每日用碘伏棉球清理肛缘缝合切口。7日后可每日大便后坐浴，并更换敷料。

❷ 术后7~10日拆除切口缝线，为加速创口愈合。术后1周内可应用中药化腐生肌散。当肉芽生长正常时，再改用生肌玉红膏纱条换药。

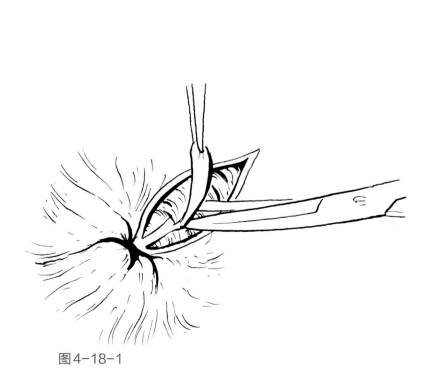

图4-18-1

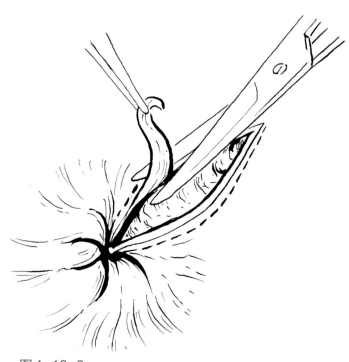

图4-18-2

第十九节　枯痔钉脱管术

适 应 证	适于低位单纯瘘（直瘘），复杂性肛瘘的支管及窦道。
术前准备	术前排净大小便，必要时灌肠排便。
麻　　醉	骶管麻醉或长效局麻。
体　　位	患者取截石位、折刀位或患侧卧位。

手术步骤　❶ 碘伏消毒肛周、肛管和直肠下段，肛门指检了解瘘管内口位置后，由瘘管外口插入银质圆头探针，探查瘘管走向并适当扩张瘘管管腔。

❷ 用带有细塑料管的注射器，装入3%过氧化氢溶液和生理盐水彻底冲洗管道。

❸ 根据瘘管长短、大小，插入相应长度、粗细的枯痔钉，以整个瘘管充满药钉为度。剪除外口多余的药钉，外敷纱布、胶布固定，防止药钉脱出（图4-19-1）。

术中要点　❶ 枯痔钉不能超出内口，以免腐蚀内口周围组织使其扩大，导致肛瘘延期愈合或手术失败。

❷ 外口多余的药钉应予以剪除，并妥善固定药钉，防止脱出，影响疗效。

术后处理　❶ 术后每2日更换药钉一次，如此反复操作，直至将瘘管壁纤维肉芽组织腐蚀脱落（一般需4～5日）。

❷ 瘘管壁完全脱落的标志　①无脓性分泌物流出；②插入时疼痛明显；③触及管腔时易出血；④硬性索条变软。

❸ 脱管后继续用纸捻蘸生肌散换药，每日一次，直至愈合。也可用压垫器外裹纱布2~3层，压在管壁上的皮肤，胶布加压包扎固定。

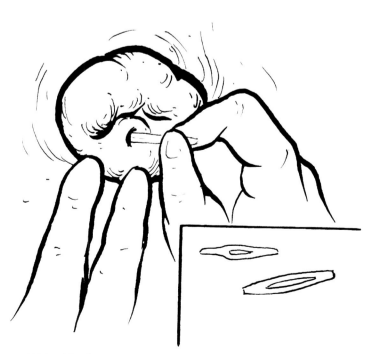

图4-19-1

第二十节　内口封闭药捻脱管术

适 应 证　各种简单、复杂低位、高位肛瘘。

禁 忌 证　❶ 严重肺结核、HIV、梅毒患者和身体极度虚弱者。

　　　　　　❷ 肛瘘癌变或癌症并发的肛瘘。

术前准备　❶ 按肛瘘术前常规准备。

　　　　　　❷ 应用抗生素预防感染。

麻　　醉　局麻、鞍麻、骶管麻醉或硬膜外麻醉。

体　　位　患者取侧卧位、折刀位或截石位。

手术步骤　❶ 常规消毒术野，铺无菌巾。碘伏常规消毒肛周、肛管和直肠下段。

　　　　　　❷ 用肛门拉钩或肛门镜充分暴露内口位置（内口不明显者，以探针探明的薄弱处为中心），以内口为中心，做近1.0cm×1.5cm的椭圆形切口，显露原发灶，用小刮匙搔刮灶内炎性及坏死组织，彻底清除感染的肛窦、肛腺、肛腺导管和病变组织。

　　　　　　❸ 用3-0可吸收线间断缝合创口下方的内括约肌等，充分封锁瘘管，然后将切口上方的直肠黏膜（含部分肌肉）剥离下拉，覆盖切口，用3-0可吸收线将黏膜与肛管皮肤缝合数针，以加强内口封闭，使肠腔内容物无隙可入，创面用碘伏纱条覆盖，保留消毒。

　　　　　　❹ 先用小刮匙从外口（或开窗处）伸入管道或死腔搔刮腔内组织，然后插入塑料管灌注脱管药3%碘酊，让主管道充分着药后抽出注入药物。传统方法则根据瘘管之大小深浅长短，选择适当大小的红升丹药捻插入管道。最后，肛门外敷金黄膏，并用塔形纱布压迫，胶布固定。

　　　　　　❺ 如有外侧支管道则应切开（无支管且主管道较长者取肛缘近处开窗，窗口远端瘘管切开），完全剔除管道及坏死组织，修剪皮瓣，用4号丝线全层缝合，不留死腔，凡士林纱条覆盖、无菌纱布包扎。

术中要点　❶ 主管内坏死组织应尽量清除干净，对管壁刮匙要刮出血来，以形成新鲜创面，再进行脱管药物灌注，对存有死腔者，脱管药灌注要深入到位，对肛瘘病变时间较长者可延长灌注时间。

　　　　　　❷ 内口封闭务必严密、牢靠，这是治疗成功的关键，其创口下内括约肌缝合针距要小，封闭要严，黏膜瓣下拉缝合时，张力不要太高，每次换药时，内口用碘伏纱条覆盖到位。

　　　　　　❸ 对脱管后的主管换药，要先用祛腐药捻，再用生肌药捻，中途可根据病情祛腐与生肌交替使用，对祛腐生肌药的运用，要密切注意创口情况，创口过于潮湿糜烂者，要用清热解毒祛湿药清洗。

　　　　　　❹ 支管道切缝时，管道内壁要剔除干净，缝合应做到全层缝合，不留死腔。

术后处理	❶	术后进流质饮食，控制大便3~5日。
	❷	使用抗生素5~7日。
	❸	每次排便后坐浴，用碘伏棉球清洗肛内，并填塞复方紫草油纱条，外口管道更换红升丹药捻。至脓腐脱净流血水时，停用药捻（一般需用药捻4~6日），改上生肌散药捻或让伤口自然愈合。
	❹	支管创口用碘伏棉球清洗，创腔用紫草油纱条填充，无菌纱布覆盖，7日拆线。

第二十一节　内口切开管道药线引流术

适 应 证	❶	外口距肛缘5cm以上的肛管直肠瘘。
	❷	外口多，瘘管弯曲者。
	❸	复杂性肛管直肠瘘且有较多支管者。
禁 忌 证	❶	高位肛瘘为相对禁忌证。
	❷	严重肺结核、HIV、梅毒患者和身体极度虚弱者。
	❸	癌症并发的肛瘘。
术前准备	❶	查血常规、凝血功能、心电图和胸透等。
	❷	常规肠道准备。
	❸	预防性应用抗生素。
	❹	准备药捻备用。
麻　　醉		骶管麻醉或局麻。
体　　位		患者可以取侧卧位、截石位。
手术步骤（以肛门后方瘘为例）	❶	以内口为中心做1cm×1.5cm梭形切口。用探针从外口纳入，直达内口。
	❷	切开黏膜、黏膜下层和内括约肌，暴露原发灶并搔刮，彻底清除感染物质和肉芽组织。
	❸	用3-0肠线间断缝合内括约肌关闭内口，然后前移黏膜瓣并缝合。
	❹	从外口插入大小适当的药捻，药捻外端留出一点以便每日更换，应用棉球包裹以防腐蚀周围组织。
术中要点	❶	应用隧道式挂线术治疗肛瘘，需重视术前检查。对于管腔过大，或反复发作者，特别是有潜在腔隙者可结合肛周或腔内超声检查、螺旋CT三维重建或MRI检查，进一步明确管道走行与位置，尽可能发现潜在腔隙，便于提高手术成功率，减少复发。

❷ 准确寻找并清除内口，视内口情况适当修剪、搔刮，内外口引流一定要充分、通畅。

术后处理　每日便后温盐水坐浴，术后2日将内、外口纱布球除去，仅留药线于瘘管中。切口处以油纱压迫，以防粪便再次进入瘘管，术后4~6日后改用生肌散外敷或让管道自然愈合。肛内可用紫草油纱条引流。

第二十二节　脱细胞真皮基质填塞术

适 应 证　❶ 经肛管括约肌型肛瘘，是肛瘘栓填塞治疗的理想指征。

❷ 肛管括约肌间型肛瘘　如果传统的瘘管切开术有导致肛门失禁的危险，可以采用肛瘘栓填塞治疗。

❸ 肛管括约肌外型肛瘘　也可接受肛瘘栓填塞术，但将肛瘘栓缝合至瘘管内口在技术上较为困难。

禁 忌 证　❶ 直肠阴道瘘，因为瘘管较短。

❷ 肛瘘合并脓肿长期存在时。

❸ 肛瘘合并感染存在时，包括肛门直肠脓肿形成、硬结存在或脓性引流液。

❹ 对生物材料产品过敏者。

❺ 无法确定瘘管外口和内口，是肛瘘栓填塞术的绝对禁忌证。

术前准备　❶ 查血常规、凝血功能、心电图和胸透等。

❷ 术前常规检查，包括肛门镜检查、瘘管造影、超声检查等，必要时可行MRI检查。

❸ 机械性肠道准备，口服缓泻剂或清洁灌肠，术前30min应用抗生素。

麻　　醉　全身麻醉、硬膜外麻醉。

体　　位　根据术者的习惯选用患者体位，膀胱截石位、俯卧位或侧卧位。

手术步骤　❶ 碘伏消毒肛周区域，用探针确定肛瘘内口和外口，在急性炎症或脓肿存在时，可松弛挂线引流6~12周再行肛瘘栓填塞术。

❷ 环形切除瘘管内口和外口炎症感染组织，用刮匙搔刮瘘管，消除肉芽组织。

❸ 过氧化氢溶液和甲硝唑氯化钠溶液依次冲洗瘘管，用纱布块吸干水分。

❹ 根据瘘管的长度和管腔直径修剪生物材料（脱细胞真皮基质材料或猪小肠黏膜下层材料）。使用前，低温保存的脱细胞真皮基质材料在生理盐水中浸泡数分钟即可，冻干的猪小肠黏膜下层材料需浸泡30min。

⑤ 4号丝线在肛瘘栓较细的一端打结，探针自肛瘘外口通过瘘管，4号丝线另一端在探针头部打结，将肛瘘栓自外口拉入内口，或以组织钳通过瘘管将肛瘘栓子外口拉入内口。

⑥ 用2-0可吸收线"8"字缝合或间断缝合将肛瘘栓固定到肛门内括约肌，封闭内口，尽可能将肛瘘栓包埋于黏膜下。

⑦ 修剪外口处多余的肛瘘栓，使肛瘘栓超过皮肤1cm，不予缝合固定。

⑧ 术后肛门内填塞止血纱布，无菌纱布敷盖外口，适当固定，外口大约3周愈合。

术后处理

① 术后无严格饮食限制。根据患者情况逐渐恢复正常饮食。

② 术后48h内经静脉应用抗生素。

③ 24h内恢复正常活动，2周内限制体育锻炼、提重物和性生活。

④ 术后定时更换肛瘘外口敷料。

⑤ 术后2周内禁止坐浴，可淋浴。

第二十三节　直肠黏膜瓣推移术（ERAF术）

适应证

女性前方瘘、克罗恩病肛瘘等炎性肠病患者、高位经括约肌瘘、括约肌上瘘、多次括约肌手术史、多个瘘管或复杂性肛瘘，不适合采用传统切开手术的肛瘘患者。

禁忌证

伴有急性炎症或者脓肿者。

术前准备

① 常规化验检查，评估脏器功能（适合所有的肛瘘手术，后面的手术将省略此条目）。

② 术前宣教，缓解患者焦虑情绪（适合所有的肛瘘手术，后面的手术将省略此条目）。

③ 清洁肠道和抗生素肠道准备。

④ 术前半小时应用广谱抗生素预防感染。

⑤ 术前留置导尿。

麻醉

硬膜外麻醉或全身麻醉。

体位

患者取左侧卧位、截石位或者俯卧折刀位。

手术步骤

① 碘伏消毒肠腔，充分暴露内口（可以应用Lone Star牵开器等），以圆形探针从外口探入，确定内口和外口，过氧化氢溶液冲洗瘘管，1∶100 000肾上腺素氯化钠溶液黏膜下浸润注射以减少创面出血（图4-23-1、图4-23-2）。

❷ 切除外口并挠刮瘘管（图4-23-3），有学者将瘘管从外口至内口完整切除。

❸ 在内口1cm远的位置做一"U"形切口，宽度约3~4cm，游离皮瓣，包括黏膜、黏膜下层和薄薄的环肌层，即全厚黏膜瓣，也可仅仅游离黏膜和黏膜下层的，即黏膜瓣（图4-23-4）。

❹ 提起黏膜瓣，切除内口即感染的腺体，用可吸收线"8"字缝合关闭内口（图4-23-5）。

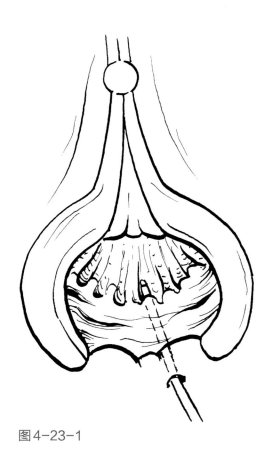

图4-23-1

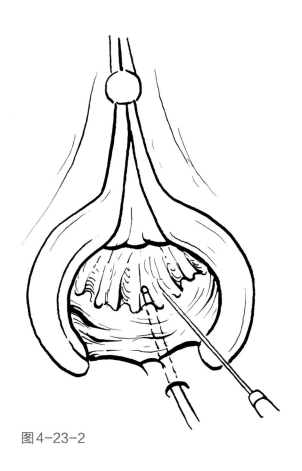

图4-23-2

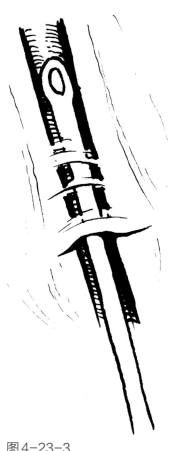

图4-23-3

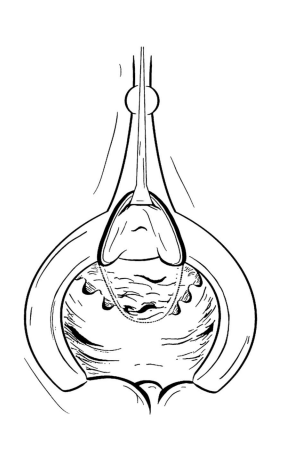

图4-23-4

⑤ 剪去黏膜瓣尖端包含内口和瘘管的部分，适当游离"U"形切口的黏膜边缘，将黏膜瓣下移内口下方1cm，与周围组织用可吸收线"U"形缝合固定（图4-23-6）。

术中要点

❶ 黏膜瓣的血供必须保证得到充分保证，否则将影响吻合口的愈合。黏膜瓣基底的宽度最好是尖端的两倍，黏膜瓣缝合固定时要避免缝线重叠。

❷ 黏膜瓣的厚度有两种，全厚黏膜瓣包括黏膜、黏膜下层和薄薄的环肌层（内括约肌），另外一种仅仅包括黏膜和黏膜下层，有研究显示行全厚黏膜瓣手术者复发率低于后者（5%~10% VS 35%~40%），但气体失禁高于后者（10% VS 0）。

❸ 如果内口较低，黏膜瓣的游离及覆盖均以括约肌为界。

❹ 术中对内口的修补是必要的，在掀起黏膜瓣的状态下用可吸收线关闭内口的缺损处，一般采用"8"字缝合。

❺ 止血要彻底，以防止术后创面渗血。

❻ 内口需要切除，外口需要切除并扩大引流。

术后处理

❶ 术后无严格的饮食限制。

❷ 应用抗生素3日预防感染。

❸ 镇痛治疗。

❹ 软化大便。

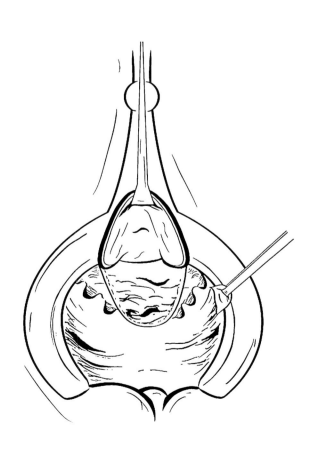

图4-23-5

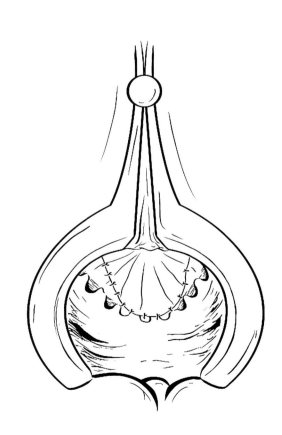

图4-23-6

第二十四节 肛周真皮皮瓣推移术（ADAF术）

适 应 证	经括约肌瘘、括约肌间瘘或括约肌上瘘。
禁 忌 证	瘘管存在急性炎症或脓肿形成者。
术前准备	❶ 查血常规、凝血功能、心电图和胸透等。
	❷ 清洁肠道。
麻 醉	硬膜外麻醉或者全身麻醉。
体 位	患者取截石位、左侧卧位或者俯卧折刀位。
手术步骤	❶ 充分暴露内口，确认内口和外口。
	❷ 在瘘管的上方做一椭圆形切口，包含内口和外口，皮瓣的内口侧应比外口侧稍窄（图4-24-1）。
	❸ 切除内口及其周围的一小部分内括约肌。
	❹ 游离皮瓣使之松动，能够推移进入肛管覆盖住内口（图4-24-2）。
	❺ 用3-0可吸收缝线将皮瓣与周围组织缝合固定（图4-24-3）。

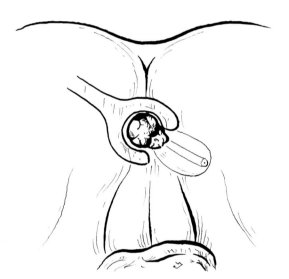

图4-24-1

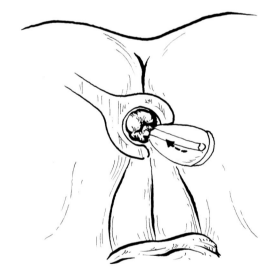

图4-24-2

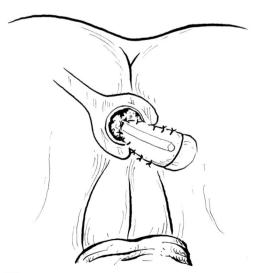

图4-24-3

⑥ 皮瓣推移进入肛管后，外侧缺乏皮肤的区域开放引流。

术中要点　　　❶ 皮瓣要游离充分，不能有张力。

　　　　　　　❷ 本术式瘘管不需要切除。

术后处理　　　❶ 术后无须应用抗生素。

　　　　　　　❷ 镇痛治疗。

　　　　　　　❸ 肛门局部每日坐浴。

　　　　　　　❹ 软化大便。

第二十五节　经括约肌间瘘管结扎术（LIFT术）

适 应 证　　　高位经括约肌瘘、括约肌上瘘、女性前方瘘、多个瘘管或复杂性肛瘘、
　　　　　　　复发性肛瘘以及炎性肠病合并的肛瘘。

禁 忌 证　　　括约肌间隙瘘管还未完全形成的早期瘘性脓肿。

术前准备　　　❶ 查血常规、凝血功能、心电图和胸透等。

　　　　　　　❷ 肠道准备。

麻　　醉　　　硬膜外麻醉或全身麻醉。

体　　位　　　患者取俯卧折刀位或左侧卧位。

手术步骤　　　❶ 通过外口注入生理盐水或者过氧化氢溶液确定内口位置，通过探针确定
　　　　　　　瘘管走行。

　　　　　　　❷ 用弧形牵开器或分叶肛门镜显露肛管手术操作部位，于肛管外约1cm括
　　　　　　　约肌间沟处做弧形切口，长1.5~2cm（图4-25-1）。

　　　　　　　❸ 通过探针标记瘘管，用剪刀或者电刀锐性分离皮下组织和肌层显露瘘
　　　　　　　管，暴露括约肌间隙，用小直角钳挑起瘘管（图4-25-2）。

　　　　　　　❹ 退出探针，在靠近内括约肌处用3-0可吸收缝线结扎瘘管，也可以贯穿
　　　　　　　缝扎，在其远端再次缝扎瘘管，并加强结扎一道（图4-25-3、图4-25-4）。

　　　　　　　❺ 在两处缝隙线之间切断瘘管，切除缝扎线之间残留瘘管以及感染的腺体
　　　　　　　（图4-25-5）并送检病理。

　　　　　　　❻ 再次从外口注入生理盐水确定切断的组织是瘘管组织。

　　　　　　　❼ 切除外口纤维化组织，扩大外口以利引流，搔刮远端瘘管，根据情况也
　　　　　　　可以切除远端瘘管；对于有多个瘘管者，每个瘘管均需重复此操作。

　　　　　　　❽ 间断稀疏缝合手术切口（图4-25-6）。

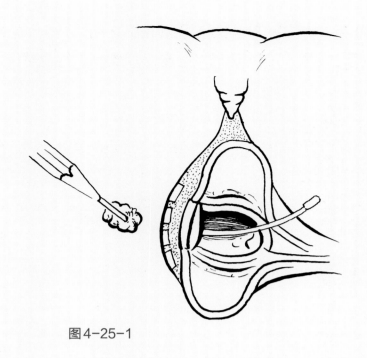

图4-25-1

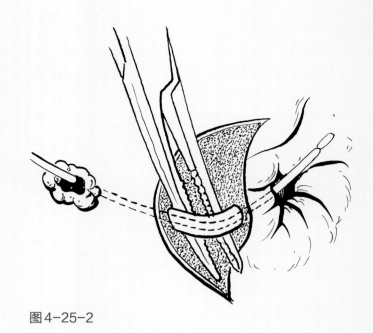

图4-25-2

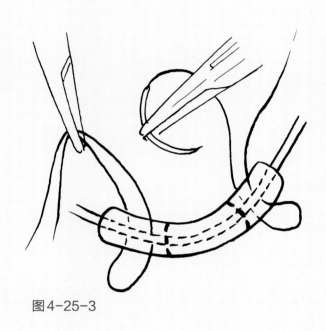

图4-25-3

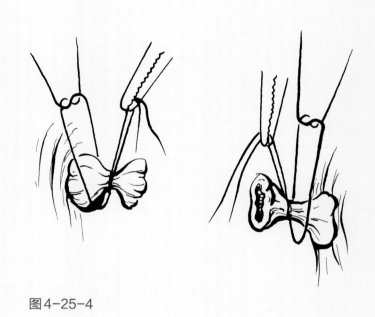

图4-25-4

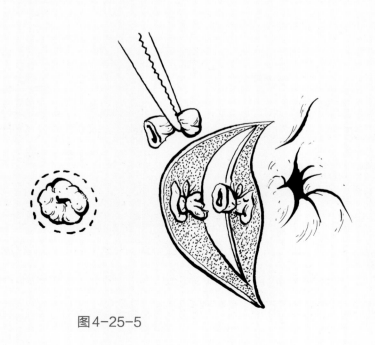

图4-25-5

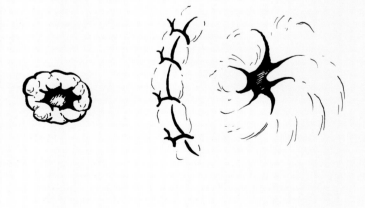

图4-25-6

术中要点	❶ 原始的LIFT手术不切除瘘管，也有人对其进行改良，采用从外口至括约肌间沟之间平行于瘘管的梭形切口，游离瘘管至外括约肌边缘，然后结扎瘘管并切除结扎线远端瘘管。
	❷ 走行在括约肌间隙的瘘管应该被切除而不是切开。
	❸ 瘘管关闭的位置应位于内括约肌水平，必须保证已经关闭瘘管，通过内口注入过氧化氢溶液可以验证瘘管是否已经完全闭合。
	❹ 电刀分离瘘管时要尽可能靠近外括约肌，以免损伤内括约肌和直肠黏膜。
术后处理	❶ 术后无严格的饮食限制。
	❷ 应用抗生素3~7日预防感染，如口服阿莫西林克拉维酸钾和甲硝唑。
	❸ 可口服止痛药物等。
	❹ 软化大便。
	❺ 每日2~3次坐浴直至手术切口完全愈合。
	❻ 排便后伤口换药。

第二十六节　视频辅助肛瘘治疗技术（VAAFT）（肛瘘镜）

适 应 证	适用于各型肛瘘，包括伴有支管或者脓肿的肛瘘。
禁 忌 证	瘘管处于急性炎症期。
术前准备	❶ 术前肠道准备。
	❷ 视频肛瘘镜设备包括肛瘘镜、密封棒、单极电凝、内镜抓钳、内镜刷和三叶肛门镜（图4-26-1~图4-26-3）。肛瘘镜镜头为8斜面镜，长度18cm，直径3.3~4.7mm，镜内设有光通道、操作通道和冲洗通道，尾部带有两个分别连接吸引和灌洗液（1.5%甘氨酸溶液）的接口。
麻 醉	双阻滞麻醉。
体 位	患者取截石位。
手术步骤	手术过程分为诊断和治疗两个阶段。
	❶ 诊断阶段常规肛周消毒铺巾，铺上吸液袋，扩肛至四指，用牵开器（分叶肛门镜）暴露内口位置，连接视频辅助器械；如果肛瘘外口周围瘢痕组织较多，可以切除。肛瘘镜连接灌洗液并开放，从外口置入肛瘘镜，当灌洗液打开瘘管腔后，显示器可以清晰显示瘘管情况，缓慢上下左右移动肛瘘镜，观察主瘘管、支瘘管和内口情况，在肛管直肠内可见内口有灌注液流出，在内口周围缝合2~3针做为标记线，不关闭内口；如内口狭小无灌注液流出，可在直肠肛管黏膜下见肛瘘镜光源即为内口位置（图4-26-4）。

❷ 治疗阶段从操作通道插入电极，在可视情况下，由内口至外口使用单极电凝一厘米一厘米地破坏瘘管组织，使用内镜抓钳及内镜刷清洁瘘管，打开吸引阀门，吸出坏死组织，同时以灌洗液持续冲洗，确保可以将坏死组织通过内口冲洗进入肠腔。仔细探查寻找支瘘管及脓腔并以相同方式处理。瘘管清理干净后，在助手的帮助下抬高内口，使内口突出于直肠肛管的黏膜，应用半圆形或直线型闭合切割器在突出的内口基底部闭合内口并切除残余部分。当内口增厚比较坚硬时也常常采用黏膜瓣推移技术关闭内口，或者使用3-0可吸收缝线"8"字缝合或间断缝合内口。然后通过一根细小的导管在内口闭合线的后方喷涂0.5ml人工合成的氰基丙烯酸盐粘合剂以确保内口被完全关闭。用单极电凝充分烧灼破坏瘘管，建议电凝功率为40W（图4-26-5~图4-26-7）。注意氰基丙烯酸盐粘合剂不能堵塞瘘管，瘘管和外口必须保持通畅以利于充分引流。有学者在处理最后一步时由外口喷入生物胶水（猪源纤维蛋白黏合剂）填塞瘘管。

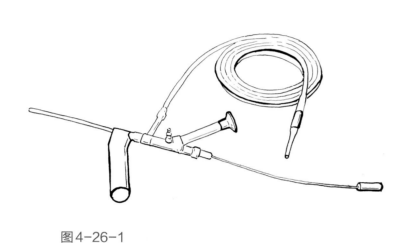

图4-26-1

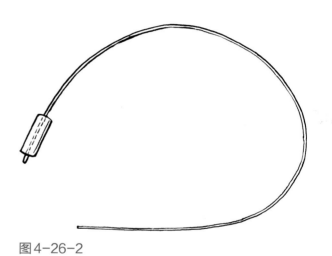

图4-26-2

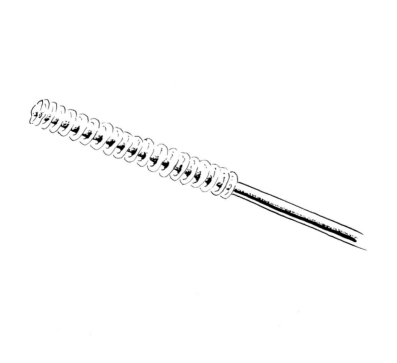

图4-26-3

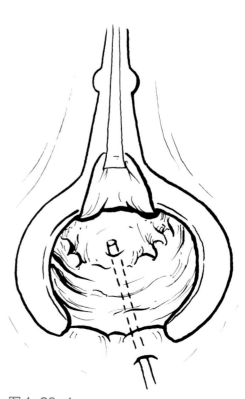

图4-26-4

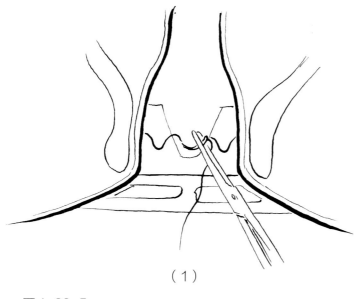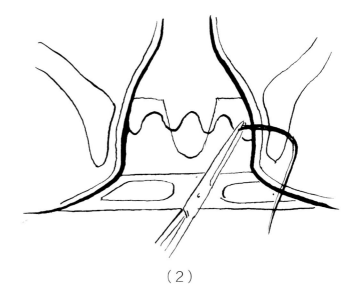

（1）　　　　　　　　　　　　　　　　　　　（2）

图 4-26-5

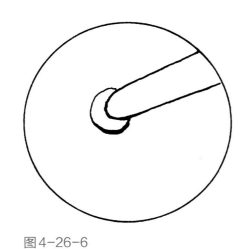

图 4-26-6

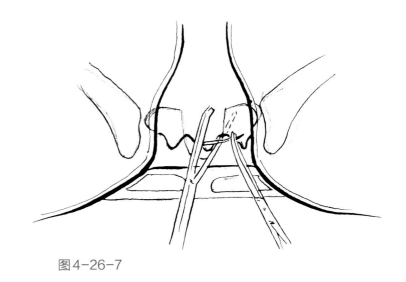

图 4-26-7

术中要点	❶	操作一定要轻柔，避免弄破瘘管壁使肛瘘镜进入臀部脂肪组织，造成组织水肿，导致停止 VAAFT。

术中要点

❶ 操作一定要轻柔，避免弄破瘘管壁使肛瘘镜进入臀部脂肪组织，造成组织水肿，导致停止 VAAFT。

❷ 在检查过程中可以通过进入肛门内的手指辅助尽量使瘘管变直以方便进镜。

❸ 在检查过程中要持续喷洒冲洗液以使视野清晰，方便肛瘘镜直达内口。

❹ 将手术室灯光调暗，助手可以通过寻找肛瘘镜的光线定位内口位置。

❺ 在治疗阶段，不能忽略任何的脓腔和支瘘管。

❻ 内口一定要确保闭合。

❼ 瘘管必须充分烧灼破坏，建议电凝功率为 40W。

❽ 瘘管和外口要保持通畅以确保充分引流。

术后处理　同经括约肌间瘘管结扎术。

第二十七节 瘘管切除括约肌重建术（FISR术）

适 应 证	经括约肌肛瘘、肛提肌上肛瘘、括约肌间肛瘘、复发性肛瘘和复杂性肛瘘等，尤其适合低位经括约肌肛瘘。也可用于克罗恩病肛瘘和直肠阴道瘘。
禁 忌 证	瘘管表现为急性炎性或者脓肿形成。
术前准备	❶ 查血常规、凝血功能、心电图和胸透等。
	❷ 如果瘘管有急性炎性表现或者脓肿形成需要挂线引流12周。
	❸ 清洁肠道。
	❹ 预防性应用抗生素。
麻 醉	硬膜外麻醉或全身麻醉。
体 位	患者取俯卧折刀位。
手术步骤	❶ 切开皮肤和肛管上皮切口（图4-27-1）。如果有预先放置的引流性挂线，将引流线拆除。
	❷ 充分暴露内口部位，球头探针从外口进入，沿瘘管缓缓探入至内口并穿出（图4-27-2），同时通过触诊明确瘘管走行并评估所涉及括约肌的范围。
	❸ 椭圆形切除外口，锐性游离皮下组织，切除外括约肌远方的瘘管、脂肪组织和瘢痕（图4-27-3）。
	❹ 切开皮肤至齿状线，在外括约肌外缘外方完整切除瘘管（图4-27-4）。
	❺ 从外向内切除所有的残留瘘管组织。切开括约肌，直到完全暴露残留的瘘管。明确括约肌的断端，充分游离括约肌断端（图4-27-5）。

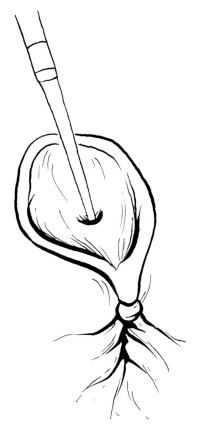

图4-27-1

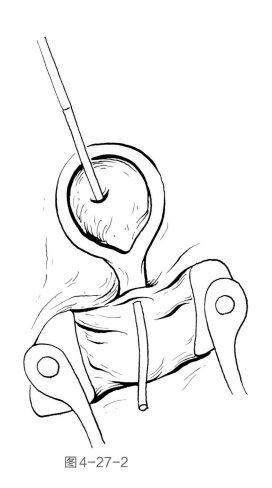

图4-27-2

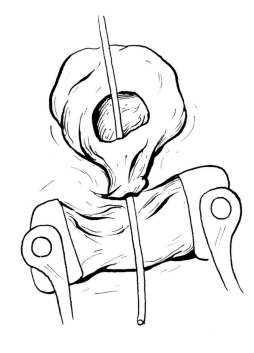

图4-27-3

❻ 用2-0 Vicryl缝线行水平褥式端对端吻合2~3针（图4-27-6），第一针要求与瘘管轴线呈45°，这样可以尽可能多地缝合组织，同时要将吻合部位缝合于切除的瘘管床上，以便完全消除肌肉重建后任何潜在的腔隙；随着每一针的吻合，肛管上皮与直肠黏膜手术切缘逐渐接近并缝合关闭（图4-27-7）。

❼ 创面的远端保持开放以利于引流。

术中要点

❶ 多数情况下，在内括约肌位置，都不会发现边界清晰的单一瘘管，常常表现为存在于括约肌深部的腔隙或者孔洞，在切除外括约肌远方的瘘管和纤维化组织后，直接切开瘘管所涉及的括约肌，这样可以充分暴露并切除瘘管及其周围组织，这是其他的技术所不能做到的。

❷ 由于炎症和纤维性硬化，内外括约肌往往粘连在一起，这样可以不用重建。

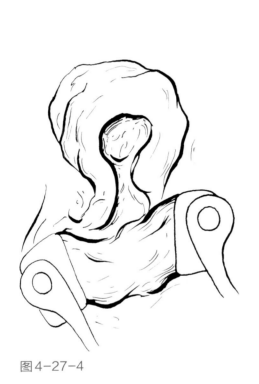

图4-27-4

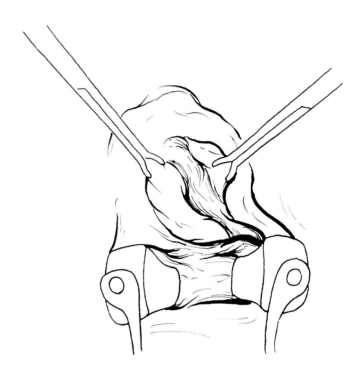

图4-27-5

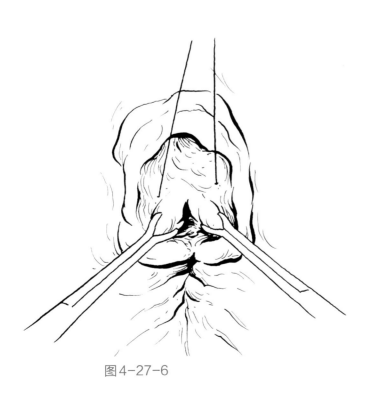

图4-27-6

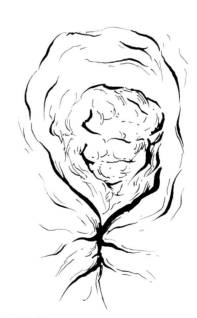

图4-27-7

❸ 为了吻合充分，减少括约肌端对端吻合时的张力，需要将括约肌从肛管上皮和坐骨直肠窝脂肪组织上适当游离，这一步仅游离几毫米便可。

❹ 在游离瘘管时尽量减少对括约肌的损伤。

❺ 括约肌吻合处要与周围组织固定。

术后处理

❶ 应用广谱抗生素3~5日预防感染。

❷ 软化大便。

❸ 术后第一日开始冲洗创面。

❹ 可活动，限制运动4~6周。

第二十八节　纤维蛋白胶封闭术

适 应 证　担心其他治疗方法会引起并发症时，如克罗恩病肛瘘。

禁 忌 证
❶ 存在局部脓肿或者处于炎症活动期。
❷ 对纤维蛋白胶过敏者。

术前准备
❶ 查血常规、凝血功能、心电图和胸透等。
❷ 清洁灌肠。

麻 醉　硬膜外麻醉、全身麻醉、局麻或不需要麻醉。

体 位　根据内口位置摆放适合观察内口的体位。

手术步骤
❶ 确认内口和外口后，用刮匙清理瘘管并用生理盐水或过氧化氢溶液冲洗瘘管。

❷ 将导管从外口插入，通过瘘管插到内口处，见到管尖为止（图4-28-1）。

❸ 可以用可吸收缝线缝合内口，也可以不关闭，两者之间没有明显差异。

❹ 一个双筒注射器，包含纤维蛋白胶的两种成分，将与注射器相连的纤维蛋白胶从内口处开始注射（图4-28-2）。

❺ 将两种成分推注到瘘管中使之混合在一起，边退导管边推注，直到在外口处看到一个胶珠，表明已经完全填满（图4-28-3）。

❻ 静置胶水30~60s，使之形成稳定的凝块，外口保持开放。

术中要点
❶ 纤维蛋白胶必须填满瘘管腔。
❷ 外口开放，保持充分引流。

术后处理
❶ 术后应用广谱抗生素3日，不必限制饮食。
❷ 为防止纤维蛋白胶移位，术后应避免坐浴、过度用力排便和剧烈运动。
❸ 局部换药。
❹ 保持外口通畅。

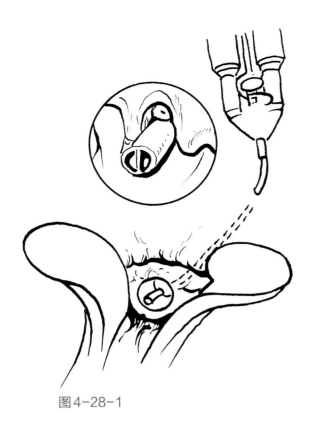

图4-28-1

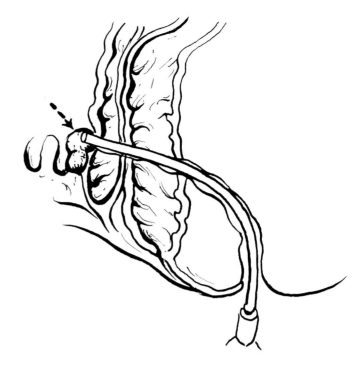

图4-28-2

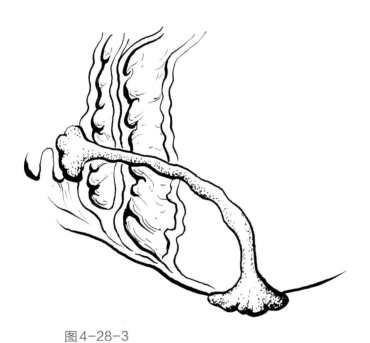

图4-28-3

第二十九节 肛瘘栓封堵术

<table>
<tr><td>适 应 证</td><td>❶</td><td>经括约肌肛瘘是肛瘘栓应用的最佳适应证，括约肌间瘘和括约肌外瘘甚
至克罗恩病肛瘘也可以采用。</td></tr>
<tr><td></td><td>❷</td><td>不建议用于单纯性肛瘘，因为采用标准的瘘管切开术成功率接近100%。</td></tr>
<tr><td>禁 忌 证</td><td>❶</td><td>瘘管处于急性感染状态、形成永久腔道、瘘管硬化、脓肿形成。</td></tr>
<tr><td></td><td>❷</td><td>找不到明确的内口和外口。</td></tr>
<tr><td></td><td>❸</td><td>对生物材料过敏者。</td></tr>
</table>

术前准备		有任何感染迹象者，需要挂线引流6~8周以使瘘管成熟和稳定。
	❶	查血常规、凝血功能、心电图和胸透等。
	❷	清洁肠道。
	❸	预防性应用抗生素。
	❹	糖尿病患者应控制血糖。
	❺	吸烟者需戒烟。
麻　醉		脊髓麻醉、局部浸润麻醉或者全身麻醉。
体　位		根据方便观察内口的原则采取适当体位。
手术步骤	❶	过氧化氢溶液冲洗瘘管。
	❷	肛瘘刷轻柔搔刮瘘管，清除坏死组织。
	❸	移除肛瘘刷后，瘘管内置入一根缝线，将肛瘘栓用无菌生理盐水浸泡软化后，将其与事先置入的缝线固定。
	❹	再次用过氧化氢溶液冲洗瘘管后，从窄的一端开始，牵拉肛瘘栓进入瘘管，直到肛瘘栓末端的纽扣样结构紧贴黏膜。
	❺	分离肛瘘栓纽扣周围黏膜形成口袋样结构，拉紧肛瘘栓使纽扣紧贴内括约肌表面。
	❻	用2-0可吸收线固定肛瘘栓，缝线从肛瘘栓的中央进针，深达内括约肌，共4针，修剪黏膜边缘使之完全覆盖住肛瘘栓。
	❼	修剪肛瘘栓外部，使其与皮肤平齐，扩大外口充分引流。
术中要点	❶	瘘管可见少量出血或者肛瘘刷上带有少量血迹，表明瘘管已经得到充分清理。
	❷	外口引流时间至少2周。
	❸	肛瘘栓浸泡时间要合适，一般在2min，超过5min容易导致肛瘘栓断裂，而如果不浸泡，肛瘘栓将会使患者产生剧烈的疼痛。
	❹	必须使肛瘘栓得到可靠固定，肛瘘栓移位是手术失败的主要原因。
	❺	肛瘘栓纽扣部分应该被固定在黏膜下方，肛瘘栓外部应该剪去多余部分使之与皮肤平齐，否者患者会产生不适感。
术后处理	❶	不必限制饮食。
	❷	适当口服非甾体抗炎药镇痛治疗。
	❸	避免体力劳动和体育锻炼2周。
	❹	节制性生活2周。
	❺	可以清洁沐浴。
	❻	不建议控制排便，便秘或者腹泻时可以药物治疗。

第三十节　瘘管激光闭合术（FILAC术）

适 应 证	高位经括约肌肛瘘、复杂性肛瘘、克罗恩病肛瘘。
禁 忌 证	瘘管表现为急性炎症状态或者脓肿形成。

术前准备
❶ 直肠腔内超声了解瘘管走行。
❷ 肠道准备。
❸ 术前口服抗生素（如头孢呋辛和甲硝唑）5日。
❹ 激光探针设备（fistula laser closure）。

麻　　醉　　双阻滞麻醉、局部麻醉或者全身麻醉。

体　　位　　患者取左侧卧位、截石位或者俯卧折刀位。

手术步骤
❶ 切除内口和外口组织。
❷ 刮匙搔刮清理残留的瘘管，生理盐水冲洗瘘管。
❸ 用2-0可吸收缝线关闭内口。
❹ 激光探针从外口进入瘘管，工作功率调整为13W，以3s每厘米的速度退出探针，边退边用激光连续破坏瘘管壁（图4-30-1、图4-30-2）。
❺ 最后，黏膜瓣推移关闭内口。
❻ 外口保持开放。

术中要点
❶ 连续完整烧灼瘘管壁。
❷ 外口保持开放引流状态。

术后处理
❶ 术后3日需要流质饮食。
❷ 伤口定期换药，保持外口开放。

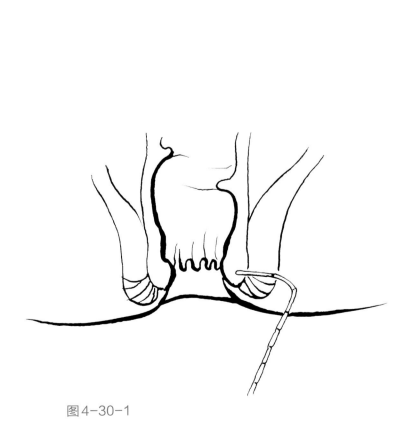

图4-30-1

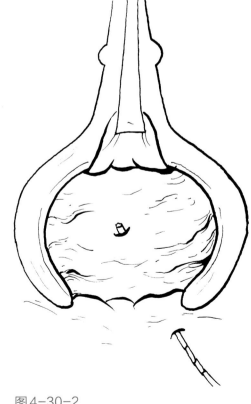

图4-30-2

135

第三十一节 瘘管闭合术（OTSC术）

瘘管闭合术（OTSC）起初用于内镜下消化道损伤的修补，2011年Prosst等在猪的肛瘘动物模型上应用获得成功，此后OTSC成功用于治疗人类的肛瘘。这种手术主要是用OTSC金属夹关闭肛瘘内口，其治愈率为12%～90%。

适 应 证	适用于复杂性肛瘘、复发性肛瘘。
禁 忌 证	瘘管呈急性炎症状态或者脓肿形成。
术前准备	❶ 肠道准备。
	❷ 瘘管松挂线6周以确保瘘管无急性炎症或者脓肿形成。
	❸ OTSC操作系统，包括闭合夹、闭合夹施放器、肛瘘刷和取夹器。闭合夹由超弹性记忆镍钛合金材料加工成形，长约14mm，闭合端呈锯齿状（图4-31-1）。
麻　　醉	双阻滞麻醉或者全身麻醉。
体　　位	可采用截石位等，原则上是根据内口位置选择更容易对内口区域进行操作的体位。
手术步骤	❶ 术前放置的引流线（箭头1为外口、箭头2为内口）（图4-31-2）。去除引流线。
	❷ 围绕内口切除肛管上皮（箭头3为齿状线，箭头4为肛皮线）（图4-31-3）。

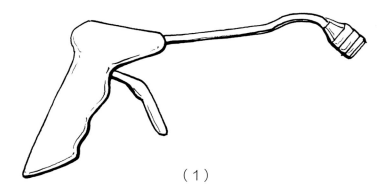

（1）

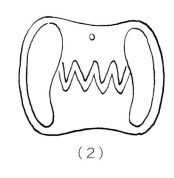

（2）

图4-31-1

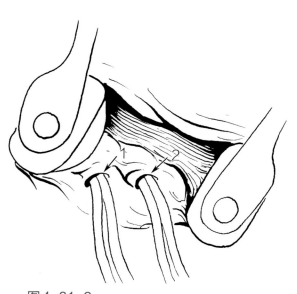

图4-31-2

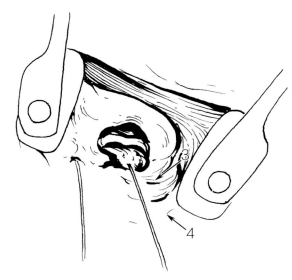

图4-31-3

❸ 用肛瘘刷清理瘘管，生理盐水冲洗（图4-31-4）。切除内口周围上皮组织，直径约2cm，深度为数毫米，这样可以更顺利地将闭合夹固定于肌肉组织上。

❹ 为了便于施放闭合夹，以内口为中心，在内括约肌上"U"形缝合两针作为牵引线（图4-31-5）。

❺ 放置施放器，用回收器将牵引线穿过施放器的工作通道并使牵引线绷紧（图4-31-6）。随着绷紧的牵引线，施放器进入肛门，工作平面位于瘘口上方，平行于瘘管。

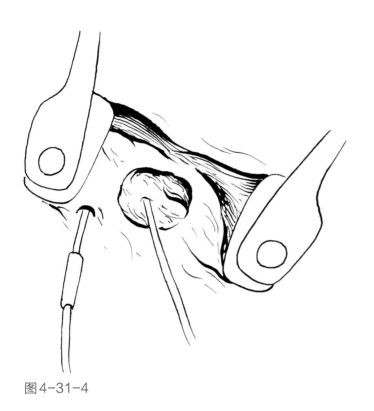

图4-31-4

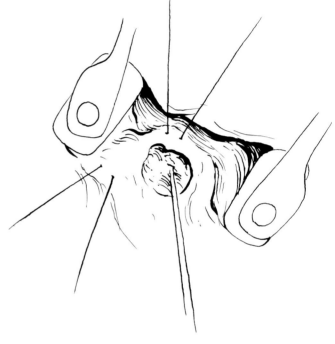

图4-31-5

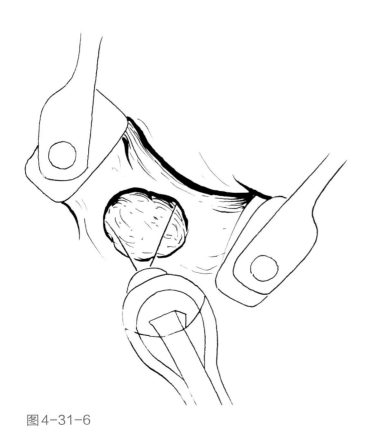

图4-31-6

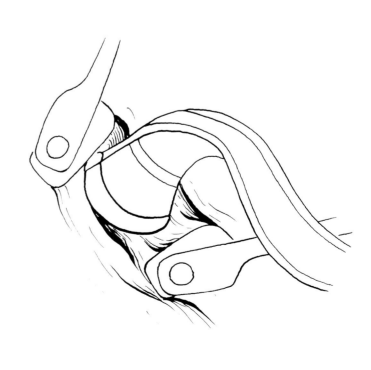

图4-31-7

137

❻ 施放闭合夹夹闭于瘘口上，闭合夹的位置以完全关闭内口为准，然后剪除两条牵引线（图4-31-7）。

❼ 仔细检查所夹住的内括约肌，确保没有局部缺血。

❽ 通过从外口注入生理盐水检查内口是否封闭完整，如果有漏出，拆除闭合夹重新操作，直至完全关闭内口（图4-31-8），释放闭合夹。

❾ 扩大瘘管的远端和外口以充分引流。

❿ 瘘管闭合后或者遇到患者疼痛、不适、闭合夹移位等情况，可在麻醉下暴露闭合夹，采用专用的夹剪将闭合夹剪为两段，移除闭合夹（图4-31-9）。

术中要点

❶ 内口周围上皮组织切除范围要足够，一般直径约2cm，其目的是减少术后疼痛。

❷ 保证所夹闭的肌肉组织血供良好。

❸ 反复检查确保有效关闭内口，如果关闭不完全，必须重新操作。

术后处理

❶ 肛门内可以不放置敷料。

❷ 不限制饮食。

❸ 根据患者情况应用镇痛药物。

❹ 术后定期随访检查闭合夹是否移位。

❺ 为了防止闭合夹脱落，应避免使用任何直肠灌肠剂或栓剂。

❻ 软化大便。

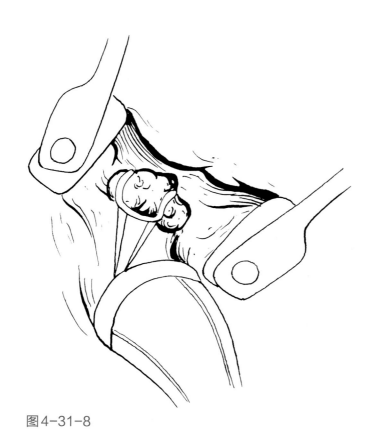

图4-31-8

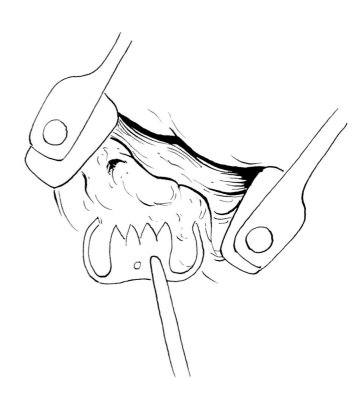

图4-31-9

第三十二节　自体干细胞移植术

适 应 证　克罗恩病肛瘘、复发性或复杂性肛瘘。

禁 忌 证　严重的全身感染者。

术前准备　❶ 清洁肠道。

❷ 瘘管有急性炎症表现时需要挂线引流2周。

❸ 干细胞制备

（1）脂肪组织的采集：选择患者下腹部或大腿内、外侧，用生理盐水250ml加2%利多卡因10~15ml联合肾上腺素0.25mg配比成肿胀液，并用此浸润麻醉患者局部脂肪组织区域，以20ml注射器配备口径1.5~3.5mm的吸脂针，进入供区，形成负压，呈"扇形"手动均匀吸取脂肪组织，采集量不少于30ml。

（2）ADSCs的分离：送至实验室的脂肪组织先用生理盐水冲洗，然后加入与脂肪组织体积等量的Ⅰ型胶原酶，37℃水浴振荡消化60min，离心后吸取并放弃上层脂肪和液体层，加入生理盐水重悬细胞沉淀，最后用细胞滤器过滤，去除未充分消化的组织团块，滤液离心，抛弃上清液，获得基质血管成分（SVF）。锥虫蓝染色进行细胞计数，计算细胞数量和活性。

（3）ADSCs的培养与传代：接种SVF至培养瓶中，加入无血清培养基和血清替代物，培养条件为5%CO_2，温度37℃。细胞融合度达到70%~80%时加入胰蛋白酶消化，收集细胞悬液，然后接种到培养瓶进行传代培养。收集第3代或第4代的ADSCs，检测细胞形态、活力细胞表型、内毒素、细菌、真菌和支原体等指标合格后进行临床应用。

麻 醉　硬膜外麻醉。

体 位　患者取截石位。

手术步骤　❶ 确定瘘管走行和内口的位置。

❷ 搔刮瘘管，尤其是走行于括约肌间隙的部分。

❸ 用2-0 Vicryl缝线关闭内口。

❹ 通过一个细长针头将细胞悬液注射于瘘管壁内，其中一半注入位于括约肌间隙以及靠近内口的瘘管壁，另一半注入走向外口的瘘管壁内。进针要表浅，深度不要超过2mm。

❺ 在某些情况下，也可以应用纤维蛋白胶封闭瘘管。

术中要点　❶ 细胞悬浮液一但取出应该立即使用以防细胞沉降。

❷ 瘘管直径小于1cm时，注射剂量为1ml/cm，直径在1~2cm之间时注射剂量为2ml/cm。

139

③ ADSCs应含有的细胞数量目前尚无标准，这有可能是决定治愈率的一个重要因素。章阳等人在研究中采用是1千万细胞含量，有研究认为2千万~6千万细胞含量是安全可行的。

术后处理　　① 应用广谱抗生素2日。

② 术后第2日常规换药。

③ 保持排便通畅，对便秘患者，可辅以通便药物。

第三十三节　蹄铁形肛瘘手术

蹄铁形肛瘘是指肛瘘形成后，瘘管是围绕着肛管或者直肠下部的有一侧通到对侧形成半环形如马蹄一样形态的肛瘘。位于肛门后位的称为后马蹄形肛瘘，也有少数发生于肛门前位的前马蹄形肛瘘，此类瘘管一般比较表浅。肛门后部的瘘管一般较深，两侧瘘管通过肛尾韧带的浅面和深面在肛门直肠后侧相互交通。蹄铁形肛瘘可以表现为皮下瘘管或位于肛直环水平的括约肌间肛瘘和位于肛直环水平以上的高位复杂性马蹄形肛瘘。但无论哪一类型马蹄形肛瘘，其内口位置仍然是位于肛管的后位肛窦原发位置。

马蹄形肛瘘在手术中位于肛门两侧的瘘管无论采用切开引流还是旷置引流的方法，瘘管的主管道位于肛门后位的肛瘘内口仍然须进行规范的挂线治疗，以减少肛门括约肌的损伤（图4-33-1）。对于高位马蹄形肛瘘的手术中肛尾韧带的切开问题，多数学者认为由于肛瘘的反复感染，尤其位于肛门后位原发病灶的瘘管部分，其管壁与周围的组织已产生广泛的粘连。如果手术仅仅是对瘘管的一侧切开，仍有残余瘘管管壁的支持和固定作用，加之手术后瘢痕形成，可以产生可靠的固定作用，而不至于因手术损伤了部分的肛尾韧带造成肛门的向前移位，影响肛门的功能。

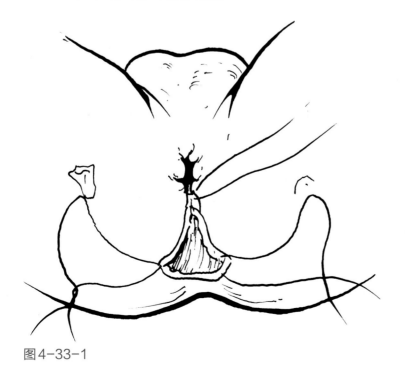

图4-33-1

第三十四节　高位肛瘘手术

在临床上，通常将肛提肌水平以上或肛直环水平以上的肛瘘称为高位肛瘘。通常肛门周围的感染病灶，在肛管内压动力学的作用下，向肛门周围间隙内蔓延发展，扩散到直肠后间隙及两侧坐骨直肠间隙，形成脓肿或瘘管。也有人称其为括约肌上方脓肿或者是肛瘘，但无论如何，这一类高位肛瘘的内口仍原发于感染的肛腺，所以其内口也都位于肛管齿状线位置。

值得一提的是，有些所谓肛提肌上的脓肿与临床上讲的高位肛瘘有概念上的不同。这一类感染大多与肛管、直肠没有任何联系。指诊检查时，可以在肛提肌上方触到肠壁外的肿块及波动感，在膀胱直肠陷窝或在直肠盆腔间隙发生的脓肿，大多数来源于腹部或盆腔炎症及血行感染，而不是来源于肛腺感染，所以不能称之为肛瘘。在肛瘘手术前必须给出明确诊断，例如高位坐骨直肠窝脓肿引起的直肠内破溃、直肠癌前切除手术后形成的盆底吻合口瘘、或是克罗恩病形成的直肠旁瘘管。都不应归为高位肛瘘去诊断，甚至是做挂线治疗。这一类复杂的高位直肠周围感染只能通过结肠造口断流后进行充分的病灶手术引流，方能顺利愈合。

第三十五节　婴幼儿肛瘘手术

小儿肛瘘的特点：小儿在两岁以前直肠会阴曲较小，肛管壁所受到的粪便直接压力大，容易引发肛隐窝炎，小儿肛管后壁有耻骨直肠肌加固，而前壁相对薄弱，发生感染时炎症容易向前方穿透、破溃，小儿肛瘘走行在肛门后位的比较少见，在肛管两侧及前位多见，而且瘘管一般较浅多呈直线形。

小儿齿状线距肛缘较成人近，在清洗肛周时擦拭动作粗暴可损伤肛隐窝，从而增加感染的机会，同时小儿发生便秘腹泻时也容易损伤肛隐窝。6个月以内的婴儿还尚未完全获得免疫力，所以免疫力较低，容易引发肛窦感染、发炎。男婴肛瘘常因反复感染形成感染性肉芽肿外口，女婴肛瘘如在舟状窝部位容易形成感染造成直肠阴道瘘，一旦形成直肠阴道瘘应选择在青壮年期直肠阴道间隔厚度增加后再行修补手术，成功率会大大增加。

小儿肛瘘的治疗：小儿肛瘘一般表浅、生长发育快、皮肤屏障作用也不如成人，因此，药物作用在感染部位效果较成人更好。年龄小于1岁的患儿，在急性感染期进行排脓手术后有部分患儿伤口能够自行愈合，而不形成发作性肛瘘，反复发作感染的患儿在出生6个月后可选择挂线手术治疗。小于1岁的患儿由于神经系统发育尚不完全，皮肤感觉较差，手术可不选择任何麻醉或只用低浓度小量局麻即可。稍大的小儿可仅在手术操作时采用氯胺酮静脉麻醉。

小儿肛瘘手术通常采用切开挂线疗法，挂线一般控制在3~5日脱落，手术引流是小儿肛瘘最好的外科治疗。只要引流通畅，术后一般不应用抗生素，因小儿皮肤娇嫩，一般不必用药物清洗，使用温盐水清洗即可，换药时不用橡皮膏而应用丁字带纱布是最好的选择。

第三十六节　结核性肛瘘手术

结核性肛瘘在临床上比较少见，在结核病患者中发病率约为6%，但是在一般肛瘘组织学检查中有结核感染者占11.7%，这类肛瘘治疗病程较长，难以治愈。结核性肛瘘起病缓慢，少有疼痛，流脓是结核性肛瘘的一个主要症状，脓汁稀薄有臭味，呈稀薄乳状。肛瘘常常是肛周皮肤下包块或者是不完全性肛瘘的表现，有时外口较大，溃疡面呈不规则状，有潜行性边缘，溃疡底部有黄白色的脆软肉芽组织容易出血，外口边缘皮肤红紫色，有的病人伴有全身症状，食欲不振、盗汗、低热、咳嗽、咯血等症状，脓液结核菌试验阳性。

结核性肛瘘的手术疗法与一般肛瘘相同，寻找肛瘘的内口并且挂线，肛瘘外侧伤口面积一般稍大，将潜行的伤口全部开放，在愈合时间上与健康人没有大的区别，术后处理，可在排便后坐浴冲洗，伤口用过氧化氢溶液、生理盐水冲洗，可以用硫酸链霉素水浸润的纱布或用利福平油纱布（利福平粉＋凡士林油20%调制而成）。

如果患者是活动性肺结核，多半是在进行性活动期，则必须配合抗结核药物的全身治疗，单纯手术的治疗效果不理想，术后仍需定期复查。

第三十七节　肛瘘癌变手术

肛瘘癌变被认为是因肛瘘反复慢性感染造成的，病情常在十年以上。由于长期的慢性炎症刺激，伤口常有硬结形成，黏液性分泌物增加、伤口疼痛被认为是癌变的先兆，应引起高度重视。发生癌变的肛瘘，排出分泌物的性质发生变化，有血性的、胶冻状的分泌物，有时会有坏死的组织，病灶形成的肿块进行性增大、变硬，有浸润性生长趋势，发展较快，有的病灶可以造成肛管直肠狭窄，但最终诊断还有赖于病理活体组织检查。病理组织的特点是黏液腺癌占多数，但也有少数病人为鳞状上皮癌，主要取决于原发病灶的发生位置。

肛瘘癌变一经诊断应尽早手术为宜，以鳞状上皮癌为主的肛瘘癌变常主张先行放射治疗，在病灶得以控制时再采取根治手术治疗。较小的病灶可在放疗后考虑局部切除，凡黏液腺癌、腺癌和较大范围癌变者，多数学者认为应该进行广泛的腹会阴联合切除手术，以及采用术后的放化疗。

第五章

直肠脱垂手术

扫描二维码，
观看本书所有
手术视频

直肠黏膜下注射术

适 应 证	直肠黏膜下注射术适用于直肠黏膜脱垂。

根据脱垂的程度，直肠脱垂分为直肠内脱垂和直肠外脱垂。根据脱垂的内容又分为不完全性直肠脱垂（直肠黏膜脱垂）和完全性直肠脱垂（直肠全层脱垂）。

2002年我国制定的诊断标准如下：

一型：不完全性直肠脱垂，即直肠黏膜脱垂（图5-1-1）。表现为直肠黏膜层脱出肛外，脱出物呈半球形。

二型：完全性直肠脱垂，即直肠全层脱垂（图5-1-2）。脱出的直肠呈圆锥形，脱出部可以直肠腔为中心呈同心圆排列的黏膜环形沟。

二型直肠脱垂根据脱垂程度临床上又分为Ⅲ度（图5-1-3）：

Ⅰ度：直肠壶腹内肠套叠，即隐性直肠脱垂、内脱垂。

Ⅱ度：直肠全层脱垂于肛门外，肛管位置正常，肛门括约肌功能正常，不伴有肛门失禁。

Ⅲ度：直肠和部分乙状结肠及肛管脱出于肛外，肛门括约肌功能受损，伴有肛门不完全性或完全性失禁。

小儿多发生直肠黏膜脱垂，随着身体的成长有自愈的可能，如到成年尚不能愈合可行手术。成人直肠脱垂非手术疗法无明显疗效，应早期手术。如不手术因长期反复脱出，损伤阴部神经而至肛门失禁，脱垂肠段黏膜并发感染、水肿、糜烂、出血或绞窄坏死。

禁 忌 证	黏膜水肿、糜烂、腹泻。
术前准备	❶ 查血常规、凝血功能、胸片、心电图等。

❷ 药物：常用硬化剂有芍倍注射液、消痔灵注射液、聚桂醇注射液、矾藤痔注射液等。此外，还有2%利多卡因注射液、0.9%氯化钠注射液。

❸ 不必禁食，肛周备皮。

❹ 术晨口服硫酸镁（立美舒）或术前30min用甘油灌肠剂灌肠一次，排净大便。

❺ 液体石蜡棉球、灭菌干棉球、凡士林纱条和纱布块等。

麻 醉	因齿状线上直肠黏膜无痛觉神经，故无需麻醉或局麻。
体 位	患者取左侧卧位或截石位。
手术步骤	❶ 脱位点状注射法　嘱患者用力使黏膜脱出肛外，再行消毒，用两把血管钳或组织钳夹住向外牵拉固定。由齿状线上0.5~1.0cm处，在前、后、左、右位黏膜下层注药，每点注射消痔灵原液1ml，点距0.5~1.0cm。如脱出较长（3.0~5.0cm）者，则在四点注药上方1.0cm的右前、右后、左前、左后位再注药各1ml平行交错，必要时再加一平行交错点注药（图5-1-4），消毒后送回肛内，填以凡士林油纱条或塞入痔疮栓纱布包扎。

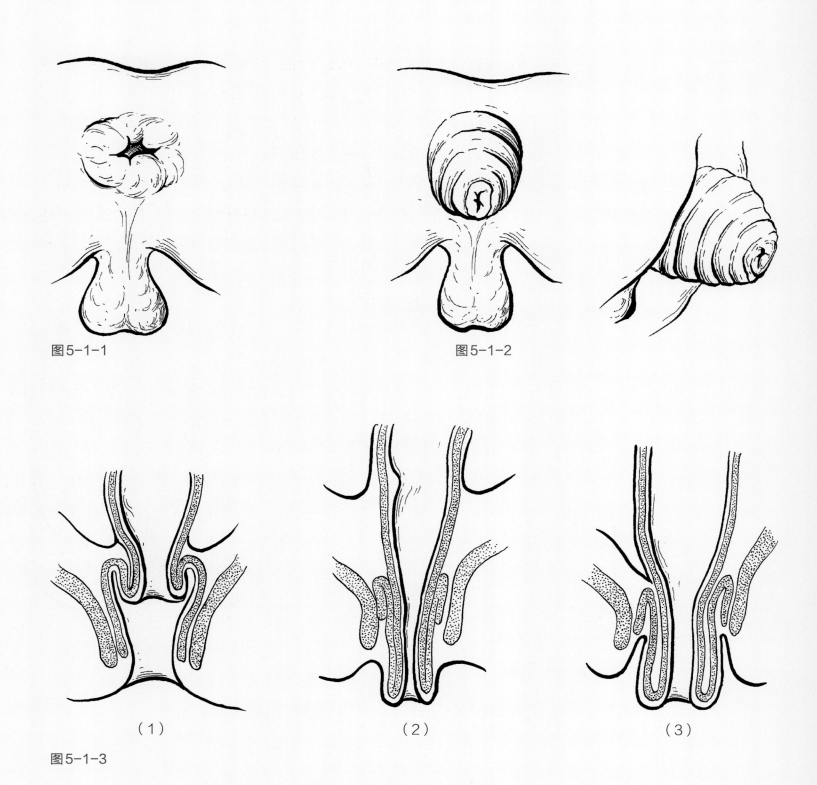

图 5-1-1

图 5-1-2

（1）   （2）   （3）

图 5-1-3

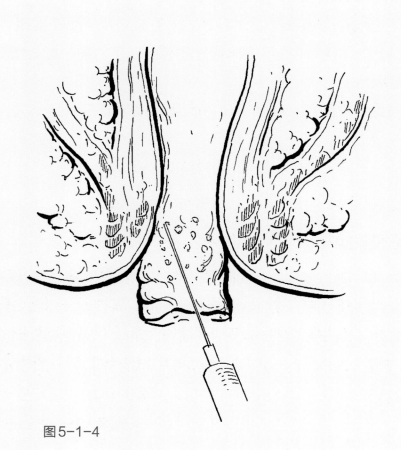

图 5-1-4

❷ 脱位条状注射法　脱出后钳夹黏膜，示指伸入肠腔做引导，在左、右、前、后位肠段远端进针，在黏膜下穿行至距齿状线0.5~1.0cm开始边退针边注药，每条注药10ml左右，以黏膜发白略凸起为度（图5-1-5）。消毒后送回肛内，填以油纱条包扎。

❸ 肛镜下条状注射法　如果钳夹牵拉也不易脱出肛外可在肛镜下注药，但不如脱位注射法方便、准确。即在两叶肛镜扩张下于齿状线上0.5cm进针，沿黏膜下向上穿行至尽量高的位置，边注药边退针，共左前、左后、右位三条，每条注药10ml左右（图5-1-6）。

术后处理　口服抗生素，控制排便2日。

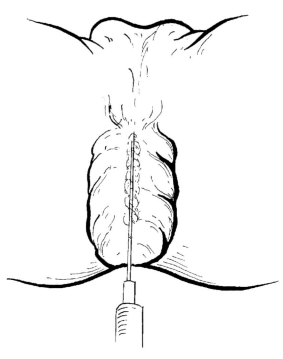

图5-1-5

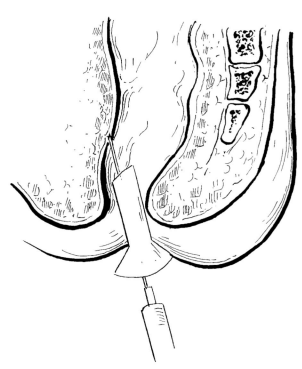

图5-1-6

第二节　　直肠周围注射术

适应证　直肠全层脱垂。

禁忌证　黏膜水肿、糜烂、腹泻，肛周皮肤感染。

术前准备
❶ 查血常规、凝血功能、胸片、心电图等。
❷ 药物　常用硬化剂有芍倍注射液、消痔灵注射液、聚桂醇注射液、矾藤痔注射液等。此外，还应准备2%利多卡因注射液及0.9%氯化钠注射液。
❸ 术晨口服硫酸镁（立美舒）或术前30min用甘油灌肠剂灌肠一次，排净大便。

麻醉　局麻。

体　位	患者取截石位。
手术步骤	❶ 严密消毒，严格无菌操作。于左右肛外1.5cm进针，示指伸入直肠内做引导，针尖刺入皮肤、皮下组织进入坐骨直肠间隙，进入5cm针尖有阻力即达肛提肌，再进针穿过肛提肌进入骨盆直肠间隙有落空感。直肠内示指触及针尖在直肠壁外侧可自由摆动，防止针尖刺入肠腔，再向上进针不能超过9cm，用力注药使其充斥以上间隙，再边退针边注药至6cm处注完，绝不能注入肌内，每侧注射消痔灵原液15ml或8%明矾液10ml（图5-2-1）。
	❷ 再于肛尾间沟中点即长强穴进针，在直肠内示指引导下，沿骶曲向上穿行8cm左右，未穿进肠壁及骶前筋膜，进入直肠后深间隙内，边注药边退针，共注射消痔灵15ml（图5-2-2），直肠前方严禁注药，重新消毒，肛内填以油纱条包扎。
术后处理	卧床休息，控制排便3~5日，禁食不禁水2~3日，注意补液，应用抗生素预防感染，便干难排可用开塞露50ml灌肠，保持排便通畅，避免重体力劳动。

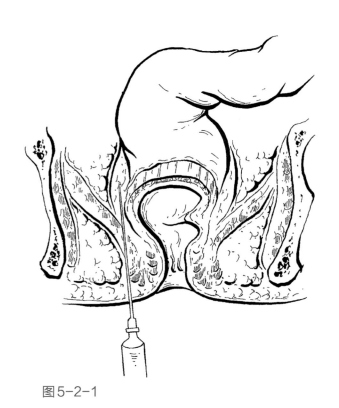

图5-2-1

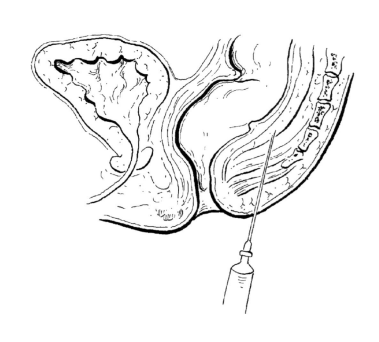

图5-2-2

直肠黏膜分段结扎术

适 应 证		直肠黏膜脱垂脱出长度在30cm以内。
禁 忌 证		黏膜发炎、水肿、合并肠炎者。
术前准备	❶	查血常规、凝血功能、胸片、心电图等。
	❷	术晨禁食，肛周备皮。
	❸	术晨口服硫酸镁（立美舒）或术前30min用甘油灌肠剂灌肠一次，排净大便。
麻 醉		长效局麻。
体 位		患者取截石位。
手术步骤	❶	嘱患者努臀使直肠黏膜脱出肛外或钳夹牵拉至肛外，严密消毒，铺巾。
	❷	于左前、左后、右前、右后位，各用两把血管钳，内臂伸入直肠腔内、外臂自齿线上1.0cm处钳夹，在两钳间切开至钳尖，内外黏膜缝合一针，完成分段为四个独立黏膜片。
	❸	提起其两侧血管钳，各段以大弯血管钳在两侧血管钳尖下横行钳夹，卸掉两侧血管钳，在大弯血管钳下，行贯穿"8"字结扎。
	❹	依同法处理其他黏膜片。重新消毒，送回肛内，填以油纱条或痔疮栓，纱布包扎。
术中要点		黏膜反复脱垂肛门松弛，故不宜松解肛门括约肌，分段结扎后瘢痕愈合能使肛管缩小。
术后处理	❶	少渣半流食，控制排便2~3日。
	❷	每便后再熏洗坐浴，痔疮栓塞肛。
	❸	口服抗生素防止感染，一周后结扎的黏膜脱落。换药至愈合。

直肠黏膜排列结扎术

适 应 证	直肠全层脱垂。
禁 忌 证	黏膜发炎、水肿、合并肠炎者。
术前准备	直肠黏膜分段结扎术。
麻 醉	可无需麻醉、局麻或简化骶管麻醉。

体　位	患者取截石位。
手术步骤	❶ 嘱患者咳嗽和努臀增加腹压使肠段尽量脱出，如未脱出可扩肛钳夹牵出肛外（图5-4-1），用0.1%苯扎溴铵或新洗灵纱布洗刷消毒。
	❷ 分别在原发痔相反区（左前、左后、右位）齿状线上1.5cm纵行钳夹直肠黏膜，钳下单扎或缝扎，暂不剪线留做牵引（图5-4-2）。三个部位横排结扎，同步向脱出远端纵行排列结扎，直至肠腔口部能通过两横指为止（图5-4-3）。
	❸ 在三个结扎链条中间如仍有松弛黏膜，可避开血管补加结扎2~3点。
	❹ 牵拉缝线在结扎点及其黏膜下注射消痔灵直至凸起发白为止。
	❺ 边剪线边自动回位，肛内填以油纱条包扎固定。
术后处理	❶ 绝对卧床，补液，应用抗生素预防感染。
	❷ 禁食1~2日，再改少渣半流食1~2日至普食。
	❸ 控制排便4~5日。首次排便困难时不要用力排便，可用开塞露灌肠帮助排便。
	❹ 便后硝矾洗剂熏洗坐浴，痔疮栓塞肛。

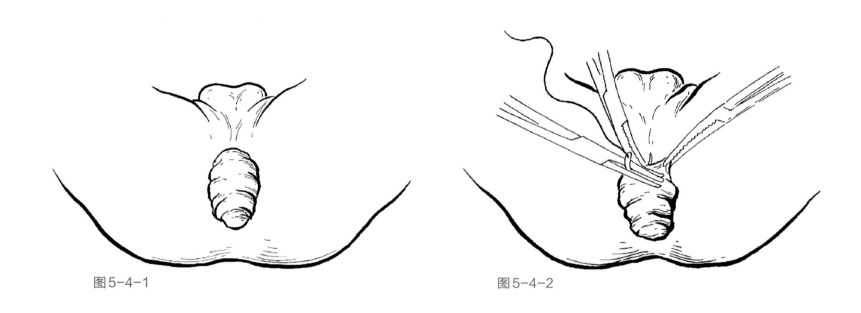

图5-4-1　　　　　　　　　　　　　　　　　　图5-4-2

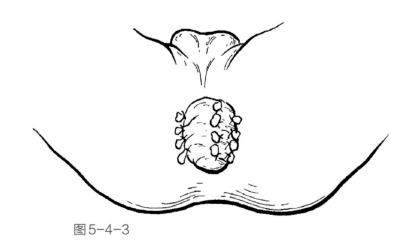

图5-4-3

第五节　　肛门环缩术

适 应 证	直肠黏膜脱垂伴肛门松弛收缩无力者。
禁 忌 证	同直肠黏膜分段结扎术。
术前准备	直肠黏膜分段结扎术。
麻　　醉	局麻或简化骶管麻醉。
体　　位	患者取截石位。

手术步骤　❶ 严密消毒后，于前后肛缘外 1.5cm 处，各行 0.5cm 小切口（图5-5-1）。

❷ 用动脉瘤针或大弯血管钳自前切口伸入沿一侧肛周皮下穿行，自后切口穿出，夹住粗塑料管一端，退回前切口，将塑料管引入一侧肛周皮下。再从前切口伸入大弯血管，沿另一侧肛周皮下穿行，自后切口穿出，再夹住粗塑料管另一端，引入皮下再退回前切口（图5-5-2）。

❸ 两端塑料管交叉，示指伸入肛内，助手拉紧两端有勒指感，在交叉处钳夹，在交叉两侧平行塑料管各钳夹一扣，在夹沟内丝线结扎，卸掉交叉处血管钳，在夹沟内结扎，剪断平行接头多余的塑料管，共三条结，再将平行接头移开前切口至一侧皮下，以免刺激和压迫切口而不愈合。重新消毒后，丝线缝合前、后切口，各缝 1 针（图5-5-3，图5-5-4）。

术后处理　❶ 禁食 3 日后改半流食。

❷ 控制排便 3 日，以后保持大便通畅。

❸ 补液，应用抗生素，预防感染。

❹ 术后 7 日拆线，减少剧烈活动。

❺ 术后 6 个月取出塑料管，无不良反应者或老年患者也可不取。

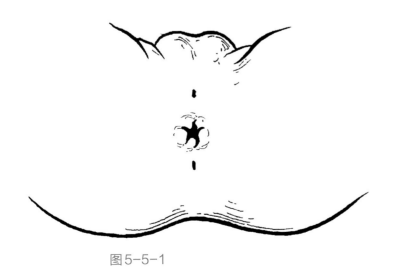

图 5-5-1

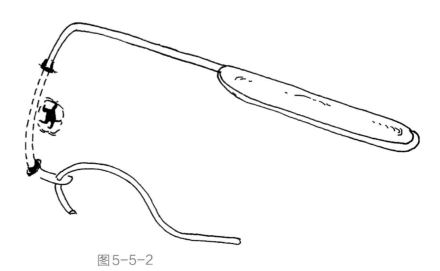

图 5-5-2

151

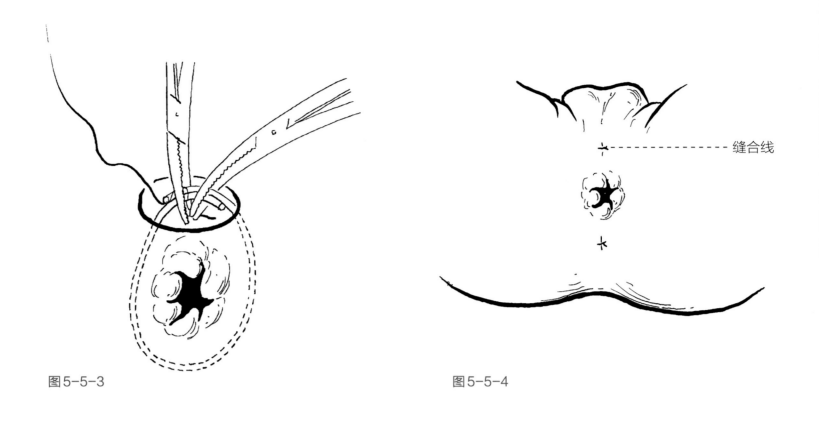

图5-5-3　　　　　　　　　　　　　　　　　　　　图5-5-4

缝合线

第六节　　肛门紧缩术（肛门括约肌折叠术）

适 应 证	直肠脱垂伴肛门松弛收缩无力者。
术前准备	同肛门环缩术。
麻　　醉	局麻、简化骶管麻醉。
体　　位	患者取截石位。
手术步骤	❶　侧方紧缩法

（1）消毒后，在左或右侧肛缘外1.5cm做一长3cm弧形切口。切开皮肤、皮下组织，游离肛缘皮瓣，暴露外括约肌皮下部（图5-6-1）。

（2）用血管钳游离并挑起外括约肌皮下部肌束（图5-6-2）。示指伸入肛内，用肠钳夹住被挑起的肌束根部，用丝线间断贯穿缝合钳下肌束3针（图5-6-3）。

（3）肛内示指略有勒指感即可，去掉肠钳用丝线间断缝合折叠部分，固定在外括约肌皮下部的肌膜上。间断缝合切口（图5-6-4），纱布包扎。

❷　后方紧缩法

（1）消毒后，距肛门后缘2.5cm处，沿肛缘后半周做弧形"U"形切口（图5-6-5），切口长度视肛门松弛程度而定，如肛门松弛3横指以上，可紧缩肛门全周的1/2；如在3横指以下，可紧缩肛门全周的1/3。

（2）切开皮肤和皮下组织，游离切开皮瓣至齿状线（图5-6-6），并将游离皮瓣向上牵拉，推入肛内，暴露肛门外括约肌浅部，肛尾韧带和肛管后三角（图5-6-7）。

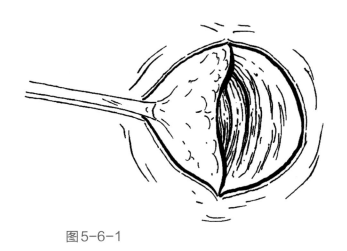

图5-6-1

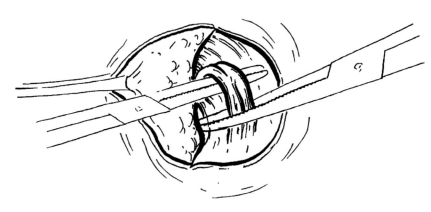

图5-6-2

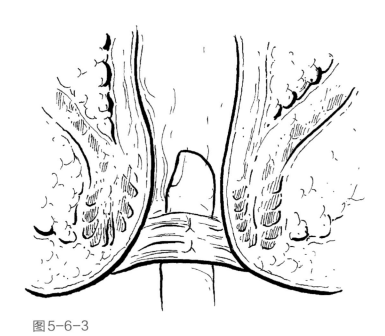

图5-6-3

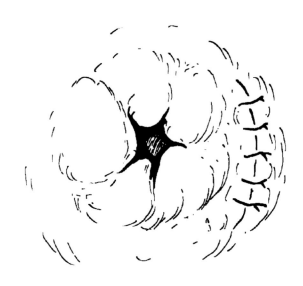

图5-6-4

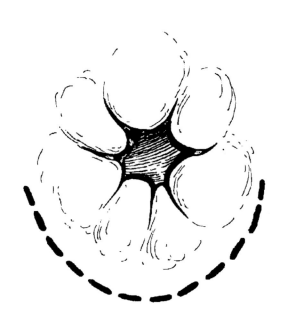

图5-6-5

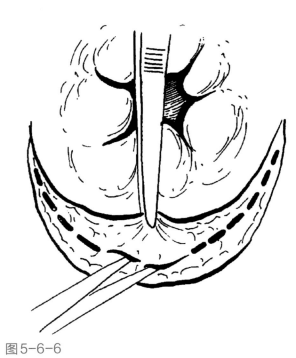

图5-6-6

153

（3）将松弛的两侧外括约肌浅部牵拉重叠缝合，闭合肛管后三角间隙（图5-6-8），全层缝合肛门皮肤切口，以肛管内可伸入一横指为度，最后将游离皮瓣从肛内拉出做梭形切除，使肛内切口对合良好，根据情况，可缝合1~2针（图5-6-9）。重新消毒后肛内填塞油纱条，外敷纱布包扎固定。

术中要点	同肛门环缩术。
术后处理	同肛门环缩术。

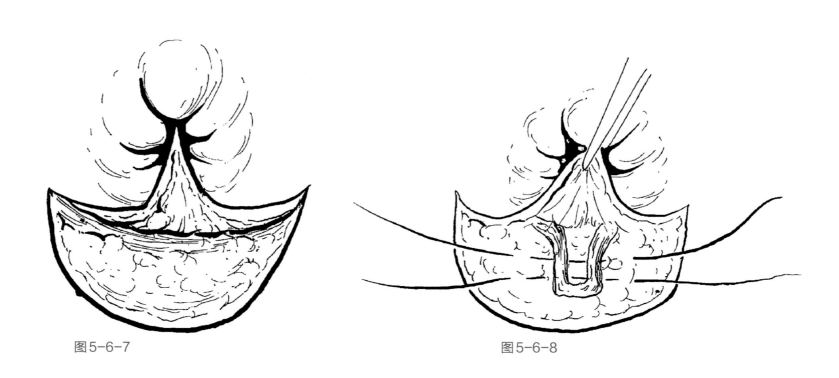

图5-6-7　　　　　　　　　　　　　　　　　　图5-6-8

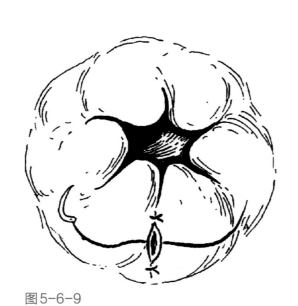

图5-6-9

直肠全层脱垂三联术

适 应 证	直肠全层脱垂经腹手术损伤大、出血多，患者痛苦。1970年，张有生开始研究经肛门手术，改进直肠黏膜结扎术为排列结扎术和肛门环缩术。其后，直肠全层脱垂均用三联术（直肠黏膜排列结扎术＋肛门环缩术＋直肠周围注射术）治疗，单一手术治疗差，联合应用则提高疗效。本法适用于直肠全层脱垂（Ⅱ～Ⅲ度脱垂）。
禁 忌 证	黏膜发炎、水肿、合并肠炎者。

术前准备
❶ 查血常规、凝血功能、胸片、心电图等。
❷ 术晨禁食，肛周备皮。
❸ 术前1日晚口服硫酸镁（立美舒）或术前30min用甘油灌肠剂灌肠一次，排净大便。

麻　　醉　简化骶管麻醉。

体　　位　患者取截石位。

手术步骤
❶ 首先行直肠黏膜排列结扎术，为有充分时间使脱出的肠段术后缓慢复位，以便直肠周围注射后粘连固定。

ER 5-7-1
直肠脱垂三
联术

❷ 再行肛门环缩术（因操作简便、容易掌握、利于推广，故未用肛门紧缩术），重新消毒，重换敷布、器械和手套再行手术。
❸ 最后严密消毒做消痔灵直肠周围注射术。

术中要点
❶ 三联术的顺序不能颠倒。先结扎直肠黏膜，再做肛门环缩术，最后做直肠周围注射术。
❷ 环缩用的导管尽量选择塑料管，既柔软，又有弹性。
❸ 环缩后肛门大小以示指通过顺利为度。
❹ 将平行接头移开前切口至一侧皮下，以免刺激和压迫切口而不愈合。

术后处理
❶ 绝对卧床休息，控制排便4~5日。
❷ 禁食不禁水3日，后改半流食再过渡到普食。
❸ 补液，应用抗生素，预防感染。
❹ 口服润肠通便药，防止大便干燥。
❺ 每次便后用硝矾洗剂熏洗坐浴，常规换药。
❻ 术后第7日拆线。避免剧烈活动、重体力劳动。
❼ 术后6个月如有不适可取出塑料管，无不适者和老年患者可保留不取。

直肠内瘢痕支持固定术

适 应 证	直肠全层脱垂。
术前准备	同肛门环缩术。
麻　　醉	简化骶管麻醉。
体　　位	患者取截石位。
手术步骤	❶ 直肠用达金氏液清洗干净。在齿状线上1.5cm处，分别在左前、左后、右中3个部位，用长直大血管钳，纵行钳夹直肠黏膜5~6cm（图5-8-1）。
	❷ 在血管钳上注射明矾枯痔液使黏膜膨胀，变成灰白色，待10min后，再用血管钳挤压捻挫被夹住的黏膜使坏死组织成薄片状，卸掉挤压血管钳。
	❸ 用圆针和7号丝线，在血管钳下，按三等分贯穿两针，分段结扎（图5-8-2）。3个部位依次同法操作（图5-8-3）。术毕直肠用达金消毒液消毒，肛内放消炎栓1枚，外敷纱布固定。
术中要点	❶ 三个结扎点要避开3个母痔区，结扎点之间要保留健康黏膜，术终以指诊通畅为度。
	❷ 三个结扎点距齿状线不应在一个水平线上，贯穿结扎不得穿入肌层，血管钳夹住黏膜与肠壁。
术后处理	每次便后温水坐浴，肛内放消炎栓，口服液体石蜡或麻仁丸，口服抗生素预防感染。

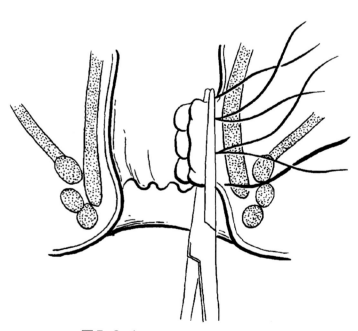

图5-8-1

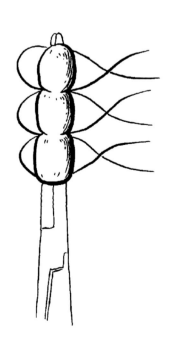

图5-8-2

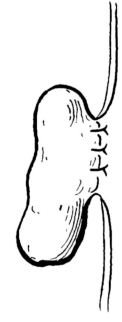

图5-8-3

第九节　　黏膜切除缝合术

适 应 证	适用于肛管和直肠下部黏膜脱垂。
禁 忌 证	黏膜发炎、水肿、合并肠炎者。

术前准备　　❶ 查血常规、凝血功能、胸片、心电图等。

❷ 术晨禁食，肛周备皮。

❸ 术前1日晚口服硫酸镁（立美舒）或术前30min用甘油灌肠剂灌肠1次，排净大便。

麻　　醉　　骶管麻醉，小儿可全身麻醉。

体　　位　　患者取截石位。

手术步骤　　❶ 如单纯黏膜外翻，且局限于肛周某侧，可行痔的孤立切除术，如痔切除间断结扎术或痔切除缝合术。

❷ 如脱垂黏膜波及肛管周围，可间断切除脱垂黏膜，创面缝合或分段钳夹结扎，被缝扎创面间留有正常黏膜，有利于创面的愈合，又不易致肛门狭窄。其手术步骤与痔切除缝合术相似。

❸ 牵开肛管和直肠下部，由齿状线上方到脱垂上部以弯血管钳或痔钳纵行夹起直肠黏膜，向下牵拉（图5-9-1），在脱垂上部钳端下方穿过一条缝线，紧紧结扎（图5-9-2）。

❹ 与痔切除缝合术相同，切除钳夹起的黏膜，围绕钳做连续缝线去钳后结扎缝线。同法切除缝合2~4处，直肠内放一窄条凡士林纱布。

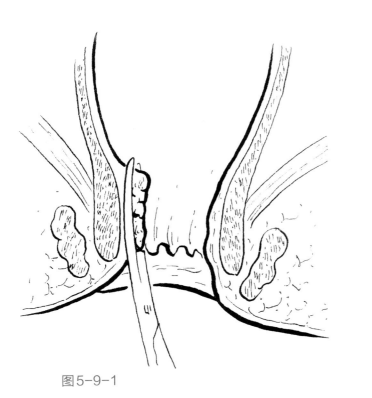

图5-9-1

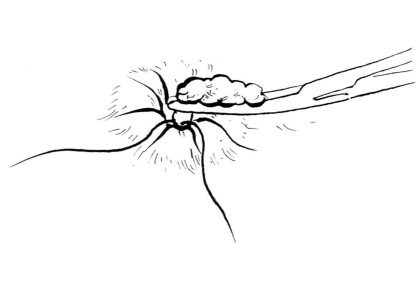

图5-9-2

157

术中要点	❶ 黏膜反复脱垂肛门松弛，故不宜松解肛门括约肌。
	❷ 黏膜缝合宜紧密，不留死腔，以防术后肠腔内容物流入切口造成感染。分段结扎后瘢痕愈合能使肛管缩小。
术后处理	❶ 半流食，控制排便2~3日。
	❷ 便后熏洗坐浴，痔疮栓塞肛。
	❸ 口服抗生素防止感染，1周后结扎的黏膜脱落。换药至愈合。

第十节　黏膜纵切横缝术（Bacon术）

适应证	直肠黏膜脱出和轻度直肠全层脱出。部分黏膜外翻较全周壁黏膜外翻，效果更好。
禁忌证	黏膜发炎、水肿、合并肠炎者。
术前准备	❶ 查血常规、凝血功能、胸片、心电图等。
	❷ 术晨禁食，肛周备皮。
	❸ 术前1日晚口服硫酸镁（立美舒）或术前30min用甘油灌肠剂灌肠一次，排净大便。
麻醉	骶管麻醉，小儿可在基础麻醉下鞍区麻醉，如不能配合手术，全身麻醉也可。
体位	患者取截石位。
手术步骤	❶ 如部分黏膜外翻，切口亦短；如全周壁黏膜或肠壁全层外翻，可于脱垂前面正中位齿状线上1~2cm处，向内纵行切开黏膜至黏膜下层（图5-10-1），切口长度随脱出物大小而不同，为4~6cm，将黏膜与肌层钝性分离，充分止血。
	❷ 再将切口向两侧牵拉，变纵切口为横切口，多余黏膜皱褶剪除。将黏膜内缘与肌层缝合，以免黏膜收缩，最后间断缝合横切口（图5-10-2）。
	❸ 脱垂后面以同法纵行切开横行缝合（图5-10-3）。前面和后面缝合完毕，将脱垂复位（图5-10-4）。取10cm长橡皮管，裹以凡士林纱布块，纳入肠腔。
术后处理	卧床24h可取出凡士林纱卷，控制排便4~5日，后灌肠排便，每便后坐浴换药。

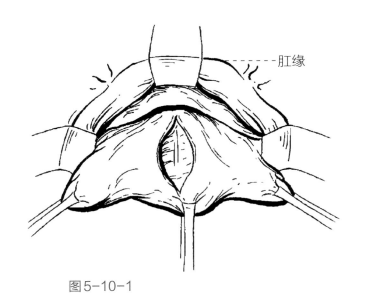

肛缘

图 5-10-1

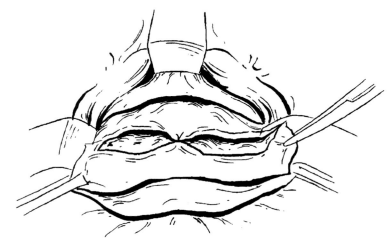

图 5-10-2

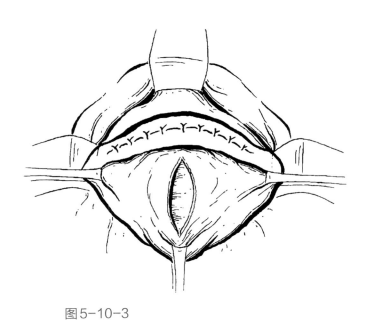

图 5-10-3

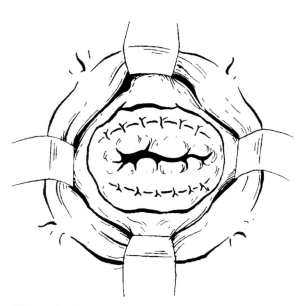

图 5-10-4

第十一节　直肠黏膜袖状切除肠壁折叠术（Delorme术）

适 应 证	Ⅱ～Ⅲ度脱垂，且年老体弱患者。
术前准备	❶ 查血常规、凝血功能、胸片、心电图等。
	❷ 术晨禁食，肛周备皮。
	❸ 术前1日晚口服硫酸镁（立美舒）或术前30min用甘油灌肠剂灌肠一次，排净大便。
麻　　醉	骶管麻醉，小儿可在基础麻醉下鞍区麻醉，如不能配合手术，全身麻醉也可。
体　　位	患者取截石位。

手术步骤	❶ 消毒后牵出脱垂，直肠黏膜下注射肾上腺素氯化钠溶液。于齿状线上1.0~1.5cm处环形切开黏膜，用电刀或剪将底部黏膜由肌层做袖状分离到脱垂顶端（图5-11-1）。
	❷ 向下翻转袖状黏膜，用4号丝线分6~8处纵行穿过黏膜下层和肌层，折叠肠壁（图5-11-2）。
	❸ 切除多余袖状黏膜，牵紧各条缝线，使肠壁肌层折叠（图5-11-3）。
	❹ 彻底止血，结扎折叠缝线，将近端黏膜与齿状线上黏膜间断缝合，并将折叠肠壁回复入盆腔（图5-11-4）。
术中要点	❶ 环形切开脱垂肠管黏膜时，选在齿状线近侧约1~1.5cm处为宜。
	❷ 在缝合直肠壁时，不能缝合过深，进针深度为黏膜下层和肌层，不要穿透肌层。
	❸ 在折叠缝合肠壁时，应纵行折叠缝合。
	❹ 在分离直肠过程中，不能损伤直肠。
	❺ 切除多余袖状黏膜时应注意彻底止血。
术后处理	同黏膜纵切横缝术。

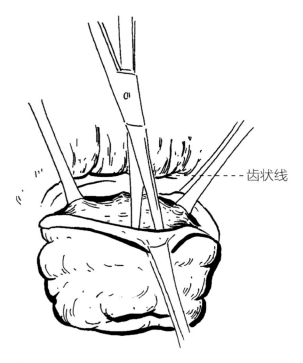

齿状线

图5-11-1

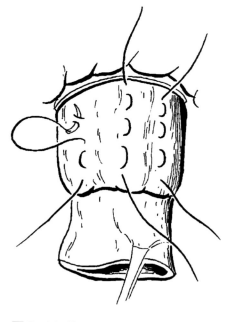

图5-11-2

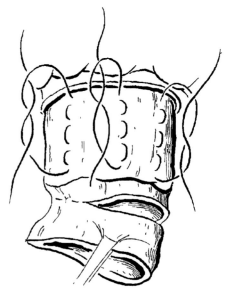

图5-11-3

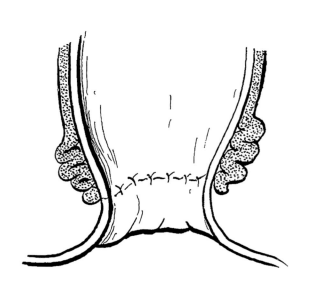

图5-11-4

第十二节　会阴部直肠乙状结肠部分切除吻合术（Mikulicz手术）

适 应 证	直肠全层脱垂，脱出较长发生嵌顿，肠管红肿，有坏死倾向的绞窄性脱垂。
禁 忌 证	嵌顿性直肠脱垂，虽有淤血，水肿，但无狭窄坏死倾向，一般手法不能复位。可用高野氏简易复位法，即用大直血管钳，夹持无菌纱布块，伸入脱出的远端肠腔内，利用纱布与肠黏膜的摩擦力，从中心将脱出肠段带回，复位后留置纱布，卸钳取出。不做此术可改做他术。
术前准备	❶ 查血常规、凝血功能、胸片、心电图等。 ❷ 术晨禁食，肛周备皮。 ❸ 术前1日晚口服硫酸镁（立美舒）或术前30min用甘油灌肠剂灌肠一次，排净大便。
麻　　醉	连续硬膜外麻醉或骶管麻醉，年老体弱者也可用局麻，小儿可在基础麻醉下进行鞍区麻醉，如不能配合手术，全身麻醉也可。
体　　位	患者取截石位。
手术步骤	❶ 用苯扎溴铵棉球消毒脱出的肠管，铺巾。钳夹肠管向外牵拉，切开外层肠管（图5-12-1）。 ❷ 先在脱垂肠管做两针牵引线，在距肛缘2cm左右环形切开脱出外层肠壁黏膜层。如不慎切开腹膜，直肠前腹膜凹陷内有小肠嵌出，注意勿损伤肠管，则将小肠推回腹腔，并缝合腹膜。脱出肠管前壁切断后，用细丝线间断缝合内、外两层肠管浆肌层（图5-12-2）。 ❸ 缝合前后壁全层用2-0可吸收线全层间断缝合内、外层肠管（图5-12-3，图5-12-4）。 ❹ 采取边切边缝法环形切除整个脱出的坏死肠管，可减少出血（图5-12-5）。吻合完毕，还纳肠管（图5-12-6），将凡士林纱布卷填入肛内包扎。
术后处理	❶ 禁食不禁水，补液，应用抗生素预防感染。 ❷ 卧床控制排便3~5日，2周内不应指诊、灌肠。 ❸ 术后4日口服液体石蜡帮助排便。 ❹ 术后6日体温升高时，可轻柔指诊检查吻合口有无漏出和盆内炎症，如有缝线裂开和化脓，可用肛镜冲洗消毒。

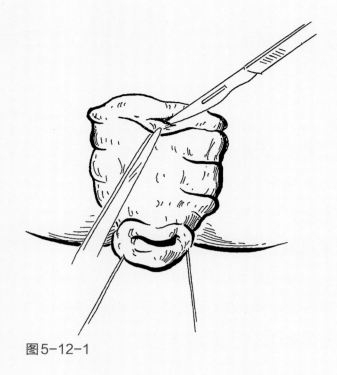

图5-12-1

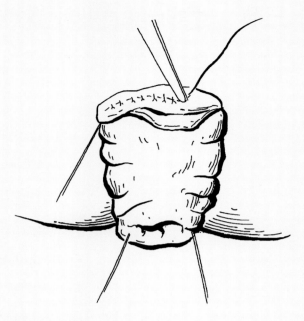

图5-12-2

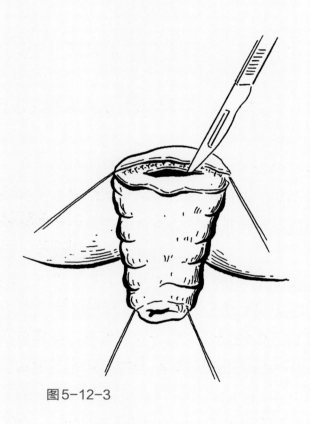

图5-12-3

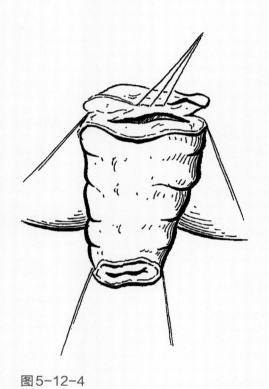

图5-12-4

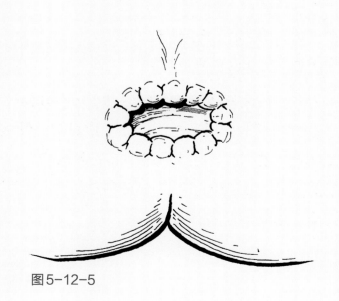

图5-12-5

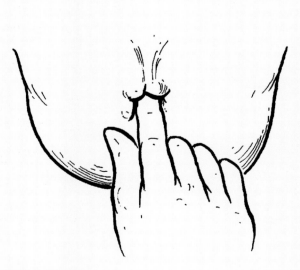

图5-12-6

第十三节 会阴部直肠乙状结肠切除、肛提肌折叠术（Altemeir 手术）

适 应 证

❶ 老年患者、体弱不能耐受经腹手术者。

❷ 肠管脱出时间较长，嵌顿不能复位或肠管已坏死者。

术前准备

❶ 术晨禁食，排净大便或灌肠排便。

❷ 口服抗生素，术前1日输注抗生素，预防感染。

❸ 术晨3时口服舒泰清，将舒泰清（6大包和6小包）加温水至750ml，30min内服完，2h之内服完温开水3 000ml。

❹ 留置导尿。

麻 醉

全身麻醉或硬膜外阻滞麻醉，老年或体弱者也可用局麻。

体 位

患者取折刀位或截石位。

手术步骤

❶ 常规消毒会阴部皮肤与肠腔，铺巾。用钳将脱垂的肠管向下牵拉，尽量拉出全部脱垂肠管（图5-13-1）。

❷ 在齿状线近侧约1.5~2cm处环形切开脱垂肠管外层的直肠全层肠壁，结扎出血点（图5-13-2）。

❸ 将脱垂外层向下翻转，在直肠远侧断端每一象限穿入牵引缝线（图5-13-3）。

❹ 下牵直肠和乙状结肠。在肠襻前面显露直肠膀胱陷凹或直肠子宫陷凹腹膜，切开腹膜切入盆腔。将乙状结肠前壁腹膜与直肠远侧断端腹膜连续缝合，闭合凹陷（图5-13-4）。

❺ 下牵乙状结肠，找到两侧肛提肌，在肠前面将两侧肛提肌牵拢并间断折叠缝合，消除盆底缺损，以加强盆底（图5-13-5）。

❻ 将肛门外多余的肠管从前后正中线处分别纵行向上剪开，至环形切开的外层直肠残端处，在前后正中线将肠壁与直肠断端黏膜全层缝合，做为牵引缝线（图5-13-6）。

❼ 结扎切断乙状结肠系膜，在肛门外约2cm斜行切断乙状结肠。向两侧剪去脱垂肠壁，切除多余的肠组织。提起牵引缝线，对合肠管断端，边剪边与外层肠管断端全层间断缝合（图5-13-7）。

❽ 全层缝合肠管一周结束后，将吻合口轻轻送入肛内（图5-13-8），再置入外包凡士林纱布的橡皮管，外覆敷料包扎固定。

术中要点

❶ 环形切开脱垂肠管外层时，在齿状线近侧约1.5~2cm处为宜。

❷ 如果脱垂肠管较长，在前方切开外层肠壁时，须注意在内、外层肠管间下降的腹膜囊内有小肠进入的可能，宜先回纳小肠后再切开。

❸ 内层多余肠管应边切边缝，防止断端肠管回缩影响吻合。

❹ 切开外、内层肠管时应注意断端彻底止血。

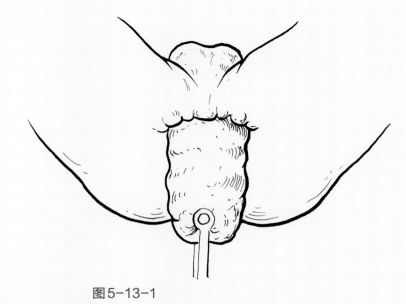

图 5-13-1

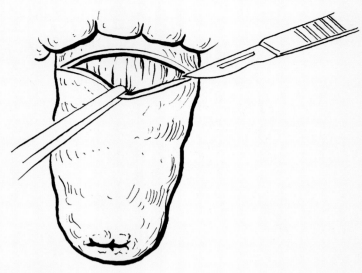

图 5-13-2

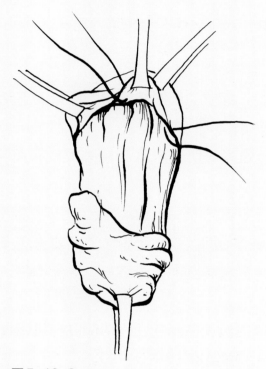

图 5-13-3

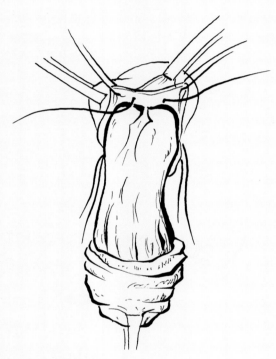

图 5-13-4

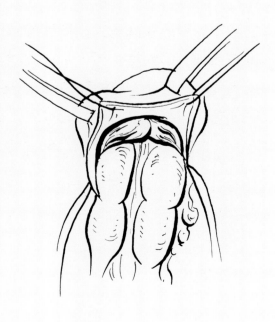

图 5-13-5

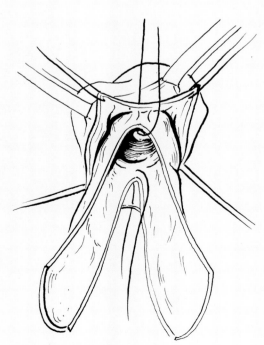

图 5-13-6

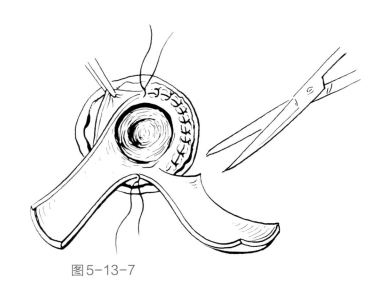

图5-13-7

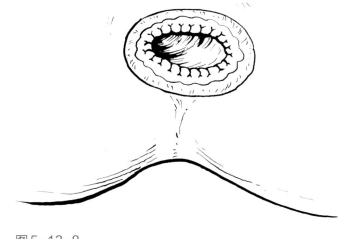

图5-13-8

术后处理   ❶ 禁食5日，从流质饮食逐渐恢复到正常饮食。

❷ 进食后应保持大便通畅，必要时给予缓泻剂。

❸ 静脉补液，全身应用抗生素，必要时全身支持。

❹ 术后24~48h拔除肛门内所置橡皮管，便后换药。

第十四节   Weinlechner人工坏死术

适 应 证   绞窄性直肠全层脱垂，肠管已变黑坏死，绝不能手法复位，又无法做其他手术者。

麻 醉   长效局麻、简化骶管麻醉。

体 位   患者取截石位。

手术步骤   冲洗消毒后，用一橡皮圈套在脱出肠段近端尚未完全坏死的部位，再取一硬橡皮管在脱出肠段远端肠腔口部，缓慢插入至近端橡皮圈套内，这样橡皮环更能勒紧脱出肠管，而达到人工促进坏死的效果，最终脱落。此法患者须忍受嵌顿、坏死的痛苦，用长效麻醉可减轻痛苦。此外还有发生腹膜炎或腹膜穿孔的风险。

术后处理   同会阴部直肠切除术。

165

第十五节 直肠黏膜原位固定术

适 应 证	适用于直肠内脱垂。
麻　　醉	简化骶管麻醉。
体　　位	患者取截石位。
手术步骤	❶ 直肠内消毒后，手指扩肛至可容纳4指，在直肠后壁及两侧分别用2-0肠线纵行缝叠松弛的黏膜共3排，故称直肠黏膜多排缝合固定术，缝合高度可参照排便造影片上套叠的高度和深度达7~8cm。三排缝合间可注射4%的明矾液20ml，增强固定效果。
	❷ 男性应避免在前壁操作，以防损伤前列腺。术毕肛内放小油纱条。
注意事项	严格无菌操作以防伤口感染。
术后处理	每次便后坐浴熏洗，肛内注入九华膏，不必每日换药。

第十六节 直肠后壁粘着术

适 应 证	适于轻度直肠脱垂。
麻　　醉	简化骶管麻醉。
体　　位	患者取俯卧位。
手术步骤	于肛尾间沟内做一纵行切口，逐层剥离至直肠壁层，不切开肛管，创口开放，以纱布填塞，术后10日左右可取出。或术后每日更换填塞敷料，使肉芽由创口底部生长，由于创口结缔组织增生，与直肠后壁部分粘着。疗效欠佳，但损伤小，简便易行。Ritter在此法基础上，于直肠周围穿过一纱布，企图引起范围更大的粘着，但可引起邻区组织损伤或影响其功能。有时可穿破腹膜，故临床少用。

第十七节　经骶部直肠缝合固定术

麻　　醉	简化骶管麻醉。
体　　位	患者取俯卧位。

手术步骤

❶ 用一大弯针穿粗丝线，由尾骨的右侧穿过皮肤、皮下组织和直肠壁进入直肠腔内。再由尾骨右侧由内向外穿出，食指伸入直肠作引导，最后将尾骨两侧缝线，结扎于覆盖的敷料上。术后10~20日可取出缝线。

❷ 由于炎症的结果，直肠后缝合部位产生结缔组织而使其与尾骨区粘连固定。此法简便易行但疗效不易巩固。Tuttle用一系列缝线横行穿过直肠肌，再将各缝线穿过骶骨侧的组织再予结扎而形成了骶区直肠固定。

❸ Venrneuic应用的直肠固定术是先在肛门尾骨间切开，分层剥离，暴露直肠，最后将直肠后壁与皮肤缝合固定。Marchant将直肠与骶骨和尾骨筋膜缝合固定而Konig Franke等仅将直肠与尾骨筋膜缝着。Hottmann法是在肛门后位做一"U"形切口，暴露直肠，所形成的深创面内用肠线缝合，外用金属线紧紧缝合。

第十八节　吻合器痔上黏膜环切术

适 应 证	适用于直肠黏膜脱垂。
禁 忌 证	黏膜水肿、糜烂、腹泻。

术前准备

❶ 查血常规、凝血功能、胸片、心电图等。

❷ 术晨禁食，肛周备皮。

❸ 术晨口服硫酸镁（立美舒）或术前30min用甘油灌肠剂灌肠一次，排净大便。

麻　　醉	骶管麻醉或双阻滞麻醉。
体　　位	患者取截石位。
手术步骤	同第一章痔的手术步骤。
术中要点	同第一章痔的手术要点。

第十九节　肛门成形术

用于大便失禁的直肠脱垂，切除脱出部分的肠管，肛管黏膜和皮肤缝合、为减少肛周皮肤的张力，可切开减张，并向肛管内移动皮瓣，如有瘢痕和过度狭窄，可行全围切除，于两侧切开移动"S"形皮瓣与切除的直肠黏膜缝合。

另外，逆向双侧带骨膜臀大肌袢肛门成形术治疗直肠脱垂，能满足各种原因引起的大便失禁的治疗，可重建、恢复肛门功能。

第二十节　直肠脱垂手法复位术

适 应 证　❶　直肠脱垂后不能自行复位或复位有困难者。

❷　直肠脱垂嵌顿或绞窄者（图5-20-1）。

麻　　醉　无需麻醉。

体　　位　患者取膝胸位或左侧卧位。

术前准备　卵圆钳或长镊子1把、干纱布垫1~2块（图5-20-2）。

手术步骤　❶　小儿直肠脱出复位术　患儿俯卧于医生的双膝上，较大的儿童可取胸膝位，以手指缓慢地将脱出的直肠推入肛内，清洁肛周皮肤，外敷一效散，用宽胶带将两侧臀部拉拢固定。

❷　成人直肠全层脱垂复位术　应尽快复位，以免脱出的肠管充血水肿，防止发生嵌顿和绞窄导致复位困难。取左侧卧位，医生在背侧，用纱布包裹手指持续加压，于脱出顶端，手指应随脱出的直肠进入肛门使脱出直肠通过括约肌而复位。如脱出时间较长，肠管充血水肿，徒手不能复位，有观点主张在局麻下均能复位。

❸　简易复位术　1985年，日本学者高野正博应用简易复位法，治疗直肠脱垂嵌顿，后经张有生临床应用效果良好。高野认为以上两法是从脱出肠管周围往中心加压，所用力量不能顺利作用于肛门中心，用力过猛难以复位甚至压伤。

（1）先用高渗氯化钠溶液湿敷，减轻水肿，然后还纳。

（2）用卵圆钳或长镊子夹住干纱布垫的一端，然后包绕在钳子上（图5-20-3）。

（3）从脱出顶端的肠腔将干纱布缓慢地向直肠腔内塞入，利用干纱布和直肠黏膜的摩擦力，将脱出的肠管带入肛内顺利复位。

（4）置入肠腔片刻完全复位后停留30min，再压住肛门口缓慢取出卵圆钳，以免取钳子时纱布随之脱出（图5-20-4）。

术中要点

❶ 切记无需麻醉，体位最好选择膝胸位，便于操作。

❷ 复位时用力不能过猛，否则难以复位甚至损伤肠管或肠穿孔。

❸ 卵圆钳或长镊子一定要夹住干纱布垫的一端，然后将其包裹住。

❹ 按照向前、后、左、右、前的方向缓慢向肠腔内还纳。

❺ 复位结束停留30min后，再缓慢取出卵圆钳或长镊子，注意勿将干纱布垫带出肛外。

术后处理

❶ 禁食3日。

❷ 1~2日后取出肛内干纱布垫。

❸ 口服抗生素防止感染3日。

❹ 每次便后熏洗坐浴，痔疮栓塞肛，换药至愈合。

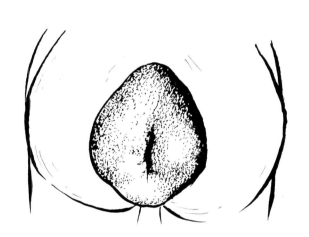

图5-20-1

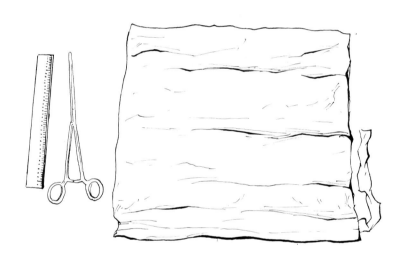

图5-20-2

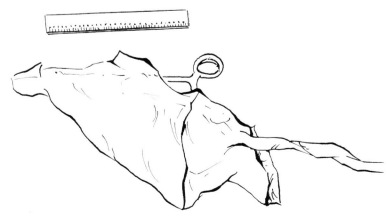

图5-20-3

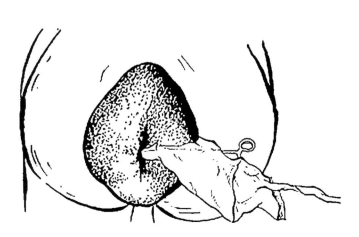

图5-20-4

169

第二十一节　直肠前悬吊固定术（Ripstein手术）

适 应 证	直肠前悬吊固定术（Ripstein手术）由Ripstein于1952年首次提出，通过直肠前壁置入合成补片或者阔筋膜环绕游离直肠，将直肠前壁悬吊固定至骶骨岬稍下方骶前筋膜，达到纠正直肠脱垂目的。 适用于直肠全层脱垂、直肠内脱垂以及盆底疝。

禁 忌 证

❶ 结肠镜发现合并结直肠肿瘤，结直肠炎症性疾病。

❷ 合并重度便秘。

❸ 合并盆底痉挛综合征。

❹ 直肠黏膜脱垂。

术前准备

❶ 术前一日禁食或流质饮食。

❷ 口服缓泻剂以及抗生素（肠道不吸收新霉素、红霉素）准备肠道。

❸ 术前留置尿管。

❹ 围手术期静脉应用抗生素。

麻　　醉　　全身麻醉或硬膜外麻醉。

体　　位　　患者取平卧位。

手术步骤
（以开腹手
术为例）

ER 5-21-1
腹腔镜直肠
前突直肠前
悬吊固定术

❶ 于脐部与耻骨联合中点横切口，充分暴露手术切口（图5-21-1）。

❷ 将小肠推向头侧右侧，自骶骨岬沿着直肠系膜与盆底腹膜左侧交接向尾侧切开直至盆底最深位置，切开以及游离过程中注意保护左侧输尿管及腹下神经（图5-21-2）。

❸ 将小肠推向头侧左侧，自骶骨岬沿着直肠系膜与盆底腹膜右侧交接向尾侧切开直至盆底最深位置，切开以及游离过程注意保护右侧输尿管及腹下神经（图5-21-3）。

❹ 直肠膀胱陷凹（男）、直肠子宫陷凹（女）最低处打开盆底腹膜，将前述步骤两侧切缘连接，完全打开盆底腹膜，无需进入直肠前间隙继续游离（图5-21-4）。

❺ 在盆筋膜脏层和壁层之间直肠后间隙游离直肠后方至尾骨水平，游离过程建议尽量靠近直肠系膜，注意保护腹下神经（hypogastric nerve）、盆腔自主神经丛（pelvic autonomic nerve plexus，PANP）及骶前静脉（presacral veins）（图5-21-5）。

❻ 放置人工合成补片，前方包绕直肠前壁，补片上缘放置在距离骶骨岬部下方4~5cm位置，用2-0 Prolene线将补片两侧缝合固定至距离骶骨中线左右两侧2cm骶骨骨膜上，保证直肠后壁与骶骨之间能够容纳两指，将缝线固定。继续采用4-0无损伤Prolene线将补片缝合至直肠前壁，避免全层缝合（图5-21-6）。

❼ 完全关闭盆底腹膜覆盖补片，可以选择放置引流管（图5-21-7）。

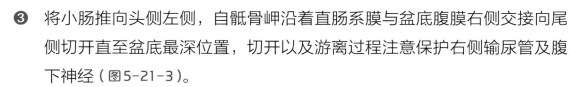

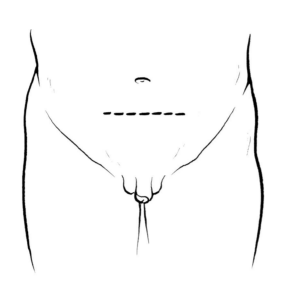

图 5-21-1

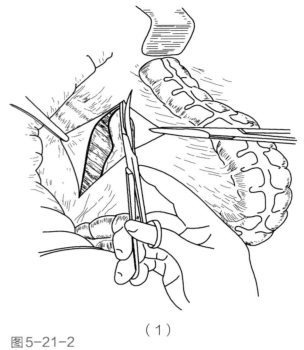

（1）

图 5-21-2

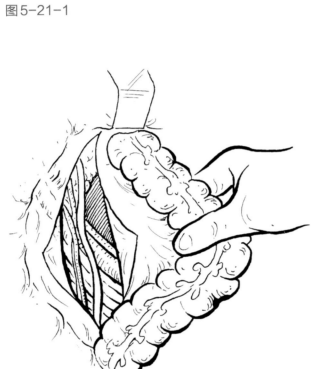

（2）

图 5-21-2

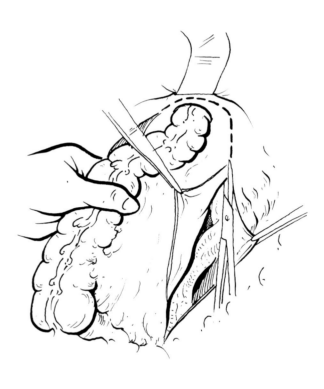

图 5-21-3

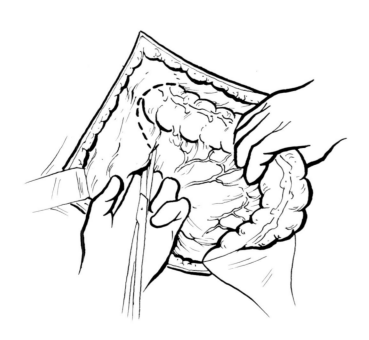

图 5-21-4

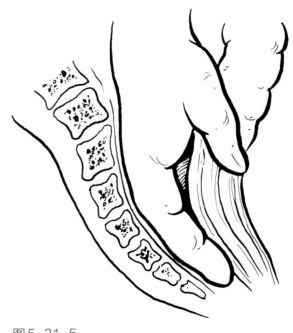

图 5-21-5

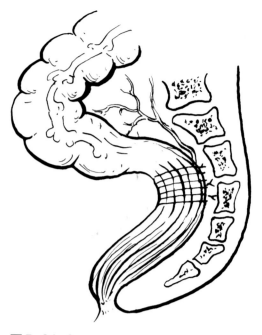

图 5-21-6

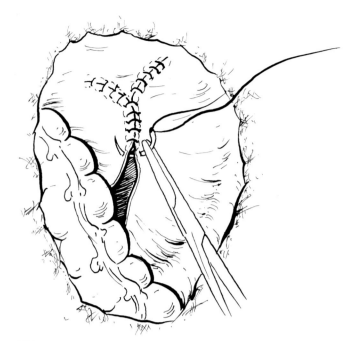

图 5-21-7

术中要点	❶	切开以及游离两侧盆底腹膜注意保护输尿管及腹下神经。

术中要点

❶ 切开以及游离两侧盆底腹膜注意保护输尿管及腹下神经。

❷ 在盆筋膜脏层和壁层之间直肠后间隙游离直肠后方尽量靠近直肠系膜，注意保护腹下神经、盆腔自主神经丛及骶前静脉。

❸ 固定补片时避免用力牵拉直肠，易导致术后便秘或者补片切割直肠。

❹ 补片与两侧骶骨筋膜缝合线对称且规则。

术后处理

❶ 硬膜外导管、导尿管手术后第 1 日清晨拔出，鼓励患者下床活动。

❷ 手术后第 1 日清晨进流食。

❸ 静脉应用抗生素 3~5 日。

❹ 伤口每 2~3 日更换敷料，术后切口感染应及时引流伤口，必要时拆开缝线持续换药。

❺ 患者术后便秘以及粪便嵌塞通常与补片悬吊过紧相关，可以通过大便软化、使用缓泻剂以及灌肠缓解症状。必要时手术松解或者去除补片。

❻ 术后出现肛门失禁可能与直肠脱垂病史长短相关，病史长发生可能大。出现肛门失禁首选生物反馈等保守治疗，如果经过正规生物反馈等保守治疗无效，可以考虑行括约肌修复手术。

❼ 术后出现骶前血肿、盆腔脓肿患者需要根据体温、血常规以及腹部会阴部症状综合考虑，通常需要延长抗生素治疗，限制患者活动，必要时可考虑输血，手术治疗不做为首选。

❽ 术后直肠狭窄仅在出现排便困难症状，同时钡剂灌肠显示直肠狭窄时才考虑手术去除补片，甚至切除受累肠段。

❾ 术后小肠梗阻通常是因为粘连至放置补片处，术中严密关闭盆底腹膜是预防关键。

❿ 术后阳痿通常由于术中平面错误神经损伤所致，手术操作规范化管理是降低其发生率的关键。术后如果出现阳痿，可能需要泌尿外科协同治疗。

⑪ 术后瘘管，原因为术中操作失误损伤肠管，直肠阴道隔或者补片侵蚀肠管所致。肠管损伤导致小的瘘管可以考虑保守治疗或者人工补片填塞，大的瘘管可能需要手术切除损伤肠段。直肠阴道瘘需要手术修补，补片侵蚀肠管需要手术去除补片治疗。

第二十二节　直肠后悬吊固定术（Well手术）

直肠后悬吊固定术（Well手术）由Wells于1959年首次提出，通过直肠后壁置入合成补片将直肠后壁悬吊固定至骶骨岬水平，达到纠正直肠脱垂的目的。该术式在手术入路及盆底游离方法上与直肠前悬吊手术（Ripstein手术）相同，不同的地方在于该术式将补片固定包绕在直肠后方。

适 应 证　　适用于成人完全性直肠脱垂和严重的直肠内脱垂。

禁 忌 证　　❶ 全身情况不能耐受开腹手术。

❷ 合并严重便秘。

❸ 年轻男性不适合该术式。

术前准备　　❶ 术前行肠道准备。

❷ 术前导尿。

❸ Lvalon海绵（固定直肠专用补片）。

麻 醉　　全身麻醉或硬膜外麻醉。

体 位　　患者取截石位，头低臀高。

手术步骤　　❶ 手术入路及直肠系膜间隙游离的方式同Ripstein术。

❷ 补片固定步骤

（1）将直肠充分游离后用深部拉钩牵向前方，充分显露骶前。把3mm厚的Ivalon海绵片修剪成15cm×10cm大小，使用前用生理盐水浸泡1~2min。在骶骨中线用中号无创缝合线穿入骶前筋膜或骨膜，共缝3~5针（图5-22-1）。

（2）在直肠上段，将补片从后方完全包绕直肠后壁，直肠前壁留2~3cm空隙。用不可吸收缝线将海绵片与直肠壁浆肌层缝合（图5-22-2）。

（3）用不可吸收缝线将补片与骶骨岬缝合固定（图5-22-3）。

（4）缝合直肠两侧腹膜，关闭直肠子宫陷凹，尽量抬高盆底（图5-22-4）。放置负压吸引于骶前，逐层缝合腹壁，引流管自腹壁戳口引出。

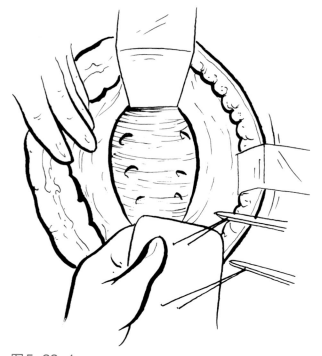

图 5-22-1

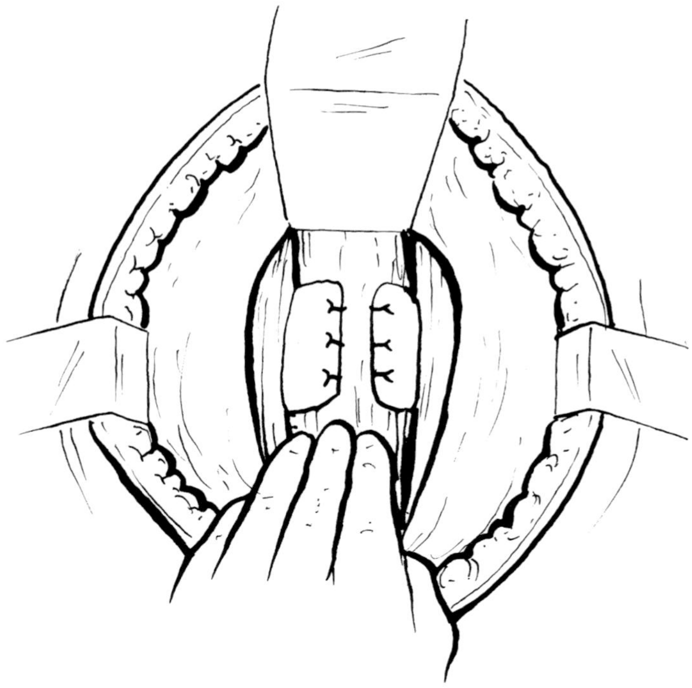

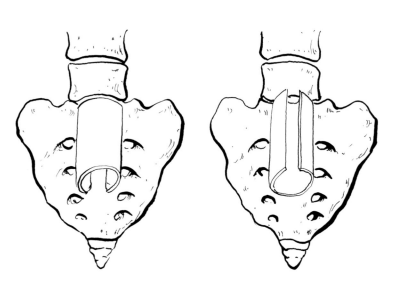

图 5-22-3

图 5-22-2

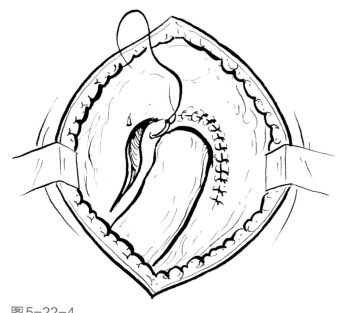

图 5-22-4

术中要点	❶	术中需尽量向下方游离直肠。
	❷	若术中不慎出现肠道穿孔，不宜行改术式。
	❸	补片只能与直肠侧壁缝合，直肠前壁不能完全包绕，应保持开放距离2~3cm，以防止直肠狭窄。
术后处理	❶	术后2日开始流质饮食。
	❷	术后留置导尿一周内拔除。
	❸	此术式术后多并发便秘，排便困难症状，术后3个月内尽量保持大便通畅，必要时可应用缓泻剂。
	❹	术后半年避免重体力活动。
	❺	若出现补片感染，需再次手术取出。

第二十三节 直肠骶骨悬吊术（Orr手术）

治疗直肠脱垂的经腹手术包括直肠的游离以及直肠的固定两大部分。直肠骶骨悬吊术是直肠脱垂经腹手术中的一种经典术式，最早由Orr于1947年提出，将直肠进行充分的游离后使用自体肌肉腱膜（修剪成长条）将直肠两侧壁向头侧固定悬吊于骶前筋膜上。在此基础上，后来人对该术式了一些改良，如Loygue使用合成补片代替肌腱做为悬吊材料（Orr‑Loygue surgery）。由于该术式对直肠前壁无影响，理论上认为直肠的活动性更好，因此术后直肠功能可能更优。

适 应 证	适用于非手术治疗无效，重度完全性直肠脱垂者，伴有其他盆腔脏器脱垂的患者。
禁 忌 证	不能耐受手术者，合并严重便秘的直肠脱垂病人。
术前准备	❶ 需评估肛门括约肌功能。 ❷ 术前1日行肠道准备。
麻　　醉	气管插管全身麻醉。
体　　位	患者取截石位。
手术步骤（以开腹手术为例，也可行腹腔镜手术）	❶ 如使用自体肌肉腱膜，腱膜条带的准备：取腹左旁中线切口，游离皮下组织，显露腹直肌前鞘，修剪两条长约（1~2）cm×10cm的腱膜条带（图5-23-1）。也可选取大腿阔筋膜做为修补材料。 ❷ 取腹正中切口，进腹后以纱布垫隔开小肠，暴露盆腔，提起直肠及其系膜，通过锐性分离游离直肠（直肠的前侧和后方均需游离）：后方一般游离至侧韧带水平即可，不切断侧韧带可避免损伤神经血管束，达到功能保护的目的；前方需于盆底腹膜最低处打开直肠膀胱陷凹（男）或直肠子宫陷凹（女）。 ❸ 将腱膜条带的一端间断缝合于直肠外侧壁，另一端缝合固定在骶骨岬水平的骶前筋膜上，均间断缝合数针；左侧腱膜条带需从乙状结肠系膜开窗穿过后再固定悬吊于骶骨（图5-23-2）。 ❹ 将游离的前方、侧方的腹膜与直肠重新缝合，重建盆底腹膜反折，将腱膜条覆盖于下方（图5-23-3）。
术中要点	❶ 直肠两侧悬吊于骶骨岬时需注意距离2~3cm，防止张力过大。 ❷ 关闭切口时要仔细缝合腹直肌前鞘，避免发生切口疝及切口裂开。 ❸ 注意保护神经血管束。
术后处理	❶ 术后尿潴留多见，留置导尿管1周，拔除尿管前注意膀胱功能训练。 ❷ 术后3月内保持大便松软、通畅，必要时可应用缓泻剂。 ❸ 术后半年内避免重体力活动。
并 发 症	包括肠梗阻、盆腔脓肿、术后复发等。

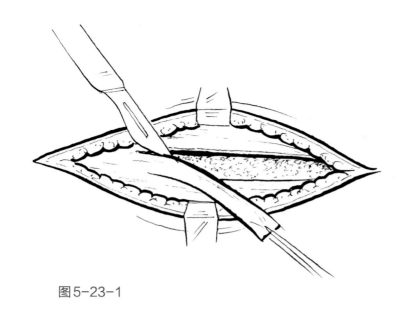

图 5-23-1

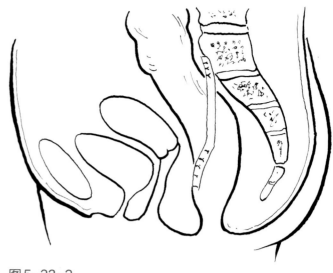

图 5-23-2

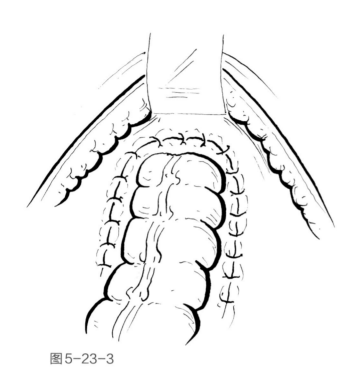

图 5-23-3

第二十四节　直肠前位固定术（Nigro 手术）

适 应 证	全身状况能够耐受开腹手术的直肠脱垂的患者。
禁 忌 证	合并严重便秘的直肠脱垂患者。
术前准备	❶ 行排粪造影检查，检查有无合并其他脏器脱垂。
	❷ 行结肠镜检查，排除肿瘤相关的直肠脱垂。
	❸ 评估肛门括约肌功能。
	❹ 排空肠道。
麻 醉	全身麻醉。
体 位	患者取头低臀高位（Trendelenburg 体位）。

手术步骤	❶ 下腹正中切口进入腹腔，提起直肠及其系膜，将直肠后尽可能向远端游离（图5-24-1）。
	❷ 将补片的中间部分附着于直肠。聚四氟乙烯补片，约4cm×20cm大小，丝线间断缝合固定于直肠后方及两侧（图5-24-2）。
	❸ 打开耻骨后间隙（雷丘斯间隙，也叫膀胱前间隙），长弯钳于此间隙垂直向下进入腹膜外间隙，再向后到达骶前，夹紧这一侧的补片末端，向前拉动到达耻骨，同样方法操作另一侧。从耻骨结节开始，用丝线间断缝合，将补片末端固定于耻骨支，关闭腹腔（图5-24-3）。
术中要点	❶ 补片与直肠壁的附着点较低为宜。
	❷ 将直肠悬吊于耻骨使直肠有足够的张力，保持不松弛的状态。
术后处理	保持大便通畅，必要时可用缓泻药物。

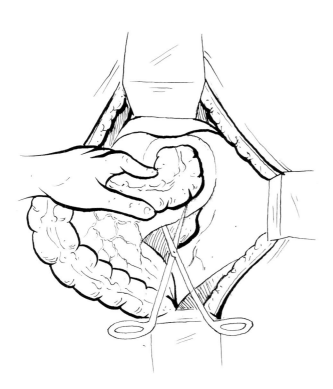

图5-24-1

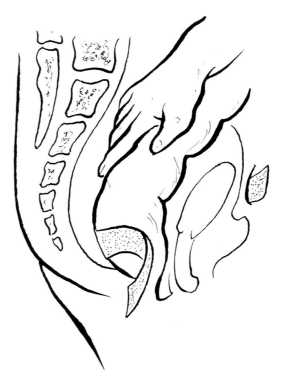

图5-24-2

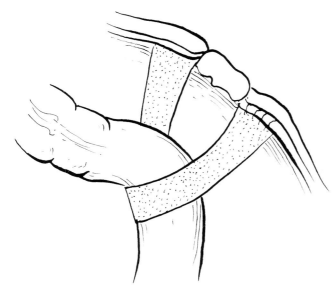

图5-24-3

第二十五节 直肠后固定术

直肠后固定术，由Pemberton和Stalker于1939年报道，主要通过从后方游离直肠，向头侧拉紧并将直肠缝合固定在骶骨岬上，纠正直肠脱垂。

适 应 证	适用于完全性直肠脱垂、严重的直肠内脱垂。
禁 忌 证	全身情况不能耐受开腹手术，伴有与直肠脱垂相关的严重便秘。
术前准备	常规检查评估患者全身情况能否耐受手术。
	肠道准备。
	留置导尿管。
麻 醉	硬膜外麻醉或全身麻醉。
体 位	患者取头低臀高位。

手术步骤

❶ 常规消毒铺巾，取脐至耻骨联合的下腹正中切口（图5-25-1），也可取左旁正中线切口。逐层进腹，将小肠向右上腹推开，女性患者可将子宫向腹侧牵开，轻柔地拉紧乙状结肠，沿乙状结肠系膜根部左侧（也可左右双侧）朝向膀胱方向切开后腹膜，注意勿损伤输尿管及肠系膜下血管，通常没有必要结扎其分支（图5-25-2）。

❷ 骶前间隙锐性游离直肠，从直肠的背侧分离至尾骨尖层面，注意避免损伤骶前静脉丛和神经（图5-25-3）。

❸ 将乙状结肠、直肠后切开的后腹膜予以缝合关闭（图5-25-4）。

❹ 向头侧提起直肠并适度拉紧，用不可吸收的缝线将直肠后壁两侧缝合固定在骶骨岬上，一般用2-0或3-0丝线或prolene线间断缝合3~4针（图5-25-5）。逐层关腹，一般不需留置引流。

术中要点

❶ 切开后腹膜时勿损伤输尿管和肠系膜下血管及其分支。

❷ 游离直肠时注意勿损伤骶前静脉丛及神经。

❸ 缝合固定时必须向头侧适度拉紧直肠。

❹ 固定缝合时，只需缝合到肠壁的浆肌层，避免缝合过深穿透肠腔。

❺ 固定时避免与邻近的组织或器官形成间隙，防止内疝的发生。

术后处理

❶ 术后禁食，静脉补充营养，直至肠道功能恢复正常。

❷ 术后留置导尿管1周，膀胱功能恢复后拔出导尿管。

❸ 术后3个月内保持大便通畅，必要时可用缓泻剂。

❹ 术后半年避免重体力活动。

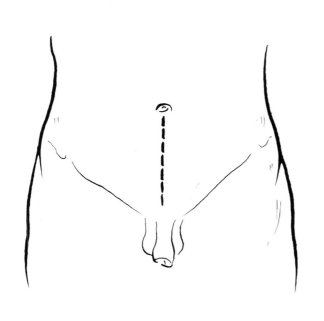

图 5-25-1

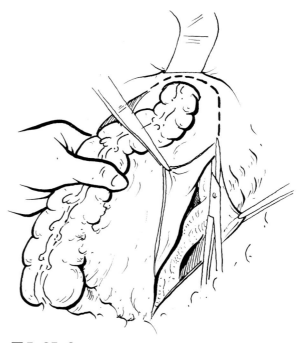

图 5-25-2

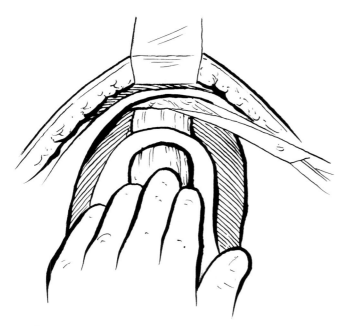

图 5-25-3

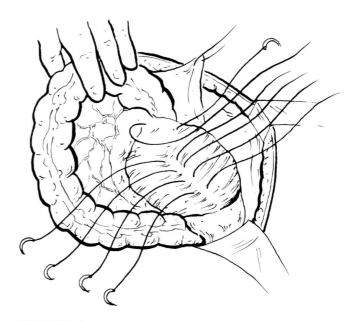

图 5-25-4

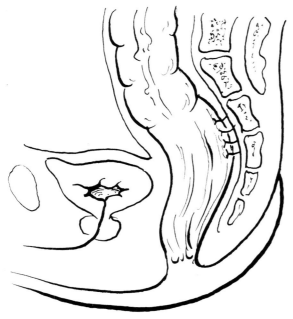

图 5-25-5

第二十六节 扩大的经腹直肠后固定术

扩大的经腹直肠后固定术（extended abdominal rectopexy），由C.V.Mann于1988年首次报道，通过游离并完全切除直肠膀胱陷凹或直肠子宫陷凹腹膜，缩短直肠韧带，修补直肠阴道隔或前列腺顶端以及悬吊子宫的方式治疗完全性直肠脱垂以期望达到解剖复位。

适 应 证	适用于完全性直肠脱垂。
禁 忌 证	❶ 不耐受腹部手术者。
	❷ 年轻男性患者。
术前准备	❶ 术前一日禁食或者流质饮食。
	❷ 口服缓泻剂以及抗生素，准备肠道。
	❸ 术前留置导尿。
	❹ 围手术期静脉应用抗生素。
麻　　醉	全身麻醉。
体　　位	患者取截石位。
手术步骤 （以开腹手 术为例）	❶ 麻醉成功后，术野常规消毒后铺巾，沿腹正中做上至脐部下至耻骨联合切口。
	❷ 自骶岬水平开始，向下游离直肠，直肠前方沿道直肠膀胱陷凹或直肠子宫陷凹延伸至剥离直肠覆盖腹膜，直肠后方分离至超出尾骨，直肠侧方分离至直肠外侧韧带被分开，注意保护盆腔周围神经及血管。
	❸ 将游离直肠提高，拉直，用丝线将直肠后壁中上部固定在骶岬前，将补片放置于固定位置的下端，补片上侧修剪至领状，长度稍多于下端，环绕直肠加固。用不可吸收缝线加强直肠阴道隔（若为男性，应用不可吸收线间断缝合前列腺顶端和直肠前方的间隙）（图5-26-1）。
	❹ 向上及向前牵引子宫和直肠前壁，将子宫通过不可吸收缝线固定于腹直肌鞘的背部（已行子宫切除的妇女应完成子宫悬吊外的其他手术步骤）；封闭乙状结肠肠系膜，在盆腔入口关闭盆底腹膜（图5-26-2）。

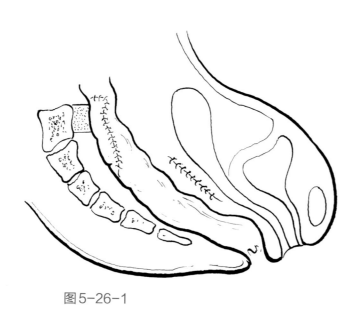

图5-26-1

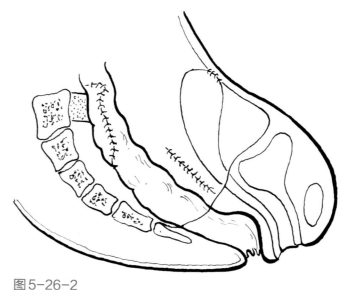

图5-26-2

❺　逐层关腹。

术中要点　　❶　游离乙状结肠系膜及直肠系膜时注意保护输尿管及腹下神经。

　　　　　　❷　游离直肠后侧时注意保护骶前静脉丛，防止出血。

　　　　　　❸　完全游离直肠后固定直肠时，需将直肠完全提起，注意防止直肠套叠。

　　　　　　❹　男性和女性患者因解剖构造差异，需分别行前列腺顶端缝合或修补直肠
　　　　　　　　阴道隔、悬吊子宫。

术后处理　　❶　术后尿潴留多见，膀胱功能训练后尽早拔出尿管。

　　　　　　❷　静脉应用抗生素3~5日。

　　　　　　❸　术后1周内每日予磷酸钠盐灌肠。

　　　　　　❹　术后可能因：①没有缩小提肛肌间隙；②扩张的弛缓性肛门没有加强，
　　　　　　　　需于3~6个月对功能未恢复的患者行二期肛门手术。

　　　　　　❺　有患者补片术后6周经直肠后壁排除，但直肠脱垂并没有复发。

第二十七节　直肠前壁折叠术（沈克非手术）

经典的直肠前壁折叠术由我国外科学家沈克非1963年首先提出，后期李华等人在此基础上
改良了这一术式。总体上，该术式目前应用已经减少，偶有单中心的报道，相关的并发症和
治疗效果缺乏临床循证医学证据。

适　应　证　　适用于完全性直肠脱垂。

禁　忌　证　　不能耐受手术的病人。

术前准备　　❶　术前1日半流质饮食。

　　　　　　❷　术前2~3h灌肠，不需肠道抗生素准备。

　　　　　　❸　术前留置导尿管。

麻　　　醉　　硬膜外麻醉或全身麻醉。

体　　　位　　患者取头低仰卧位。

手术步骤　　❶　经典经腹直肠前壁折叠术

　　　　　　　　（1）患者摆好体位后，根据病人体型，可做中下腹部正中切口（耻骨联
　　　　　　　　合至脐上3cm左右，切口长为20~25cm）或左中下腹直肌切口。进腹
　　　　　　　　后用温生理盐水纱布衬垫并拨开小肠，彻底暴露出直肠膀胱陷凹或直肠
　　　　　　　　子宫陷凹。

　　　　　　　　（2）提起直肠，拉紧陷凹处腹膜，用电刀或者超声刀弧形切开陷凹处的
　　　　　　　　腹膜（图5-27-1），仔细分离腹膜后脂肪和疏松组织，并注意在分离的
　　　　　　　　过程中勿损伤两侧下端的输尿管。向下细致分离直肠前脂肪组织直至精

囊处，剖出肛提肌筋膜的前缘。用丝线间断或褥式缝合两侧松弛的肛提肌，使其缩短1~2cm，达到紧缩肛提肌的作用（图5-27-2）。

（3）提高直肠后，继续用丝线将分离出来的直肠前腹膜间断缝合于直肠前壁，提高下垂的直肠膀胱陷凹或直肠子宫陷凹。

（4）朝上提起并拉紧直肠上部，行横行折叠缝合直肠前壁，每层做间断浆肌层缝合5~6针（折叠一层可使肠壁缩短约2~3cm，折叠间隔距离约2cm），一般折叠3~5层（图5-27-3，图5-27-4）。

（5）检查腹腔无出血后，分层缝合腹壁切口。

❷ 改良的沈克非法　具体为游离直肠前壁及侧壁后，用两丝带固定直肠中上段侧壁于骶骨岬，将凹陷前方的后腹膜切除部分，接着将腹膜缝于直肠前侧壁达到消除陷凹的作用，接着按照传统手术方式做数层折叠缝合。除此之外也存在其他改良方法，此处不再赘述。

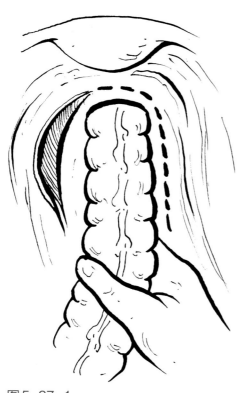

图5-27-1

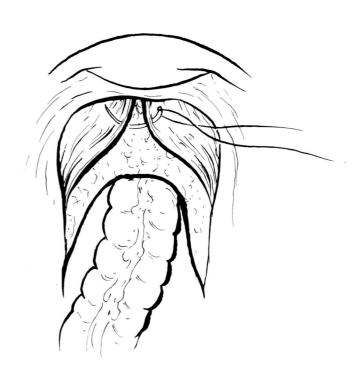

图5-27-2

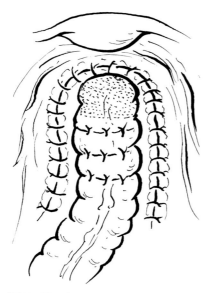

图5-27-3

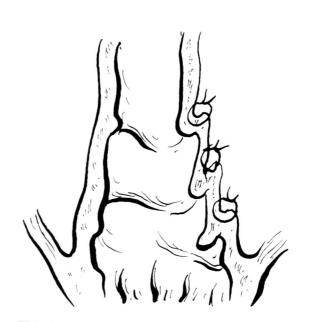

图5-27-4

术中要点	❶	手术过程中，注意牵拉和暴露视野，防止双侧输尿管和膀胱损伤。
	❷	如肛提肌很薄，或因粘连找不到时，则可不缝。
	❸	折叠直肠前壁时，折叠所形成的陷凹应向下，以免粪便积留。
	❹	直肠脱垂长度>10cm，应配合其他手术方法治疗。
	❺	为保证直肠不致再次脱垂，上述三个要点都应该满足，包括提高直肠膀胱（子宫）陷凹、紧缩肛提肌和折叠缩短直肠前壁。
	❻	游离直肠前壁要充分。
	❼	根据病人的情况可术中选择改良术式，如改良的沈克非法、直肠前壁折叠加直肠两侧阔筋膜悬吊固定术，直肠前切除加直肠前壁折叠术等。
	❽	沈克非手术可根据病人的情况选择开腹手术和腹腔镜手术。
术后处理	❶	禁食1~2日后进流质饮食并持续3日。
	❷	术后前5日口服鸦片酊0.5ml，每日3次，使大便秘结，第5日可用氯化钠溶液灌肠使粪便排出，或口服导泻剂通便，排便时不宜太过用力。
	❸	严格卧床休息2周，床上排便。
	❹	3个月内避免从事引起腹压增强的剧烈运动和重体力劳动。

第六章

肛管直肠狭窄手术

扫描二维码，
观看本书所有
手术视频

第一节　肛管狭窄扩肛术

肛管直肠狭窄可分为：

❶ 按狭窄部位分类

（1）肛门肛管狭窄。

（2）直肠狭窄。

❷ 按狭窄程度分类

（1）轻度狭窄：病变累及肛门和肛管的一部分，肛门直径为1.5~2.0cm，但示指尚可通过肛管。

（2）中度狭窄：病变累及肛门和肛管半周，肛门直径为1.0~1.5cm，示指不能通过肛管。

（3）重度狭窄：病变累及肛门和肛管全周，肛门直径在1.0cm以下，小指不能进入肛管。

❸ 按狭窄的形态分类（图6-1-1）。

（1）管状狭窄：狭窄构成一圈成管状，直肠纵径大于2cm，较少见。

（2）环形狭窄：直肠腔由周围向内缩小，呈一环形，直肠纵径小于2cm，较多见。

（3）线状狭窄：狭窄位置表浅或仅累及肛管直肠的一部分，呈半环形，不构成环状，较多见。

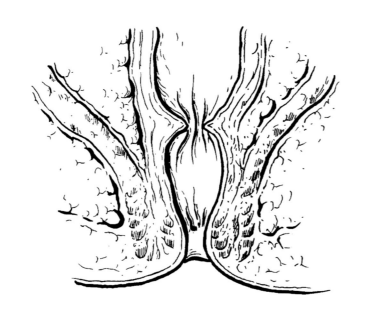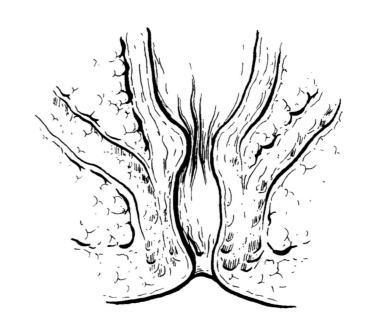

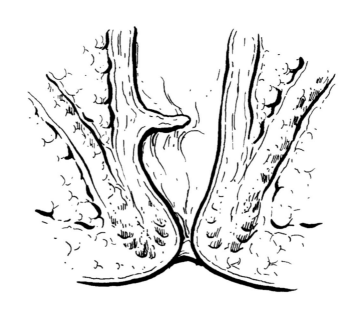

图6-1-1

适 应 证	适于肛门或肛管轻度狭窄、肛管半环形或环形狭窄。
术前准备	术前排净大小便。
麻　　醉	无需麻醉。
体　　位	患者取膝胸位或截石位。

手术步骤

❶ 肛管及皮肤常规消毒后，用手指扩肛，术者右手示指戴上手套，涂上少许润滑剂，缓缓伸入肛内，以患者疼痛能忍耐为度，每次扩肛3~5min。

❷ 初次进入头节，逐次进入中节、末节而无痛苦无阻碍即可。

❸ 开始每日扩肛1次，3~5日后改每周1~3次，以后间隔时间逐渐延长，直至狭窄消失，排便正常，肛内可纳入2示指为宜，一般持续6~8周。

❹ 用两叶或三叶肛门镜定期扩肛：第1周隔日1次，第2周隔2日1次，第3周每周2次，第4周每周1次，至能轻松容纳2指为度。

❺ 用肛管扩张器定期扩肛，先由6号开始，隔日1次，直至能轻松插入12号为止。无效者可改狭窄环切开术。

术中要点

❶ 无麻醉扩肛若使患者猛然喊痛即视为"暴力"，故不可勉强，应耐心、轻柔。

❷ 示指插入肛内前先轻轻按揉肛门四周。

❸ 术中应缓慢扩张狭窄的肛门或肛管，以免损伤肛管皮肤形成溃疡。

❹ 间断扩肛时，应将肛门镜或扩肛器逐渐增粗，直至肛内能纳入2指为止。

术后处理

❶ 一般无需特殊处理。

❷ 如有肛管皮肤撕裂，可便后硝矾洗剂熏洗，常规换药。

❸ 保持大便通畅。

第二节　　肛管狭窄切开术

适 应 证	肛门和肛管轻中度狭窄。
术前准备	❶ 肛门周围备皮。
	❷ 少渣饮食2日，术晨禁食。
	❸ 术前排净大小便。
麻　　醉	简化骶管麻醉或局麻。
体　　位	患者取截石位。

手术步骤	❶	选择截石位5点或7点方向肛缘，做一向外放射状的梭形切口，长度

手术步骤　❶　选择截石位5点或7点方向肛缘，做一向外放射状的梭形切口，长度2.5~3cm，剪除切口内皮肤。将切口向肛内延伸，达齿状线上0.5cm处（图6-2-1）。

　　　　　❷　切断切口内肛管瘢痕环、部分内括约肌和外括约肌皮下部，以能顺利纳入3~4指为宜（图6-2-2）。结扎切口内活动性出血点。

　　　　　❸　对于瘢痕过重，应在截石位12点方向同时切开肛管，并向肛缘外延伸1~2cm，切口深度以切断瘢痕组织为宜。

　　　　　❹　切口处有外痔和肛乳头增生，应予以切除或结扎。

术中要点　❶　如狭窄位于肛管顶端，在松解瘢痕时，应以切断瘢痕组织为度，不宜过深，以免损伤耻骨直肠肌。

　　　　　❷　在挑出括约肌时，插入肛内的左手示指摸清内括约肌下缘后，向切口处顶起，使之易于挑出，同时挑出部分外括约肌皮下部切断。

　　　　　❸　修剪切口时，应尽量保留肛管皮肤，以防切口愈合再形成狭窄。

术后处理　❶　术后进半流食3日，然后改普食。

　　　　　❷　口服抗生素3~5日，适当应用润肠通便药物，术后当夜酌情予止痛药。

　　　　　❸　每日便后硝矾洗剂熏洗，常规换药。

　　　　　❹　术后一周开始间断扩肛，直至切口愈合，排便通畅为止。

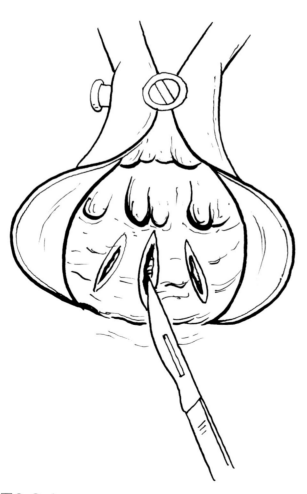

图6-2-1

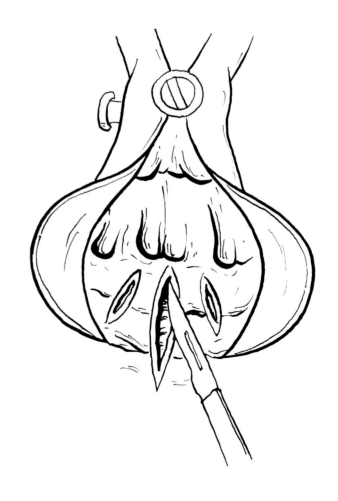

图6-2-2

第三节　　肛管狭窄纵切横缝术

适 应 证	肛门或肛管轻度和中度狭窄。
术前准备	❶ 查血常规、尿常规、便常规，凝血功能，肛周备皮等。
	❷ 少渣饮食2日，术晨禁食。
	❸ 术前2日口服肠道抗生素，如甲硝唑及诺氟沙星等。
	❹ 术前1日晚20%甘露醇250ml加水至750~1 000ml口服，或术晨清洁灌肠，排净大小便。
麻　　醉	简化骶管麻醉。
体　　位	患者取截石位。
手术步骤	❶ 切开选择截石位6点方向处切开肛管，切口上端至齿状线上0.5cm，下端至肛缘外1cm，纵行切开切口内的瘢痕组织，打开狭窄环，并切开部分内括约肌和外括约肌皮下部。充分松解狭窄环，使肛管能容纳4指。
	❷ 潜行分离切口止血，修剪切口两侧皮缘，使切口成菱形。用剪刀潜行分离切口边缘皮肤及黏膜约0.5~2cm（图6-3-1），以减轻张力。
	❸ 横行全层缝合用大圆针4号丝线从切口上端进针，通过基底部由切口下端出针，拉拢丝线两端结扎，使纵向切口变为横形，对位间断缝合5~7针（图6-3-2）。
	❹ 减张切口若张力较大，可在切口下方2cm处做一弧形减张切口，以减少纵切横缝的张力（图6-3-3）。
	❺ 止血海绵压迫伤口，凡士林纱条填充肛门，无菌纱布外敷，胶布加压固定。
术中要点	❶ 严格无菌操作，缝合时应稍带切口基底部组织，以免遗留无效腔而感染。
	❷ 充分游离切口下皮肤及黏膜，以防缝合后张力太大，致使切口裂开。
术后处理	❶ 少渣流质饮食2日，改半流食3日，然后改为普食。
	❷ 卧床休息3~5日，补液3~5日，应用抗生素5~7日。
	❸ 控制排便，术后3~4日排便为好，排便前给润肠通便药。
	❹ 常规换药，保持切口干燥，术后6~7日拆线。
	❺ 术后10日开始扩肛，每周1~2次，直至排便正常。

189

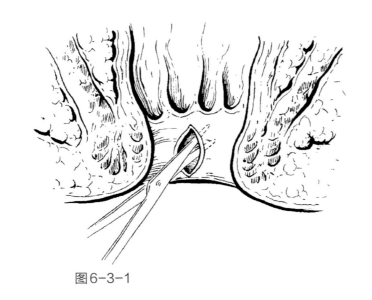

图6-3-1

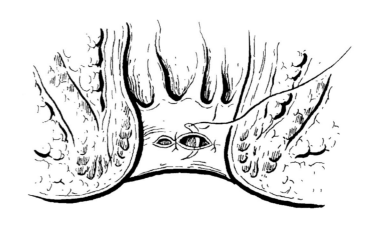

图6-3-2

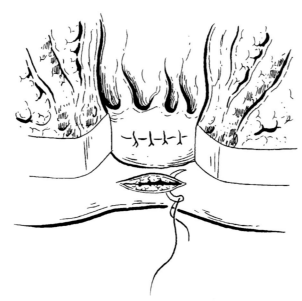

图6-3-3

第四节　　肛管狭窄Y-V皮瓣成形术

适 应 证	肛管中度和重度狭窄。
术前准备	❶ 血、尿、便常规，凝血功能，肛周备皮等。
	❷ 少渣饮食2日，术晨禁食。
	❸ 术前2日口服肠道抗生素，如甲硝唑及诺氟沙星等。
	❹ 术前1日晚20%甘露醇25ml加水至750~1 000ml口服，术晨清洁灌肠，排净大小便。
麻 醉	简化骶管麻醉。
体 位	患者取折刀位或截石位，用宽胶带牵开肛门两侧皮肤。

手术步骤

❶ 碘伏肛周常规消毒，苯扎溴铵肛管和齿状线上痔区无菌操作3次，然后用干棉球两个填塞直肠腔。

❷ 在6点方向纵行切开狭窄瘢痕环至皮下层，前端进入肛管至齿状线，尾端分叉呈"Y"形（图6-4-1）。

❸ 分离并切除切口周围瘢痕组织并切开一部分内括约肌，以指扩肛使能伸入两指（图6-4-2）。

❹ 游离"V"形皮片，将皮片尖端拉入肛管至齿状线附近，与切口前端对合，并用2-0肠线缝合，使"Y"形切口成为"V"形切口，将肛管扩大，丝线间断缝合黏膜及皮肤，同理处理12点方向（图6-4-3）。

❺ 若肛门严重狭窄，可在前位做同样手术，但不宜切断括约肌（图6-4-4）。

❻ 乙醇棉球消毒，止血海绵压迫伤口，凡士林纱条填充肛门，无菌纱布外敷，胶布加压固定。

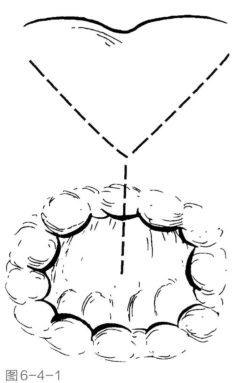

图6-4-1

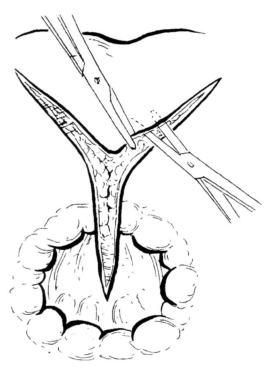

图6-4-2

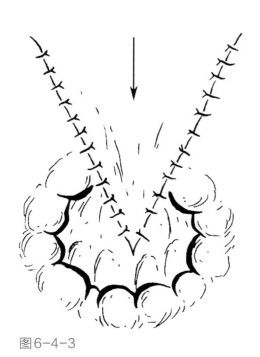

图6-4-3

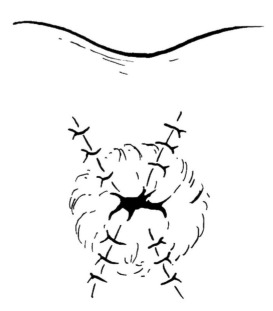

图6-4-4

术中要点	❶ 充分游离皮瓣，以防缝合后张力太大，使切口裂开。
	❷ 前位做纵行切口，但不宜切断括约肌。
术后处理	❶ 流食3日，半流食2日，然后改普食。
	❷ 常规补液，适当应用抗生素5~7日。
	❸ 控制排便3~4日，大便前可给缓泻剂协助排便，保持大便通畅。
	❹ 术后每日换药1~2次，保持切口干燥，禁止坐浴。
	❺ 术后7日拆线，如缝合线处呈炎症反应，可提前拆线，敞开创面二期愈合。
	❻ 术后10日开始扩肛，每周1~2次，直至排便正常。

此外，尚有"Z"形和"S"形皮片肛管成形术、带蒂皮瓣移植术、V-Y形肛管成形术等，因用上述术式多能治愈，故不常用。但狭窄合并严重皮肤损伤者可用。

第五节　直肠狭窄挂线术

适应证	适用于高位直肠半环形或环形瘢痕狭窄，因肛门直视下手术困难者。
术前准备	术前清洁灌肠2次。
麻醉	简化骶管麻醉或脊椎麻醉。
体位	患者取截石位或折刀位。
手术步骤	❶ 肛内消毒三遍后，以示指探查直肠狭窄的部位及程度，常规扩肛。
	❷ 在瘢痕狭窄处，用球头探针从狭窄部下缘穿入，穿过基底部，从狭窄部上缘拉出探针，挂以橡皮筋，退出探针将橡皮筋引入拉出（图6-5-1，图6-5-2）。
	❸ 对轻度狭窄者只在狭窄明显处作挂线，对中度狭窄者则在截石位3、9点方向挂线2根，对重度狭窄者须在3、6、9点方向挂线3根（图6-5-3）。
	❹ 检查无出血，用纱布包裹乳胶管，用丝线适度结扎三道固定纱布，放置直肠腔，纱布对应狭窄处，乳胶管露出肛门外约5cm，48h后取出。
术中要点	❶ 探针穿过狭窄基底部时，一定用左手示指做引导，探针与直肠平行，以免损伤直肠壁。
	❷ 橡皮筋尽量拉紧后再结扎，便于切割狭窄环。
	❸ 示指于肛内始终抵住探针头的前进方向，以免损伤正常黏膜。
术后处理	❶ 半流食3日，后改为普食。
	❷ 口服甲硝唑、诺氟沙星7日。
	❸ 适当应用润肠通便的药物，保持排便通畅。

④ 每日便后硝矾洗剂熏洗，痔疮栓纳入肛内换药。

⑤ 如橡皮筋松弛，术后7~10日可紧线一次。

⑥ 橡皮筋脱落后定期扩肛至痊愈。

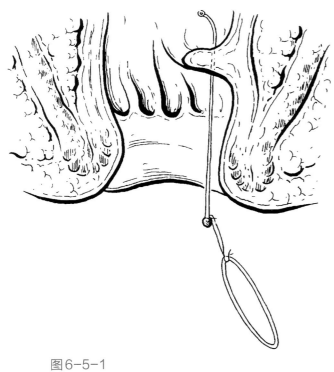

图6-5-1

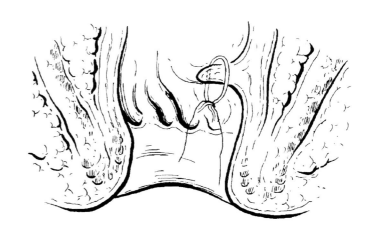

图6-5-2

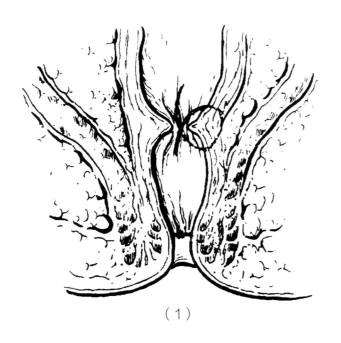

（1）

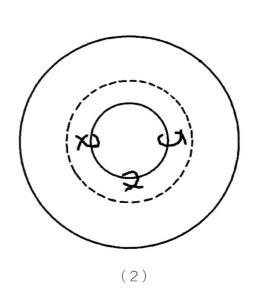

（2）

图6-5-3

第六节　直肠狭窄内切开术

适应证	适用于直肠下部的管状狭窄和环形狭窄。
术前准备	❶ 肛门周围备皮。
	❷ 少渣饮食2日，术晨禁食。
	❸ 术晨排净大小便。
麻醉	简化骶管麻醉。
体位	患者取俯卧位或截石位。
手术步骤	❶ 常规消毒后，以示指探查直肠狭窄的部位及程度。
	❷ 在肛门镜直视下或以指引导，以电刀或窄刀在直肠后中线纵行切开狭窄瘢痕，使狭窄完全松弛（图6-6-1）。
	❸ 以指扩张使直肠腔扩大，压迫或结扎止血，将包绕凡士林纱布的粗胶管插入直肠，置于伤口内（图6-6-2）。
术后处理	❶ 术后24~48h取出胶管。
	❷ 半流食3日，然后改普食。
	❸ 便后硝矾洗剂熏洗，常规换药。
	❹ 保持大便通畅，适当服用润肠通便药物。
	❺ 术后定期扩肛，直至排便正常。

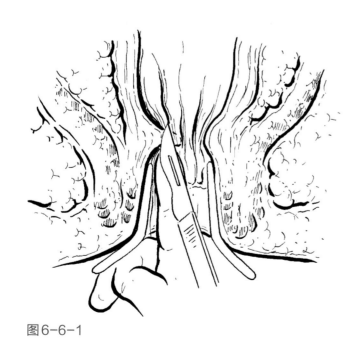

图6-6-1

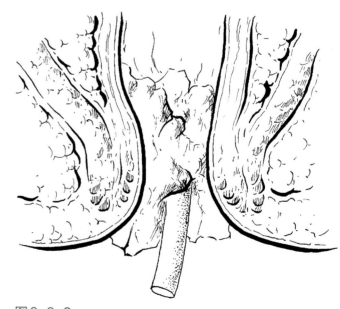

图6-6-2

第七节　直肠狭窄瘢痕切除术

适　应　证	直肠下段环形狭窄和3cm左右的管状狭窄。
术前准备	口服肠道抗生素2~3日，术前清洁灌肠。
麻　　醉	简化骶管麻醉。
体　　位	患者取截石位或折刀位。

手术步骤

❶ 常规消毒会阴部皮肤、肛管及直肠下段，铺无菌巾。指诊摸清狭窄部位及形态。

❷ 用肛门拉钩牵开肛门，显露狭窄肠段（图6-7-1）。

❸ 用两把止血钳钳夹瘢痕组织，于两钳间在狭窄后正中做纵向切口，切开瘢痕，扩张肠腔，然后环形切除瘢痕（图6-7-2），可同时切除直肠纵肌。

❹ 将切口上缘黏膜适当游离0.5~1.0cm，用0号肠线横行缝合。为防止出血过多，边切边缝（图6-7-3）。

❺ 将外包凡士林纱条的粗胶管放入狭窄切开处。外用纱布压迫，丁字带固定。

术中要点

❶ 术中切除狭窄瘢痕时，应彻底止血。

❷ 瘢痕组织要彻底切除，不能残留，以免复发。

术后处理

❶ 术后24~48h拔除粗胶管。

❷ 术后一周开始间断扩肛，以防伤口愈合后再次形成狭窄。

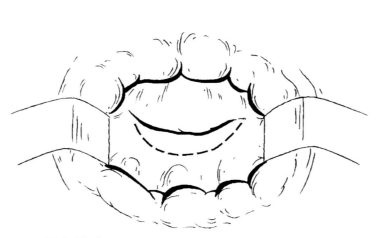

图6-7-1

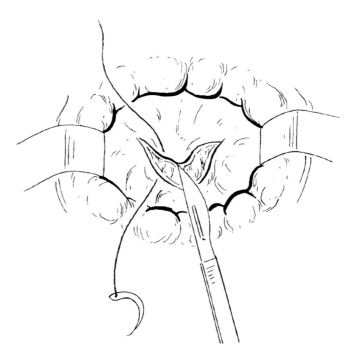

图6-7-2

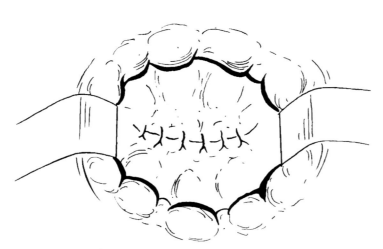

图6-7-3

第八节　　直肠狭窄后部切开术

适 应 证	直肠腹膜返折以上的管状狭窄和环状狭窄。
术前准备	❶ 血常规、尿常规、便常规，凝血功能，肛周备皮等。
	❷ 少渣饮食2日，术晨禁食。
	❸ 术前2日口服肠道抗生素，如甲硝唑及诺氟沙星等。
	❹ 术前日晚20%甘露醇250ml加水至750ml~1 000ml口服，术晨清洁灌肠，排净大小便。
麻　　醉	简化骶管麻醉。
体　　位	患者取折刀位。
手术步骤	❶ 在骶尾部中线由骶骨下端到后部肛缘上方2.5cm处开一纵切口。
	❷ 切开皮肤、皮下组织和筋膜，切除尾骨，结扎骶中动脉，切开肛提肌，显露直肠后壁，游离直肠两侧组织（图6-8-1）。
	❸ 另用扩张器插入直肠，通过狭窄部，在直肠后壁做纵切口，完全切开狭窄部到上下健康肠壁（图6-8-2）。
	❹ 取出扩张器，向两侧牵开伤口，切除狭窄瘢痕（图6-8-3）。将直肠壁分层横行缝合，但不包括黏膜（图6-8-4）。将橡皮管卷以凡士林纱布，伸入狭窄部上方。再逐层缝合筋膜和皮肤，并放一橡皮膜引流。
术后处理	❶ 橡皮膜引流术后24h取出，直肠内纱布卷术后5日取出。
	❷ 术后少渣饮食，控制排便4~5日，应用抗生素控制感染。
	❸ 术后7日拆线。

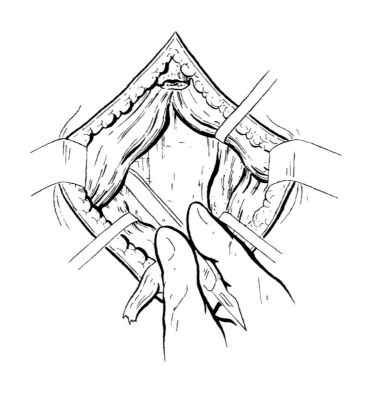

图6-8-1

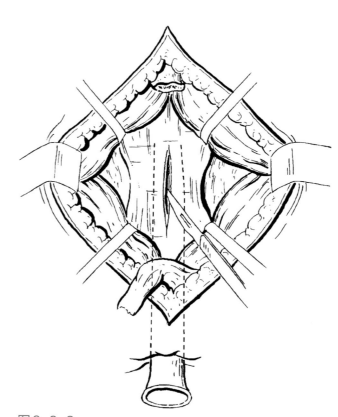

图6-8-2

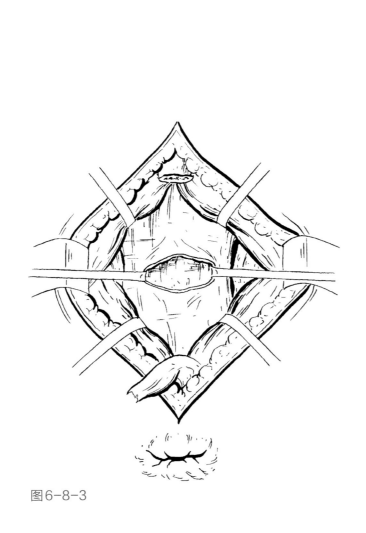

图6-8-3

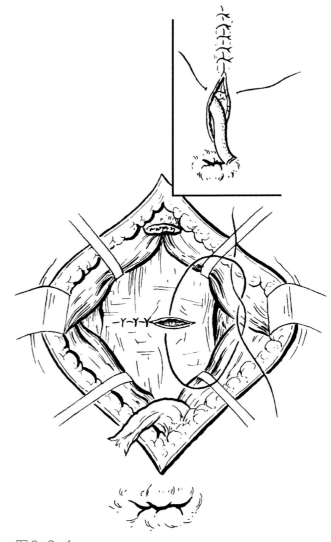

图6-8-4

第九节　　直肠狭窄纵切横缝术

适 应 证	直肠腹膜反折以下的管状狭窄。
术前准备	❶ 血、尿、便常规，凝血功能，肛周备皮。
	❷ 少渣饮食2日，术晨禁食。
	❸ 术前2日口服肠道抗生素，如甲硝唑及诺氟沙星等。
	❹ 术前1日晚20%甘露醇250ml加水至750ml~1 000ml口服，术晨清洁 灌肠，排净大小便。
麻　　醉	简化骶管麻醉。
体　　位	患者取折刀位。
手术步骤	❶ 常规消毒臀部及会阴部皮肤，铺无菌巾单。
	❷ 在臀部正中线，肛后缘距肛门2.5cm处，做后正中切口至尾骨。
	❸ 血管钳钝性分离至肛尾韧带，并游离韧带（图6-9-1）。
	❹ 切断肛尾韧带，如狭窄位置高必要时可切除尾骨或骶骨下段（图6-9-2）。

197

❺ 钝性分离直肠后间隙，显露直肠，游离瘢痕狭窄管部，上下各2.5cm，勿损伤前列腺或阴道（图6-9-3）。

❻ 将金属扩张器由肛门插入直肠，通过狭窄部再在直肠后壁做纵向切口，切开狭窄环（图6-9-4）。

❼ 用剪刀充分分离狭窄后肠壁下的直肠黏膜下层，使黏膜得以松解（图6-9-5）。

❽ 取出金属扩张器，将切口向两侧牵拉成为横切口（图6-9-6）。

❾ 4号丝线横行间断缝合直肠黏膜切口，先缝肌层，再缝肠壁（图6-9-7）。

❿ 0号丝线间断缝合肛尾韧带，用丝线缝合皮肤，上部放置一引流条。切口重新消毒，覆盖无药纱布包扎。

术中要点

❶ 术中严格无菌操作，以防术后切口感染。

❷ 游离直肠后间隙时要注意勿损伤尾骨附近的骶中动脉。

❸ 缝合各层时最好不在同一平面，使高低错开。

❹ 肠壁纵行切口不要太长，以免横行缝合时张力太大，使切口裂开。

术后处理

❶ 禁食3日，半流食2日，然后改普食。

❷ 24h后拔除引流皮片，3~5日后拔除直肠内胶管。

❸ 卧床休息，补液，应用抗生素5~7日。

❹ 控制排便，术后5~7日排便为好，术后第5日开始服润肠通便药物，保持大便通畅。

❺ 便后常规换药，保持切口干燥，术后7日拆线。

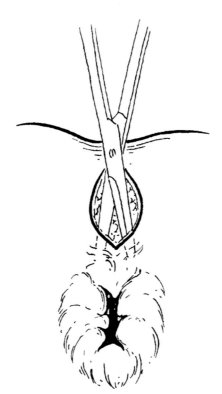

图6-9-1

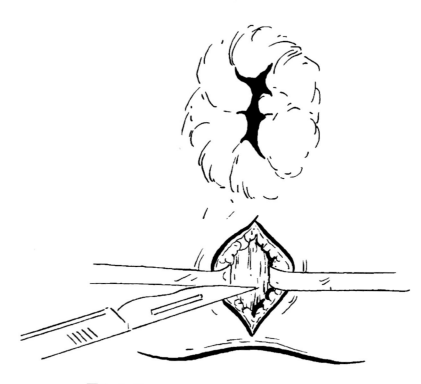

图6-9-2

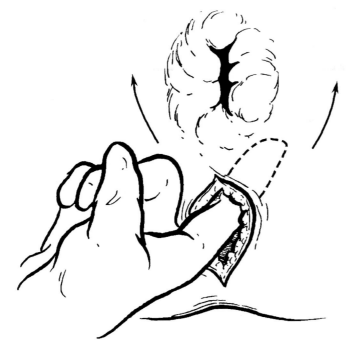

图6-9-3

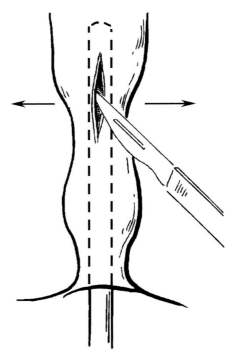

图6-9-4

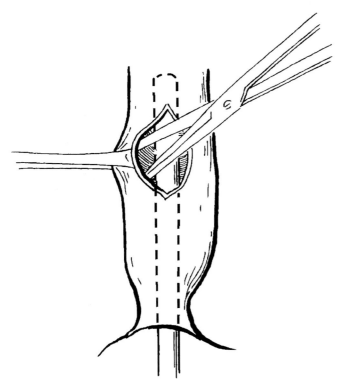

图6-9-5

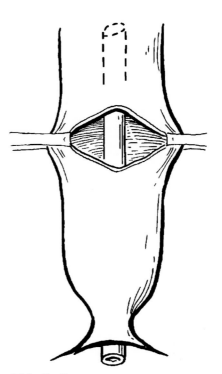

图6-9-6

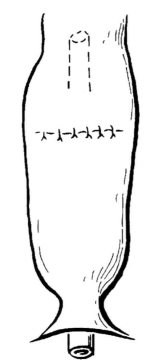

图6-9-7

第七章

肛门失禁手术

扫描二维码，
观看本书所有
手术视频

第一节　肛门环缩术

适 应 证	适用于肛门括约肌松弛，肛门不完全失禁。
手术步骤	同第五章直肠脱垂手术第五节肛门环缩术。
术中要点	同第五章直肠脱垂手术第五节肛门环缩术。

第二节　肛门紧缩术

适 应 证	适于括约肌松弛，肛门不完全失禁，无瘢痕者。
手术步骤	同第五章直肠脱垂手术第六节肛门紧缩术。
术中要点	同第五章直肠脱垂手术第六节肛门紧缩术。

第三节　肛门括约肌端－端缝合修补术

适 应 证	外伤或痔瘘手术等所致肛门括约肌损伤的肛门完全失禁，但括约肌收缩力尚好者。
禁 忌 证	❶ 损伤的肛门括约肌已萎缩或纤维化，术中难以寻找或难以修补者。 ❷ 外伤后局部伤口未痊愈者。
术前准备	❶ 检查肛门收缩功能，探明括约肌断端位置。 ❷ 若伤口有感染，应在感染控制后6~12个月内修补，以免肌肉萎缩。 ❸ 术前3日进半流食，术前1日进流食，术晨禁食。 ❹ 术前1日晚及术晨各清洁灌肠一次。 ❺ 术前3日起口服抗生素　卡那霉素1g，甲硝唑0.4g，每日3次。 ❻ 肛周备皮。
麻 醉	简化骶管麻醉或双阻滞麻醉。

体　　位	患者取截石位或俯卧位。
手术步骤	❶ 常规消毒后，行指诊判断肛管直肠环是否完整，括约肌断端位置，并用记号笔画一标记。
	❷ 以括约肌附近瘢痕组织为中心，在括约肌断裂瘢痕外侧做一半圆切口（图7-3-1）。为避免术后切口感染，切口应远离肛门。
	❸ 切开皮肤和皮下组织，将皮瓣连同瘢痕组织向肛门侧翻开。显露肛门括约肌，寻找其断端，将内、外括约肌的两断端由周围瘢痕组织分离，并切除括约肌两断端之间的瘢痕组织（图7-3-2）。保留断端上的部分结缔组织，使缝合时不易撕裂肌纤维。
	❹ 用两把组织钳夹住内、外括约肌的断端，交叉试拉括约肌检查活动度及松紧度，合适后将直径1.5cm的圆筒肛门镜塞入肛内。再试拉括约肌（图7-3-3）。

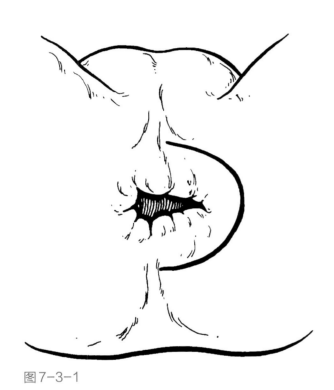

图7-3-1

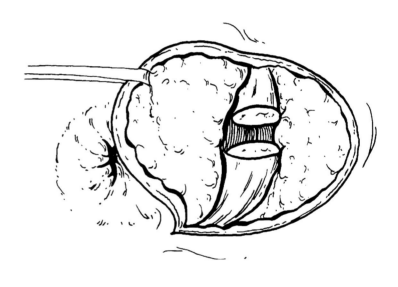

图7-3-2

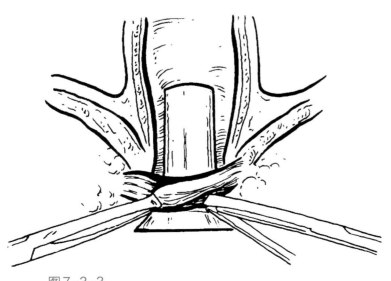

图7-3-3

203

❺ 用丝线或肠线端对端褥式缝合内括约肌瘢痕组织断端，用重叠褥式缝线固定外括约肌瘢痕组织断端，使肛门可伸入示指（图7-3-4）。若损伤过大，可分期手术，此时尽量拉近两括约肌断端，固定于软组织上，3个月以后视失禁情况决定是否再次手术。

❻ 用丝线间断缝合皮下及皮肤切口，切口内置引流管（图7-3-5）。外用塔形纱布压迫，丁字带固定。

术中要点　❶ 为了避免术后创口感染，切口可远离肛门。

❷ 分离括约肌断端时，注意勿损伤肛管壁。

❸ 肛门括约肌断端的瘢痕组织应予保留，断端游离后应有适当的活动度及松紧度。

❹ 缝合括约肌断端，缝线不宜过多和过紧，以免引起肌肉断端坏死和感染。

❺ 重建肛门皮肤时，缝合务必严密，以防形成肛瘘。

❻ 缝合皮肤时，可开放伤口下部，以利引流。

术后处理　❶ 术后进流食2日，后改半流食3日，逐渐给少渣饮食。

❷ 给予静脉补液内加抗生素3~5日，预防感染。

❸ 术后36~48h拔除引流条。

❹ 可继续给肠道抗生素。

❺ 控制大便5日。予以润肠通便药物，协助排便。

❻ 排便后每日坐浴2次，换药2次，保持局部清洁。

❼ 7日后间断拆线，10日内拆完。

❽ 出院前做直肠指检。如肌肉拉拢过紧，有肛门狭窄者，每周用手指扩张2~3次。

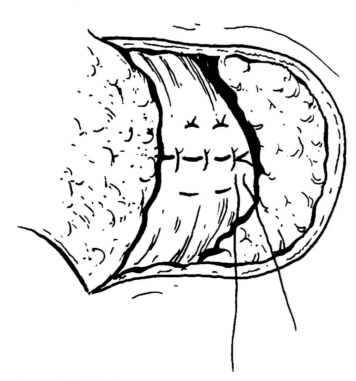

图7-3-4

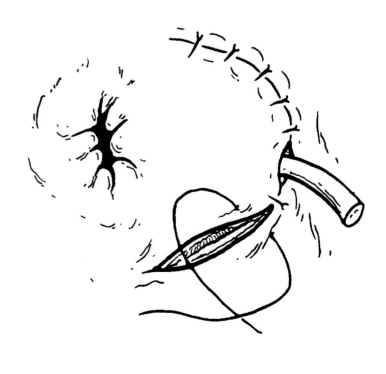

图7-3-5

第四节　　肛门括约肌环切横缝术

适应证　　❶ 肛管由窄小瘢痕形成一条深沟造成的失禁。

　　　　　❷ 肛管直肠环完整的不完全失禁。

术前准备　❶ 肛门周围备皮。

　　　　　❷ 术前2日应用的肠道抗生素。

　　　　　❸ 术前1日晚及术前2h用温生理盐水500~800ml各洗肠一次，排净大小便。

　　　　　❹ 术前2日进少量半流食，手术前1晚及术晨禁食。

麻　　醉　　简化骶管麻醉或双阻滞麻醉。

体　　位　　患者取截石位。

手术步骤　❶ 常规消毒后，铺无菌巾单。于肛缘瘢痕外侧做一"＞"形切口（图7-4-1）。

　　　　　❷ 切开皮肤及皮下组织，直至瘢痕基底部，切口深度应与瘢痕窄沟等深。将"＞"形皮瓣向内游离至齿状线，提起被游离的三角皮瓣，使伤口与原切口方向垂直。于底部横行缝合深部组织2~3针，闭合"＞"形切口，以消除缺损（图7-4-2）。

　　　　　❸ 将提起的游离皮瓣于肛管内做修剪，使肛管的切口对合，横行间断缝合皮肤切口（图7-4-3）。

　　　　　❹ 肛内放置凡士林条，外用塔形纱布压迫，丁字带固定。

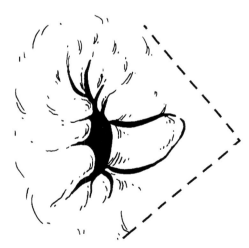

图7-4-1

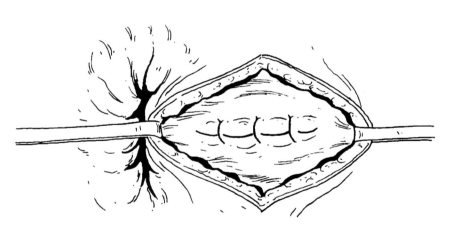

图7-4-2

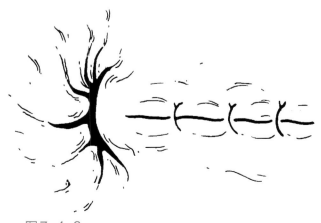

图7-4-3

术中要点	❶ 严格无菌操作，游离">"形皮瓣时，要将瘢痕深沟处上皮一并游离，以利于闭合">"形切口。
	❷ 手术切口深度要与瘢痕深沟等深。
	❸ 修剪皮瓣时，切口应对合整齐，缝合时不能遗留死腔，以免感染。
	❹ 如无明显出血，可不缝合，以消除瘢痕深沟或缺损。
术后处理	❶ 术后半流食3日，然后改普食。
	❷ 抗感染，应用抗生素5~7日，术后当酌情选用止痛药。
	❸ 控制大便3~4日，便后坐浴，常规换药，保持切口干燥。
	❹ 橡皮膜引流，术后7日拆线。
	❺ 术后2周开始做提肛运动。

第五节　直肠阴道隔修补术（会阴缝合术）

适 应 证	分娩或外伤所致的陈旧性会阴Ⅲ度撕裂造成的肛门不完全失禁。应在分娩6个月后做这种手术。
术前准备	❶ 肛周及阴部备皮。
	❷ 口服卡那霉素或甲硝唑3日。
	❸ 术前晚及术晨用温生理盐水500~800ml各灌肠一次，解净大小便。
	❹ 1：5 000高锰酸钾溶液冲洗阴道，一日1次，连冲3日。
	❺ 避开经前或经期。
	❻ 无渣软食2日，术前1日流质饮食，术晨禁食。
麻 醉	简化骶管麻醉或双阻滞麻醉。
体 位	患者取截石位。
手术步骤	❶ 充分暴露手术野，用氯己定棉球分别塞入肠道及阴道，沿裂缘上方弧形切开阴道后壁黏膜（图7-5-1）。切口两端位于括约肌断端收缩时在皮肤显示凹陷的外侧。
	❷ 切开阴道黏膜，向下潜行将阴道后壁黏膜与直肠前壁分开，并向下翻转、暴露、寻找外括约肌断端，最后显露两侧肛提肌断缘（图7-5-2）。
	❸ 用剪刀或止血钳继续游离外括约肌及肛提肌的断端。再从裂缘切口分离直肠黏膜下层，使直肠阴道隔分离，用丝线重叠缝合3~4针（图7-5-3）。但不宜过紧，以免肛门狭窄。
	❹ 示指伸入肛管，检查括约肌缝合是否足够紧，如不够紧再缝合较多肌纤维。然后在中线缝合耻骨直肠肌，加强括约肌（图7-5-4）。

❺ 回覆黏膜片，使黏膜片由于缝合括约肌成为突出皱褶，做成会阴体，以免生成狭窄。

❻ 消毒阴道，修整切除多余阴道黏膜，丝线间断缝合阴道黏膜切口（图7-5-5）。取出肠腔、阴道内棉球，外用敷料包扎，丁字带固定。

术中要点

❶ 分离直肠阴道隔时，手法要轻巧，不能损伤直肠阴道壁，以降低感染机会。

❷ 缝合括约肌和肛提肌时，术者示指放入肛内，应以肛门能通过示指末节为度，不宜过紧，否则造成肛门狭窄。

术后处理

❶ 卧床休息，平卧位。

❷ 留置导尿至拆线。

❸ 余同括约肌修补术。

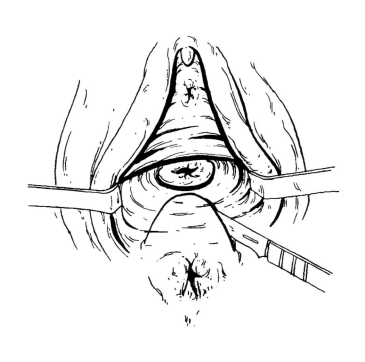

图7-5-1

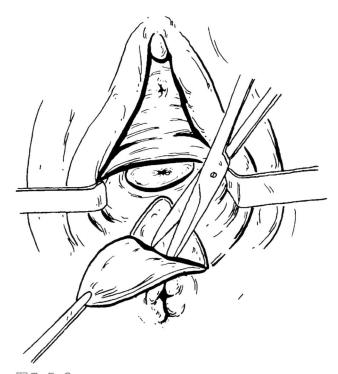

图7-5-2

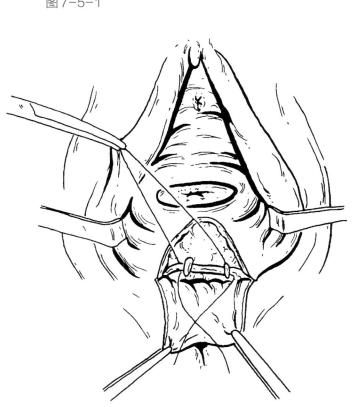

图7-5-3

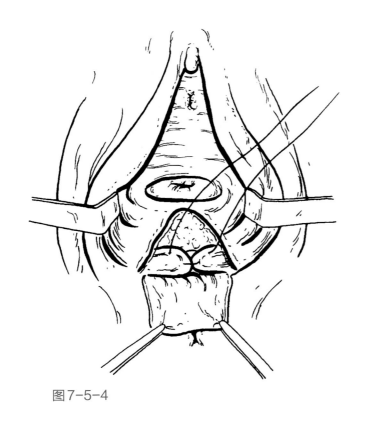

图7-5-4

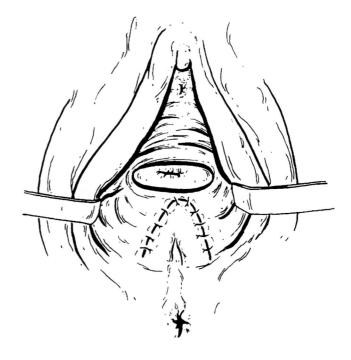

图7-5-5

第六节　　肛门后方盆底修补术

适 应 证	适用于自发性失禁，扩张术后引起的失禁和直肠脱垂手术固定后仍有失禁。
术前准备	同肛门括约肌修补术。
麻　　醉	简化骶管麻醉或双阻滞麻醉。
体　　位	患者取折刀位或截石位。
手术步骤	❶ 常规消毒后，在距肛门后缘约6cm处，向肛门两侧做倒"V"形皮肤切口（图7-6-1）。
	❷ 将皮肤和皮下脂肪组织由外括约肌的后部纤维分离，并将皮肤向前翻转，显露和确认内外括约肌间沟（图7-6-2）。
	❸ 在外括约肌和内括约肌之间分离，将内括约肌由外括约肌分离，并将外括约肌牵向后方（图7-6-3）。
	❹ 向前牵开肛管和内括约肌，向上分离到耻骨直肠肌和肛提肌上缘，显露直肠后壁及两侧约2/3周的肠壁（图7-6-4）。
	❺ 两侧肛提肌穿入缝线，牵紧缝线将两侧肌内由后向前间断缝合两层，完成盆底修补（图7-6-5）。
	❻ 折叠缝合耻骨直肠肌，使肌肉缩短，肛管直肠角前移，恢复正常角度（图7-6-6）。折叠缝合外括约肌（图7-6-7）。
	❼ 创面用抗生素溶液洗净后，皮下置引流管，缝合皮下组织、皮肤。

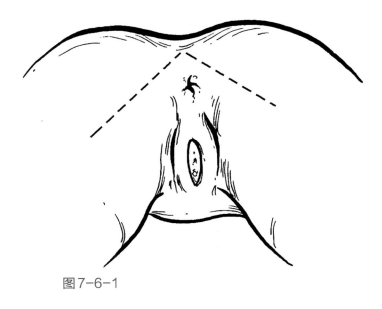

图7-6-1

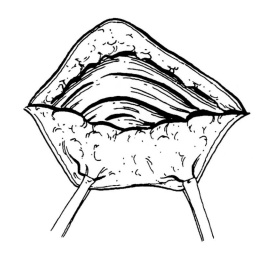

图7-6-2

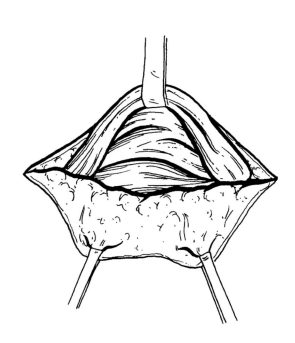

图7-6-3

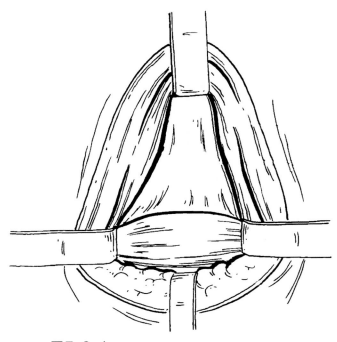

图7-6-4

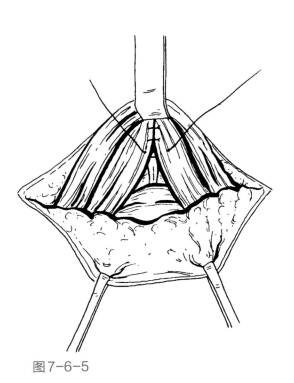

图7-6-5

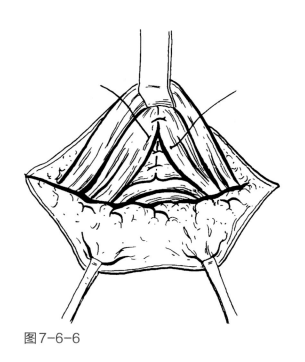

图7-6-6

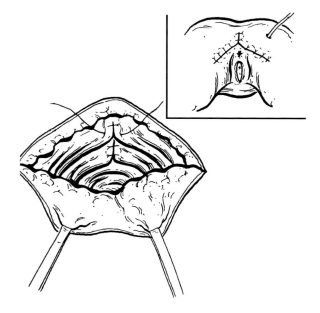

图7-6-7

术中要点	❶ 沿肛门内、外括约肌间沟分离可避免出血。
	❷ 分离肛提肌、耻骨直肠肌不要损伤肠壁。
	❸ 骶前筋膜不要切开，防止骶前大出血。
术后处理	❶ 术后应用缓泻剂、坐浴等方式促进排便，指导患者正常排便，应避免长期用力排便。
	❷ 保持创面清洁。排便后及时坐浴、换药。
	❸ 余同肛门括约肌修补术。

第七节　肛门前方括约肌折叠术

适 应 证	肛门括约肌松弛及肛门完全失禁。
术前准备	同肛门括约肌修补术。
麻　　醉	简化骶管麻醉或双阻滞麻醉。
体　　位	患者取截石位。
手术步骤	❶ 常规消毒后，铺无菌巾单。在肛门前方距肛门缘1~2cm处做一半圆形切口。
	❷ 切开皮肤和皮下组织，游离皮片并将其向后翻转覆盖肛门。向深处分离，显露外括约肌，可见其由肛门两侧向前向内行向会阴体，在两侧外括约肌和内括约肌间可见一三角形间隙（图7-7-1）。
	❸ 用丝线间断折叠缝合内、外括约肌，闭合原三角间隙，缩紧肛管（图7-7-2）。

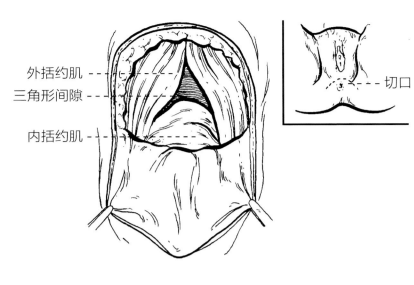

外括约肌 - - -
三角形间隙 - - -
内括约肌 - - -

切口

图 7-7-1

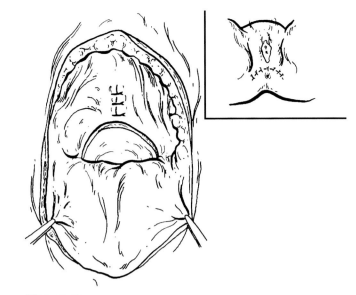

图 7-7-2

❹ 回覆皮片，间断缝合皮下和皮肤，外用无菌纱布压迫，丁字带固定。

术中要点 ❶ 缝合肌肉时要缝合肌膜，少缝合肌纤维，以免肌肉坏死引起肛管狭窄。

❷ 严格无菌原则，及时更换手套，以防污染切口。

术后处理 同括约肌修补术。

第八节　　经阴道外括约肌折叠术

适 应 证 适用于肛门括约肌松弛的女性患者。

术前准备 同会阴缝合术。

麻　　醉 简化骶管麻醉或双阻滞麻醉。

体　　位 患者取截石位。

手术步骤 ❶ 在阴道黏膜下组织内注入 1：20 万单位的肾上腺素生理盐水溶液。

❷ 经阴道后缘黏膜与皮肤交界处做长 4~5cm 横切口（图 7-8-1）。

❸ 提起阴道后壁黏膜，向上锐性分离阴道后壁，显露外括约肌前部。将外括约肌向前方牵起，判断其松弛程度（图 7-8-2）。

❹ 将肛门括约肌及直肠阴道隔提起，用丝线折叠缝合，使括约肌紧缩。缝合时进针不宜过深，避免穿透直肠阴道隔（图 7-8-3）。

❺ 在伤口上方缝合肛提肌（图 7-8-4），最后缝合阴道后壁（图 7-8-5）。

211

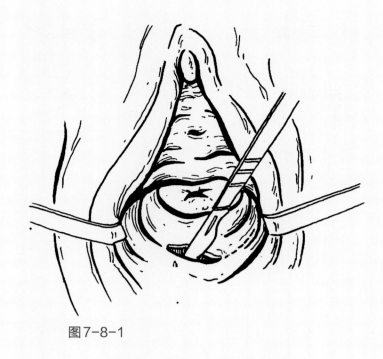

图7-8-1

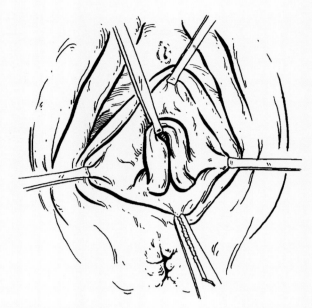

图7-8-2

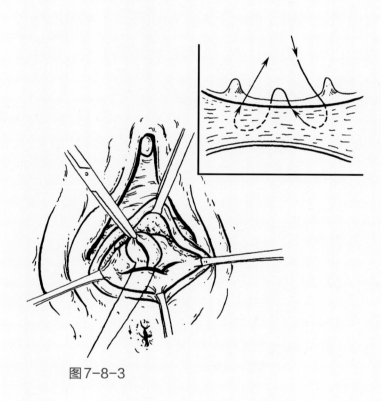

图7-8-3

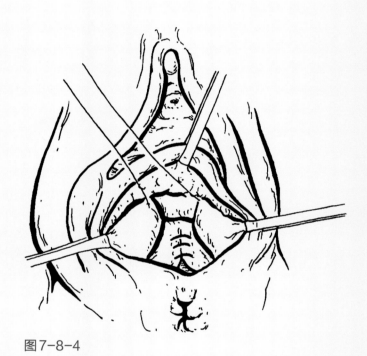

图7-8-4

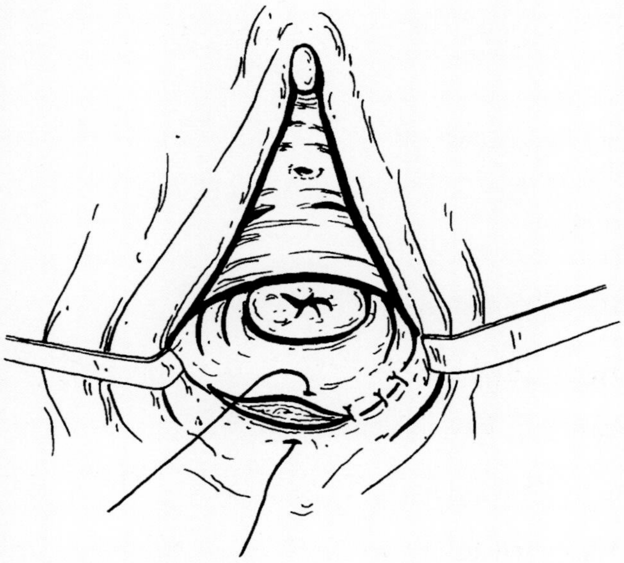

图7-8-5

术中要点	❶ 切口前，可于阴道黏膜下注射肾上腺素生理盐水溶液，既便于分离，又减少渗血。
	❷ 切口应在阴道内，在正常组织内分离和缝合括约肌，可减少感染。
	❸ 缝合括约肌时，进针不宜过深，避免穿透直肠阴道隔。
	❹ 折叠缝合括约肌时，亦应只缝肌膜，少缝肌纤维。
	❺ 折叠后肛管应以能通过示指末节为宜。
术后处理	同会阴缝合术。

第九节 股薄肌移植括约肌成形术

适 应 证	股薄肌是大腿内侧的浅表长肌，起于耻骨弓上缘和耻骨结节下缘，垂直向下成圆形肌腱，经股骨内侧髁后下方，向前绕过胫骨内髁成为扁腱，附着在胫骨内髁下方的胫骨内侧面（图7-9-1）。其血供来自股动脉，由第2~4腰神经支配，神经血管束由股薄肌上1/3进入肌肉，手术时切勿损伤。本法适用于：
	❶ 括约肌完全破坏和无功能部分超过1/3~1/2的病例。
	❷ 先天性无括约肌。
	❸ 肛门括约肌缺损或功能严重障碍造成肛门失禁者。
	❹ 括约肌损伤无法修补或多次修补失败者。
	❺ 长期直肠脱垂或肛管极度松弛造成的失禁。
	❻ 肛门完全性失禁。
	❼ 年龄在5岁以上的小儿。
术前准备	❶ 术前全面了解肛门失禁的程度，术前行钡灌肠、排粪造影、肛肠测压、肌电图检查。
	❷ 选股薄肌较发达的一侧，于术前在内收大腿、弯曲小腿状态下用龙胆紫画出该肌走行。
	❸ 术前其他准备同肛门括约肌修补术。
麻 醉	连续硬膜外麻醉或双阻滞麻醉。
体 位	先取仰卧、双下肢外展位，后改截石位。
手术步骤（以左侧大腿为例）	❶ 先取仰卧、双下肢外展位，分别于左侧大腿内侧上1/4隆起处（上切口）、膝关节内上方（中切口）、胫骨粗隆内下方（下切口），做3个纵向切口（切口长度4~5cm）。经上切口，切开皮肤和皮下组织，在内收长肌内侧显露股薄肌，切开股薄肌筋膜，以手指和血管钳将肌肉游离，以纱条牵引（图7-9-2）。

213

❷ 经中切口在缝匠肌后方找到股薄肌，以血管钳挑动肌腱，可见上切口之股薄肌移动。用示指钝性分离上、中切口之间的股薄肌。牵开胫骨结节下方的切口，显露扁平的股薄肌腱，并游离肌束，将肌腱由骨膜切断，将已完全游离的股薄肌全部由上切口拉出，用盐水纱布包裹，以备移植，关闭中、下两切口（图7-9-3）。

❸ 改截石位，于右耻骨结节处，肛门前、后正中线分别距肛门2cm处，各做长约3cm的纵切口。并用血管钳和示指经切口在括约肌间沟以上绕肛管钝性分离一周，再从肛门前正中切口绕皮下分别与右耻骨切口和左大腿上1/4伤口钝性分离相交通，形成一与股薄肌粗细相当的隧道（图7-9-4）。

❹ 绕肛门前正中切口，将股薄肌断端拉入隧道，沿隧道环绕肛管一周，于前方交叉后，到达右耻骨结节切口引出。改仰卧位，使两下肢伸直，使股薄肌完全松弛，牵紧肌腱，确定肛管紧度，一般伸入指尖即可。将其断端固定于耻骨结节骨膜上，一般固定2~4针（图7-9-5）。

❺ 缝合所有皮肤切口，肛门后正中切口可放置橡皮引流条（图7-9-6）无菌纱布压迫，丁字带固定。

术中要点

❶ 术前、术中严格无菌操作，以防因感染使手术失败。

❷ 游离股薄肌时，应注意避开大隐静脉，并保持股薄肌运动和营养的神经血管束，以免影响运动功能。

❸ 矮小肥胖、肌腱较短者，可将肌腱固定于坐骨结节和肛提肌上，这时不做耻骨结节下切口，而在对侧坐骨结节处做一切口。该切口与前方切口作一隧道，将肌腱通过隧道拉出，并将肌腱末端分为两半，一半固定于坐骨结节，另一半固定于肛提肌。

术后处理

❶ 术后卧床1周。术后继续给无渣流质饮食数日，直至伤口愈合为止，改为普食。

❷ 全身应用抗生素7日，以预防切口感染。

❸ 术后36~48h拔除橡皮管引流，及时更换敷料，保持各伤口清洁干燥。

❹ 控制排便1周，训练定时排便的习惯。

❺ 术后2周开始股薄肌活动训练。有排粪感时内收两侧大腿，手压下腹部，躯干弯向前方。

❻ 增强排粪反射。外展小腿可使肛门紧缩，内收大腿和弯曲躯干可使肛门松弛。

❼ 术后2周肛管指诊，若有狭窄可行扩肛，但应循序渐进，以示指末节能通过即可。

❽ 术后6周或手术的同时，找出支配股薄肌神经的主干，将电板片固定在神经束上，神经刺激器置于第五肋下方皮下，术后用体外磁控开关有节奏地打开刺激器，使肌肉收缩，防止肌肉萎缩，以增强远期疗效，即带蒂股薄肌移植电刺激股薄肌神经术。

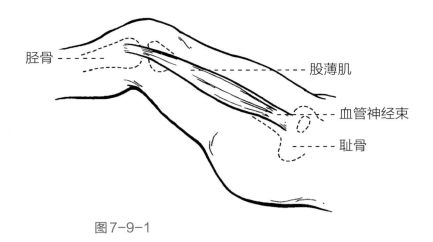

胫骨

股薄肌

血管神经束

耻骨

图7-9-1

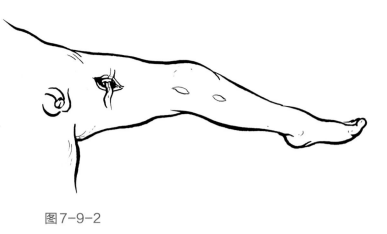

图7-9-2

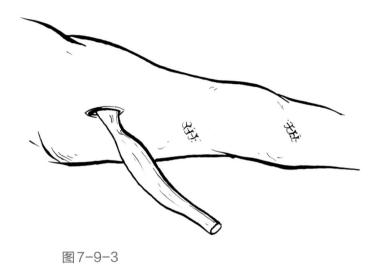

图7-9-3

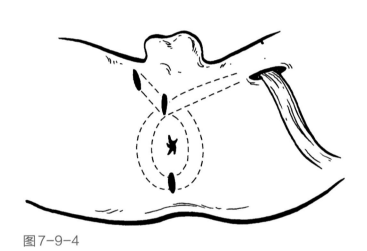

图7-9-4

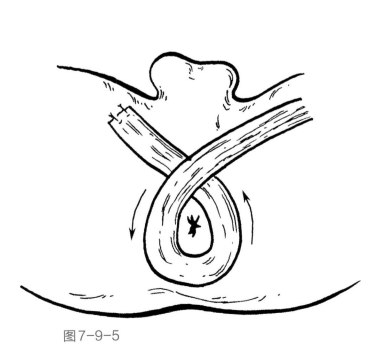

图7-9-5

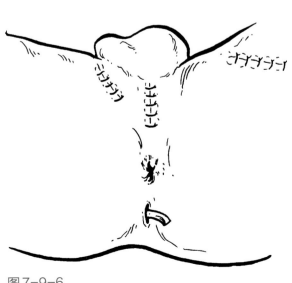

图7-9-6

215

第十节　臀大肌移植括约肌成形术

适 应 证	术前准备、麻醉均同股薄肌移植肛门成形术。
麻　　醉	连续硬膜外麻醉或双阻滞麻醉。
体　　位	患者取折刀位。
手术步骤	❶ 在尾骨与坐骨结节之间臀部两侧各做一斜切口约5cm（图7-10-1）。
	❷ 切开皮肤及皮下组织，显露臀大肌，将两侧臀大肌内缘游离成一条宽约3cm的肌束，勿损伤神经（图7-10-2）。
	❸ 围绕肛管在肛门前方和后方做皮下隧道，并由臀部切口和肛门外弯切口之间做成隧道（图7-10-3）。
	❹ 将左右两侧下部肌肉断端通过隧道牵向会阴，并将两断端重叠缝合。上部肌肉断端牵向后方，围绕肛管重叠缝合（图7-10-4）。
	❺ 切除伤口瘢痕后间断缝合皮肤，置橡皮条引流，乙醇消毒，纱布覆盖（图7-10-5）。
术中要点	❶ 游离臀大肌时，注意勿损伤神经，以免肌肉坏死。
	❷ 分离直肠前方时，注意勿损伤尿道。
	❸ 为使肌瓣无强力地环绕直肠一周，预先设计好肌瓣所需长度。
	❹ 彻底止血，防止创口感染。
术后处理	❶ 手术2周后训练肛门括约肌功能，不宜过早。
	❷ 余同股薄肌移植括约肌成形术。

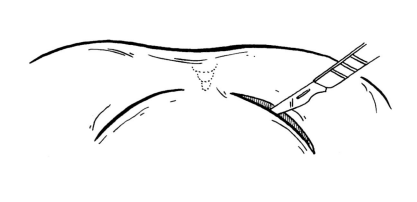

图 7-10-1

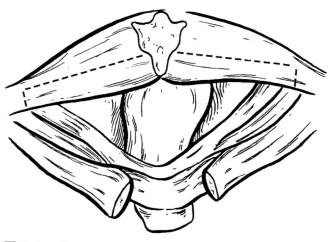

图 7-10-2

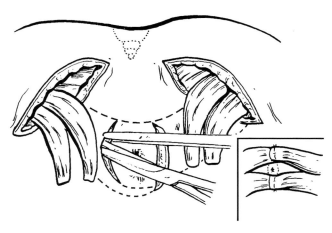

图7-10-3

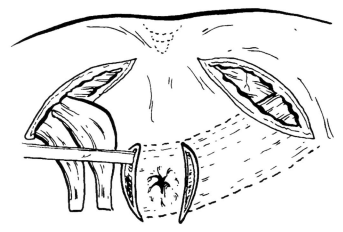

图7-10-4

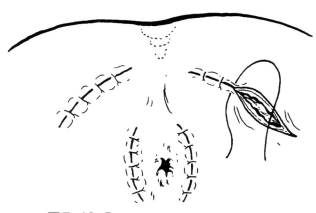

图7-10-5

第十一节 S形皮片肛管成形术

适 应 证	适用于因肛门皮肤完全缺损和黏膜外翻所致的感觉性肛门失禁。
术前准备	同肛门括约肌修补术。
麻　　醉	简化骶管麻醉或双阻滞麻醉。
体　　位	患者取截石位。
手术步骤	❶ 沿黏膜与皮肤连接处环形切开，将黏膜和瘢痕组织由下方括约肌分离，向上到齿状线上方，显露内括约肌，切断黏膜并将瘢痕组织切除（图7-11-1）。
	❷ 肛门为中心做S形切口，在肛门两侧做成两个皮片，皮片底在肛门两侧相对，其底宽应与其深高度相等。皮片厚薄度一致并带有少量脂肪（图7-11-2）。
	❸ 将一侧皮片顶部牵向肛管前方，另一侧牵向后方，与直肠黏膜缝合。两侧皮片移植后，皮片边缘在肛管前后中线上有自然对合，缝合数针，从而使肛管完全由皮肤遮盖（图7-11-3）。

④ 两侧皮片与黏膜缝合完毕后，取皮切口可以完全缝合，有时一部分开放（图7-11-4）。

术中要点

❶ 皮片缝合后应无张力，必要时可做一小切口以减张。

❷ 反切除多余直肠黏膜，而皮片与其断缘缝合时应包括直肠层。

❸ 设计S形切口做两个皮片时，皮片底在肛门两侧相对，其底宽应与其高度相等。

❹ 术中止血要仔细，特别是皮片下应无渗血，防止血肿形成。

❺ 缝合形成后的肛管应通过示指末节。

术后处理　　同肛管括约肌修补术。

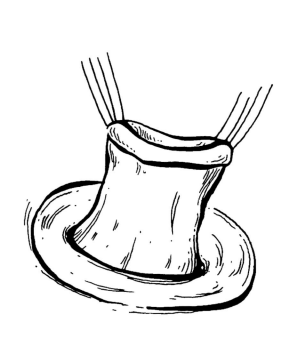

图7-11-1

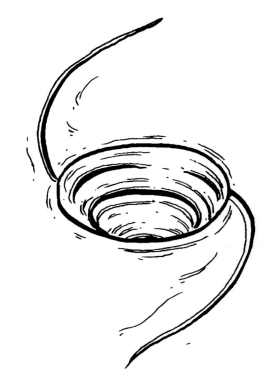

图7-11-2

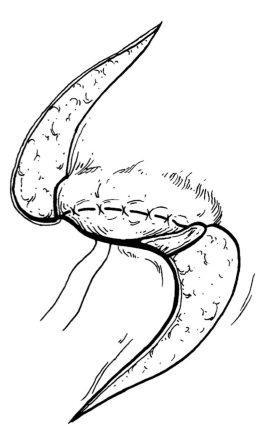

图7-11-3

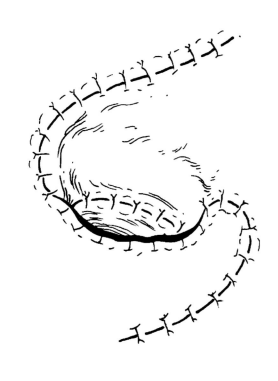

图7-11-4

第八章
肛周化脓性汗腺炎手术

扫描二维码，
观看本书所有
手术视频

第一节　肛周化脓性汗腺炎瘘管切开术

适 应 证	病史长，病灶范围大，可分期手术。
禁 忌 证	合并白血病、晚期恶性肿瘤者。
术前准备	❶ 查血常规、凝血功能、心电图等。 ❷ 肛门周围备皮。 ❸ 术前排净大小便。 ❹ 会阴及肛周超声检查。 ❺ 瘘管造影。
麻　　醉	局麻、骶管麻醉。
体　　位	患者取截石位。
手术步骤	以球头探针探入表浅皮下瘘管，用电子手术治疗机短波针刀一切开瘘管，窦道和小脓肿。肛缘也有条索状瘢痕融合，但与肛管无关，无瘘管内口。然后用针刀切除瘢痕组织，要尽可能保留健康皮岛，以利于愈合。病灶广泛，遍布半臀时，切除瘢痕之间，两侧臀部皆有广泛病灶时，可分期手术，待一侧臀部创面愈合后，再行对侧手术，以保证术后半臀能坐。术后每次便后换药，根据创面情况换生肌散和珍珠散，外敷大片凡士林纱布和干纱布，胶布固定至愈合，但有时不能全部愈合。病灶小者切开窦道、瘘管，切除周围皮肤基底部瘢痕组织，一期手术即可愈合。
术中要点	❶ 全部切开所有瘘管，切除瘘管两侧纤维化组织至正常组织边缘，以免纤维化反应。 ❷ 防止复发，刮除肉芽组织，只留瘘管底部，以便周围的上皮长入。 ❸ 任何微小的残留肉芽，都可用细探针探查，有时可发现极微小的瘘管。
术后处理	❶ 密切观察创面，直到整个创面完全上皮化。 ❷ 常规温水或硝矾洗剂每次便后和睡前熏洗清洁创面。 ❸ 防止邻近创面的皮肤浸渍，可用吹风机吹干或用灯烘干创面和邻近皮肤，再用松软的纱布使创面分开或外用中药生肌散。 ❹ 也可用浅层X线照射。 ❺ 每日换药时忌用胶布，可穿"月经裤"以保持敷料。

第二节　　肛周大汗腺囊肿摘除术

适 应 证	尚未感染的肛周皮下及直肠黏膜下大汗腺囊肿。
术前准备	同肛门缝合伤口术前准备。
麻 　 醉	骶管麻醉。
体 　 位	患者取截石位或俯卧位。

手术步骤　❶ 常规消毒、铺无菌巾。放射状切开囊肿皮层，钝性分离皮下组织，暴露囊壁，完整剥离腺体（图8-2-1）。

❷ 间断缝合皮下组织及皮肤，伤口置引流条，无菌纱布包扎。术后按肛门缝合伤口换药护理（图8-2-2）。

术中要点　❶ 剥离汗腺囊肿应完整，以防复发。

❷ 剥离切除组织应行病理检查，以便与其他肿物相鉴别。

❸ 直肠下段黏膜下亦可见大汗腺囊肿，同样可采取剥离摘除术。

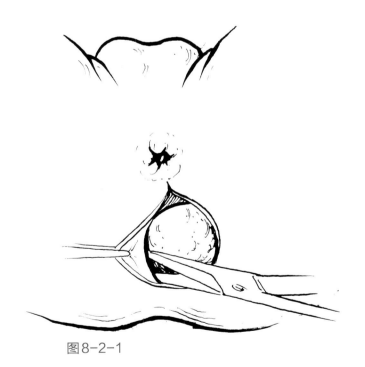

图8-2-1

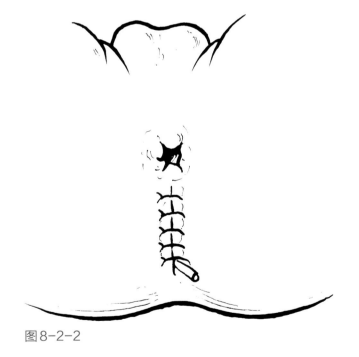

图8-2-2

第三节　　肛周化脓性汗腺炎切开引流术

适 应 证	骶尾部多发性化脓性汗腺炎。
术前准备	同肛门开放伤口术前准备。
麻　　醉	骶管麻醉。
体　　位	患者取截石位或俯卧位。
手术步骤	❶ 常规消毒、铺无菌巾。以探针分别自各个外口纳入瘘管，探查清楚瘘管走行（图8-3-1）。
	❷ 沿探针逐一切开瘘管，清除纤维化的瘢痕（图8-3-2）。
	❸ 以刮匙逐一搔刮腐肉及潜腔（图8-3-3）。
	❹ 术后换药　纤维化瘢痕组织未除净者以红纱条蘸甲粉填敷；腐肉未尽者以红纱条蘸提毒散填敷；腐肉已尽者以"烧伤一号"纱条蘸珍珠散填敷，促进创面愈合（图8-3-4）。

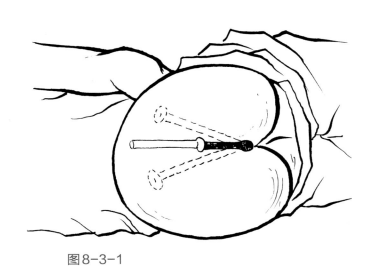

图8-3-1

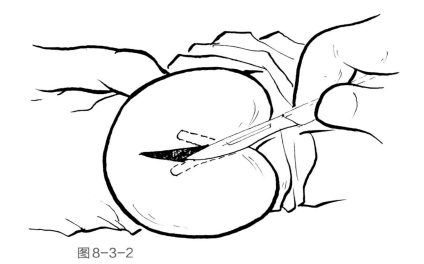

图8-3-2

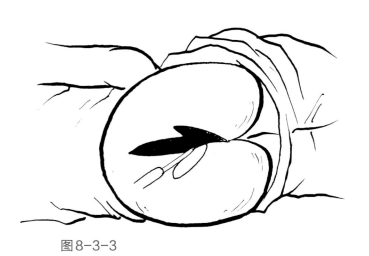

图8-3-3

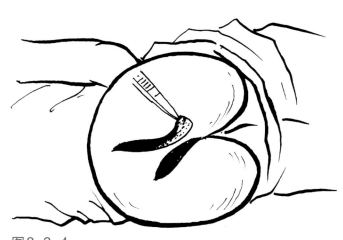

图8-3-4

术中要点	❶ 切开瘘管要彻底，是本疗法成功的基本条件，因此不要遗漏潜腔。
	❷ 术后按步骤分期使用化腐生肌药物换药是本疗法成功的关键。初期为腐蚀期，使用红纱条蘸甲粉使纤维化瘢痕组织清除干净，需3~5日，不宜久用；中期为化腐期，用红纱条蘸提毒散使腐肉引流干净，并使新鲜肉芽充填创腔，视创面大小疗程不等；后期为愈合期，腐肉已尽，新肉滋生，此时以烧伤一号纱条蘸珍珠散填敷，促进创面愈合。

第四节 　肛周化脓性汗腺炎切除术

适 应 证	肛门周围软组织部位的化脓性汗腺炎。
术前准备	同肛门开放伤口术前准备。
麻　　醉	简化骶管麻醉或鞍麻。
体　　位	患者取截石位或俯卧位。
手术步骤	❶ 常规消毒、铺无菌巾。以探针分别自各个外口纳入瘘管，探查清楚瘘管走行（图8-4-1）。
	❷ 逐一剔除全部瘘管，清除腐肉瘢痕，创面充分止血。术后换药至痊愈（图8-4-2）。
术中要点	❶ 瘘管探查要注意有无内口，以便与肛瘘相鉴别。
	❷ 剔除瘘管应彻底，不留死腔。
	❸ 剔除组织应送病理以便确诊。

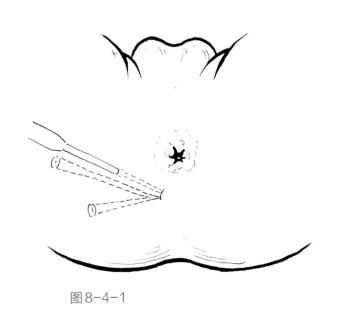

图8-4-1

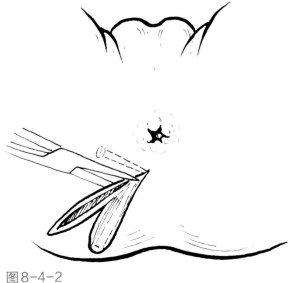

图8-4-2

第五节　肛周汗腺炎切除植皮术

适 应 证	骶尾部多发性汗腺炎，局部化脓性炎症已经控制者。
术前准备	同肛门缝合伤口术前准备。
麻　　醉	骶管麻醉或硬膜外麻醉。
体　　位	患者取截石位或俯卧位。

手术步骤　❶ 常规消毒、铺无菌巾。切除汗腺炎病灶，清除纤维化的瘢痕及潜行瘘管（图8-5-1）。

❷ 在病灶创面外侧正常皮肤取一与创面相似的带蒂皮瓣（图8-5-2）。

❸ 用止血钳钝性游离带蒂皮瓣，移于创面。适当分离皮瓣外侧皮肤与皮下组织，为缝合减张做准备（图8-5-3）。

❹ 将移于创面的带蒂皮瓣缝合固定，皮瓣与底部缝合固定数针，皮瓣与外侧游离皮缘缝合（图8-5-4）。术后按肛门缝合伤口护理换药。

术中要点　❶ 植皮术在骶尾部不易成功，非必要者尽量勿施。

❷ 如植皮面积较大，为利于皮肤成活，可在皮瓣表面做引流小切口数个。

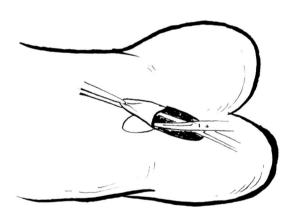

图8-5-1

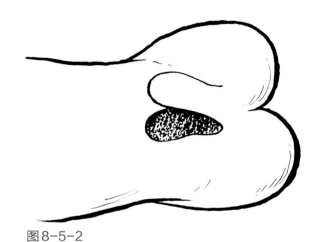

图8-5-2

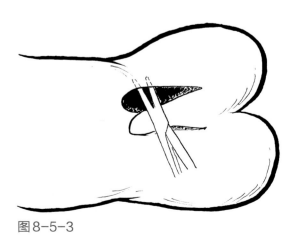

图8-5-3

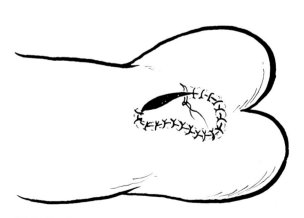

图8-5-4

第六节　　肛周化脓性汗腺炎切除缝合术

适 应 证	创面较小的肛门周围软组织部位的化脓性汗腺炎。
术前准备	同肛门缝合伤口术前准备。
麻　　醉	简化骶管麻醉或鞍麻。
体　　位	患者取截石位或俯卧位。

手术步骤　❶ 常规消毒、铺无菌巾。切除汗腺炎病灶，清除纤维化瘢痕及潜行瘘管（图8-6-1）。

❷ 修剪皮肤呈梭形（图8-6-2）。

❸ 以7号丝线间断全层缝合切口（图8-6-3）。

❹ 对合皮肤，酒精纱布包扎（图8-6-4）。术后按肛门缝合伤口护理换药。

术中要点　❶ 骶尾部的汗腺炎，因骶尾部缺乏皮下脂肪且张力大，行缝合术最好慎重。

❷ 化脓性汗腺切除术有创口感染的可能，必要时应及时拆线，开放伤口，按肛门开放伤口护理换药。

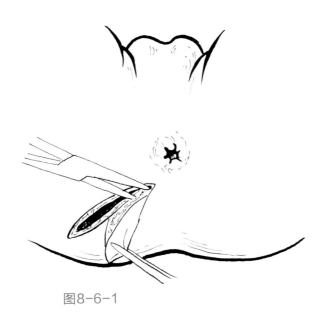

图8-6-1

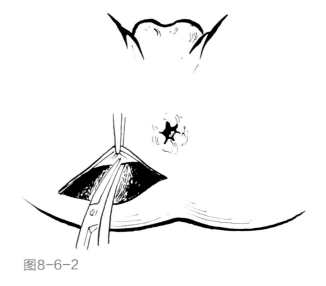

图8-6-2

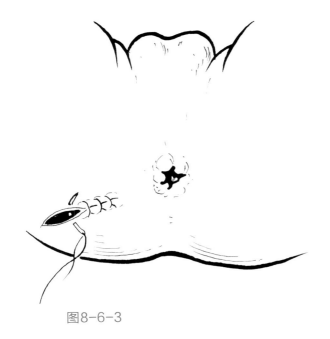

图8-6-3

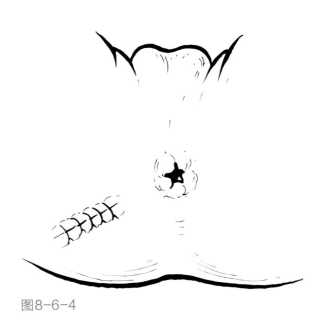

图8-6-4

第九章

肛周坏死性筋膜炎手术

扫描二维码，
观看本书所有
手术视频

第一节　清创引流术

适　应　证	肛周、会阴部坏死性筋膜炎者。
禁　忌　证	血液病、恶性肿瘤治疗晚期合并的脓肿，只能穿刺抽液然后注入敏感性的抗生素。

术前准备

❶ 查血常规、凝血功能、心电图等。

❷ 会阴及肛周部超声检查。

❸ 肛门周围备皮。

❹ 术前排净大小便。

❺ 术前留置导尿管。

❻ 有条件者可做CT、MRI检查，有利于早期诊断。

麻　　醉　局麻、骶管麻醉或双阻滞麻醉。

体　　位　患者取截石位或患侧卧位。

手术步骤

❶ 根据患者发病部位分别在肛周或会阴部肿胀明显处作梭形切口，切口大小视肿胀范围大小而定。

ER 9-1-1
肛周坏死性
筋膜炎清创
引流术

❷ 切开皮肤、皮下组织，直达脓腔。

❸ 用示指伸入脓腔，探查脓腔大小、清除脓汁和坏死组织。如有纤维间隔，轻轻剥开，以确保引流通畅。

❹ 用剪刀逐一剔除肛周坏死组织及坏死筋膜，进行彻底清创。

❺ 以3%过氧化氢溶液冲洗后，再用生理盐水冲洗干净。有活动性出血时，应予以止血。

❻ 肛周深部脓腔内放置橡胶管引流，便于换药冲洗。

❼ 凡士林油纱条填塞脓腔，包扎、固定。

术中要点

❶ 手术清创极为重要。因为坏死组织和筋膜血管广泛血栓形成，药物难以进入患处组织内，必须手术清除。术中应严格无菌操作，注意勿造成副损伤。清创要彻底，创口应呈梭形，使外口大，底部小，便于引流。

❷ 清除坏死筋膜和失去活力的组织，消灭细菌及其繁殖条件。

❸ 切口应在皮肤最隆起的部位，其长度与脓腔大小相似。如脓腔位置较深且为多房性，可做两个切口，以便于对口引流。如脓腔很大，可做两个以上放射状切口，做对口引流，切口间放置胶皮膜。肛周两侧深部脓腔内放置胶管，以利于引流。

❹ 切开脓肿时应尽量远离坐骨结节，以防影响切口愈合。

术后处理

❶ 局麻或骶管麻醉术后给予半流食，双阻滞麻醉术后6h后给予半流食。

❷ 合理应用抗生素7日左右控制感染。使用厌氧菌和需氧菌均有效的抗生素，早期联合应用效果更为明显。

❸ 全身支持疗法至关重要。

❹ 术后48~72h后拆除橡皮条引流。7日左右拔出橡皮管引流，改用凡士林纱条。

❺ 便后硝矾洗剂或痔疾洗液熏洗坐浴，过氧化氢溶液冲洗换药。

第二节　切除对口引流术

适应证	肛周、会阴及外生殖器坏死性筋膜炎伴有或不伴有脓肿者。
禁忌证	血液病、恶性肿瘤治疗晚期合并的脓肿，只能穿刺抽液然后注入敏感性的抗生素。
术前准备	❶ 查血常规、凝血功能、心电图等。
	❷ 会阴及肛周部超声检查。
	❸ 肛门周围备皮。
	❹ 术前排净大小便。
	❺ 术前留置导尿管。
	❻ 有条件者可做CT、MRI检查，有利于早期诊断。
麻醉	局麻、骶管麻醉或双阻滞麻醉。
体位	患者取截石位或患侧卧位。
手术步骤	❶ 检查患病部位、病灶大小及范围。
	❷ 根据患者情况，分别在肛周及会阴部肿胀明显处作梭形切口，切口大小视肿胀范围大小而定（图9-2-1）。切开皮肤、皮下组织，直达脓腔，手指探查脓腔，逐步将肛周、会阴、阴囊等所波及的部位开窗留桥对口引流（图9-2-2）。
	❸ 所有切口均过氧化氢溶液、氯化钠溶液、庆大霉素或甲硝唑溶液依次冲洗。
	❹ 钝性分离所有脓腔间隔、清除脓汁及坏死组织、坏死筋膜，外露睾丸。切口间保留正常皮桥，放置胶管或胶膜条，以利于引流（图9-2-3）。
	❺ 肛周两侧深部脓腔内放置胶管引流，便于换药冲洗。凡士林油纱条填塞脓腔，包扎、固定。术后愈合情况见图9-2-4。
术中要点	❶ 手术时应在病变部位多处纵深切开并达深筋膜，将匍匐潜行的皮肤完全敞开，以充分引流。

❷ 术中务必彻底清除坏死组织，直至有出血的健康组织为止，但应尽可能保留正常的神经血管。

❸ 清创后创面宜用过氧化氢溶液彻底冲洗，以控制感染的蔓延和扩散。

❹ 切口应在皮肤最隆起的部位，其长度与脓腔大小相似。如脓腔位置较深且为多房性，可做两个切口，以便对口引流。如脓腔很大，可做两个以上放射状切口，做对口引流。

❺ 各切口间保留正常皮桥，防止术后皮肤缺损。

❻ 开窗留桥切口也不易过大、可多处对口引流、肛周两侧脓腔较深应放置胶管引流冲洗。

❼ 会阴部、阴囊部手术时，注意保护尿道海绵体、阴茎或阴蒂背神经。

❽ 乳胶管放置应抵达脓腔深部及各引流切口，切勿留有无效腔，以利于冲洗引流。

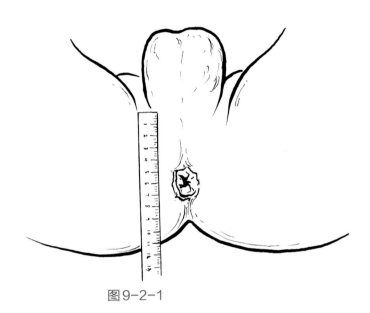

图 9-2-1

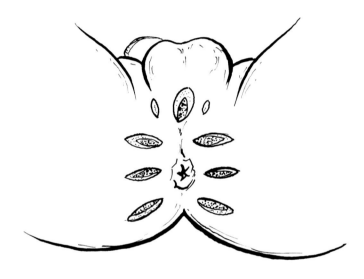

图 9-2-2

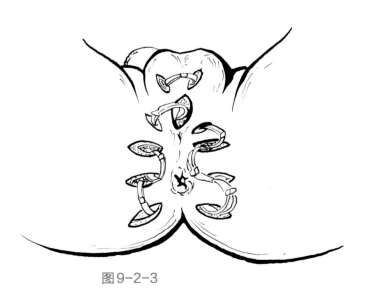

图 9-2-3

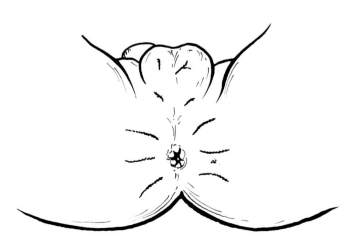

图 9-2-4

术后处理	❶	局麻或骶管麻醉术后给予半流食；双阻滞麻醉术后6h后给予半流食。
	❷	应用抗生素10~15日左右控制感染。
	❸	术后48~72h后拆除橡皮条引流。7~10日左右拔出橡皮管引流，改用凡士林纱条。
	❹	便后硝矾洗剂或痔疾洗液熏洗坐浴，过氧化氢溶液冲洗换药。
	❺	换药时注意清除坏死组织及坏死筋膜，直至见到新鲜创面或肉芽组织。

第十章

肛门尖锐湿疣手术

扫描二维码，
观看本书所有
手术视频

第一节　　湿疣烧灼术

适 应 证	散在、数目较少或基底不大的小簇生湿疣。
术前准备	无需特殊准备。
麻　　醉	局麻。
体　　位	患者取截石位。
手术步骤	❶ 肛周常规消毒后，对散在的孤立湿疣，用高频电刀或电子手术机短波针刀，将疣体逐个烧灼、气化（图10-1-1）。
	❷ 对融合成片或集簇状湿疣，则用血管钳夹住蒂部，在钳下烧灼切除，中间要尽量保留健康皮肤（图10-1-2）。
	❸ 彻底止血后，外敷凡士林纱布，包扎固定。
	❹ 所有器械应高压灭菌，隔离消毒，以免交叉感染。
术后处理	❶ 术后24h即可排便，便后熏洗坐浴。
	❷ 术后常规换药至痊愈。
	❸ 换药时如发现新生的疣点，突出皮肤表面，应及早在局麻下烧灼。
	❹ 治疗期间应同时以清热解毒、润燥泻火的中药口服，效果更佳。

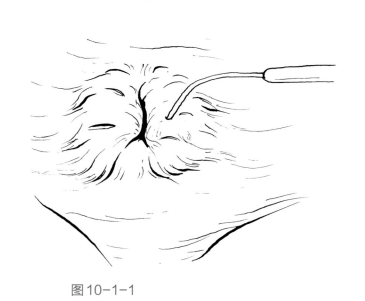

图10-1-1

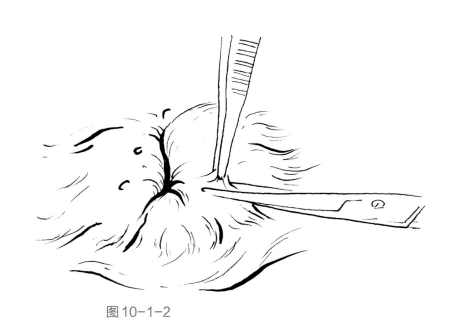

图10-1-2

第二节　　湿疣切除术

适 应 证	局限性肛门尖锐湿疣。
术前准备	无需特殊准备。
麻　醉	局麻。
体　位	患者取截石位。
手术步骤	肛周常规消毒后，视疣体生长范围设计切除范围。密集簇生者，可行放射状梭形切除（图10-2-1）。散发者可行点状切除（图10-2-2）。切除深度达皮肤层即可。结扎出血点、填止血粉棉球包扎，术后按肛门开放伤口换药。
术后处理	术后常规换药，同时以清热解毒、润燥泻火中药口服。

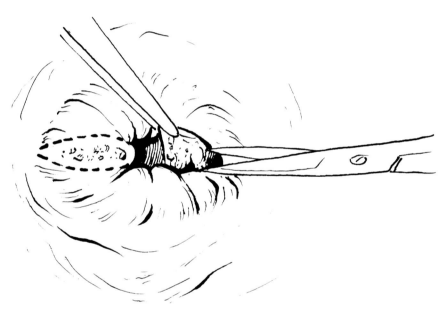

图 10-2-1

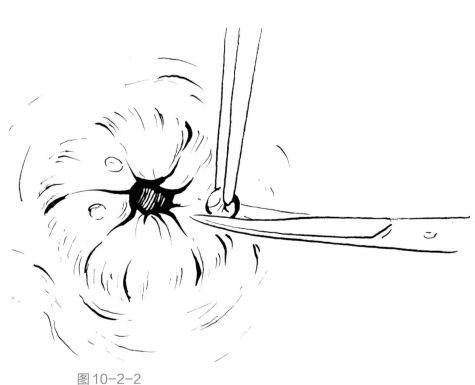

图 10-2-2

235

第三节 湿疣切除缝合术

适 应 证	局限性簇生，范围不超过肛周 1/4 的湿疣。
术前准备	❶ 查血常规、凝血功能、心电图等。
	❷ 肛门周围备皮。
	❸ 术前30min用磷酸钠盐灌肠液133ml灌肠一次，排净大便。
	❹ 术前2日少渣饮食，术晨禁食。
麻 醉	骶管麻醉、局麻。
体 位	患者取截石位或侧卧位。
手术步骤	❶ 肛周常规消毒、铺消毒巾。消毒肠腔，扩张肛门（图10-3-1）。
	❷ 视疣体生长范围设计切除范围。在密集簇生湿疣的根部，做一菱形切口，切除湿疣，切除深度达皮肤层即可（图10-3-2）。
	❸ 电刀止血或丝线结扎出血点，如切口张力过大，用血管钳钝性分离切口周围皮下组织，重新消毒皮肤，对合切口，用丝线间断缝合（图10-3-3）。

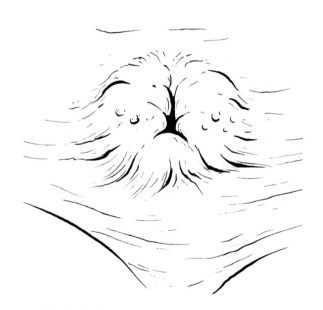

图 10-3-1

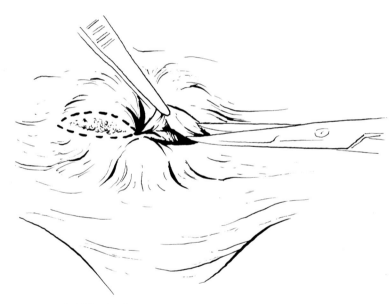

图 10-3-2

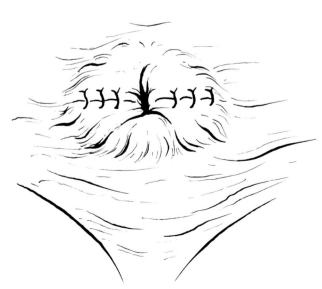

图 10-3-3

④ 填塞纱布压迫切口，包扎固定，组织送病理检查。术后按肛门开放伤口换药。

术后处理　① 术后第1日流食，24h后改半流食，48h后改普食。

② 术后3日可以大便，便后熏洗坐浴，必要时服用麻仁软胶囊协助排便。

③ 每日常规换药一次，5~7日拆线。

④ 口服清热解毒、润燥泻火中药，必要时给予抗生素及止痛药。

第四节　湿疣切除游离植皮术

适　应　证　弥漫性簇生且侵犯面积广泛的湿疣。

术前准备　① 查血常规、凝血功能。

② 肛门周围备皮。

③ 术前30min用磷酸钠盐灌肠液133ml灌肠一次，排净大便。

④ 术前2日少渣饮食，术晨禁食。

⑤ 准备皮肤刀及供皮区皮肤。

麻　　醉　骶管麻醉、局麻。

体　　位　患者取截石位或俯卧位。

手术步骤　① 肛周常规消毒，铺消毒巾。检查湿疣分布、病灶大小情况，设定手术切除范围（图10-4-1）。

② 用电刀根据湿疣分布，全部切除湿疣，疣体切除至皮层（图10-4-2）。彻底止血，用温盐水纱布覆盖创面等待植皮。

③ 根据创面大小，所需皮片的厚度在大腿上1/3后方内侧取下皮片，包扎供皮区创面（图10-4-3）。

④ 重新消毒，铺消毒巾。适当游离创面皮层与皮下组织，为缝合减张做准备（图10-4-4）。

⑤ 将皮片修剪成与创口大小一致后覆盖在创面上，用丝线做间断缝合（图10-4-5）。如创面底部不平坦，将皮片修剪成邮票式，进行块状植皮（图10-4-6）。

⑥ 在皮片上做数个小切口，便于皮片渗出液引流和减少张力（图10-4-7）。

⑦ 再在皮片与创面底部固定数针，防止皮片浮动或移位。用干纱布挤出皮片下渗出液（图10-4-8）。

⑧ 覆盖凡士林纱布，外加与皮片大小的纱布垫，利用保留的长缝线加压包扎（图10-4-9）。

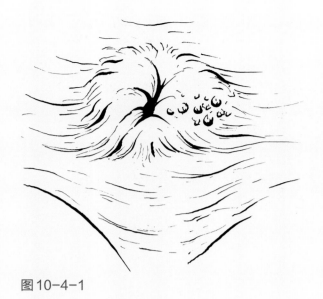

图 10-4-1

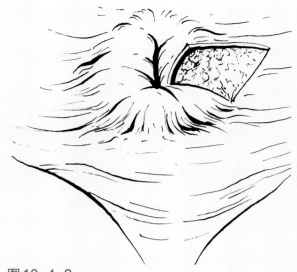

图 10-4-2

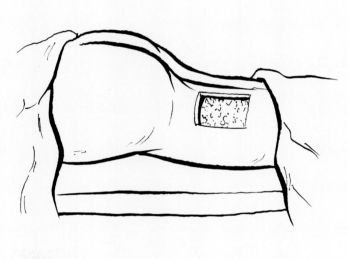

图 10-4-3

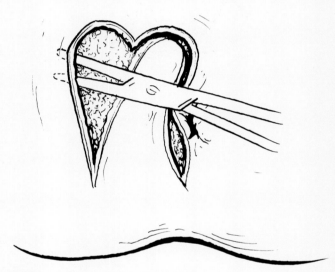

图 10-4-4

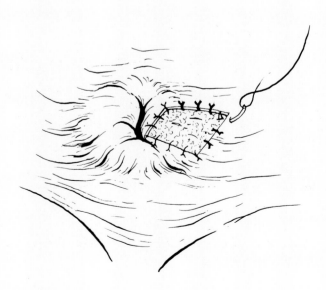

图 10-4-5

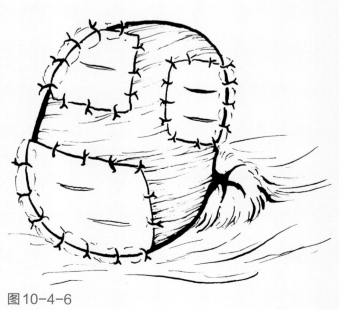

图 10-4-6

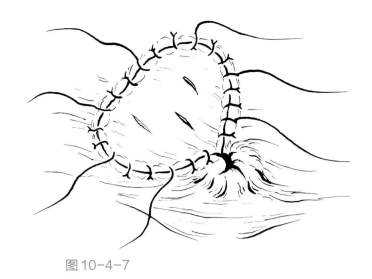

图10-4-7

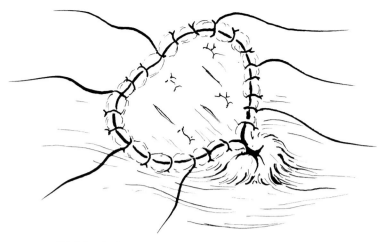

图10-4-8

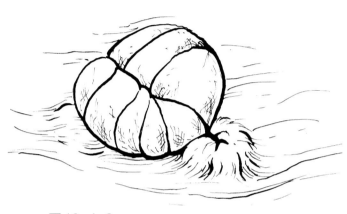

图10-4-9

术后处理

❶ 供皮区如无感染、疼痛、渗出液不多，2周后即可愈合，不需换药。如有感染，应酌情换药。

❷ 平卧位或按麻醉要求更换体位。

❸ 术后流食2日，少渣软食2日，48h以后改为普食。

❹ 术后4~5日控制大便，可给阿片酊0.2ml加水至10ml，每日3次，一次10ml，或复方樟脑酊10ml，每日3次，一次10ml，连服3~4日，以控制排便。

❺ 补充液体3~5日，内加抗生素和维生素C。

❻ 每日换药，保持干燥。植皮区与供皮区分开。植皮区，第2日打开观察皮片颜色，渗出液用棉球吸干，避免用擦的手法，防止皮片移动。

❼ 局部用红外线照射，一日2次，每次10~20min，但不要太热。照射后用凡士林纱布覆盖，保护创面，平时少活动。

❽ 如皮片液化坏死，应及时剪去，表面涂龙胆紫。每日记录皮片生长、颜色变化。

❾ 术后7~10日皮片成活后拆线，如缝线呈炎性反应，可提前间断拆线。

❿ 必要时给予止痛药。

⓫ 大便前可给缓泻剂协助排便。

第五节   湿疣切除带蒂移行植皮术

适 应 证	广泛性肛门尖锐湿疣。
术前准备	同湿疣切除游离植皮术。
麻　　醉	骶管麻醉或局麻。
体　　位	患者取截石位或俯卧位。

手术步骤　　❶ 肛周常规消毒后，按病灶范围切除皮层（图10-5-1）。在创面外侧正常皮肤做一与创面相似的带蒂皮瓣（图10-5-2）。

❷ 用止血钳钝性游离带蒂皮瓣，移于创面。适当分离皮瓣外侧缘皮层与皮下组织，为缝合减张做准备（图10-5-3）。

❸ 用丝线间断缝合创口，固定皮瓣。皮瓣与底部缝合固定数针，皮瓣表面做引流小切口数个（图10-5-4）。创口以凡士林纱布覆盖、敷料包扎固定，术后按肛门缝合伤口护理换药。

术后处理　　同湿疣切除游离植皮术。

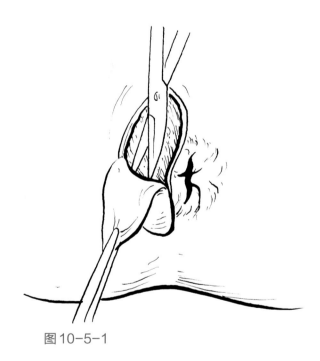

图 10-5-1

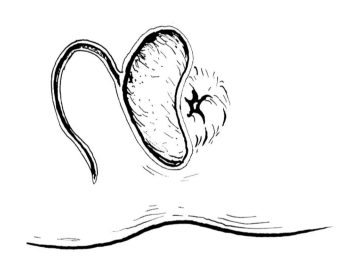

图 10-5-2

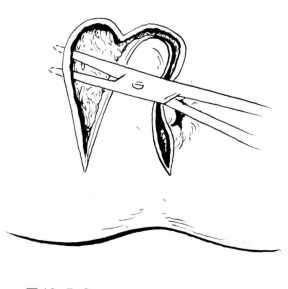

图 10-5-3

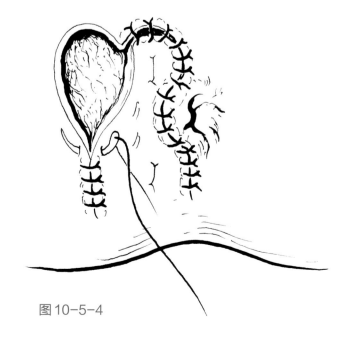

图 10-5-4

第十一章
肛门瘙痒症手术

扫描二维码，
观看本书所有
手术视频

第一节 瘙痒皮肤注射术

适 应 证	原发性肛门瘙痒症，若局部有炎症不宜注射。
术前准备	❶ 肛门周围备皮。
	❷ 术前准备长效麻药（亚甲蓝制剂）。①1%亚甲蓝（美兰）2ml+0.5%利多卡因20ml混合均匀、备用；②1%亚甲蓝2ml+0.5%利多卡因10ml+0.5%布比卡因10ml混合均匀，备用，简称"利布合剂"。
	❸ 术晨禁食，排净大小便。
麻 醉	无需麻醉。
体 位	患者取截石位。
手术步骤	❶ 肛周皮肤常规消毒后，以长效麻药（利布合剂）在距肛缘1cm外肛周皮肤瘙痒区皮内、皮下，均匀、点状注射3~4圈或局部浸润注射，使注射后皮肤呈皮丘状隆起并呈蓝色，各皮丘互相连接，不留空。总药量可达20~30ml（图11-1-1）。
	❷ 若合并内痔、外痔、混合痔、肛裂等疾病，应一并手术处理。
	❸ 注完后用干纱布按压肛周片刻，防止出血或药液外渗。覆盖无菌敷料，包扎固定。
术中要点	将药液始终注射于皮内、皮下组织内，注意勿注射到肌层。
术后处理	❶ 术后普食，忌食辛辣刺激食物。
	❷ 术后保持肛周清洁、干燥。便后坐浴5~7日即可。

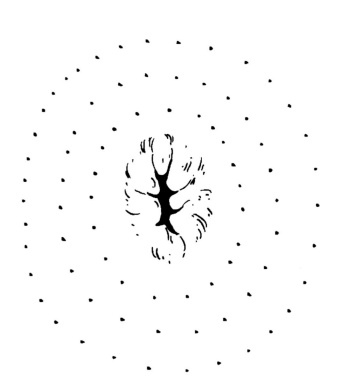

图11-1-1

第二节　　瘙痒皮肤切除术

适 应 证		顽固性肛门瘙痒症，无明显皮损，用保守治疗无效者。
术前准备	❶	查血、尿常规、凝血功能、心电图等。
	❷	肛周皮肤备皮。
	❸	术晨禁食，排净大小便。
麻 醉		局麻或简化骶管麻醉。
体 位		患者取截石位。
手术步骤	❶	肛周及肛管内常规消毒，铺无菌巾。于患者自觉最痒处皮肤如右前、右后、左前、左后位分别做四个棱形切口。切口上自肛管皮肤下至瘙痒末梢皮肤。
	❷	用剪刀剪除切口内皮肤及皮下组织，各切除区之间保留足够正常皮肤桥，切除深度以不损伤括约肌为度，切除皮瓣呈丁香叶形（图11-2-1）。
	❸	经切口用止血钳从保留的皮肤与皮下组织之间做钝性分离，离断皮下神经末梢（图11-2-2）。
	❹	充分止血，喷洒肾上腺素少许，外敷无菌纱布，加压包扎固定。
术中要点	❶	各切口之间保留足够的正常皮肤桥，以防瘢痕挛缩而致肛管狭窄。
	❷	切除区要选择在瘙痒最明显的部位。
术后处理	❶	半流食2~3日，之后改为普食。
	❷	手术当晚酌情口服止痛剂。
	❸	便后硝矾洗剂熏洗、坐浴，常规换药，每日2次。
	❹	口服润肠通便药物，保持大便通畅。

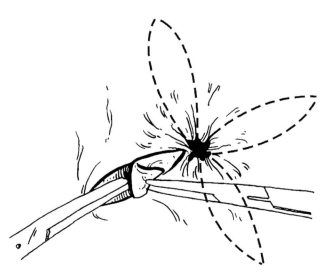

图11-2-1

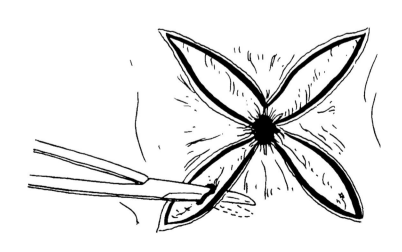

图11-2-2

243

第三节　　瘙痒皮肤切除缝合术

适 应 证		较小范围、两侧对称的原发性肛门瘙痒症。
术前准备	❶	查血常规、凝血功能、心电图等。
	❷	肛门周围备皮。
	❸	术前30min用磷酸钠盐灌肠液133ml灌肠一次，排净大便。
	❹	术前2日少渣饮食，术晨禁食。
麻　　醉		简化骶管麻醉、局麻。
体　　位		患者取截石位。
手术步骤	❶	在肛周两侧距肛缘1cm，各做一半月形切口（图11-3-1），将瘙痒皮肤包括在切口内，然后将两切口内的半月形瘙痒皮肤切除（图11-3-2）。
	❷	用剪刀沿切口游离创口外侧皮肤，减少缝合时张力并在前后和内侧皮下剪断末梢神经（图11-3-3）。
	❸	充分止血后，冲洗伤口，用4号丝线间断缝合切口（图11-3-4）。凡士林纱条覆盖切口，外用塔形纱布压迫，丁字带固定。对侧同法切除和缝合。

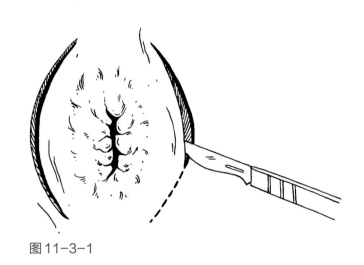

图 11-3-1

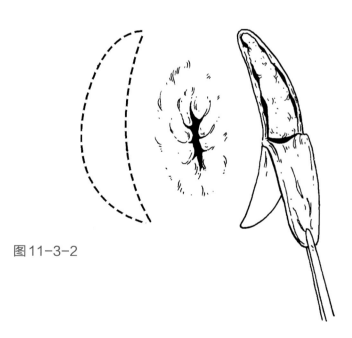

图 11-3-2

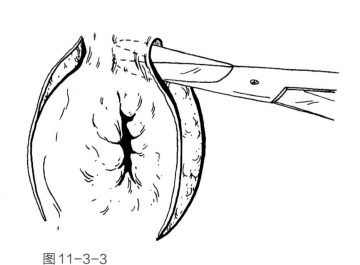

图 11-3-3

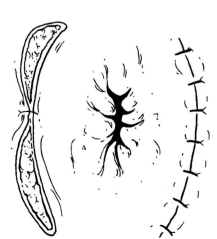

图 11-3-4

术中要点	❶ 切口不宜太宽，以免缝合时张力太大。
	❷ 止血要充分，可利用电灼、结扎法。
术后处理	❶ 半流食2日，后改普食2日，口服抗生素5~7日。
	❷ 控制大便，术后保护切口处干燥清洁。
	❸ 术后5~7日拆线。

第四节　肛周皮下神经末梢离断术

适 应 证	顽固性肛门瘙痒症，无明显皮损，经保守治疗无效者。
术前准备	无需特殊准备。
麻　　醉	简化骶管麻醉。
体　　位	患者取截石位。
手术步骤	❶ 分别在肛门前、后位距肛缘1.5cm处做纵切口，长约1.5cm（图11-4-1）。
	❷ 用弯止血钳从前方切口进入，紧靠皮下围绕肛周做钝性分离，从后位切口穿出，做一隧道（图11-4-2）。
	❸ 张开弯止血钳，边退钳边行皮下组织分离，钝性分离皮下神经末梢。分离区域根据瘙痒病变范围而定（图11-4-3）。
	❹ 依同样方法在对侧皮肤做离断皮下神经末梢。用4号丝线间断缝合前后位切口（图11-4-4），凡士林棉条覆盖切口，外用敷料压迫，丁字带固定。

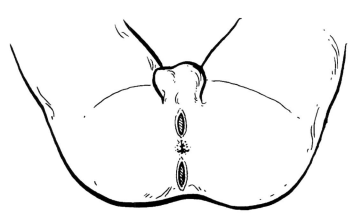

图11-4-1

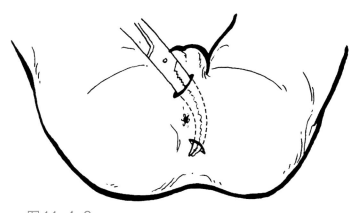

图11-4-2

245

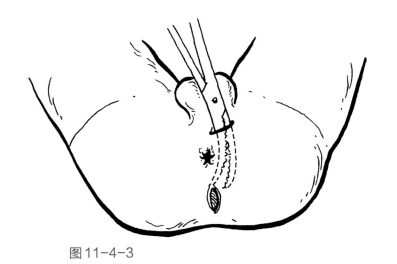

图 11-4-3

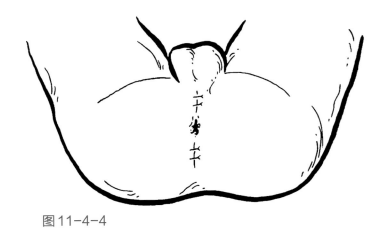

图 11-4-4

术中要点

❶ 当张开止血钳分离皮下组织时，勿用暴力撑破肛管皮肤。

❷ 术中如有皮下渗血，可在肛旁左（或右）侧作一小切口，使淤血流出，以防感染。

❸ 术后处理同瘙痒皮肤切除缝合术。

第十二章

其他肛门病手术

扫描二维码，
观看本书所有
手术视频

第一节 肛窦炎切开术

适 应 证	经保守治疗效果不明显的慢性肛窦炎，已形成小脓肿伴有隐性瘘管者。
术前准备	❶ 查血常规、凝血功能、胸片、心电图等。
	❷ 不必禁食。肛周备皮。
	❸ 术前30min一次性灌肠器灌肠，排净大便。
麻 醉	局麻。
体 位	患者取截石位。
手术步骤	❶ 常规消毒，铺无菌巾。充分扩肛。
	❷ 用两叶肛门镜寻找病灶，以肛窦钩或弯探针探查肛窦，自肛窦钩头部进入者为病灶处（图12-1-1）。
	❸ 沿肛窦沟进入方向纵行切开肛窦至皮肤，切开部分内括约肌和外括约肌皮下部，使引流通畅（图12-1-2），结扎止血后，创面外敷凡士林纱条，无菌纱布包扎。
	❹ 术后每次便后清洗坐浴。口服抗生素，换药至痊愈。

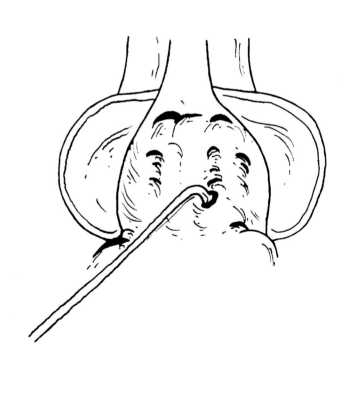

图12-1-1

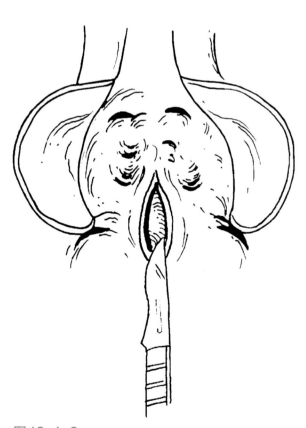

图12-1-2

第二节　肛乳头炎及肥大切除术

适 应 证　　　经保守治疗炎症不消，并有肛门乳头肥大者，可手术切除。

手术步骤　　　患者取截石位，局麻下充分扩肛，用两叶肛门镜，显露病灶，钳夹肛乳
头基底部，结扎切除，外敷凡士林纱条。

第三节　肛窦炎切开挂线术

适 应 证　　　保守治疗无效者，肛窦明显触痛及硬结，反复发作的慢性肛窦炎。

手术步骤　　❶　同肛窦炎切开术。

❷　于肛外1.5cm病灶相应部位的皮肤做切口，切开皮肤及皮下组织，右手
持球头探针从切口插入，与病灶呈直线进行，左手示指于肛内做引导，
于病灶肛窦穿出（图12-3-1）。

❸　头端系橡皮筋并引出，切开橡皮筋间的皮肤，橡皮筋两端合拢，松紧适
宜后结扎（图12-3-2）。

❹　术后每便后清洗坐浴。口服抗生素，若橡皮筋松动，可紧线1次，换药
至痊愈。

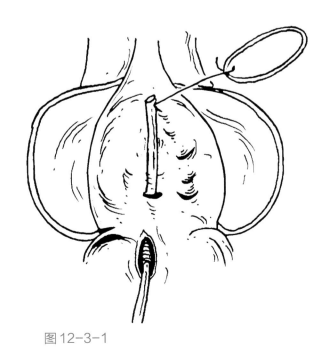

图12-3-1

图12-3-2

第四节　肛乳头瘤切除术

适应证	适于肛乳头瘤，亦适用于肛乳头肥大者。

术前准备
❶ 查血常规、尿常规、凝血功能、心电图等。
❷ 肛周备皮。
❸ 术晨禁食，排净大小便。

麻　醉　局部或简化骶管麻醉。

体　位　患者取截石位。

手术步骤
❶ 常规消毒肛周皮肤及肛管内，铺无菌巾。
❷ 示指或肛门镜充分扩肛，显露肛乳头。用组织钳将肛乳头提起，弯血管钳夹住其基底部，在瘤体的基底部外缘黏膜开一小口（图12-4-1），用7号丝线行单纯结扎。若瘤体较大，以7号丝线贯穿缝合后结扎。或双重结扎，以免滑脱并发出血（图12-4-2）。
❸ 沿丝线上0.5cm处切除瘤体，保留残端。
❹ 若瘤体较大，结扎切除后，可在瘤体根部自缝扎处向肛管皮肤作一"∨"形减压切口，以防水肿。覆盖无菌敷料，加压包扎固定。

ER 12-4-1
肛乳头瘤切
除术

术后处理
❶ 半流食2~3日，多食蔬菜、水果，防止便秘。
❷ 便后硝矾洗剂坐浴，常规换药。
❸ 口服润肠通便药物，保持大便通畅。

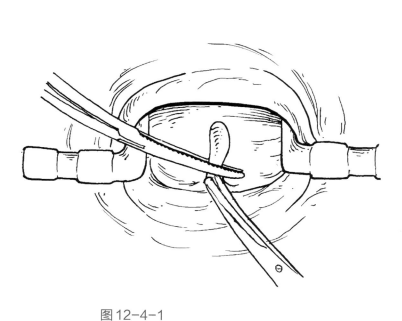

图 12-4-1

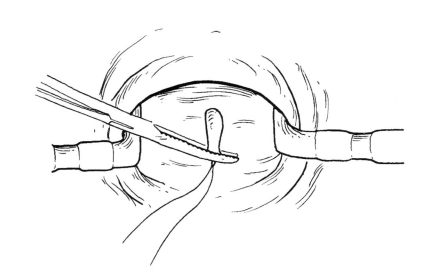

图 12-4-2

第五节　肛乳头瘤电灼术

本法适用于瘤体较小者。局麻下扩肛，在肛门镜下显露出肛乳头瘤，用高频电灼探头按压在瘤体根部，开通电源，将其彻底烧灼。术后每日痔疮栓纳入肛门抗炎治疗，5~7日即可治愈。

第六节　肛门疣烧灼切除术

适用于肛门疣，包括扁平疣、传染性软疣和寻常疣等，经其他疗法无效者。

在麻醉下，用激光或短波针刀烧灼疣体，如多发，切除后中间要保留皮肤。外敷纱布包扎。

第七节　肛门疣状结核烧灼切除术

肛门疣状结核即增殖性肛周皮肤结核。操作同上。

第八节　肛周子宫内膜异位症切除术

肛周子宫内膜异位症病灶小者，可用激光气化或高频电灼治疗。如治疗无效或病灶大、范围广，则可在局麻下将病灶彻底切除后，间断缝合皮肤或黏膜。外敷纱布包扎。

第十三章

藏毛窦手术

扫描二维码，
观看本书所有
手术视频

第一节 切开排脓术

适 应 证	骶尾部囊肿及窦道急性感染，已化脓者。
禁 忌 证	生命体征不平稳者，或合并严重的心、肝、肾等脏器功能不全的患者。
术前准备	❶ 器械 手术刀、手术剪、止血钳、镊子各数把、注射器1支。 ❷ 碘伏浸透的消毒棉球，2％利多卡因注射液2支（10ml），生理盐水2支（10ml）。 ❸ 术前可先行直肠腔内B超了解急性感染范围及成脓情况。
麻　　醉	局麻或硬膜外麻醉。
体　　位	患者取俯卧位。
手术步骤	❶ 常规消毒肛周及骶尾部皮肤，于骶尾部脓肿波动感明显处作一"十"字切口引流（图13-1-1）。 ❷ 将脓液充分引流后，清除窦道内的坏死组织及毛发，用油纱条压迫创口，外加敷料，包扎固定。
术中要点	❶ 术中应打开脓腔分隔，务必使引流通畅。 ❷ 术中应清除窦道内的坏死组织及毛发。
术后处理	❶ 不需控制饮食及排便。 ❷ 便后坐浴，常规换药。 ❸ 应用抗生素抗感染治疗。

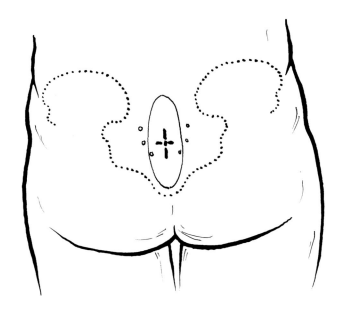

图13-1-1

第二节　囊肿及窦道切除、伤口开放术

适 应 证	骶尾部囊肿及窦道范围广或伴有局部炎症者。
禁 忌 证	合并严重的心、肝、肾等脏器功能不全患者；合并严重糖尿病的患者；肺结核活动期的患者。

术前准备

❶ 术前局部清洁、备皮。

❷ 器械：手术刀、手术剪、持针钳各 1 把、止血钳、镊子各数把、注射器 2 支、高频电刀 1 台、丝线数根及缝合针。

❸ 碘伏浸透的消毒棉球，2% 利多卡因注射液 4 支（20ml），生理盐水 4 支（20ml），1% 亚甲蓝 1 支。

❹ 术前可先行直肠腔内 B 超、骶尾骨正侧位片，以了解窦道走行及与骶尾骨、肛管直肠的关系。

麻 醉	骶管麻醉或硬膜外麻醉。
体 位	患者取俯卧位。

手术步骤

❶ 常规消毒肛周及骶尾部皮肤，先用探针探查窦道走向、深浅、范围，并用亚甲蓝从窦口注入示踪，沿囊肿外缘用手术刀或高频电刀作一前后方向的梭形切口（图13-2-1），与囊肿纵轴等长。

❷ 根据亚甲蓝着色，切开皮肤及皮下组织，显露囊壁并与周围组织游离，全部切除病变组织。如窦道过深，有时需切除尾骨（图13-2-2）。

❸ 电灼或结扎彻底止血，查无残留窦道分支，用油纱条压迫创口，外加敷料，包扎固定。

术中要点

❶ 梭形切口应与囊肿纵轴等长。

❷ 术中对窦道分支需仔细探查，务必彻底清除。

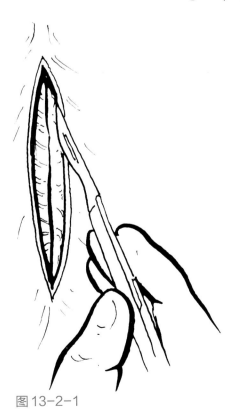

图 13-2-1

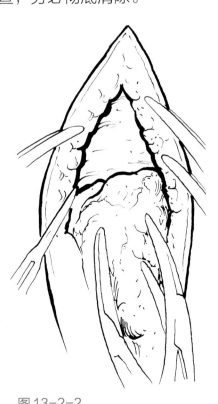

图 13-2-2

255

③ 如窦道过深，骨质破坏，需切除尾骨。

④ 如切除范围过大，待肉芽组织新鲜后，可考虑二期植皮。

术后处理　❶ 手术当日半流食，之后改普食。

❷ 控制排便2日，术后第2日排便。

❸ 便后坐浴，常规换药。

❹ 酌情应用抗生素5~7日，预防感染。

第三节　　囊肿切除一期缝合术

适 应 证　骶尾部囊肿及窦道范围较小，周围皮肤移动度较大，切除后缝合切口张力较小者。

禁 忌 证　窦道范围广、伴感染者；合并严重的心、肝、肾等脏器功能不全患者；合并严重糖尿病的患者；肺结核活动期的患者。

术前准备　同囊肿及窦道切除、伤口开放术。

麻　　醉　骶管麻醉或硬膜外麻醉。

体　　位　患者取俯卧位。

手术步骤　❶ 与囊肿及窦道切除、伤口开放术基本相同。

❷ 将皮下脂肪组织与其下方的筋膜在交接处游离，游离的远度只要能缝合伤口两缘而无张力即可，电凝止血。采用间断垂直褥式缝合，缝合皮肤和消灭死腔（图13-3-1）。皮肤边缘对合准确（图13-3-2）。外加无菌敷料，包扎固定。

术中要点　❶ 切开皮肤尽量不采用高频电刀。囊肿及窦道游离切除时，要避免切开筋膜，避免损伤肛尾和直肠。

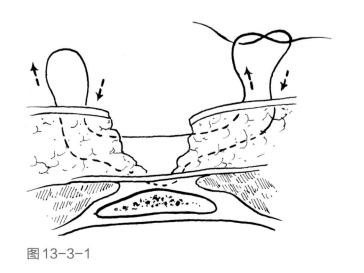

图13-3-1

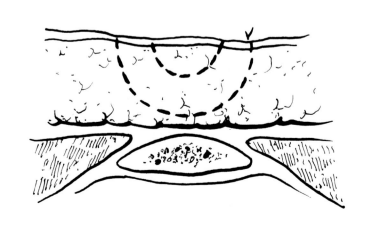

图13-3-2

❷ 囊肿及窦道分离时，注意勿将囊肿壁剥破，若伤口壁内看到灰色胶样组织小岛，应再向外切除之。

❸ 术中尽量采用电凝止血，使埋在创口内的缝线减少到最低限度。

❹ 尽量游离切口两侧皮下组织，确保缝合后无张力。

❺ 术中严格无菌操作，缝合切口前需冲洗切口，减少感染机会。

术后处理　❶ 平卧位，不宜早期离床活动。

❷ 流食3日，以后改为少渣饮食。

❸ 控制大便3~4日，酌情补液，应用抗生素5~7日。

❹ 便后擦干净，勿须坐浴，无菌换药。

❺ 术后10日左右拆线，或间断拆线，若有感染迹象应拆线，开放创口换药。

第四节　窦道部分切除缝合术

适 应 证　窦道反复感染，多个窦口，全部切除后创口不宜缝合者。

禁 忌 证　同切除一期缝合术。

术前准备　同切除一期缝合术。

麻　　醉　骶管麻醉或硬膜外麻醉。

体　　位　患者取折刀位。

手术步骤　❶ 用探针探查窦道，用亚甲蓝液注入窦口，用手术刀沿探针切开窦腔，将囊肿侵犯的组织整块切除，切除两侧壁，保留窦底鳞状上皮（图13-4-1）。

❷ 充分止血后，将皮缘与底部窦壁作全层间断缝合，创口用油纱条填塞，外加敷料，包扎固定（图13-4-2）。

术中要点　❶ 伤口过大无法缝合，则以油纱布填塞伤口待肉芽生长自行愈合。

❷ 术中将整个窦道和所有支管都必须广泛切开。

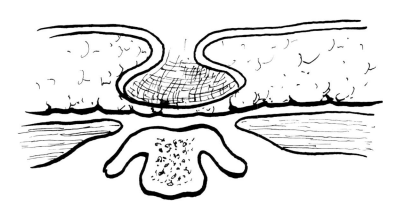

图13-4-1

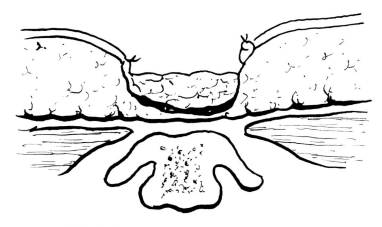

图13-4-2

袋形缝合术

适 应 证	单个囊肿或窦道，位置较浅并发感染，腔隙较大的病例。
术前准备、 麻醉、体位	均与囊肿切除一期缝合术相同。
手术步骤	❶ 以宽胶带将臀部向两侧牵开，沿探针于囊肿两侧做椭圆形切口，切除皮肤将囊肿腔敞开，切除的皮肤不要过宽，使囊肿外侧缘与皮肤切缘之间仅显露狭长的皮下脂肪带（图13-5-1）。
	❷ 仔细刮除囊内肉芽组织和毛发，剪去伤口边缘皮肤，使囊腔内面外露（图13-5-2）。
	❸ 以丝线将两侧皮肤与囊腔壁边缘间断缝合，如囊壁很薄不能缝合，可将皮肤缝于囊底部结缔组织，外加敷料，包扎固定（图13-5-3）。
术后处理	术后第1日即可离床活动，不限制饮食，每日换药，7~9日拆线。

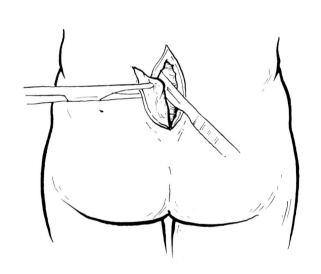

图 13-5-1

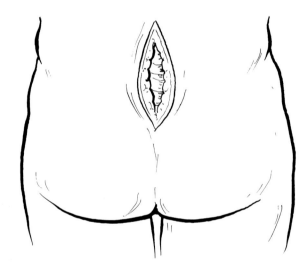

图 13-5-2

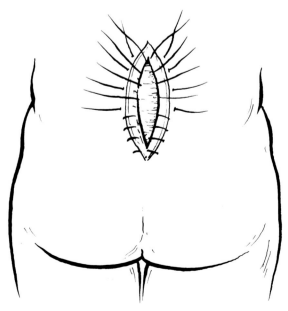

图 13-5-3

第六节　皮瓣转移术（改良Karydakis flap）

适 应 证　　慢性藏毛窦，其他手术方式失败者亦适用。

禁 忌 证　❶　藏毛窦急性感染期。

　　　　　❷　合并严重的心、肝、肾疾病，不能耐受手术。

术前准备　❶　常规行心、肺、肝、肾功能和凝血功能检查。

　　　　　❷　术前晚给聚乙二醇散剂口服做肠道准备。

　　　　　❸　术前半小时预防性使用抗生素。

麻 　 醉　　可全身麻醉、连续硬膜外麻醉。

体 　 位　　患者取俯卧折刀位，左侧卧位。

手术步骤　❶　麻醉后，常规消毒铺巾，标记出病灶的范围（图13-6-1），切开皮肤及皮下组织，直至骶骨筋膜层面，沿该平面剥离，完整切除病灶（图13-6-2）。

　　　　　❷　在健侧沿骶骨筋膜和臀大肌筋膜表面制作游离皮瓣；然后再沿皮下游离脂肪层，直至游离的皮瓣能无张力与对侧切口相对合（图13-6-3）。

　　　　　❸　冲洗切口创面后，在切口的最低处留置伤口引流管。移动皮瓣至对侧，偏中线缝合，用2-0可吸收线分层缝合关闭切口，注意不留死腔（图13-6-4）。

术中要点　❶　术中要完整切除病灶，避免残留病变组织，要切除至见到新鲜健康组织。但同时勿过多切除正常组织，以免缝合时张力过大。

　　　　　❷　缝合前要分别用稀释的碘伏溶液、甲硝唑及生理盐水依次冲洗创面，并清除破碎的脂肪粒。

　　　　　❸　若切除的病灶较大造成创面过大，可同时游离两侧切口皮瓣，以尽量降低缝合切口时的张力。

　　　　　❹　操作时要注意充分止血。

术后处理　❶　术后卧床休息一周，避免坐、立及弯腰。

　　　　　❷　常规应用抗生素预防伤口感染。

　　　　　❸　引流管留置7日后拔除。

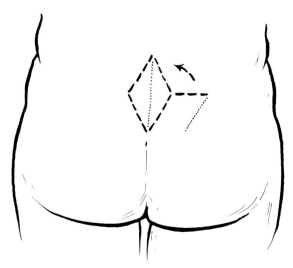

图13-6-1

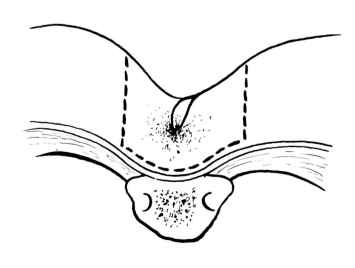

图13-6-2

259

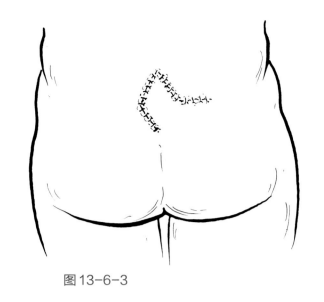

图13-6-3

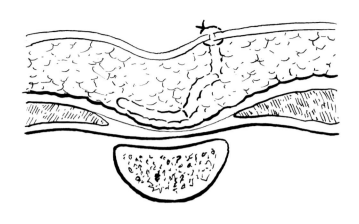

图13-6-4

第七节　　皮瓣转移术（Limberg flap）

适 应 证	慢性藏毛窦，其他手术方式失败者亦适用。
禁 忌 证	❶ 藏毛窦急性感染期。
	❷ 合并严重的心、肝、肾疾病，不能耐受手术者。
术前准备	❶ 常规行心、肺、肝、肾功能和凝血功能检查。
	❷ 术前晚给聚乙二醇散剂口服做肠道准备。
	❸ 术前半小时预防性使用抗生素。
麻　　醉	可全身麻醉、连续硬膜外麻醉。
体　　位	患者俯卧折刀位或左侧卧位。
手术步骤	❶ 麻醉后，常规消毒铺巾，设计并标记待切除病灶的范围（菱形区域）和皮瓣的范围（图13-7-1）。皮瓣设计原则：菱形ABCD为四边等长，顶角为60°。DE、EF、CD三者长度相等，AD与EF平行，DE是BD的延长线。
	❷ 左侧做菱形切口（图13-7-2），在预定的区域切开皮肤及皮下组织，直至骶骨筋膜层面，沿该平面剥离皮瓣，完整切除病灶（图13-7-3）。
	❸ 右侧做菱形切口，在预定的区域沿骶骨筋膜和臀大肌筋膜表面游离右下方皮瓣（图13-7-4）。
	❹ 沿骶骨筋膜层面剥离上方三角形皮瓣（图13-7-5）。
	❺ 对合皮瓣，使之无张力（图13-7-6）。转移皮瓣至病变切除区，皮瓣下放置引流管（图13-7-7）。
	❻ 用2-0可吸收线分层缝合关闭切口，注意不留死腔（图13-7-8、图13-7-9）。

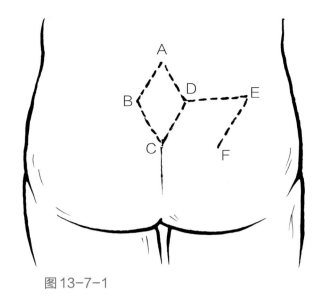

图 13-7-1

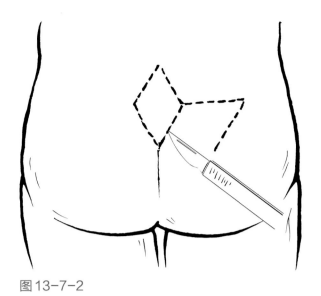

图 13-7-2

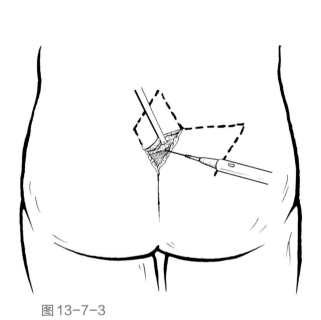

图 13-7-3

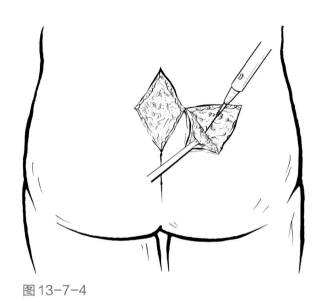

图 13-7-4

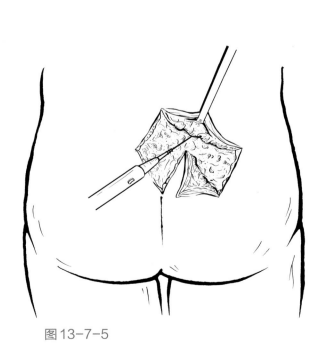

图 13-7-5

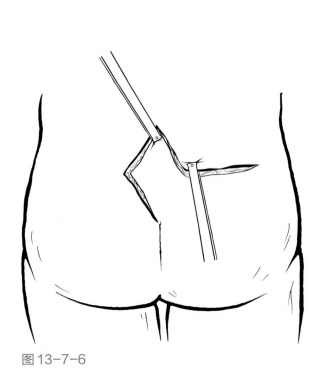

图 13-7-6

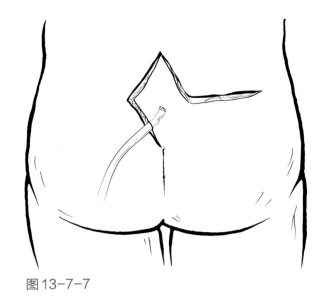

图 13-7-7

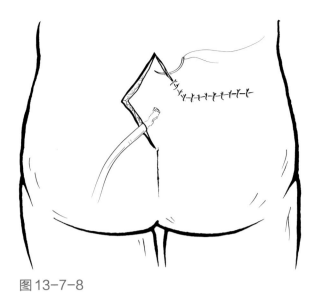

图 13-7-8

图 13-7-9

术中要点	❶	术中要完整切除病灶,避免残留病变组织,要切除至见到新鲜健康组织。但同时勿过多切除正常组织,以免缝合时张力过大。
	❷	要充分游离皮瓣组织,以能无张力对合为宜。
	❸	缝合前要分别用稀释的碘伏溶液、甲硝唑及生理盐水依次冲洗创面,并清除破碎的脂肪粒。
	❹	操作时要注意充分止血。
术后处理	❶	术后卧床休息一周,侧卧或俯卧,不可平卧,避免坐、立及弯腰。
	❷	常规应用抗生素预防伤口感染。
	❸	引流管留置7日后拔除。

第十四章

肛管直肠损伤手术

扫描二维码，
观看本书所有
手术视频

肛管损伤清创引流术

适 应 证	适用于肛管、肛门周围损伤范围大、局部感染较重已形成脓肿者。
禁 忌 证	肛门括约肌严重损伤。
术前准备	❶ 查血常规、凝血功能、心电图等。
	❷ 维持营养及水电解质平衡，尽早手术。
	❸ 肛门周围备皮。
	❹ 术前排净大小便。
麻 醉	长效局麻或简化骶管麻醉。
体 位	截石位、患侧卧位。
手术步骤	❶ 彻底冲洗伤口，清除坏死组织和异物。
	❷ 在感染中心位置或波动明显处，做放射状切口或弧形切口，因病位不同略有差异，切口与脓肿等大。
	❸ 切开后常有脓液溢出，再插入血管钳撑开切口，大量脓血排净后，分离其间隔组织，以利引流。
	❹ 大量脓血排净后，用3%过氧化氢溶液、生理盐水依次冲洗脓腔。
	❺ 清除病变部位坏死组织和异物，修剪切口，使其引流通畅。
	❻ 冲洗脓腔，放置胶管引流（图14-1-1）。填以纱布，包扎固定。
	❼ 感染部位与肛管相通时，可在肛管破溃位置、齿状线处寻找内口，引入橡皮筋，内外两端橡皮筋合拢，丝线结扎（图14-1-2）。
术中要点	❶ 局限性小感染行放射状切口，弥漫性大感染行弧形切口，切口和感染部位等大。

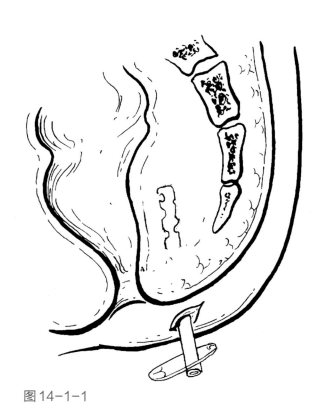

图14-1-1

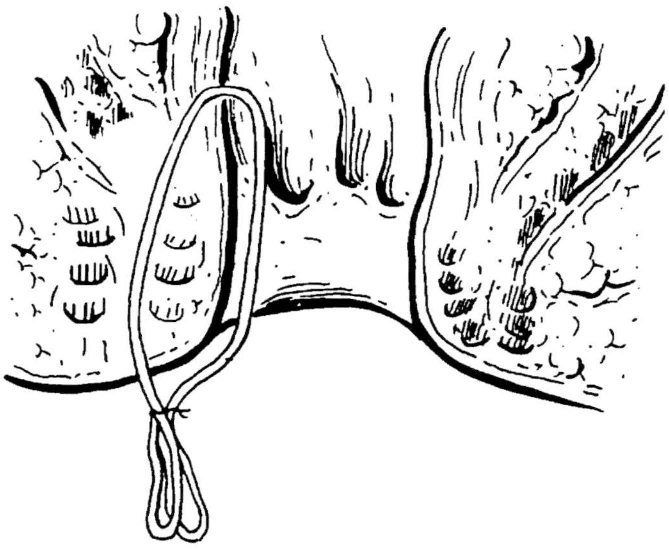

图14-1-2

❷ 彻底分离脓腔后用3%过氧化氢溶液、生理盐水先后冲洗脓腔，可去污消毒、清洁创面。

❸ 橡胶引流管位置最好放置在脓腔最深处，以利于引流。

❹ 切忌用刀切开肛提肌、肛尾韧带。以免损伤肌纤维、阴部内动脉。

❺ 行高位脓肿切开时，示指伸入直肠内引导，用止血钳钝分离，以免损伤直肠。

❻ 在齿状线处寻找内口时动作要稳准轻柔，挂线要与在脓肿最高点、探针与示指间最薄处穿透。切忌盲目用探针穿通直肠黏膜导致假内口。

术后处理

❶ 术后禁食3日。全身应用抗生素。

❷ 加强全身支持疗法，注意水与电解质的平衡。

❸ 术后7日左右拔出引流管。

❹ 便后痔疾洗液坐浴熏洗。

❺ 定期扩肛，加强肛门功能锻炼。

并发症

肛周脓肿、肛瘘、肛门失禁、肛管直肠狭窄等。

第二节　　肛管损伤清创缝合术

适应证

对于轻度肛管损伤，伤口小、污染轻者，可行单纯清创缝合。

术前准备

❶ 查血常规、凝血功能、心电图等。

❷ 维持营养及水电解质平衡，尽早手术。

❸ 肛门周围备皮。

❹ 术前排净大小便。

麻　醉

连续硬膜外麻醉或全身麻醉。

体　位

患者取截石位。

手术步骤

❶ 肛管会阴部损伤应早期彻底清创，用3%过氧化氢溶液、生理盐水反复冲洗伤口及创腔，进行彻底清创。

❷ 用剪刀最大限度去除坏死组织和异物。

❸ 清创后，单纯性肛门括约肌断裂者，可用2-0可吸收线将括约肌断端按层次缝合，放置橡皮条引流。

❹ 用4号丝线间断缝合肛管皮肤，尽量注意保持完整的肛门外形。

术中要点

❶ 伤口及创腔反复冲洗，进行彻底清创。

❷ 最大限度去除坏死组织和异物。

❸ 尽可能保留肛门括约肌或减少肛门括约肌的损伤。

术后处理	❶ 术后禁食3日。全身应用抗生素7日。
	❷ 加强全身支持疗法，注意水与电解质的平衡。
	❸ 保持大便通畅，可使用润肠通便药物，协助排便。
	❹ 术后7~10日拆线。
	❺ 定期扩肛，加强肛门功能锻炼。
并 发 症	肛周脓肿、肛瘘、盆腔感染、肛门失禁、肛管直肠狭窄等。

第三节　肛管损伤缝合修补术

对于肛管损伤较重、伤口深，同时伴有肛门括约肌损伤，但括约肌收缩力尚好者。单纯清创缝合无法达到理想的治疗效果，用可吸收线一期彻底清创缝合，放置引流，括约肌断端修补多可成功。

适 应 证	肛管损伤较重、伤口深，同时伴有肛门括约肌损伤，但括约肌收缩力尚好者。
禁 忌 证	❶ 损伤的肛门括约肌已萎缩或纤维化，术中难以寻找或难以修补者。
	❷ 肛门括约肌损伤伴伤口感染者。
术前准备	❶ 查血常规、凝血功能、心电图等。
	❷ 术前3日进半流食，术前1日进流食，术晨禁食。
	❸ 术前晚及术晨各清洁灌肠一次。
	❹ 术前3日起口服抗生素卡那霉素1g，甲硝唑0.4g，每日3次。
	❺ 检查肛门收缩功能，探明括约肌断端位置。
	❻ 若伤口有感染，应在感染控制后6~12个月内修补，以免肌肉萎缩。
	❼ 维持营养及水电解质平衡，尽早手术。
麻 醉	连续硬膜外或全身麻醉。
体 位	患者取截石位。
手术步骤	❶ 用3%过氧化氢溶液、生理盐水彻底清洗创口。
	❷ 去除缺乏生机的肛管壁裂口创缘坏死组织和异物，尽可能保留健康组织。
	❸ 将皮瓣向肛门侧翻开，显露肛门括约肌，寻找其断端，游离内、外括约肌的两断端（图14-3-1）。保留断端上的部分结缔组织，使缝合时不易撕裂肌纤维。
	❹ 用两把组织钳夹住内、外括约肌的断端，用丝线或肠线端对端褥式缝合内括约肌瘢痕组织断端，用重叠褥式缝线固定外括约肌瘢痕组织断端，使肛门可伸入示指（图14-3-2）。

⑤ 用2-0可吸收线缝合黏膜和周围组织，用丝线间断缝合皮下及皮肤切口，切口内置引流管（图14-3-3）。

术中要点

❶ 分离括约肌断端时，注意勿损伤肛管壁。

❷ 缝合括约肌断端，缝线不宜过多和太紧，以免引起肌肉断端坏死和感染。

❸ 重建肛门皮肤时，缝合务必确切，以防形成肛瘘。

术后处理

❶ 术后流食2日，后改半流食3日，逐渐给少渣饮食。

❷ 给予静脉补液内加抗生素，3~5日，防止感染。

❸ 术后5~7日内拔除引流管。

❹ 控制大便5日可以大便。使用润肠通便药物，协助排便。

❺ 术后皮肤7~10日拆线。

并发症

肛管直肠狭窄、肛门失禁、盆腔脓肿、肛瘘等。

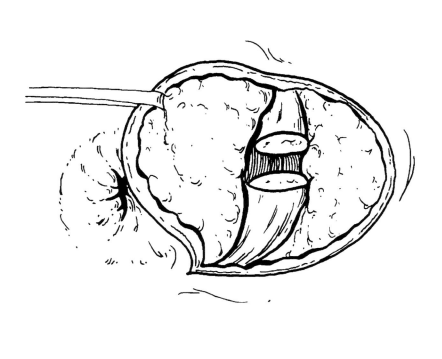

图14-3-1

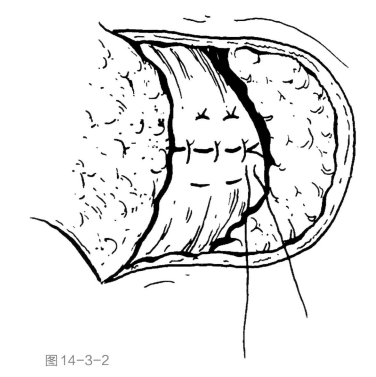

图14-3-2

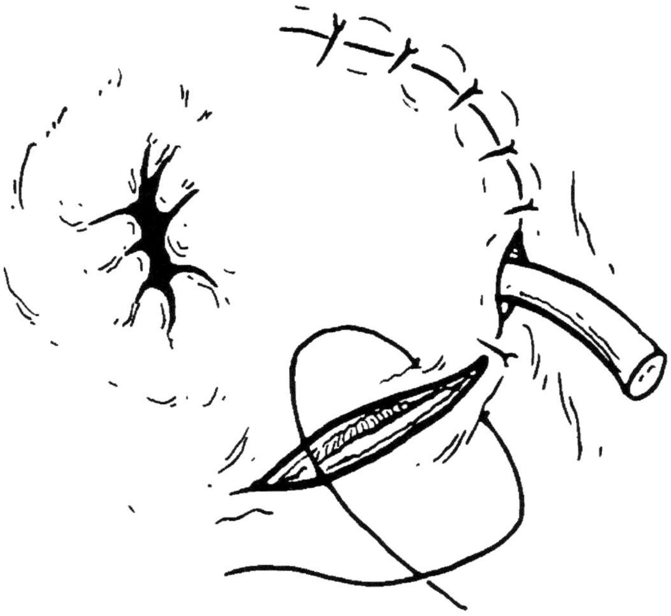

图14-3-3

第四节 重度会阴裂伤修补术

适 应 证

会阴裂伤按损伤程度可分为四度，Ⅰ度：仅阴道上皮损伤；Ⅱ度：会阴肌肉损伤，但不包括肛门括约肌；Ⅲ度：会阴损伤累及肛门括约肌复合体，肛门内括约肌和外括约肌均撕裂，但肛门直肠黏膜完整；Ⅳ度：会阴损伤累及肛门括约肌复合体以及肛门直肠黏膜，肛门、直肠和阴道完全贯通，直肠肠腔外露。会阴Ⅲ度和Ⅳ度裂伤称为重度会阴裂伤，其发生率为0.6%～20%。多因分娩时或分娩后未及时修补或修补失败造成。会阴Ⅲ～Ⅳ度裂伤是阴道分娩的严重并发症，如不及时行括约肌修补术或处理不当，影响排便功能，导致肛门失禁、阴道直肠瘘、阴道膨出和阴道松弛等并发症，给患者带来巨大的痛苦，严重影响患者的生活质量。

手术目的是修补撕裂的肛门括约肌、肛提肌，重建会阴体，以控制大便和排气，恢复正常的肛门功能和阴道功能，提高生活质量。其手术适应证：

❶ 用于会阴Ⅲ～Ⅳ度裂伤。

❷ 会阴陈旧裂伤，阴道口松弛伴性生活不满意者。

禁 忌 证

会阴Ⅰ～Ⅱ度裂伤。

术前准备

❶ 术前3日开始进食少渣半流食、流食、禁食各1日。

❷ 术前口服甲硝唑0.2～0.4g，每日3次，连服3～5日，抑制肠道细菌。

❸ 术前3～5日每日坐浴，术前1日阴道冲洗，冲洗后置阴道栓1枚，以保持会阴清洁。

❹ 术晨口服舒泰清或清洁灌肠，保持肠道清洁。

麻　　醉

硬膜外麻醉或双阻滞麻醉。

体　　位

患者取截石位。

手术步骤

❶ 诊断为会阴Ⅲ度或Ⅳ度裂伤后，仔细检查裂伤部位、裂口长度、辨认解剖层次关系，将伤口用生理盐水冲洗，碘伏消毒，重铺无菌单。

❷ 阴道内放入带尾纱布堵塞，有明显出血的地方可用3-0号可吸收线结扎。修剪裂伤边缘，做"Ω"形切口（图14-4-1）。

❸ 用组织钳在皮下仔细寻找肛门括约肌断端。用两把组织钳夹持断裂的直肠阴道壁末端，可见因肛门括约肌撕断退缩后的两个小凹陷，此处即为断裂的肛门括约肌的断端。

❹ 提起阴道壁的边缘，用组织剪刀尖部贴阴道黏膜下向上分离阴道直肠间隙，沿正中线纵行剪开阴道后壁至适当高度（图14-4-2）。

❺ 向两侧分离阴道黏膜瓣，显露出肛提肌及肛门括约肌的两侧断端（图14-4-3）。

❻ 用2-0号可吸收线，细圆针间断重叠的方法先缝合直肠前壁撕裂处。第一针应于裂口顶端上方0.5cm处缝合，缝合间距约0.5cm，间断缝合撕

裂的直肠壁（图14-4-4）。缝合时不能穿透直肠黏膜，并注意缝合阴道直肠筋膜，重建及加固阴道直肠隔膜。

❼ 用组织钳自两侧凹陷处夹取肛门括约肌断端，向前方和内侧牵拉，拉拢后用7号丝线间断缝合肛门括约肌断端2~3针，重叠部分被包埋（图14-4-5）。

❽ 用左手另戴手套插入肛门做指导，用7号丝线或1号不吸收缝线间断缝合肛提肌2~3针，使损伤的肛提肌修复（图14-4-6）。

❾ 剪除多余的阴道黏膜，用1号可吸收线缝合裂伤死腔，间断缝合阴道黏膜（图14-4-7）。注意新会阴口大小，用2指（宽4cm）试新形成阴道松紧度，以确定会阴体的高度。

❿ 用2-0可吸收线间断缝合皮下组织及会阴皮肤（图14-4-8）。

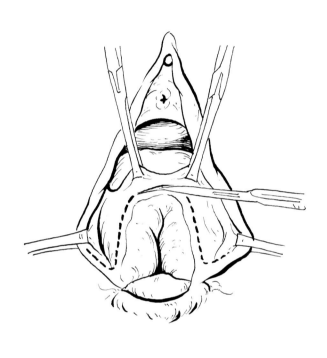

图14-4-1

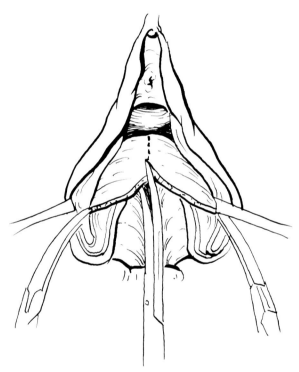

图14-4-2

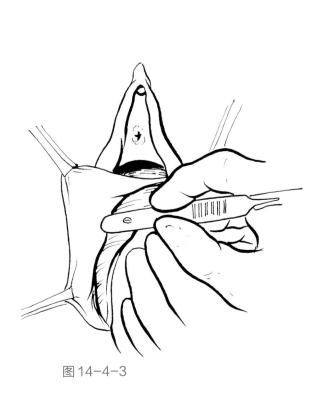

图14-4-3

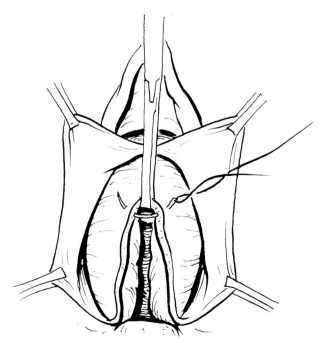

图14-4-4

269

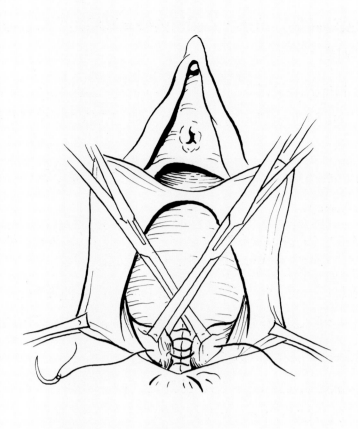

图 14-4-5

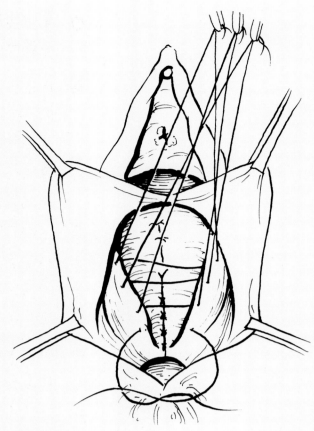

图 14-4-6

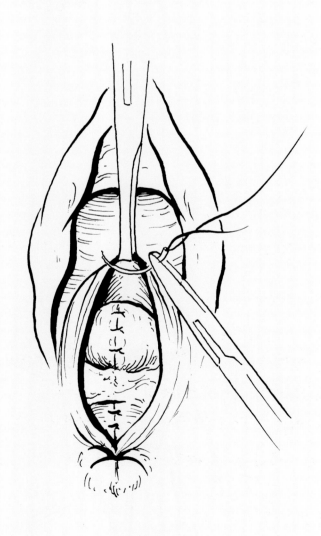

图 14-4-7

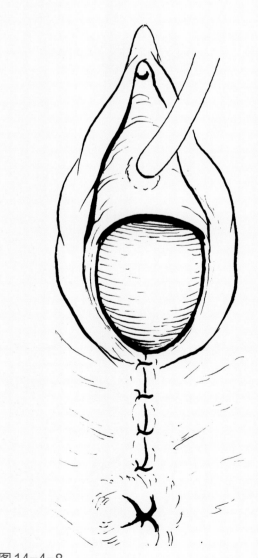

图 14-4-8

⓫ 手术完毕后，取出阴道纱布块，示指放入肛门内检查肛门括约肌收缩力及有无缝线穿过直肠黏膜。

术中要点

❶ 保证会阴重度裂伤修补成功之关键在于，术前做充分的肠道准备，术前3日开始食少渣饮食；并口服甲硝唑0.2~0.4g，每日3次；术前禁食，术前清洁灌肠。

❷ 术时外阴阴道及裂伤处彻底消毒，之后在裂伤肠管上方放置干棉球，避免肠内容物排出，污染伤口。

❸ 术中确定新会阴口大小十分重要，以保证两指（宽4cm）松为度。应注意会阴体勿缝合过高，以免阴道口狭小而致性生活疼痛或困难。

❹ 缝合线用合成可吸收缝线；缝合直肠壁时，缝线不应穿透直肠黏膜。

❺ 缝合完毕后应常规戴手套伸入肛门检查直肠，缝穿者需拆除缝线重新缝合。

术后处理

❶ 禁食1~2日后改无渣半流食，进食少渣半流食5日。

❷ 控制大便，术后第4日晚上服缓泻剂，第5日开始大便。

❸ 术后应用抗生素5~7日，预防和控制感染。

❹ 术后每日常规冲洗外阴两次，并于便后及时冲洗，保持外阴清洁。

❺ 给予必要的支持疗法。

❻ 术后皮肤7~10日拆线。

第五节　经腹直肠损伤一期修补术

适 应 证

❶ 受伤距手术时间6~8h。

❷ 腹膜反折以上直肠损伤，不超过直肠1/4周。

❸ 粪便流入腹腔少，腹腔污染较轻，如肠镜电切或手术损伤，术前已行肠道准备的患者。

❹ 单纯直肠损伤，无其他脏器的损伤。

禁 忌 证

❶ 受伤距手术时间8h以上，污染重者。

❷ 腹膜返折以上直肠损伤超过直肠1/4周，或腹膜反折以下直肠损伤者。

❸ 贯通伤或火器伤，有肠壁缺损，有邻近的多处损伤。

❹ 伴随其余脏器损伤，伴有休克或有其他并存病，应行一期愈合等。

术前准备

❶ 建立静脉通道以利复苏　必要时，可建立两条静脉通道，出血控制前采用限制性复苏策略。

❷ 皮肤准备　腹部和会阴部皮肤备皮。

❸ 应用广谱抗生素　直肠损伤易发生感染并发症，应尽早应用头孢类广谱抗生素或加用甲硝唑。

④ 留置尿管　留置尿管既有利于观察尿量，也便于术中排空膀胱显露直肠。

麻　　醉　　全身麻醉、硬膜外麻醉或双阻滞麻醉。

体　　位　　患者取仰卧位，如怀疑直肠损伤，可采用截石位。

手术步骤

❶ 切口　常选用下腹正中切口，能快速切开和缝合、可彻底探查腹腔内所有部位。也可经腹直肌探查切口。

❷ 控制出血　入腹后首先清除腹腔积血，出血剧烈时，可采取填塞、压迫等方法暂时控制出血，然后根据出血原因行损伤血管缝合结扎等确定性止血措施。

❸ 探查　控制出血后，应有序地探查全腹腔脏器，先探查空腔脏器，如有破裂穿孔，控制腹腔污染，再探查实质脏器。根据腹腔损伤情况和患者的全身情况，完成各损伤脏器处理、重建。

❹ 直肠损伤处理　阻断乙状结肠，吸除污染物，冲洗盆腔；清除肠壁破口周边坏死的创缘，细丝线横行全层间断缝合肠壁裂口，加浆肌层缝合包埋（图14-5-1）。

❺ 腹腔冲洗及引流　根据污染情况，以6~9L加热到37℃的温生理盐水冲洗腹盆腔，修补处周围放置引流管（图14-5-2）。更换手套后关闭腹膜，冲洗切口，逐层关腹。

术中要点

❶ 出血控制后或无腹腔内大出血时，应系统探查腹腔脏器，探查结直肠应从盲肠至直肠，应做到既不遗漏伤情，也不做不必要的重复探查。

❷ 当发现直肠穿孔时，可暂时连续缝合关闭破口。然后行腹腔探查，最后再进行修补。弹片等造成直肠肠管前壁损伤，或有腹膜后血肿、水肿等的时候，应切开直肠侧腹膜，探查直肠侧壁及系膜浆肠壁。

❸ 术毕应扩肛，使术后短期内肛门括约肌保持松弛状态或留置肛管，便于直肠内气体和粪便随时排出，保持肠腔低压状态，以防缝合处肠瘘发生。

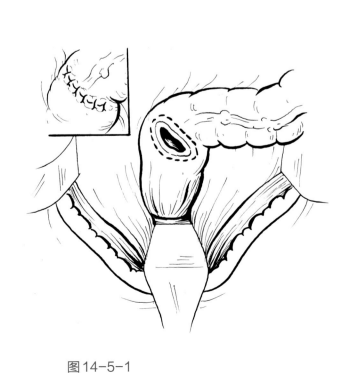

图14-5-1　　　　　　　　　　　　　　　　　　图14-5-2

术后处理	❶ 监护及复苏　直肠损伤术后应常规监测生命体征，包括体温、脉率、血压、呼吸频率、每小时（或数小时）尿量，记录出入量。积极复苏，静脉输液，维持血流动力学稳定。
	❷ 维持水电解质平衡及营养支持　术后2日滴入营养液，肠道功能恢复后进流质饮食，逐渐过渡到正常饮食。
	❸ 感染防治　常规应用头孢类广谱抗生素和甲硝唑。
	❹ 引流管护理　记录、观察引流物的量和性质，确定直肠修补处无出血或瘘等并发症后拔出引流管。

第六节　经腹直肠损伤修补、乙状结肠去功能性造口术

适 应 证	❶ 直肠损伤不超过直肠1/4周，包括腹膜内段或腹膜外段直肠。
	❷ 受伤时间超过8h、腹腔污染较重，或合并其他脏器损伤者。
禁 忌 证	腹膜内段或腹膜外段直肠损伤超过直肠1/4周，或贯通伤、火器伤等。
术前准备	❶ 建立静脉通道以利于复苏　必要时，可建立两条静脉通道，出血控制前采用限制性复苏策略。
	❷ 皮肤准备　腹部和会阴部备皮。
	❸ 应用广谱抗生素　直肠损伤易发生感染并发症，应尽早应用头孢类广谱抗生素或加用甲硝唑。
	❹ 留置尿管　留置尿管既有利于观察尿量，也便于术中排空膀胱显露直肠。
麻 醉	全身麻醉。
体 位	患者取仰卧位，怀疑直肠损伤，可采用截石位。
手术步骤	❶ 切口、控制出血、探查及直肠损伤处理　同经腹直肠损伤一期修补术。
	❷ 乙状结肠去功能性造口　可根据具体情况选择应用以下3种方式。
	（1）标准式袢式造口：分离乙状结肠外侧粘连，做5cm左下腹麦氏切口逐层切开腹壁，经此切口将松解的乙状结肠提出，将一段肠道经切口拉到腹壁表面，用支撑棒或支撑架支持防止缩回腹腔（图14-6-1），支架通常放置5~7日，纵向切开腹壁，粘膜外翻形成两个开口，分层缝合，近端为功能袢，远端为非功能袢。或经系膜切口缝合两侧腹膜（或一并缝合筋膜），支撑外置肠管，不用支撑棒有利于术后造口袋安置，避免粪便污染腹腔。将肠壁与腹壁筋膜层固定数针（图14-6-2）。可一期沿结肠带切开结肠，将肠壁与皮肤缝合；也可二期肠功能恢复后切开肠壁完成造口。

（2）远端肠道关闭法袢式造口：操作同标准袢式造口，但需关闭袢式结肠造口的远侧端，以完全转流（图14-6-3）。

（3）双腔造口：开腹后，将准备造口的结肠提出腹腔，在所对应的肠系膜选一无血管区予以切开，然后逐渐扩大，使能容纳一根玻璃棒通过（图14-6-4）；将玻璃棒通过结肠系膜裂孔，然后将造口远端及近端结肠浆膜层与腹膜、筋膜和皮肤间断缝合，以防术后附近肠管疝出（图14-6-5）；缝合切口，肠管周围以碘伏纱布包敷，促进肠管与皮肤尽快形成粘连。肠管以凡士林纱布敷盖。术后48h取出玻璃棒，以电刀沿结肠带方向切开。肠黏膜外翻完成结肠造口（图14-6-6）。

❸ 腹腔冲洗及引流　根据污染情况，6~9L加热到37℃的温生理盐水冲洗腹盆腔，修补处周围放置引流管。更换手套后关闭腹膜，冲洗切口，逐层关腹。

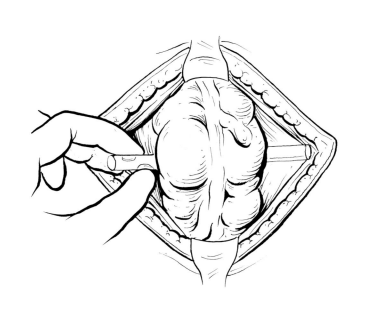

图 14-6-1

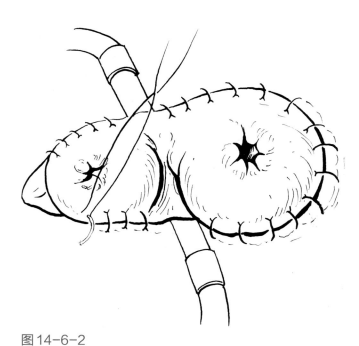

图 14-6-2

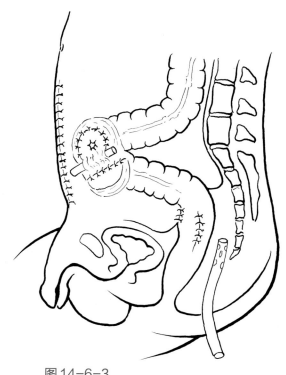

图 14-6-3

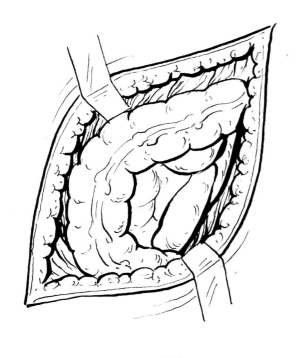

（1）

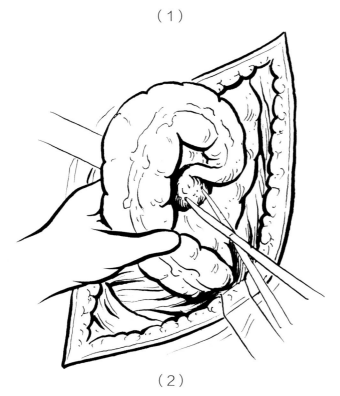

（2）

图 14-6-4

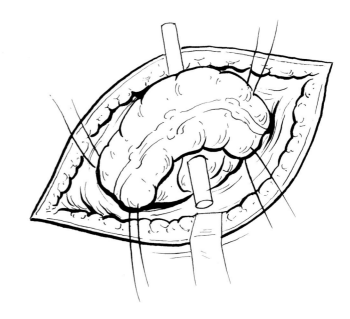

（1）

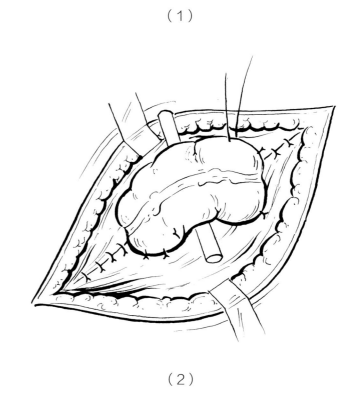

（2）

图 14-6-5

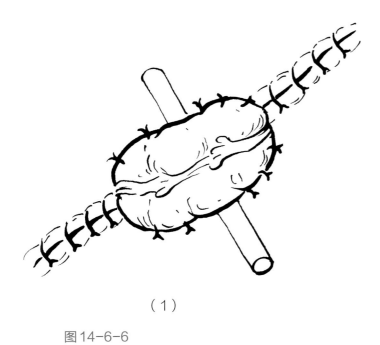

（1）

图 14-6-6

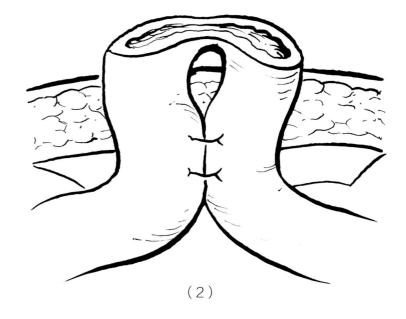

（2）

<table>
<tr><td>术中要点</td><td>❶</td><td>出血和污染控制、扩肛　同经腹直肠损伤一期修补术。</td></tr>
<tr><td></td><td>❷</td><td>避免内疝　自左麦氏切口提出乙状结肠保护性造口，应关闭乙状结肠系膜与侧腹壁之间的腹膜间隙，避免内疝发生。</td></tr>
<tr><td>术后处理</td><td>❶</td><td>监护及复苏　直肠损伤术后应常规监测生命体征，包括体温、脉率、血压、呼吸频率、每小时（或数小时）尿量，记录出入量。积极复苏，静脉输液，维持血流动力学稳定。</td></tr>
<tr><td></td><td>❷</td><td>乙状结肠造口护理　应观察造口结肠的血供，周围皮肤状况，是否充血、水肿、回缩等，妥善放好造口袋。注意观察造口功能，留意排泄物性状。</td></tr>
<tr><td></td><td>❸</td><td>乙状结肠造口还纳　术后3~6个月，全身情况恢复可，无切口感染并发症，肠镜、钡灌肠证实修补处愈合无狭窄，可行乙状结肠造口还纳术恢复肠道的连续性。</td></tr>
<tr><td></td><td>❹</td><td>饮食护理　早期禁食水、静脉补液，待肠蠕动恢复正常、排气后，进流质饮食，无腹胀腹痛进半流质饮食，应加强维生素和抗生素的补充。</td></tr>
<tr><td></td><td>❺</td><td>适当运动　术后早期可协助患者下床活动，以促进肠蠕动的恢复，减轻腹胀，避免肠粘连。</td></tr>
</table>

第七节　损伤直肠切除、远端关闭、近端乙状结肠端式造口术

<table>
<tr><td>适 应 证</td><td>❶</td><td>直肠破损严重，无法修补者，如破裂口超过直肠1/4周，多处损伤或毁损伤等。</td></tr>
<tr><td></td><td>❷</td><td>爆炸伤造成直肠损伤范围广泛，无法修补者。</td></tr>
<tr><td>禁 忌 证</td><td></td><td>合并肛管损伤者。</td></tr>
<tr><td>术前准备</td><td>❶</td><td>建立静脉通道以利于复苏　必要时，可建立两条静脉通道，出血控制前采用限制性复苏策略。</td></tr>
<tr><td></td><td>❷</td><td>皮肤准备　腹部和会阴部皮肤备皮。</td></tr>
<tr><td></td><td>❸</td><td>应用广谱抗生素　直肠损伤易发生感染并发症，应尽早应用头孢类广谱抗生素或加用甲硝唑。</td></tr>
<tr><td></td><td>❹</td><td>留置尿管　既有利于观察尿量，也便于术中排空膀胱显露直肠。</td></tr>
<tr><td>麻 醉</td><td></td><td>全身麻醉。</td></tr>
<tr><td>体 位</td><td></td><td>患者取仰卧位，怀疑直肠损伤，可采用截石位。</td></tr>
<tr><td>手术步骤</td><td>❶</td><td>切口、控制出血、探查　同经腹直肠损伤一期修补术。</td></tr>
</table>

❷ 直肠损伤处理　游离损伤段直肠，裸化远近端预切处，于损伤部位以下以切割缝合器切断肠管，或切断后手法两层缝合关闭远侧直肠断端；切断直肠近端，移出切除的损伤段直肠。

❸ 乙状结肠端式造口　于左下腹麦氏点为中心切除直径5cm的皮肤，逐层切口腹壁形成通过两指的隧道，将近端乙状结肠提出腹壁造口。

❹ 腹腔冲洗及引流　根据污染情况，以6~9L 37℃的生理盐水冲洗腹盆腔，修补处附近放置引流管（图14-7-1）。更换手套后关闭腹膜，冲洗切口，逐层关腹。

术中要点　❶ 出血和污染控制、扩肛　同经腹直肠损伤一期修补术。

❷ 避免内疝　自左麦氏切口提出乙状结肠保护性造口，应关闭乙状结肠系膜与侧腹壁之间的腹膜间隙，避免内疝发生。也可采用经腹膜外隧道提出乙状结肠的方法，但还纳时难度进一步增加。

术后处理　❶ 监护及复苏　直肠损伤术后应常规监测生命体征，包括体温、脉率、血压、呼吸频率、每小时（或数小时）尿量，记录出入量。积极复苏，静脉输液，维持血流动力学稳定。

❷ 乙状结肠造口护理及还纳　应观察造口结肠的血供和周围皮肤状况，是否有并发症等，妥善放好造口袋。注意观察造口功能，留意排泄物性状。术后3~6个月，恢复良好者可行乙状结肠造口还纳术恢复肠道的连续性。

❸ 饮食护理　待肠蠕动恢复正常、排气后，进流质饮食，无腹胀腹痛进半流质饮食。

❹ 适当运动　术后早期可协助患者下床活动，以促进肠蠕动的恢复，减轻腹胀，避免肠粘连。

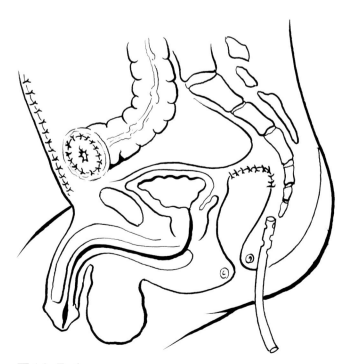

图14-7-1

第八节　腹膜外直肠损伤手术

适 应 证	腹膜反折以下直肠损伤者。
禁 忌 证	合并肛管损伤者。

术前准备

❶ 建立静脉通道　必要时，可建立两条静脉通道，出血控制前采用限制性复苏策略。

❷ 皮肤准备　腹部和会阴部备皮。

❸ 应用广谱抗生素　直肠损伤易发生感染并发症，应尽早应用头孢类广谱抗生素或加用甲硝唑。

❹ 留置尿管　既有利于观察尿量，也便于术中排空膀胱显露直肠。

麻　　醉　全身麻醉。

体　　位　患者取仰卧位，或采用截石位。

手术步骤

❶ 切口、控制出血、探查　同经腹直肠损伤一期修补术。

❷ 乙状结肠去功能性造口　是必需的基本方法，直肠损伤修补后造口方法同经腹直肠损伤修补、乙状结肠去功能性造口术；直肠损伤段切除后的造口方法同损伤直肠切除、远端关闭、近端乙状结肠端式造口术。

❸ 直肠损伤处理　对腹膜外直肠损伤应非常慎重地选用一期修补，适应证主要为术前已行肠道准备的盆腔、会阴盆底手术中意外损伤者。应强调对局部修补不满意、高危险的患者仍需行结肠造口。

（1）直肠损伤处修补：适用于以下情况。①容易显露的损伤部位；②在暴露探查周围脏器时发现的损伤；③伴泌尿生殖系统损伤时，应修补以避免直肠尿道瘘、直肠阴道瘘发生。造口的同时，根据不同情况选择术式。

1）经腹直肠伤口修补：当发现腹膜反折的后下方有积血或粪样污染时，可切开腹膜反折处探查直肠段有无损伤破口，如发现裂口，应采用细丝线两层间断缝合，较长的纵行缝合修补可能导致直肠狭窄，应力争横形缝合。修补后，于肠壁外放置引流管，关闭盆底腹膜切口使引流管和伤口位于腹膜外。

2）经会阴直肠修补：适用于会阴部开放性损伤伴直肠和肛门括约肌损伤者；在完成腹腔探查、乙状结肠去功能性造口后，关闭腹部切口。在尾骨前方切开肛尾韧带达骶骨前间隙，对直肠破口采用全层及肌层的两层间断缝合修补（图14-8-1）。如显露困难可将尾骨切除以扩大术野，便于直肠伤口的修补。彻底冲洗术野，放置引流管，关闭切口。

3）经肛管直肠修补：直肠下段的黏膜浅表裂伤出血量大者，可经肛管缝合直肠黏膜损伤处、止血。

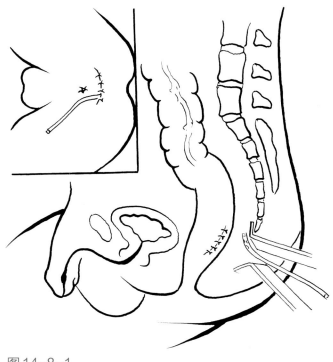

图 14-8-1

（2）直肠损伤段切除：游离损伤段直肠，裸化远近端预切处，于损伤部位以下以切割缝合器切断肠管，或切断后手法两层缝合关闭远侧直肠断端；切断直肠近端，移出切除的损伤段直肠。

❹ 远侧直肠灌洗　直肠损伤时，造口远侧肠腔内有较多粪便时，可行远侧直肠灌洗。灌洗时充分扩张肛管至4~6指，或经肛管插入大号肛管，通过直肠近端或肛管灌入生理盐水，冲洗存留于肠腔内的粪便，直至直肠空虚、清洁为止，需灌洗液2~9L，可最后加用碘伏溶液。灌洗时注意保护术野避免污染，若成形粪便较多，可先挤出或掏出远端直肠内粪便，再用生理盐水冲洗。

❺ 腹腔冲洗及引流　根据污染情况，以6~9L 37℃的生理盐水冲洗腹盆腔。在完成直肠损伤修补、结肠造口后，腹膜内段直肠损伤修补后可于伤口旁留置单腔管引流经腹壁另做一孔引出。引流管也可经尾骨前切口引出，方法是在尾骨尖前缘作3~5cm的小切口，切开肛尾韧带，经肛门括约肌与尾骨间，用手指或血管钳钝性分离进入直肠后、骶前间隙，也可放置Penrose引流或橡皮引流管。更换手套后关闭腹膜，冲洗切口，逐层关腹。

术中要点

❶ 出血和污染控制、扩肛　同经腹直肠损伤一期修补术。

❷ 避免内疝　自左麦氏切口提出乙状结肠保护性造口，应关闭乙状结肠系膜与侧腹壁之间的腹膜间隙，避免内疝发生。也可采用经腹膜外隧道提出乙状结肠的方法，但还纳时难度增加。

❸ 大网膜间置　为减少、避免术后发生直肠膀胱瘘、直肠尿道瘘或直肠阴道瘘，有学者推荐修补后，在直肠与其他脏器之间填塞大网膜的方法。

❹ 取出异物　探查直肠破口时，如有异物或碎骨片等，应完全取出。

❺ 是否显露腹膜外段直肠　腹膜外段直肠损伤由于显露困难，需游离大部分直肠，一律要求修补损伤破裂口，技术上有时难以达到，并可能增加感染并发症，故是否修补直肠伤口仍有争议。对于经腹途径难以显露的

伤口，不强求一定要直接修补，只要转流彻底、感染得到控制，未经修补的直肠损伤，除毁损伤外，一般都能自行愈合。

❻ 是否灌洗远侧直肠　远侧直肠灌洗可减少直肠内细菌的数量，避免术后粪便干结形成肠石，或直肠破口未缝合时持续性污染。但灌洗液可能流入直肠周围间隙，导致感染并发症，一直以来对远侧直肠灌洗的争议较大。事实上多数直肠损伤者直肠相对空虚，取截石位时大多数粪便可手法掏出，常可避免直肠灌洗。有学者认为远侧直肠灌洗由于花费较长时间、患者需取截石位且操作复杂，提出远侧直肠灌洗仅用于直肠破裂口大和高能武器损伤时。

❼ 放置引流管　创口内用双套管引流，可防止血清、血液及渗出物的积累，但务必使引流为顺位。引流各自在伤口两侧引出，一般不自原切口引出、防止伤口感染。骶前腔内止血完善，一般不需纱布填塞，因填塞能增加骶前腔隙感染和盆腔底部肠粘连的可能性。

术后处理　❶ 监护及复苏　术后应常规监测生命体征，包括体温、脉搏、血压、呼吸频率、每小时（或数小时）尿量，记录出入量。积极复苏，静脉输液，维持血流动力学稳定。

❷ 乙状结肠造口护理及还纳　应观察造口结肠的血供，周围皮肤状况，是否发生并发症等，妥善放好造口袋。注意观察造口功能，留意排泄物性状。术后3~6个月，恢复良好者可行乙状结肠造口还纳术恢复肠道的连续性。

❸ 拔除引流管　通常于术后5~10日拔除。

第九节　直肠肛管毁损伤经腹会阴直肠肛管切除、乙状结肠造口术

适 应 证　❶ 会阴部严重损伤。

❷ 直肠、肛管及肛门括约肌重度毁损伤，手术无法修复肛门括约肌功能者。

禁 忌 证　❶ 禁用于未确定直肠肛管损伤无法修复时。

❷ 高龄、体弱，伴有其他严重疾患的心、肺、肝、肾功能不全者，无法耐受开腹手术者。

术前准备　❶ 建立静脉通道以利复苏　必要时，可建立两条静脉通道，出血控制前采用限制性复苏策略。

❷ 皮肤准备　腹部和会阴部皮肤备皮。

❸ 应用广谱抗生素　直肠损伤易发生感染并发症，应尽早应用头孢类广谱

抗生素或加用甲硝唑。

❹ 留置尿管　既有利于观察尿量，也便于术中排空膀胱显露直肠。

麻　　醉　　全身麻醉。

体　　位　　仰卧位和截石位结合。

手术步骤　　同经腹会阴直肠癌根治术。

术中要点　❶ 向下切开腹膜时，注意先推开膀胱勿使受损，尤其是肥胖病人更应注意。术中应将双侧输尿管仔细显露及保护，特别是左侧输尿管十分接近乙状结肠系膜根部，在切断这些组织时，要将左侧输尿管牵向骨盆的左侧，以免损伤。

❷ 进入骶前间隙后，应在直视下紧贴直肠系膜背侧进行锐性分离，尽可能保留骶前神经丛，并注意勿损伤骶前静脉丛，特别忌用暴力进行钝性分离。

❸ 在解剖女性会阴部阶段时，必要时将一手指置入阴道，以确保该组织免受损伤。

术后处理　❶ 监护及复苏　直肠损伤术后应常规监测生命体征，包括体温、脉率、血压、呼吸频率、每小时（或数小时）尿量，记录出入量。积极复苏，适当的静脉输液，维持血流动力学稳定。

❷ 乙状结肠造口护理及还纳　应观察造口结肠的血供，周围皮肤状况，是否发生并发症等，妥善放好造口袋。注意观察造口功能，留意排泄物性状。术后3~6个月，恢复良好者可行乙状结肠造口还纳术恢复肠道的连续性。

❸ 饮食营养　持续胃肠减压，待肠鸣音恢复人造肛门排气后，可进流食。禁食期间应静脉补液。术后当日最好能再输血1次，以补偿会阴部伤口内血液及血浆的损失。

❹ 留置导尿　直肠切除后，多数病人有排尿功能障碍，留置导尿管可防止尿潴留和膀胱膨胀，保存膀胱壁的张力，因过度膨胀能使膀胱肌层和壁间神经受到损害，导致长期尿潴留。一般留置导尿管在术后7日左右拔出，拔出后仍需注意观察排尿情况，如排尿困难，或残余尿超过60ml，应继续放留置导尿管。

❺ 双套管引流液若变为浆液性，或每日少于50ml时可拔除引流，一般需放3~5日。

第十五章
肛管直肠异物手术

扫描二维码，
观看本书所有
手术视频

第一节 经肛异物取出术

适 应 证	肛管直肠异物种类繁多，有果核、鱼刺、竹木签、假牙、鱼钩、骨片、金属棒、玻璃瓶、灯泡、肛表、擀面杖等。术前详细询问病史，配合相关检查，充分了解异物形状、位置、走向、质地、表面光滑度。术时选择合适的麻醉方式使肛门扩约肌完全松弛，操作动作轻柔，选择合理的取出方式，避免暴力，防止增加直肠肛管的损伤。术毕，再次检查，防止异物残留及漏诊。 本术式适用于肛管直肠中下段异物。

禁 忌 证
❶ 严重的心、肝、肾、血液系统疾病患者。
❷ 全身情况差，不能耐受手术者。

术前准备
❶ 完善血常规、X线、心电图等术前常规检查。
❷ 备齐相关器械、药物。
❸ 术前6h禁食，清洁肠道。

麻 醉 局麻或硬膜外麻醉。

体 位 患者取截石位或侧卧位。

手术步骤
❶ 肛门部及直肠内常规消毒、铺无菌巾。
❷ 在麻醉下将示指轻轻插入肛内，探查异物位置、方向、活动度。判断异物插入组织的活动度及异物游离端的性质，是锐性还是钝性（图15-1-1）。
❸ 充分扩肛，将双手示指伸入肛门，动作轻柔，逐步用力，以肛内容纳六指为宜。
❹ 方式选择
（1）异物横向刺入肠壁者，充分暴露术野后，用血管钳夹持异物末端反向拔出。
（2）异物纵向刺入肠壁者，用血管钳夹持异物末端顺肠腔纵轴取出。
（3）异物较长、横位卡住者，两把血管钳夹持异物两端，中间剪断后取出（图15-1-2）。
（4）异物为果仁者，可用卵圆钳取出。
（5）异物为玻璃瓶、灯泡等，表面光滑，难以夹持者，可取软质丝线网，以血管钳送入直肠套住异物上缘，向外牵拉取出或纱布包裹异物，慢慢向外牵拉取出，若有破碎，应以卵圆钳轻夹碎片，逐片取出。
（6）异物较大、较长者，助手可协助按压患者下腹部，向下推挤，术者用血管钳或卵圆钳夹持异物远端，顺肠腔纵轴及骶尾角方向取出，必要时切开肛尾韧带及切除部分尾骨。
❺ 生理盐水反复冲洗，拭干，观察有无残留。直肠黏膜擦伤可用油纱压迫止血；合并黏膜下脓肿者可切开引流；创面出血较多、黏膜有撕裂伤时可缝扎止血。

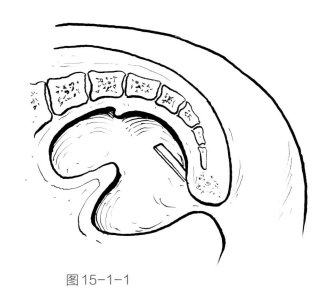

图 15-1-1

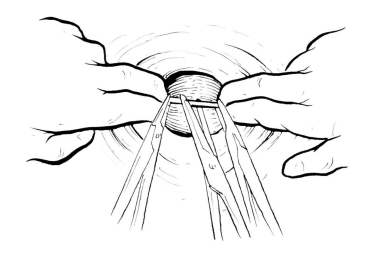

图 15-1-2

术中要点	❶	充分麻醉，保持良好术野，取得患者积极配合。
	❷	动作轻柔，操作谨慎，保护直肠肛管，防止增加损伤。
	❸	术毕，肛门镜再次检查，防止异物残留及漏诊。
术后处理	❶	破伤风抗毒素常规脱敏注射。
	❷	术后常规应用抗生素，预防感染。
	❸	大便后及时换药，坚持提肛锻炼。
	❹	有心理疾病者，积极心理治疗。
并 发 症	❶	直肠损伤及直肠瘘。
	❷	肛门收缩功能不良，肛门失禁。
	❸	术后感染形成窦道。

第二节　直位异物取出术

适 应 证	异物一端插入组织内，另一端游离于肠腔者。
术前准备	❶ 查血常规，凝血功能、X线及心电图等术前常规检查。
	❷ 术前禁食、肛周备皮。
	❸ 排净小便。
体 位	患者取侧卧位、仰卧位或截石位均可。
麻 醉	局麻和骶管麻醉。
手术步骤	❶ 患者仰卧位，常规消毒，铺无菌巾。在麻醉下将示指轻轻插入肛内，探查异物位置、方向、活动度。判断异物插入组织的活动度及异物游离端的性质，是锐性还是钝性。

❷ 如异物游离端是钝性且插入组织不深，则用示指将异物压向肠壁，向上推开（图15-2-1），在肛门镜下纵行取出异物（图15-2-2）。

❸ 用肛门拉钩避开异物拉开肛门，暴露异物末端（图15-2-3）。用止血钳夹住异物的游离端，根据异物插入组织的角度，沿着其相反方向拔出异物（图15-2-4）。松开血管钳，夹住异物另一端，纵行取出异物（图15-2-5）。

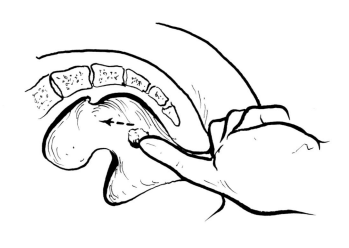

图15-2-1

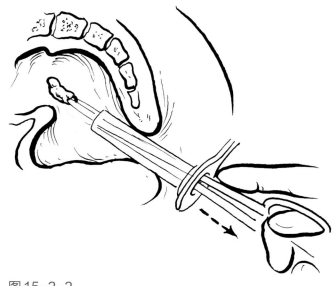

图15-2-2

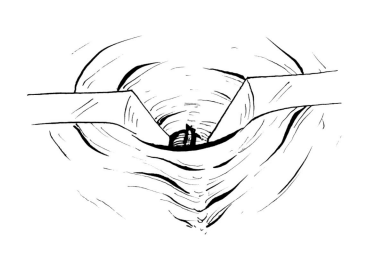

图15-2-3

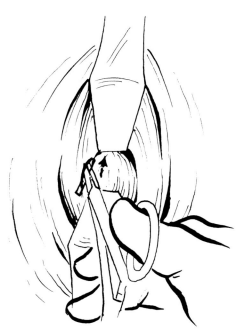

图15-2-4

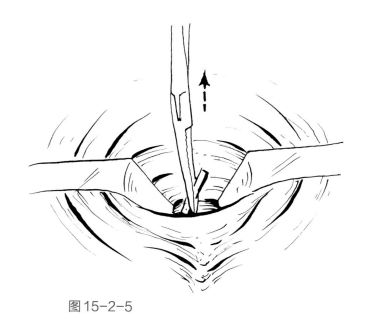

图15-2-5

④ 对体积较大的异物，要在良好的麻醉作用下指法扩肛，使肛门括约肌得到最大程度的松弛，把肛门扩张到最大程度，然后向直肠内注入润滑剂，保护直肠黏膜，嘱患者做排便动作，助手从腹部挤压，慢慢引出或拉出异物。软质异物可先将异物穿一大孔使空气流出，减少肠内吸力，然后取出较容易。

⑤ 对异物大、位置高、性质特殊或有穿孔危险者开腹取出异物，并做近端结肠造口术。

⑥ 异物取出后，消毒肠腔，清洗创口，擦干，再用酒精棉球压迫创口1min，创面出血较多者，可酌情缝合止血。

⑦ 检查无活动性出血时，肛内塞入京万红软膏（或红古豆栓），包扎固定。

术中要点

❶ 良好的麻醉、充分指法扩肛是手术成功的关键。

❷ 肛门括约肌得到最大程度的松弛，把肛门扩张到最大，保持良好术野，取得患者的积极配合。

❸ 操作谨慎，动作轻柔，保护直肠肛管，防止扩大损伤。

❹ 根据异物插入组织的角度，沿着其相反方向拔出异物。

❺ 对体积较大的异物，助手和患者的有效配合至关重要。

术后处理

❶ 破伤风抗毒素常规脱敏注射。

❷ 术后取平卧位，减少活动。

❸ 术后常规应用抗生素，预防感染。

❹ 注意肛门出血，需观察2日。

❺ 根据肛门直肠损伤而定饮食。术后禁食或流质1~2日，半流食或少渣饮食2日，之后改为软食或普食。

❻ 静脉补液加广谱抗生素3~4日。

❼ 控制排便3~4日，必要时可给阿片酊0.2ml加水至10ml，一日3次，帮助控制大便。

第三节　横位异物取出术

适 应 证　异物横行嵌入组织内。

术前准备　同直位异物取出术。

体 位　患者取侧卧位、仰卧位或截石位均可。

麻 醉　局麻或骶管麻醉。

手术步骤　❶ 常规消毒，铺无菌巾。在良好麻醉下使括约肌充分松弛。

❷ 果核、鱼刺等小异物横位刺入肛隐窝内时，用示指轻轻触及异物后可直接用示指挖出（异物取出之前，切忌用棉球反复消毒）。

❸ 若体积较大的异物，要在良好的麻醉作用下指法扩肛，充分暴露异物。用两手的示指和中指，避开异物后沿着异物向相反方向，用力均匀、适度，使肛门括约肌得到最大的松弛，把肛门扩张到最大程度，尽量使异物脱开组织（图15-3-1）。

❹ 取两把止血钳夹住异物两端根部，防止异物再向刺入深部组织（图15-3-2）。如异物两端（或一端）能脱开组织，立即将异物向上推开成直位，然后将异物取出。

❺ 若异物较大且横位卡住肠壁者，可用肛门拉钩沿着异物刺入方向拉开肛门，使异物一端退出肠壁后，立即用止血钳夹住异物后，于后位切开肛门括约肌或切除部分尾骨，用大卵圆钳夹住异物远端，缓缓将异物取出。

❻ 术者左手持止血钳夹住异物一端，右手示指和中指拉开异物一端的肛门括约肌，使异物脱开组织时，将该侧的血管钳向上推开，将异物变成为直位，松开血管钳，拔出另一端，取出异物（图15-3-3）。分别用2把止血钳夹住异物两端，固定异物，用剪刀将异物剪断，将异物取出。再取两把血管钳将异物折弯，脱离组织，向上推开，顺着弯曲的方向取出异物（图15-3-4）。如异物为玻璃瓶、灯泡等，取出难度较大，特别是异物大头朝向肛门者，可取软质丝线网，以血管钳送入直肠，使任一网眼套住异物外缘，向外牵拽取出异物。若未成功，可用整块胶布或纱布包裹异物，在用钳子夹碎玻璃，分块取出异物，但要防止碎片残留肠腔（图15-3-5）。

❼ 异物取出后，消毒肠腔，清洗创口，擦干，再用酒精棉球压迫创口1min，创面出血较多者，可酌情缝合止血。

❽ 检查无活动性出血时，肛内塞入京万红软膏（或红古豆栓），包扎固定。

术中要点　❶ 良好的麻醉、充分指法扩肛是手术成功的关键。

❷ 肛门括约肌得到最大程度的松弛，把肛门扩张到最大程度，保持良好术野，取得患者积极配合。

❸ 若异物较大且横位卡住肠壁者，可于后位切开肛门括约肌或切除部分尾骨取出异物。

❹ 如异物为玻璃瓶、灯泡类等，异物取出后要防止碎片残留在肠腔。

术后处理　　同直位异物取出术。

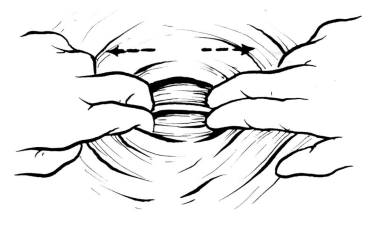

图 15-3-1

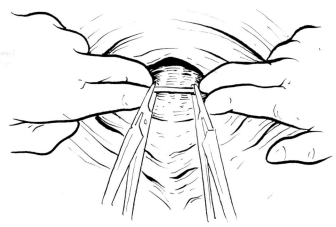

图 15-3-2

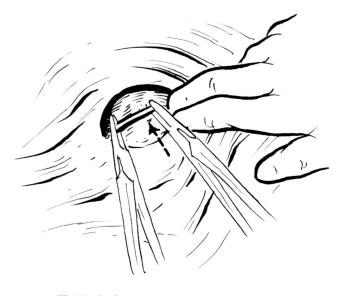

图 15-3-3

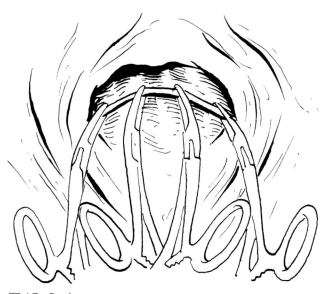

图 15-3-4

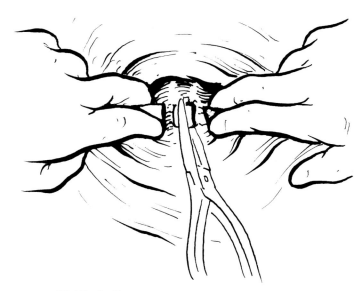

图 15-3-5

第四节　腹肛联合异物取出术

适 应 证	直肠破裂或穿孔、高位肠梗阻、腹膜炎、直肠上端异物经肛门不能取出者。
禁 忌 证	同经肛异物取出术。
术前准备	同经肛异物取出术。
麻 醉	硬膜外麻醉或全身麻醉。
体 位	患者取截石位或仰卧位。

手术步骤

❶ 麻醉后，术区常规消毒、铺无菌巾。

❷ 切口　选择腹直肌旁切口，进腹、护腹。

❸ 方式选择　进腹探查：①异物表面光滑、移动度可、未穿破肠管时，通过结肠外、盆腔内辅助将异物推入直肠末端、肛管内，经肛门取出；②异物未穿破肠管、移动度差者，沿肠管纵轴切开，卵圆钳夹持取出异物，间断缝合肠管切口；③异物已穿破肠管，肠壁损伤严重、已形成腹腔污染者，异物取出后冲洗腹腔，行乙状结肠或横结肠造瘘术。

❹ 关腹　逐层缝合腹膜、肌腱、皮下、皮肤。

术中要点

❶ 结肠外、盆腔内辅助时动作轻柔，避免异物穿破肠管。

❷ 腹腔污染严重时认真冲洗，肠管涂抹防粘连剂，防止术后肠粘连。

❸ 关闭腹腔前应仔细止血。

术后处理

❶ 破伤风抗毒素常规脱敏注射。

❷ 术后常规应用抗生素，预防感染；营养支持，提供机体所需能量。

❸ 手术切口常规换药至拆线。

❹ 有心理疾病者，积极心理治疗。

并 发 症

❶ 肠粘连、肠梗阻、肠破裂、腹腔感染。

❷ 手术切口出血、感染、脂肪液化、切口裂开。

❸ 造瘘口出血、水肿、狭窄、回缩、嵌顿。

述 评

因异物位置较高，合并直肠破裂或穿孔、高位肠梗阻、腹膜炎形成，经肛门不能取出者，需开腹协助取出，进腹探查，根据具体情况选择不同术式，同时防范术后并发症。

第十六章

出口梗阻型便秘手术

扫描二维码，
观看本书所有
手术视频

第一节　　直肠前突经直肠闭式修补术（Block术）

适 应 证　　根据排粪造影检查，将直肠前突深度分为3度：轻度为6~15mm，中度为16~30mm，重度为大于31mm。深度在20mm以下的直肠前突常见于健康无症状者。对有症状的直肠前突患者，经过严格的保守治疗无效时，可考虑手术治疗。手术治疗的原则是修补薄弱的直肠阴道隔。路径可经阴道修补或经直肠修补，同时治疗伴有的肛肠病变。

　　　　　　本术式适用于轻度、中度的中低位直肠前突，此术对于单纯的中度直肠前突较为适用。

禁 忌 证　　❶ 临床上有明显的焦虑、抑郁及其他精神异常者，不宜手术。
　　　　　　❷ 弥漫性阴道运动功能失调者，如肠易激综合征。

术前准备　　❶ 术前晚进流食或无渣饮食，术晨禁食。
　　　　　　❷ 术前晚先服1次，术晨清洁灌肠，并用棉球清除直肠前突囊袋内粪便及洗肠液。
　　　　　　❸ 术前晚及术晨分利用0.1%苯扎溴铵（新洁尔灭）冲洗阴道1次。
　　　　　　❹ 术晨酌情给予口服肠道抗生素，如甲硝唑、庆大霉素或妥布霉素等。
　　　　　　❺ 术前留置导尿。

麻　　醉　　骶管麻醉或硬膜外麻醉。

体　　位　　患者取折刀位。

手术步骤　　❶ 常规消毒肛周皮肤、直肠及阴道，用手指轻轻扩张肛门，以容纳3~4指为宜。
　　　　　　❷ 暴露直肠前壁，将肛门直肠拉钩或S形拉钩伸入肛门内，牵开肛门和直肠远端，助手协助暴露直肠前壁（图16-1-1），术者用左手食指探查直肠阴道隔薄弱部位。
　　　　　　❸ 术者另一食指插入阴道将突入阴道的直肠前突部分顶回直肠腔内。
　　　　　　❹ 根据前突大小，用大弯血管钳纵行钳夹直肠前壁黏膜层，再用2-0铬肠线自齿状线上方1cm开始，自下而上连续缝合黏膜、黏膜下层及部分肌肉组织，修补缺损的直肠阴道隔，直到耻骨联合处（图16-1-2）。
　　　　　　❺ 缝合时应保持下宽上窄，应保持所折叠缝合的直肠黏膜肌层呈柱状，防止在上端形成黏膜瓣（图16-1-3）。
　　　　　　❻ 于肛门后位略偏一侧行减压切口，松解外括约肌下部及部分内括约肌。
　　　　　　❼ 凡士林纱条填入肛内，并嵌入肠腔，外用塔形纱布压迫，丁字带固定。

术中要点　　❶ 术者左手食指应伸入阴道内作引导，以防缝针穿透阴道黏膜，使术后并发直肠阴道瘘。
　　　　　　❷ 修补直肠阴道隔时，缝扎直肠黏膜肌层应与直肠纵轴平行。
　　　　　　❸ 缝针必须穿过直肠黏膜下层和肌层（图16-1-4），但勿穿透阴道黏膜，否则易形成直肠阴道瘘。

293

④ 缝合每一针前先用0.1%新洁尔灭（苯扎溴铵）、碘伏消毒1次，以预防感染。

⑤ 缝合后行指诊，如仍感前突明显，可并排做同样缝合，中间应留有正常黏膜。

术后处理

❶ 术后禁食2日，只补液，第3日始进流质饮食，以后逐渐恢复普食。

❷ 术后5日内给予抗生素治疗预防感染。

❸ 对有排尿困难或尿潴留患者，先行肌内注射新斯的明1mg，45min可排尿，仅必要时。留置导尿2~3日。

❹ 术后第4日服润肠通便药，以利大便通畅。

❺ 指导患者定时排便，多饮水，多吃高纤维食物。

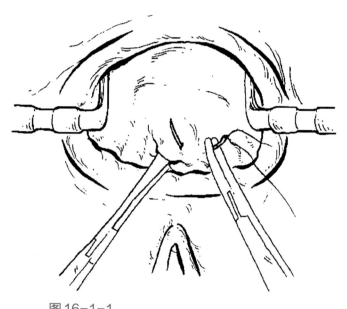

图16-1-1

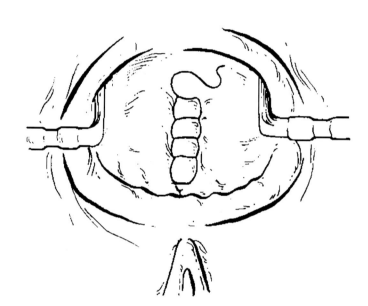

图16-1-2

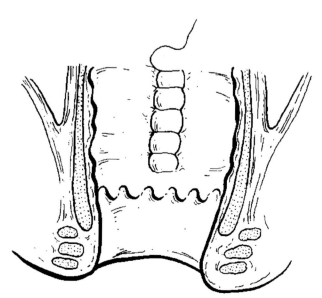

图16-1-3

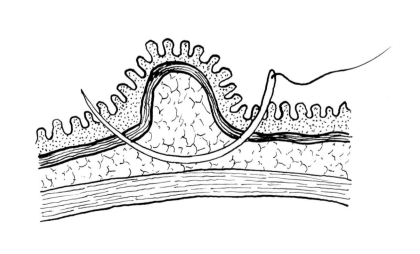

图16-1-4

第二节　直肠黏膜切除绕钳缝合修补术

适 应 证　　　　轻度、中度直肠前突。

术前准备、　　　同直肠前突经直肠闭式修补术。
麻醉、体位

手术步骤　　　❶ 显露直肠前壁黏膜同直肠前突经直肠闭式修补术。

　　　　　　　❷ 在齿状线上1cm处用组织钳提起直肠前正中位黏膜，用中弯止血钳钳夹
　　　　　　　　5~6cm的直肠黏膜组织（图16-2-1），注意要使被钳夹的黏膜组织上窄
　　　　　　　　下宽。

　　　　　　　❸ 用组织剪或手术刀将止血钳上方的黏膜切除（图16-2-2）。

　　　　　　　❹ 自齿状线上0.5cm处，用0号铬肠线或4号丝线绕钳连续缝合直肠黏膜
　　　　　　　　和肌层。缝合到耻骨联合水平，即缝合顶点超过止血钳尖端1cm左右
　　　　　　　　（图16-2-3）。边抽止血钳边拉紧缝线，在缝线的顶、底部各再缝合1针，
　　　　　　　　打结后，分别与绕钳缝合线打结。

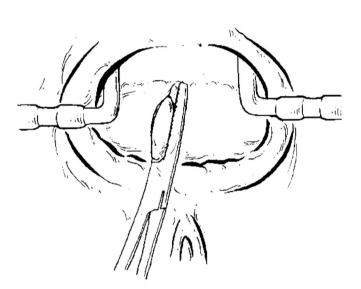

图 16-2-1

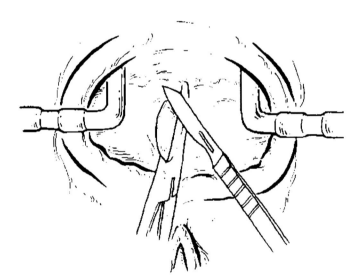

图 16-2-2

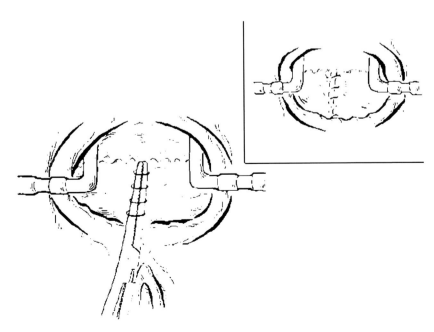

图 16-2-3

⑤ 于肛门后位略偏一侧行减压切口，松解外括约肌下部及部分内括约肌。于直肠内放置包绕油纱条的橡胶管，观察有无出血。

⑥ 凡士林纱条填入肛内，并嵌入肠腔，外用塔形纱布压迫，丁字带固定。

术中要点

❶ 缝合时缝针要穿过肛提肌，以加强直肠阴道隔。

❷ 钳夹切除肠黏膜宽度以2~3cm为宜。

❸ 术者左手食指放在阴道内作引导，缝针注意勿穿透阴道黏膜，以免术后感染造成直肠阴道瘘。

❹ 钳夹直肠前壁黏膜时，一定要保持被钳夹的直肠黏膜组织与直肠纵轴平行。

❺ 彻底止血，防止血肿形成导致感染。

术后处理

❶ 如无出血可于术后24h将橡胶管拔除。

❷ 术后2日内禁食，只补液。然后进无渣饮食或流质。视情况于术后4日后逐渐恢复正常饮食。

❸ 术后5日内给予抗生素预防感染。

❹ 术后第4~5日给予润肠通便药物，如麻仁软胶囊等。

❺ 有排尿困难或尿潴留者，可留置导尿2日。

第三节　**直肠黏膜切开修补术**

适 应 证　重度直肠前突。

术前准备、
麻醉、体位　同直肠前突经直肠闭式修补术。

手术步骤

❶ 充分扩肛，一般使肛门容纳4指为宜。

❷ 用肛门直肠拉钩牵开肛门，充分显露直肠前壁。术者用左手示指自阴道插入并将阴道后壁推向直肠侧。用1∶10万或1∶20万去甲肾上腺素生理盐水50ml注入直肠前突部位的黏膜下层（图16-3-1），达到止血或分开直肠黏膜与肌层的目的。

❸ 用组织钳在齿状线上方1cm处夹起直肠黏膜（图16-3-2）。用止血钳夹住直肠黏膜，长5~6cm。用手术刀在止血钳下方切除直肠黏膜（图16-3-3）。切除后可显露薄弱的阴道隔（图16-3-4）。

❹ 用组织钳提起直肠黏膜肌瓣边缘，用组织剪或手术刀在其下锐性游离两侧直肠黏膜肌瓣（图16-3-5）。达肛提肌边缘后再游离1cm左右，以显露肛提肌。

⑤ 用4号丝线间断缝合两侧的肛提肌，分别至肛提肌的两侧边缘进出针，缝合4~5针。打结后使两侧的肛提肌对合，加强直肠阴道隔（图16-3-6）。

⑥ 修剪多余的直肠黏膜肌瓣，用2-0铬肠线间断或连续缝合直肠黏膜肌瓣（图16-3-7）。

术中要点

❶ 缝合肛提肌时，一般自右侧肛提肌进针，从左肛提肌边缘内侧出针；再自左侧肛提肌边缘内侧进针，自左侧肛提肌出针。

❷ 应自上而下顺序打结。

❸ 缝合肛提肌，不应留无效腔。

❹ 游离直肠黏膜肌瓣时要多带一些直肠肌层，以防术后黏膜瓣坏死。

❺ 缝合黏膜瓣前一定要仔细止血，否则易形成血肿而导致感染。

术后处理

❶ 术毕时用一绕有凡士林油纱条的橡胶管放置于直肠内，观察有无出血，并可压迫局部切口。如24~48h无出血，可拔除。

❷ 重度直肠前突患者多有结肠转运功能差，一般在术后4~5日晚开口服麻仁胶囊、通便灵等以协助粪便排出。

❸ 饮食、预防感染等同Block手术。

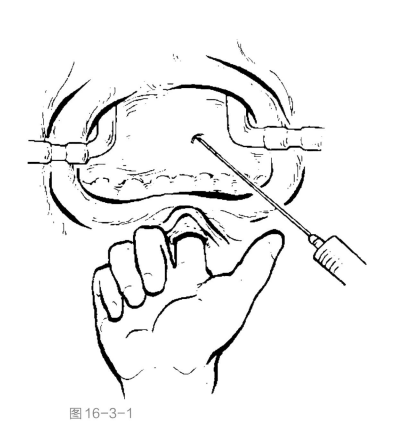

图16-3-1

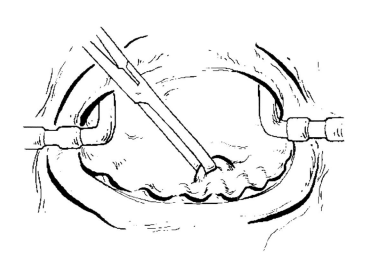

图16-3-2

297

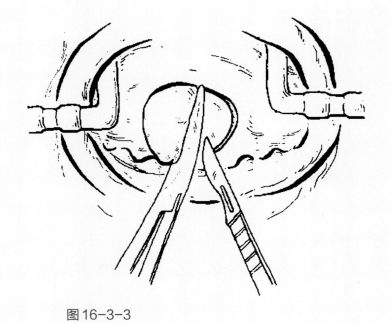

图 16-3-3

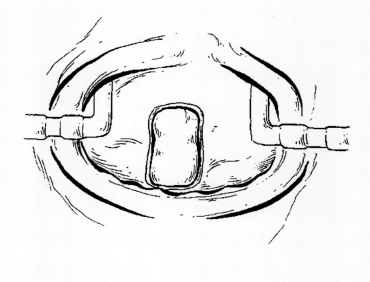

图 16-3-4

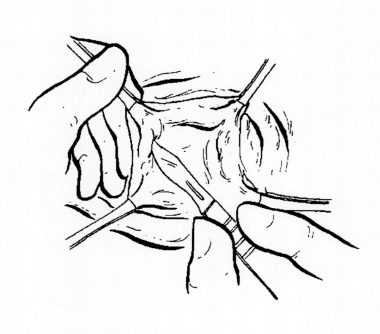

图 16-3-5

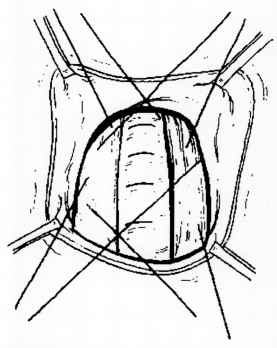

图 16-3-6

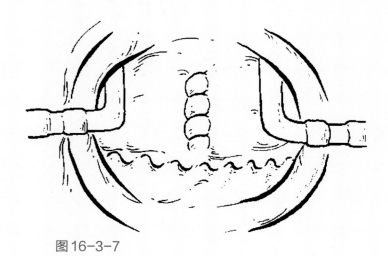

图 16-3-7

第四节　经阴道切开直肠前突修补术

适 应 证	重度中位直肠前突伴阴道后壁松弛或脱垂者。
术前准备	❶ 术前1日进流质或无渣饮食。术晨禁食。
	❷ 术前晚洗肠1次，术晨清洁洗肠，在患者排净粪便及洗肠液之后，用干棉球擦拭直肠前突部位，清除在此部位积存的粪便及洗肠液。
	❸ 术前1日晨做阴道冲洗，冲洗后置阴道栓1枚。术日晨用0.1%依沙吖啶冲洗阴道。
	❹ 术日晨酌情给予抗生素。对精神紧张者，可给予地西泮10mg肌内注射。
麻 醉	骶管麻醉或硬膜外麻醉。
体 位	患者取截石位。
手术步骤	❶ 用组织钳牵开两侧小阴唇，切开两钳之间以后阴道壁与会阴部的皮肤边缘作椭圆形的切口（长5~6cm，宽1.5~2cm）（图16-4-1）。
	❷ 在切口中部用组织剪刀尖部贴阴道黏膜下向上分离阴道直肠间隙，达直肠前突部位以上（图16-4-2）。并向会阴切口两侧剪开阴道黏膜，达组织钳固定点。
	❸ 用组织钳牵开拟切开阴道后壁的顶点，沿正中线纵行剪开阴道后壁（图16-4-3）。
	❹ 用组织钳向外上方牵拉左侧阴道瓣，分离左侧阴道后壁与直肠间的组织，使突出的直肠左侧游离。
	❺ 直肠充分游离后，分离、显露左右两侧的肛提肌。修补直肠前突部，如直肠前突部呈球状用1号细丝线或2-0铬肠线做几个荷包缝合直肠前突部，各同心圆荷包线缝合后，自内向外，顺序打结（图16-4-4）。
	❻ 如直肠前突部呈筒状，用间断缝合。缝合时仅缝合直肠表面的筋膜，勿穿透直肠黏膜。

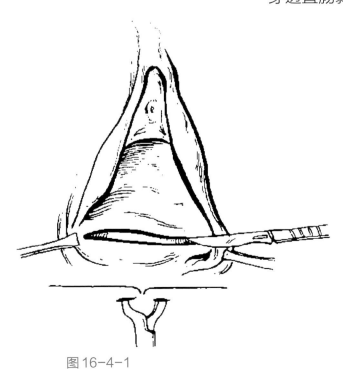

图16-4-1

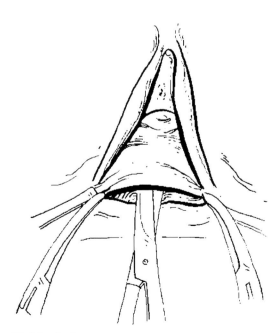

图16-4-2

❼ 用4号丝线间断缝合肛提肌4~5针，加强直肠阴道隔（图16-4-5）。切除多余的阴道黏膜，根据会阴松弛情况和直肠前突的深度，决定切除阴道黏膜多少。注意勿切除过多，以防阴道及阴道口狭窄。

❽ 用0号铬制肠线自内向外间断缝合阴道黏膜（图16-4-6）。

❾ 缝合会阴部以下组织及皮肤（图16-4-7）。

术中要点 ❶ 一般自两侧会阴切口端斜向阴道后壁切除顶点，剪去的1cm宽的阴道黏膜，愈向顶端切除愈小。

❷ 切除阴道黏膜时注意勿切除过多，以免缝合过紧，易产生局部缺血，甚至坏死。

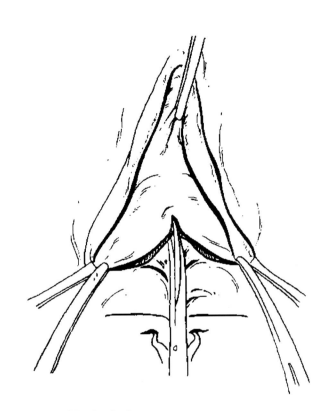

图16-4-3

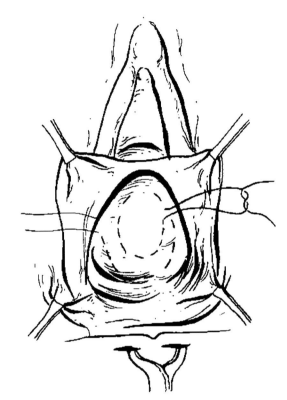

图16-4-4

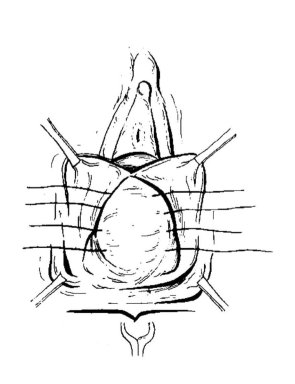

图16-4-5

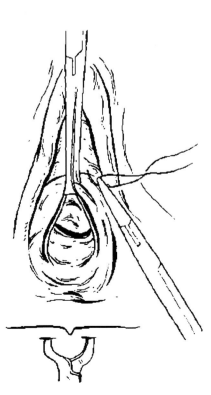

图16-4-6

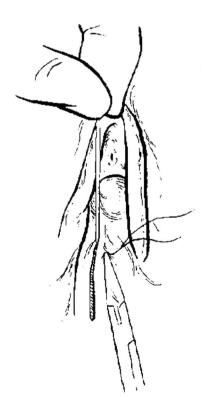

图16-4-7

❸ 缝合时一定要认真止血，以防局部血肿形成。阴道创口有血者，可使用注射用矛头蝮蛇血凝酶（巴曲亭）8U喷洒于创口。

❹ 缝合直肠前壁黏膜时，宜用左手示指插入直肠做引导，以防止穿透直肠黏膜，以免形成直肠阴道瘘。

术后处理　同前，术后每日用高锰酸钾液坐浴。

第五节　涤纶补片直肠前突修补术

适 应 证　重度高位直肠前突。

术前准备　同经阴道切开直肠前突修补术。

麻　　醉　骶管麻醉或硬膜外麻醉。

体　　位　患者取截石位。

手术步骤　❶ 于阴道后壁注入适量生理盐水充盈，在齿状线上方直肠前壁，做4~6cm正中纵向切口，深达黏膜下层，显露薄弱的直肠阴道隔，在黏膜下层向两侧分离约3cm（图16-5-1）。

❷ 选用涤纶网补片2~4cm，用无损伤涤纶线，按平行褥式缝合，针距为0.5cm。两边分别缝至左右肛提肌边缘，上下缝于会阴中心缝上，先固定四角，再加强四边（图16-5-2）。

❸ 再修剪直肠黏膜瓣，缝合黏膜切口。

术中要点　为减少损伤，可于切口向两侧潜行分离，将涤纶补片续入。补片要平整，缝合要牢固。

术后处理　同经阴道切开直肠前突修补术。

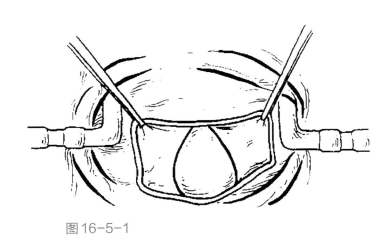

图16-5-1

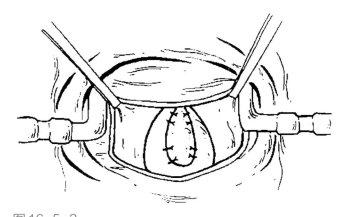

图16-5-2

第六节 　直肠黏膜套扎术

适 应 证	直肠远端或中段黏膜内脱垂。
禁 忌 证	黏膜急性炎症、糜烂、肠炎、腹泻等。

术前准备
1. 术晨禁食。
2. 术前晚洗肠1次，术晨清洁灌肠。
3. 术前酌情给予抗生素，如甲硝唑、妥布霉素等。
4. 女性患者宜在术前1日及术晨冲洗阴道。
5. 术晨留置导尿。

麻　　醉　　简化骶管麻醉或局麻。

体　　位　　截石位、折刀位、侧卧位均可。

手术步骤
1. 充分扩肛，使肛管可容纳4指以上为宜。
2. 用组织钳钳夹齿状线上方1cm左右的直肠松弛的黏膜。
3. 用已套上胶圈的两把弯止血钳，用其中的1把钳夹被组织钳钳夹的黏膜根部，再用另1把止血钳将圈套至黏膜根部。
4. 为了保证胶圈不致滑脱，可在套扎前在黏膜根部剪一小口，使胶圈套在小切口处。
5. 依同法套扎其他松弛黏膜，直至直肠壶腹处，每圈1~3处，向上套扎2~3排，套扎总数最多9处。被套扎的黏膜7~10日缺血坏死脱落，其瘢痕组织可使直肠黏膜与直肠肌层粘连固定。

术中要点
1. 套扎时注意深度不要超过黏膜下层。
2. 套扎术后注意休息，不要过多活动，防止套扎黏膜脱落期并发出血。
3. 套扎前在黏膜根部剪一小口，使胶圈套在小切口处，防止胶圈滑脱。

术后处理
1. 术后禁食3日，第4日开始进流质饮食，以后恢复普食。
2. 术后5日内给予抗生素治疗。
3. 留置导尿48h。
4. 术后第4日给予润肠通便药物。
5. 便后硝矾洗剂熏洗，常规换药。
6. 手术创面右有渗血，可用云南白药覆盖创面。

直肠黏膜纵行折叠注射术

适 应 证	直肠远端黏膜内脱垂、直肠远端内套叠、中段直肠内套叠。
禁 忌 证	同直肠黏膜套扎术。
术前准备	同直肠黏膜套扎术。
麻　醉	骶管麻醉或硬膜外麻醉。
体　位	患者取截石位。

手术步骤

❶ 充分扩肛，使肛管容纳4指以上。

❷ 用组织钳夹持左、后、右直肠黏膜，再以长弯止血钳沿直肠纵轴夹持松弛的直肠黏膜，夹持长度以排粪造影所测长度为准，一般为7cm，电刀烧灼钳上直肠黏膜（图16-2-1，图16-2-2）。

❸ 自齿状线上0.5cm用2-0铬肠线向上连续缝合（图16-2-3）。用此法分别在直肠前或后壁及左侧纵行折叠缝合松弛的直肠黏膜共3行。

❹ 取1∶1消痔灵注射液，于各纵行缝叠黏膜柱之间的黏膜下层进行柱状注射，总量一般为15~20ml。

术中要点

❶ 在纵行缝扎黏膜柱时，要保持与直肠纵轴平行，间距要适当。

❷ 缝扎之柱状黏膜长度应依据排粪造影所测长度为标准，一般在7~8cm即可。

❸ 注射药物以低浓度大剂量为宜，即消痔灵1∶1混合液。

❹ 注射硬化剂时，术中严格无菌技术，正确掌握操作方法。

术后处理　同直肠黏膜套扎术。

直肠周围注射术

适 应 证	直肠远端或中段黏膜内脱垂。
禁 忌 证	黏膜水肿、糜烂、腹泻，肛周皮肤感染。
术前准备	术晨口服硫酸镁（立美舒）或术前30min用甘油灌肠剂灌肠一次，排净大便。
麻　醉	局麻。
体　位	患者取截石位。

手术步骤	❶ 严密消毒，严格无菌操作。于左右肛外1.5cm进针，以示指伸入直肠内引导，针尖刺入皮肤、皮下组织进入坐骨直肠间隙，进入5cm针尖有阻力即达肛提肌，再进针穿过肛提肌进入骨盆直肠间隙有落空感。直肠内食指触及针尖在直肠壁外侧可自由摆动，防止针尖刺入肠腔，再向上进针不能超过9cm，用力注药使其充斥以上间隙，再边退针边注药至6cm处注完，绝不能注入肌内，每侧注射芍倍注射液与生理盐水1：1混合液5~8ml（图5-2-1）。
	❷ 再于肛尾间沟中点即长强穴进针，在直肠内食指引导下，沿骶曲向上穿行8cm左右，未穿进肠壁及骶前筋膜，进入直肠后深间隙内，边注药边退针，共注芍倍注射液1：1混合液10ml（图5-2-2），直肠前方严禁注药，重新消毒，肛内填以油纱条包扎。
术中要点	❶ 注射药物以低浓度大剂量为宜，即芍倍注射液与生理盐水1：1混合液。
	❷ 直肠内食指触及针尖在直肠壁外侧可自由摆动，防止针尖刺入肠腔，再向上进针不能超过9cm。
	❸ 注射硬化剂时，术中严格无菌技术，正确掌握操作方法。
术后处理	卧床休息，控制排便3~5日，禁食不禁水2~3日，补液加抗生素，便干排出困难可用开塞露50ml注肠帮助排便，并保持通畅，避免重体力劳动。

第九节　吻合器直肠黏膜环切钉合术

适 应 证	直肠远端内套叠（即直肠黏膜内脱垂），直肠前突。
禁 忌 证	❶ 凝血机制不健全者。
	❷ 严重心脑血管疾病、严重肝肾疾病、肺结核活动期、糖尿病患者或孕妇。
	❸ 伴有腹泻或瘢痕体质、直肠炎等。
术前准备	❶ 器械　PPH吻合器1套（图16-9-1）。
	❷ 查血尿常规、凝血功能、心电图等。
	❸ 术前排净大小便。
	❹ 术晨禁食，肛周剃毛。
麻 　 醉	长效局麻或骶管麻醉。
体 　 位	患者取截石位或侧卧位。
手术步骤	❶ 常规用碘伏消毒会阴部皮肤和肠腔（女性患者同时做阴道消毒），铺巾。以肛管扩张器内栓充分扩肛。

❷ 肛管内置入特制肛管扩张器（CAD33），取出内栓并加以固定（图16-9-2）。

❸ 通过CAD33将肛镜缝扎器（PAS33）置入，缝针高度在齿状线上方约2~3cm处用薇乔2-0可吸收肠线自3点处开始顺时针沿黏膜下层缝合一周，共5~6针（图16-9-3），女性患者应注意勿将阴道后壁黏膜缝入。荷包缝线保持在同一水平面，可根据脱垂实际程度行单荷包或双荷包缝合。

❹ 将特制的PPH吻合器（HCS33）张开到最大限度，将其头端插入到两个荷包缝线的上方，逐一收紧缝线并打结，用带线器（ST100）经吻合器侧孔将缝线拉出肛外（图16-9-4）。

❺ 缝线末端引出后用钳夹住，向手柄方向用力牵拉结扎线（图16-9-5），使被缝合结扎的黏膜及黏膜下组织置入HCS33头部的套管内，同时顺时针方向旋转收紧吻合器，打开保险装置（女性患者一定要做阴道指诊，防止阴道直肠瘘）后击发，关闭HCS33状态30s左右，可加强止血作用（图16-9-6）。

❻ 将吻合器反方向旋转180°，轻轻拔出，认真检查吻合口部位是否有出血，对于活动性出血，局部用2-0肠线或4号丝线缝合止血（图16-9-7）。

❼ 肛内放置引流管，以利于引流。

术中要点

❶ 荷包缝合高度在齿状线上方约3~4cm处用2-0可吸收肠线沿黏膜下层缝合一周。

❷ 荷包缝合的深度在黏膜下层，有时可达浅肌层。太浅易引起黏膜撕脱，吻合圈不完整，影响手术效果；过深则易损伤括约肌，引起吻合口狭窄或大便失禁。

❸ 荷包缝合时缝线一定要选择光滑的可吸收肠线或丝线，否则容易导致黏膜下血肿，引起术后感染。

❹ 女性患者，缝合直肠前壁、关闭吻合器及吻合器击发前应做阴道指诊，检查阴道后壁是否被牵拉至吻合器内，防止将阴道后壁一并切除，引起直肠阴道瘘。

❺ 取出吻合器后，检查吻合口，看是否完整、有无出血点。若有活动性出血点，一定要缝扎止血。对于渗血，可局部压迫止血。

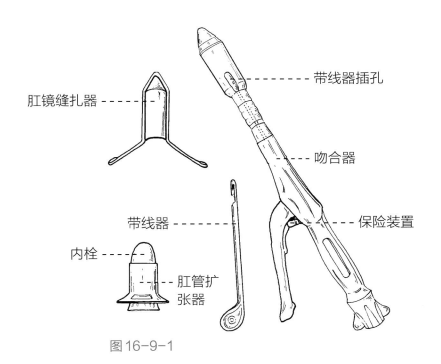

肛镜缝扎器

带线器插孔

吻合器

带线器

保险装置

内栓

肛管扩张器

图16-9-1

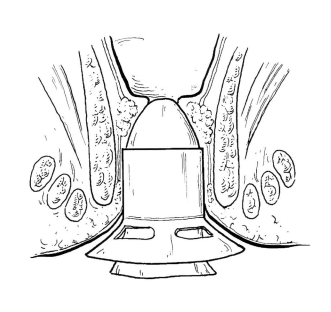

图16-9-2

305

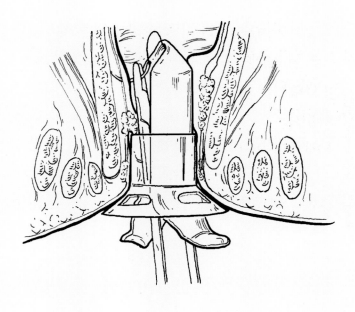

图 16-9-3

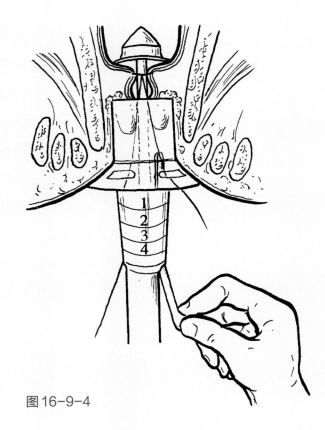

图 16-9-4

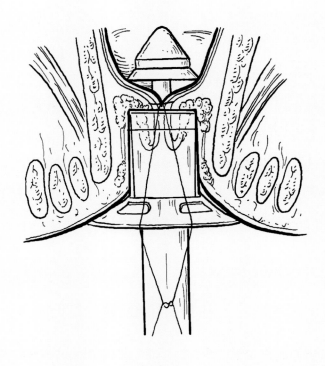

图 16-9-5

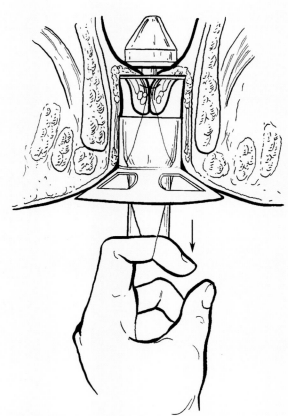

图 16-9-6

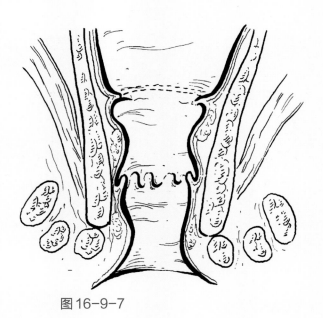

图 16-9-7

术后处理	❶	术后当日禁食或给流食，次日半流食2日，以后逐渐恢复普食。
	❷	术后适当应用抗菌、止血药物及静脉输液，预防感染、出血。
	❸	老年人或前列腺肥大者可留置导尿48h。
	❹	术后第2日口服润肠通便药物。
	❺	注意观察术后出血。手术创面若有出血，应及时处理。
	❻	术后24h拔除引流管。
	❼	一般观察3~7日，定期随访。术后15日指法扩肛。

第十节　　改良Delorme手术

适 应 证		直肠内脱垂，套叠深度达8cm以上者。
术前准备	❶	术前2日进流质或无渣饮食，术前1日禁食，只补液，术晨禁食。
	❷	术前2~3日服抗菌药物，如甲硝唑0.5g，每日3次。
	❸	术前1日口服缓泻剂，如20%甘露醇250ml加生理盐水至750ml。
	❹	术晨清洁洗肠（或大肠水疗）。
	❺	女性患者术前2日及术晨行阴道冲洗。
	❻	留置导尿。
体　　位		患者取折刀位。
麻　　醉		连续硬膜外麻醉或全身麻醉。
手术步骤	❶	用肛门直肠拉钩先将肛门直肠左、右牵开，于齿状线上0.5cm处黏膜下层注射1∶20万单位去甲肾上腺素（俗称正肾）生理盐水20ml。前位、后位注射完毕后，再用肛门直肠拉钩上、下牵开肛门直肠，同法在左、右侧注入1∶20万单位去甲肾上腺素生理盐水，总量在80ml左右。
	❷	于齿状线上1~1.5cm处用电刀环形切开直肠黏膜（图16-10-1）。
	❸	用组织钳夹住近端直肠黏膜的边缘，并向下牵拉，然后用组织剪沿黏膜下层向上锐性游离直肠黏膜，显露直肠肌层，环形分离一周，游离直肠黏膜后，黏膜管游离的长度不要依据术前排粪造影的直肠内套叠的总深度而定，一般在切口上6~15cm。
	❹	将分离后的黏膜下层做横向折叠缝合，一般用4号丝线缝合4~6针即可（图16-10-2）。如果将黏膜下的肌层做垂直折叠缝合，一方面加强盆底的功能，另一方面可减少肌层出血，同时消除无效腔。
	❺	在距游离的直肠黏膜管最高点下方2cm处用电刀切除直肠黏膜（图16-10-3）。

307

❻ 用0号铬肠线间断缝合，首先上、下、左、右各缝合4针，再在每两针间断缝合，针距为0.3cm左右（图16-10-4）。

❼ 吻合完毕后，肛管直肠远端放置包裹有油纱条的橡胶管。

术中要点

❶ 本手术的难点在于游离直肠黏膜后，游离时一定要在直肠黏膜下层进行，并可将左手示指伸入直肠黏膜管内，同时牵拉夹持直肠近端的组织钳，使被游离的黏膜管有一定张力，以利于游离。

❷ Delorme手术强调剥离黏膜为10~15cm，有时手术操作困难，黏膜容易被撕破，对重度脱垂者剥离15cm，一般剥离到黏膜松弛消失为止。如果过多剥离黏膜可导致吻合处张力过大，发生缺血坏死，近端黏膜回液等严重并发症。

❸ 若合并直肠前突，在吻合直肠黏膜前，用4号丝线间断缝合两侧的肛提肌，加强直肠阴道隔。

❹ 术后最严重的并发症是局部感染，因而术前肠道准备尤为重要，术中严格无菌操作，彻底止血，防止吻合口张力过大。

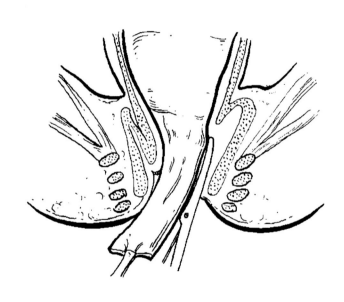

图16-10-1

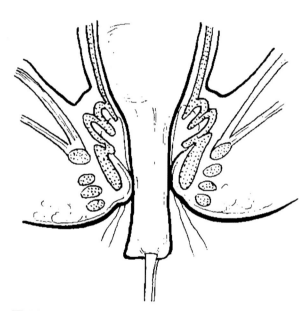

图16-10-2

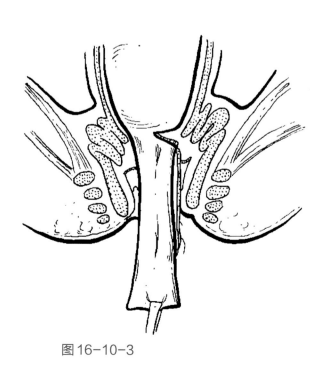

图16-10-3

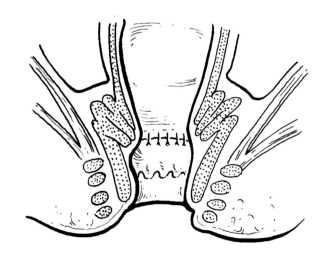

图16-10-4

术后处理	❶ 术后禁食4~5日，然后恢复正常饮食。
	❷ 术后3日内给予止血药，如酚磺乙胺等。
	❸ 术后5~7日内给予抗菌药物。
	❹ 术后2日拔除肛管。
	❺ 术后4~5日拔除留置导尿管。
	❻ 术后4~5日可给予润肠通便药物，如麻仁滋脾丸协助排便，防止大便干燥。

第十一节　耻骨直肠肌部分切除术

适 应 证	排粪造影等检查证实为耻骨直肠肌肥厚所致的排便困难，经各种保守治疗无效者。
禁 忌 证	❶ 诊断为耻骨直肠肌肥厚，但未用保守治疗者，不宜首先采用手术治疗。
	❷ 骶尾部有感染者不宜手术。
术前准备	❶ 术前2日进软食，手术当日禁食。
	❷ 术前灌洗肠1次，术晨清洁灌肠。
	❸ 术前3日口服肠道抗生素，如甲硝唑等。
	❹ 备皮自尾骨至肛门。
	❺ 术前留置导尿。
麻 　 醉	简化骶管麻醉、鞍麻。
体 　 位	患者取折刀位，屈髋至135°。
手术步骤	❶ 自尾骨尖上方1~1.5cm处向下至肛缘纵行切开，长约5~6cm，至深筋膜，显露尾骨尖，即为耻骨直肠肌上缘的标志。
	❷ 术者左手示指插入肛门，扪及后正中位肥厚的耻骨直肠肌，将其向切口方向提起，分离耻骨直肠肌表面组织并将其切开。仔细分辨肥厚的耻骨直肠肌与外括约肌深部（图16-11-1），用弯止血钳自尾骨尖下方游离耻骨直肠肌下缘，在耻骨直肠肌后面与直肠壁之间向下游离，达外括约肌深部上缘，然后沿耻骨直肠肌与外括约肌交界处将耻骨直肠肌下缘游离长约2cm左右（图16-11-2）。
	❸ 用两把止血钳钳夹被游离的耻骨直肠肌，在止血钳内侧将其切除1.5~2.0cm（图16-11-3），耻骨直肠肌断端缝扎止血（图16-11-4）直肠内指诊可触及一个"V"形缺损，若仍能触及纤维条索，可再予以切除。

④ 用生理盐水冲洗创面，检查直肠后壁无损伤、局部无活动性出血，放置橡皮条引流，缝合皮下组织及皮肤。

术中要点

❶ 游离耻骨直肠肌是该术式的关键，游离时注意一定不能损伤直肠后壁。

❷ 在游离耻骨直肠肌后壁时，术者左手示指应置入直肠腔内，防止损伤直肠壁。

❸ 切除耻骨肠肌后两断端必须缝合止血，以防出血和感染。

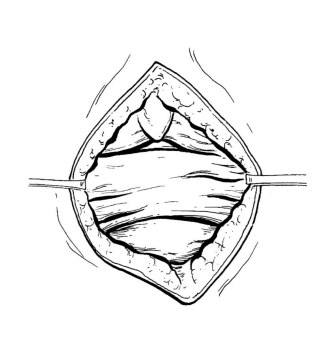

图 16-11-1

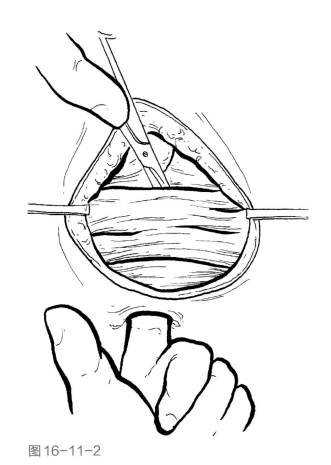

图 16-11-2

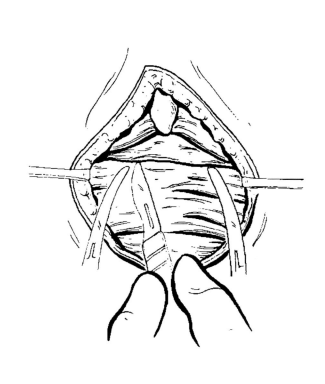

图 16-11-3

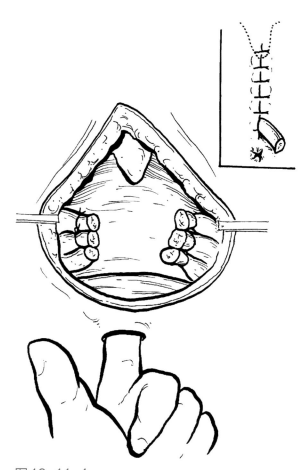

图 16-11-4

④ 手术后感染是最常见的并发症，因此术中操作要细，止血要彻底。术后换药要严格无菌操作，给予广谱抗生素，一旦发现感染，应立即拆除缝线引流。

⑤ 不要损伤或切除外括约肌深部组织。

术后处理　　① 术后禁食3日，第4日开始进流食，以后恢复正常饮食。

② 术后24h拔除引流条。

③ 术后给予抗生素药物5日。预防感染。

④ 术后第4日给予润肠通便药物。

⑤ 大便后应坐浴换药，保持伤口清洁。

⑥ 术后8~10日拆线。

第十二节　　耻骨直肠肌后位切开挂线术

适 应 证　　　　耻骨直肠肌肥厚。

术前准备、麻醉　　同耻骨直肠肌部分切除术。

体　　位　　　　患者取截石位。

手术步骤　　① 肛周及肛管常规消毒。

② 用肛门拉钩扩开肛门，自左后位或右后位做一切口，长3~4cm，逐层切开，显露尾骨尖。

③ 用左手示指伸入肛门，扪清肥大的耻骨直肠肌上缘，右手持球头探针自切口处进入，从下缘向上寻找，在左手示指引导下，于该肌束上缘穿出（图16-12-1）引入橡皮筋。

④ 切开切口与内口之间的皮肤及皮下组织，修剪皮瓣呈"V"形，聚拢橡皮筋，松紧度适宜后于钳下结扎（图16-12-2）。

术中要点　　① 游离耻骨直肠肌是本术式的关键，游离时注意一定不能损伤直肠后壁。

② 探针入肛后以示指抵住做引导，以免损伤直肠前壁。

③ 橡皮筋张力要适度，拉制在10~15日割断耻骨直肠肌较佳。

④ 手术后感染是最常见并发症。因此术中要细致操作，彻底止血，术后换药严格无菌操作，适当给予抗生素。

术后处理　　　　同耻骨直肠肌部分切除术。

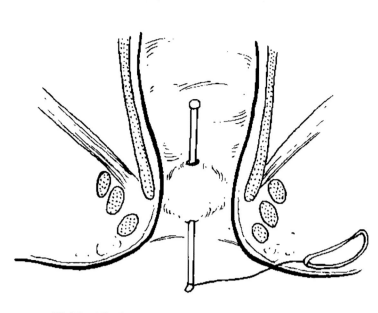

图 16-12-1

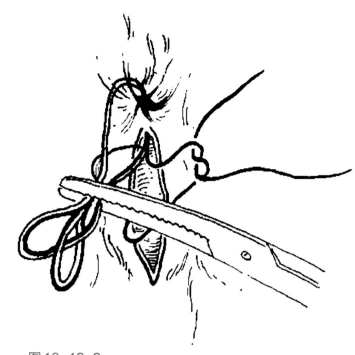

图 16-12-2

第十三节　耻骨直肠肌后方切断术

适　应　证	耻骨直肠肌肥厚性便秘。
术前准备、麻醉	同耻骨直肠肌部分切除术。
体　　　位	患者取折刀位，屈髋至135°。
手术步骤	❶ 常规消毒肛围及肛内，自尾骨尖上方向下做正中切口，长3~4cm。显露外括约肌及尾骨突（图16-13-1）。
	❷ 以示指伸入肛内，自尾骨前下缘向上顶起耻骨直肠肌，仔细从直肠后壁钝性分离耻骨直肠肌肌束，用弯止血钳挑起宽约1.5cm的部分肌束，用剪刀或手术刀将此肌束切断，使切除区呈"V"形，无缺损。凡挑起的纤维束均应切除（图16-13-2）。
	❸ 间断缝合皮下组织及皮肤，伤口置引流条，包扎。
术中要点	❶ 尾骨尖为耻骨直肠肌上缘标志，应分清外括约肌与耻骨直肠肌后再行分离。
	❷ 挑出切断的肌层多少依患者病情决定，一般以感觉肛管直肠环处有明显凹陷为度。
	❸ 因耻骨直肠肌与直肠附着较紧，后方切断后肌束不易回缩，故分离距离应适当延长。切断部分亦勿过少。
术后处理	❶ 术后禁食3日，第4日开始进流食，以后恢复正常饮食。
	❷ 术后给予抗生素药物5日，预防感染。
	❸ 术后第3日给予润肠通便药物。
	❹ 大便后应坐浴换药，保持伤口清洁。

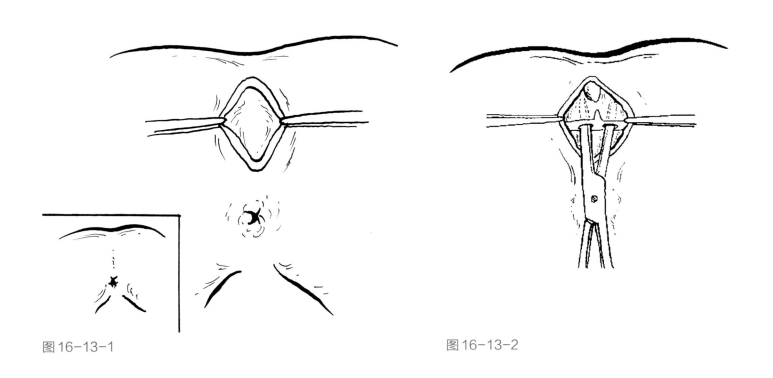

图 16-13-1　　　　　　　　　　　　　　　　　　　　图 16-13-2

第十四节　后位内括约肌全束部分切除术

适 应 证	内括约肌失弛缓症。
术前准备、麻醉	同耻骨直肠肌部分切除术。
体 位	患者取截石位。

术前准备　❶ 术前1日禁食或无渣饮食，术晨禁食。

❷ 术晨洗肠2次。

❸ 术前2日口服肠道抗生素。

麻 醉	骶管麻醉或局麻。
体 位	患者取折刀位。

手术步骤　❶ 充分显露肛门，仔细辨认触摸括约肌间沟。麻醉后，内括约肌松弛下移，此时，外括约肌皮下部也下移，并退居内括约肌的后外侧。

❷ 自后正中位括约肌间沟处纵行切开肛管皮肤，长1~1.5cm，显露内括约肌的游离缘，可见珠白色的内括约肌（图16-14-1）。

❸ 用组织剪或中弯止血钳沿内括约肌的内侧面潜行游离，游离部分全束内括约肌，深达齿状线上方0.5cm（图16-14-2），游离出宽约1~1.5cm、深约3cm的内括约肌。

❹ 用两把止血钳钳夹内括约肌呈倒"V"形，组织剪切除止血钳内之间的内括约肌，两断端各缝合1针（图16-14-3）。

❺ 用7号丝线自后正中位齿状线上0.5cm处进针，在切口下缘出针，横向缝合切口。缝合后触及正中位有一凹陷（图16-14-4）。

术中要点	❶ 手术时注意将肥厚的内括约肌全部切断，切断肌环后强力扩肛1次，以防由于内括约肌切断不全导致术后复发或治疗无效。
	❷ 局部切口有渗血，可予压迫止血，若有活动性出血时应缝扎止血。
	❸ 个别患者术后可发生应激性大便失禁，一般在1~2个月内可自行恢复正常肛门节制功能，不需要特殊处理。
术后处理	❶ 术后2~3日进流质饮食，以后进半流食。
	❷ 术日及术后3日给予抗生素治疗。
	❸ 术后每日坐浴，换药。
	❹ 术后7日拆线，遗留创面每日换药。

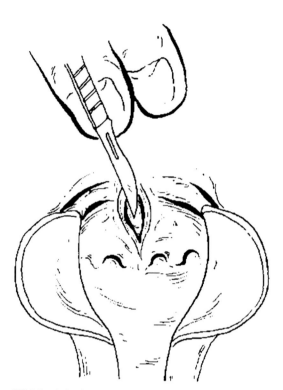

图16-14-1

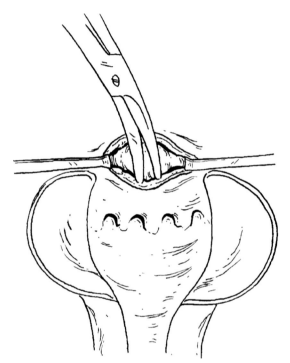

图16-14-2

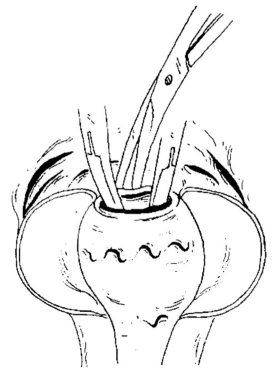

图16-14-3

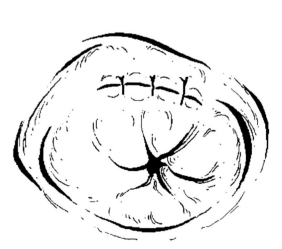

图16-14-4

第十五节　内括约肌失弛缓症括约肌检括术

适 应 证　　　内括约肌失弛缓症或轻度耻骨直肠肌综合征引起的便秘。

手术步骤　　❶ 取截石位，肛周及肛管常规消毒，棱形局麻生效后，双手示、中指涂石蜡油，先伸入右手示指以润滑肛门，然后再背向伸入左手示指，指腹压住肛门后正中位，同时向外后方用力撑开肛管（图16-15-1）。

　　　　　　❷ 进而再伸入两手中指同样扩肛，扩开狭窄环。指括时出现肛管黏膜撕裂，黏膜下组织及部分肌层断裂，少量鲜血渗出（必要时结扎止血），双指纳入感肛门松弛为佳（图16-15-2）。

术中要点　　❶ 此法与肛裂扩肛术相似，但本法目的是扩开痉挛或肥厚的狭窄环，解决便秘，因此较后者扩肛力度要适当加大。

　　　　　　❷ 此法与内痔扩肛不同，不要在肛周反复做顺时针、逆时针的扩张，以免造成肛管多处裂伤，且便秘不能纠正，属于盲目检括。

　　　　　　❸ 忌在肛门前位用力，否则将前位肛管或直肠阴道隔撕裂，属于暴力检括。

述 　 评　　　本术式松解痉挛的内括约肌从而达到治疗目的，简单易行，疗效确切。

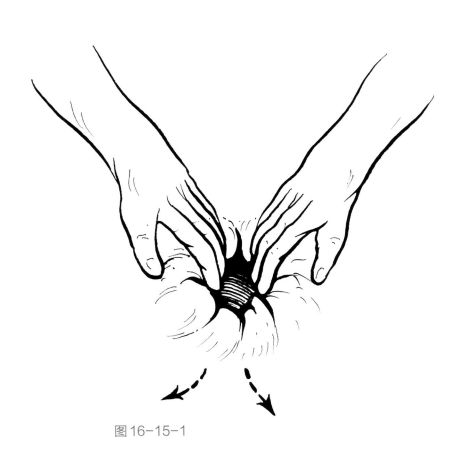

图 16-15-1

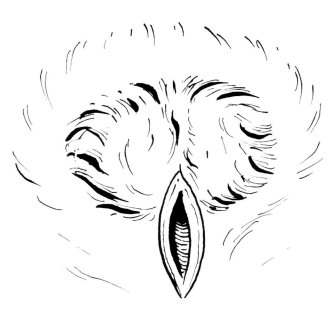

图 16-15-2

第十六节 内括约肌失弛缓症直肠后切除术

适 应 证	内括约肌失弛缓症引起的便秘。
手术步骤	❶ 取俯卧位，于肛门尾骨之间纵行切口3~5cm（图16-16-1）。
	❷ 分离肛尾筋膜，牵开耻骨直肠肌，暴露内括约肌。
	❸ 在示指于肛内配合下，分离肌层，切除肌层1~2cm，宽度以病变距离为准，切断内括约肌（图16-16-2）。
	❹ 耻骨直肠肌回位，缝合肛尾筋膜，缝合伤口。
术中要点	❶ 分离肌层时要防止损伤直肠黏膜，以防漏粪感染。
	❷ 术后坚持灌肠及扩肛3个月，以帮助恢复功能。

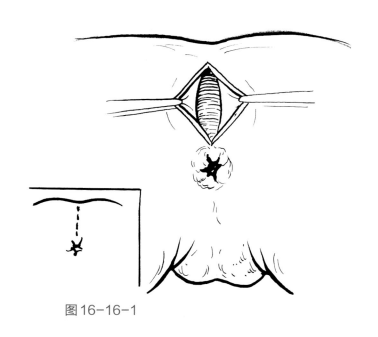

图 16-16-1

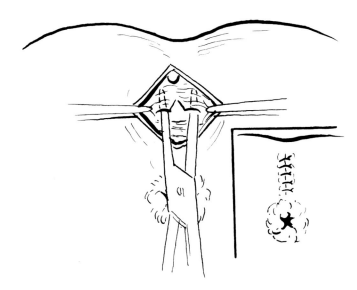

图 16-16-2

第十七节 内括约肌失弛缓症长强穴埋线法

适 应 证	内括约肌失弛缓症引起的便秘。
手术步骤	❶ 取截石位或侧卧位，局麻生效后，取16号针头刺入长强穴，深2~3cm，将2cm长的I号肠线推入针心，再以曲别针顶住针心内肠线，退出针头，撤出曲别针（图16-17-1）。
	❷ 针孔贴消毒纱布，术后按肛门开放伤口护理换药。
术中要点	❶ 肠线应埋于皮肤内，不可暴露于皮肤外。
	❷ 嘱患者培养按时排便的习惯。

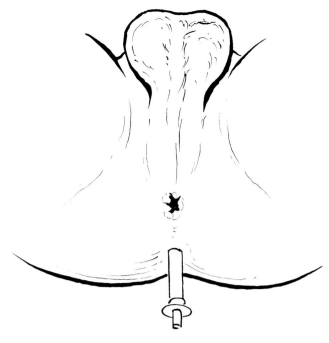

图 16-17-1

第十八节　内括约肌失弛缓症生物反馈疗法

适 应 证	内括约肌失弛缓症、耻骨直肠肌综合征、外括约肌功能失调等原因导致的功能性便秘。
手术步骤	❶ 治疗前向病人详细讲解正常排便机制、生物反馈治疗的机制、图像的识别。
	❷ 治疗中将治疗仪与病人连接好，取坐位或卧位，面对治疗仪并观察图像曲线的变化，医生指出病人在静息、屏气、用力时的异常所在，指导病人如何调控括约肌的收缩，鼓励其尝试直至正常排便曲线出现3次以上。
	❸ 每周治疗2次，持续5周以上。
术中要点	❶ 此疗法成功的关键不在于便秘的类型、病人的一般状况或使用的反馈方式，而在于病人能否坚持。
	❷ 目前国内常使用的反馈仪器是肌电图介导或肛肠压力介导。

第十九节　会阴下降综合征联合术式

适 应 证	会阴下降综合征经多年保守治疗无效者。
手术步骤	❶ 按直肠经腹手术术前准备，全身麻醉或硬膜外麻醉，必要时可用二管。

下腹正中切口或旁正中切口，从耻骨联合上缘至脐。

❷ 开腹后探查有无内脏下垂、子宫直肠窝深度；内疝的内容物并予以还纳；骶直分离、子宫后倾及下垂的程度；头向提拉直肠观察会阴下降的程度（一般为4cm），为决定手术方案提供参考。

❸ 缩短直肠前壁拉开直肠与子宫，暴露疝底，以7号丝线间断缝合肛提肌及其（不必切开暴露），缩小盆底肌下口，加强盆底肌。将直肠前壁做数层横行折叠缝合，缩短直肠前壁（图16-19-1）。

❹ 上提固定直肠，缩小骶直间距，继续以7号丝线沿缝叠肛提肌的路线至直肠前外侧转向侧后骶前，直至S2~S3的高度，同法缝对侧（图16-19-2）。

❺ 处理子宫下垂、后倾、提高子宫直肠窝向前上方提拉子宫，将子宫圆韧带折叠加强拉紧，缝于同侧腹内斜肌和腹横肌最下缘的肌纤维及其筋膜上，上提缝合子宫主韧带于同侧盆壁，子宫体、宫颈的接合部上缘与折叠的直肠前壁缝合，提高子宫直肠窝（图16-19-3）。

❻ 提高盆底将盆壁腹膜及其下方结缔组织缝于直肠、子宫适当位置，检查盆底位置抬高度达到满意（图16-19-4）。

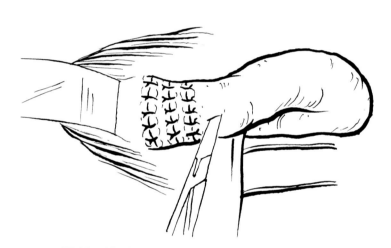

图16-19-1

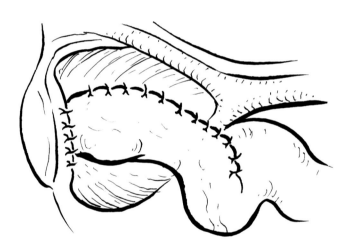

图16-19-2

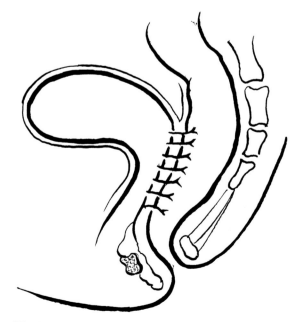

图16-19-3

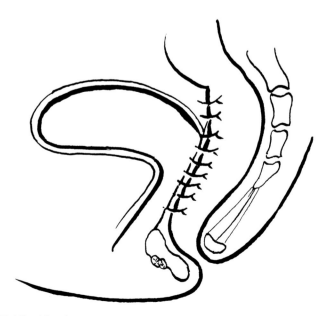

图16-19-4

❼ 悬吊或部分切除乙状结肠将乙状结肠缝于左髂窝或左侧腰大肌筋膜上，如需行乙状结肠部分切除则在切除后行端－端吻合术（图16-19-5）。术后按直肠经腹术护理换药。

术中要点　❶ 术中注意不要伤及输尿管、输卵管等正常器官。

❷ 术后恢复期保持大便软化通畅，忌用力排便。

❸ 术后可用中药辨证施治帮助排便，训练养成排便规律，3个月内不从事重体力活动。

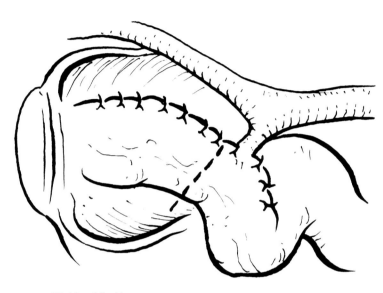

图 16-19-5

第二十节　盆底痉挛综合征综合疗法

适应证　　盆底肌功能失调引起的出口性梗阻。

手术步骤　❶ 手术解除耻骨直肠肌痉挛，使排便时直肠角变钝（参考耻骨直肠肌综合征手术）。

❷ 纠正直肠前突或直肠前壁黏膜脱垂，以减少或消灭前突陷凹（参考直肠前突手术）。

❸ 纠正直肠内套叠、痔疮、肛裂等加重盆底痉挛的因素（参考各有关术式）。

❹ 使用长效麻醉剂封闭肛管括约肌群，或切断部分内括约肌同时定期扩肛，或气球充气法刺激肛管直肠排便反射，促进便意发生，逐渐养成按时排便的习惯。

第二十一节　直肠孤立性溃疡综合征外科治疗

直肠孤立性溃疡综合征是因耻骨直肠肌张力增高，排便困难，排便时用力过度，导致直肠黏膜内脱垂，进而出现黏膜炎症、坏死缺血损伤而引发溃疡。

多位于直肠前壁，距肛门7~10cm处，单发，直径2cm以内，表浅，边界清楚，边缘呈炎性变。以青壮年为多见，男女差别不大。以黏液鲜血便、排便困难及肛门下坠或骶部隐痛为主要表现。患者感到大便努挣难下，有肛门阻塞感，每日多次排便仍有排不尽感。

本征溃疡愈合的前提是排便困难症状的缓解，因此手术治疗应针对耻骨直肠肌痉挛、直肠黏膜内脱垂、直肠前突等病因，参考选择相应术式。若直接行溃疡灶手术则疗效不佳，且复发率高。

第二十二节　吻合器经肛直肠切除术（STARR术）

适应证

❶ 单纯直肠前突和/或直肠黏膜脱垂、内套叠引起的排便障碍，经保守治疗无效者。

❷ 直肠前突合并直肠黏膜内脱垂。

❸ 直肠前突、直肠黏膜内脱垂合并内痔或混合痔。

❹ 重度出口梗阻型便秘，有生活质量的改变或有进一步治疗愿望者。

禁忌证

❶ 直肠全层外脱垂（直肠脱垂）。

❷ 会阴部感染者。

❸ 直肠阴道瘘者。

❹ 炎性肠病（包括直肠炎）。

❺ 肛门失禁。

❻ 肛门狭窄。

❼ 直肠或直肠周围显著纤维化。

❽ 慢性腹泻、直肠炎。

❾ 曾行直肠吻合术者。

❿ 妊娠妇女、儿童。

⓫ 门静脉高压症。

⓬ 全身性疾病，如出血性疾病、严重心脏疾病、呼吸系统疾病不能耐受麻醉者。

术前准备	❶ 特殊检查　结肠镜检查、排粪造影和结肠传输试验检查。
	❷ 肠道准备　术前1日晚及手术当日早晨肥皂水清洁洗肠1次。
	❸ 器械准备　肛肠吻合器2个，护肠板（金属压舌板）。
麻　　醉	采用双阻滞麻醉或连续硬膜外麻醉，不能行椎管内麻醉者改全身麻醉。
体　　位	患者取截石位。
手术步骤	❶ 常规消毒肛周、直肠及阴道，铺巾。扩肛后置入透明肛门镜，将肛门镜缝合固定于肛周，取出内芯（图16-22-1）。
	❷ 将压肠板从肛门镜后侧窗口插入，以保护直肠后壁（压肠板弧度为72°）（图16-22-2）。
	❸ 使用肛镜缝扎器在10点、12点及2点方向的位置距齿状线5cm处以2-0可吸收线行直肠壁缝合3针，深至黏膜下层（图16-22-3），侧面的缝合系在中间一个缝合的一条线尾上。
	❹ 将旋开的吻合器插入至吻合器头超过荷包缝线，收缩荷包线并打结，再将荷包缝线分别从吻合器两个侧孔勾出，并钳夹（图16-22-4）。牵拉缝线，闭合并击发吻合器，全层切除前半圈直肠，完成直肠前壁吻合（图16-22-5）（女性击发前行阴道指诊，以防阴道后壁嵌入吻合器）。

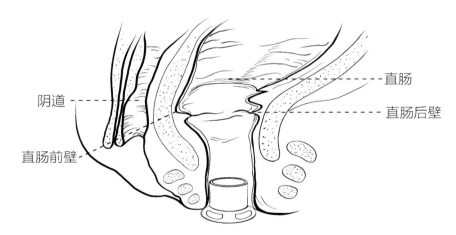

阴道　　直肠前壁　　直肠　　直肠后壁

图16-22-1

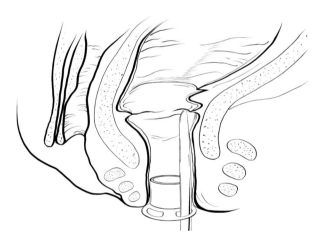

图16-22-2

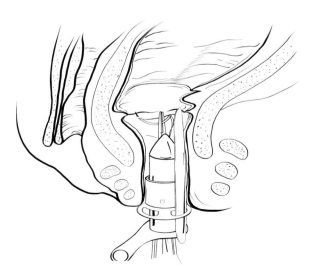

图16-22-3

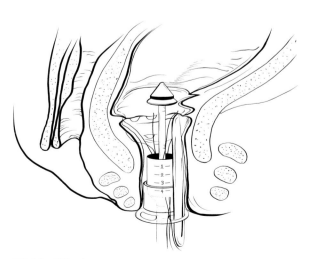

图16-22-4

❺ 移去吻合器，检查吻合口（图16-22-6），观察侧方"猫耳状"的桥形连接，并予以剪断（图16-22-7）。若有活动性出血点用可吸收线缝扎止血。

❻ 将压肠板换位，从肛门镜前侧窗口插入，以保护直肠前壁（图16-22-8）。

❼ 用2-0可吸收线分别于两个后壁缝合应位于相对于"猫耳"的位置，第三个缝合应位于6点方向（图16-22-9）。

❽ 置入第二把吻合器，收缩荷包线并打结（图16-22-10），将荷包线从两侧孔勾出并保持牵引，闭合并击发吻合器（图16-22-11），全层切除后半圈直肠，完成后壁吻合（图16-22-12）。

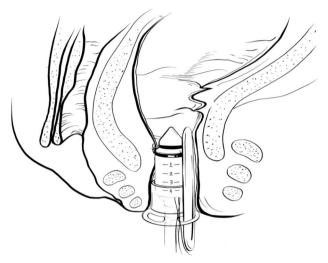

图 16-22-5

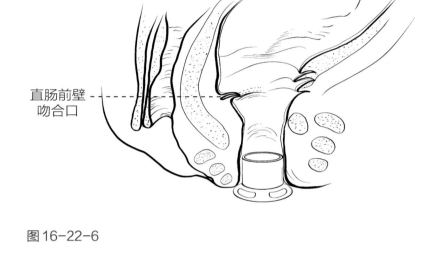

直肠前壁
吻合口

图 16-22-6

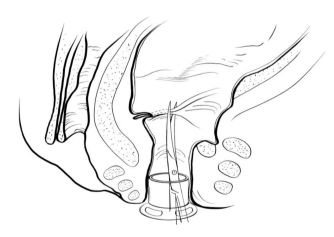

图 16-22-7

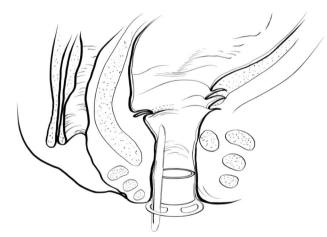

图 16-22-8

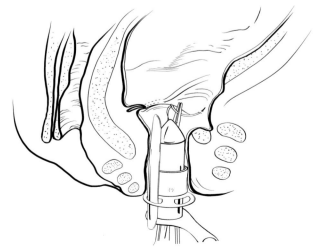

图 16-22-9

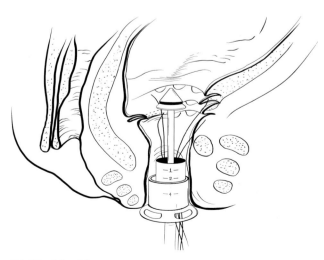

图 16-22-10

⑨ 检查吻合口，包埋残留的"猫耳"，并缝合4~5针。切除标本送病检（图16-22-13），包扎、固定。术前与术后对比见图16-22-14。

术中要点

❶ 缝合前壁时，进针不能太深，以免将阴道壁拉入钉仓吻合，术后形成直肠阴道瘘，击发前需示指指诊确认阴道后壁的完整性。

❷ 缝合后壁时，两个后壁缝合应位于相对于"猫耳"的位置，第三个缝合应位于6点钟位置。

❸ 吻合前将肛门镜前侧或后侧窗口插入压肠板，以保护直肠后壁或前壁。

❹ 前、后壁吻合位置不能在同一平面，以免术后肠腔狭窄。

❺ 术中若有活动性出血点，应缝合止血确切。

❻ 合理处理"猫耳"，建议包埋残留的"猫耳"，并缝合4~5针，以加强前壁和后壁的缝合。

术后处理

❶ 麻醉成功后运用抗生素1次，术后使用抗生素3日。

❷ 禁食3日，3日后进流质饮食。

❸ 术后留置尿管24h。

并 发 症

直肠阴道瘘、盆腔感染、吻合口出血、直肠肛管狭窄、肛门下坠感、阻塞感等。

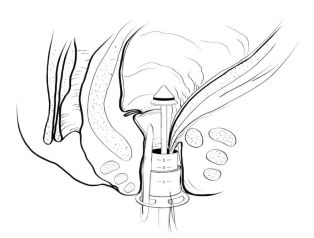

图16-22-11

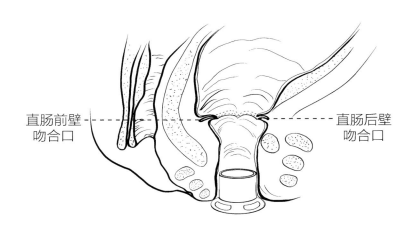

直肠前壁吻合口　　　　　　　　　　直肠后壁吻合口

图16-22-12

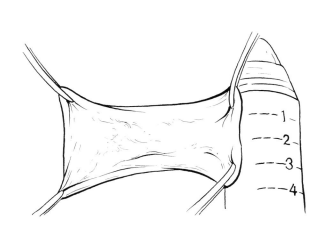

图16-22-13

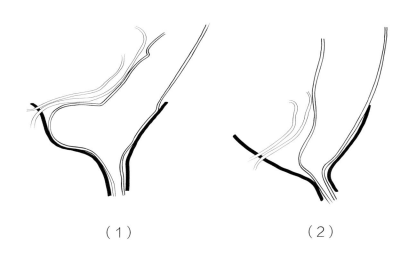

（1）　　　　　　　　　（2）

图16-22-14

323

第十七章

结肠慢传输型便秘手术

扫描二维码，
观看本书所有
手术视频

第一节　结肠全切除、回肠直肠吻合术

适应证	❶	符合罗马Ⅳ便秘诊断标准。
	❷	钡灌肠、结肠传输试验和排粪造影检查确定存在结肠慢传输而没有明显的出口梗阻。
	❸	经严格保守治疗无效且有强烈手术意愿，严重影响生活质量的重度便秘。
	❹	继发性巨结肠和反复粪石性结肠梗阻。
	❺	腹腔多次手术，或者结肠高度扩张，存在腹腔镜禁忌证。
禁忌证	❶	有精神疾病史（包括中重度抑郁症）。
	❷	严重的糖尿病、甲状腺功能减退等全身性疾病。
	❸	消化道肿瘤和炎性肠病等消化道器质性病变。
	❹	有直肠低位吻合手术史。
	❺	混合型便秘。
	❻	全消化道动力障碍。
	❼	先天性巨结肠。
术前准备	❶	完善全消化道动力检测、钡灌肠、排粪造影和肛门测压等检查，排净大小便。
	❷	查血常规、血生化、凝血功能、传染病四项（乙肝、丙肝、艾滋病和梅毒）等，常规检查胸片、心电图和腹部CT平扫。
	❸	患者因长期便秘致心理压力增大，尤其对术后效果心存疑虑，常出现焦虑、失眠等，医生术前需向患者详细介绍手术的原理、方式、注意事项、手术成功病例，并邀请术后恢复患者相互交流，以增强患者对疾病治愈的信心。
	❹	该手术术中可能出现系膜张力过高、吻合口水肿等引起吻合口瘘的高危因素，因此存在保护性回肠造口的可能性，故患者对回肠造口术必须要有充分的心理准备，应向患者展示回肠造口的用具，并鼓励其阅读回肠造口的相关资料，为术后可能出现的回肠造口管理做好准备。
	❺	术前3日每日生理盐水加甘油灌肠，少渣饮食，尽可能减少结肠宿便残留。
麻醉		全身麻醉。
体位		患者取平卧位。
手术步骤	❶	气管插管全麻成功后，患者取平卧位，安尔碘Ⅲ型皮肤消毒液腹会阴部术野消毒，铺无菌巾。
	❷	腹部正中绕脐切口约10~15cm，上起脐剑连线中点，下止耻骨联合上缘。
	❸	使用超声刀先由胃结肠韧带中部向右侧分离游离结肠肝曲，切开肝结肠韧带，沿右侧结肠旁沟切开侧腹膜至回盲部，将结肠向内上方提起，沿

Toldt间隙与肾前筋膜及十二指肠间隙疏松结缔组织做钝性分离。注意保护十二指肠和输尿管。于中部无血管区切开横结肠系膜，向右侧分别结扎结肠中动脉的右侧支、右结肠血管，尽可能靠近末端回肠部位凝断回结肠血管（图17-1-1）。再沿胃结肠韧带向左侧切开至脾结肠韧带，分离结肠脾曲。沿左结肠旁沟切开侧腹膜至乙状结肠水平。沿Toldt间隙钝性分离降结肠与后腹膜疏松结缔组织，注意保护输尿管和生殖血管，向左侧分离横结肠系膜，分别结扎结肠中动脉左侧支、左结肠血管、乙状结肠血管（图17-1-2）。

❹ 拖出游离的结肠，修剪回结肠系膜。距离回盲部约10cm以Echelon 60mm切割闭合器关闭末端回肠，残端行浆肌层缝合，直肠-乙状结肠交界处以Echelon 60mm切割闭合器关闭，移除标本，直肠残端行浆肌层缝合加固（图17-1-3）。对齐直肠和末端回肠，距离直肠残端1cm部位和末端回肠残端8cm部位戳孔以Echelon 60mm切割闭合器行直肠回肠顺行侧-侧吻合（图17-1-4），吻合口残端行全层和浆肌层缝合，或徒手行回肠直肠端-端吻合（图17-1-5）。

❺ 关闭系膜，大量生理盐水冲洗腹腔，彻底止血根据患者整体状况选择盆底置入双套管或常规引流管；清点纱布及器械无误后逐层关腹。术后标本送病理。

术中要点

❶ 注意保护输尿管和生殖血管。

❷ 建议术毕时大量生理盐水冲洗腹腔，预防术后肠粘连发生。

❸ 关闭系膜裂孔，防止内疝发生。

❹ 行大口径回肠直肠侧-侧吻合，避免端-端吻合导致的吻合口狭窄导致便秘的发生。

术后处理

❶ 心电监护密切监测生命体征，保持水电解质平衡。

❷ 密切观察腹腔引流管引出的引流液性状。

❸ 尽早恢复肠内营养或口服进食。

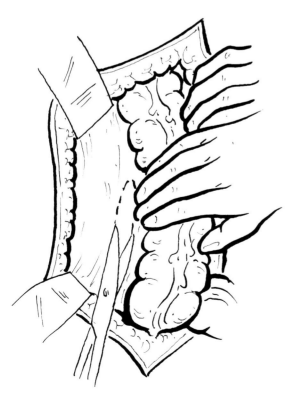

图 17-1-1

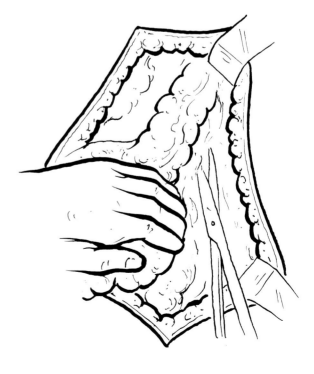

图 17-1-2

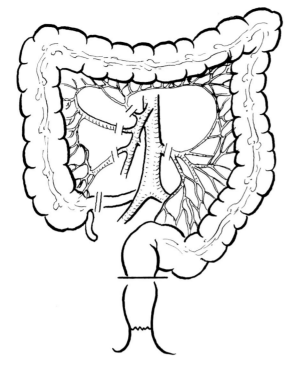

图 17-1-3

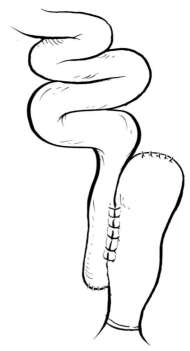

图 17-1-4

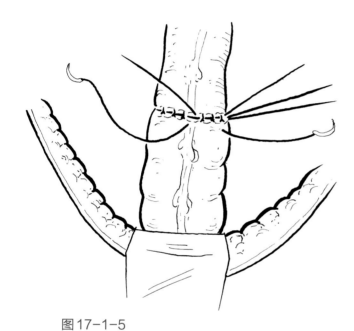

图 17-1-5

第二节　　结肠全切除、回肠直肠吻合术（金陵术吻合方式）

适 应 证

❶ 符合罗马Ⅳ便秘诊断标准。

❷ 伴有升结肠、回盲部及末端回肠高度扩张（回盲部≥10cm）的先天性或者继发性巨结肠。

❸ 钡灌肠、结肠传输试验和排粪造影检查确定存在结肠慢传输伴出口梗阻。

❹ 经严格保守治疗无效且有强烈手术意愿，严重影响生活质量的重度便秘。

禁　忌　证	❶ 有精神疾病史（包括中重度抑郁症）。
	❷ 严重的糖尿病、甲状腺功能减退等全身性疾病。
	❸ 消化道肿瘤和炎症性肠病等消化道器质性病变。
	❹ 有直肠低位吻合手术史。
	❺ 混合型便秘。
	❻ 全消化道动力障碍。
术前准备	❶ 完善全消化道动力检测、钡灌肠、排粪造影和肛门测压等检查，排净大小便。
	❷ 查血常规、血生化、凝血功能、传染病四项（乙肝、丙肝、艾滋病和梅毒）等，常规检查胸片、心电图和腹部CT平扫。
	❸ 患者因长期便秘致心理压力增大，尤其对术后效果心存疑虑，常出现焦虑、失眠等，医生术前需向患者详细介绍手术的原理、方式、注意事项、手术成功病例，并邀请术后恢复患者相互交流，以增强患者对疾病治愈的信心。
	❹ 该手术术中可能出现系膜张力过高、吻合口水肿等引起吻合口瘘的高危因素，因此存在保护性回肠造口的可能性，故患者对回肠造口术必须要有充分的心理准备，应向患者展示回肠造口的用具，并鼓励其阅读回肠造口的相关资料，为术后可能出现的回肠造口管理做好准备。
	❺ 术前3日每日生理盐水加甘油灌肠，进食少渣饮食，尽可能减少结肠宿便残留。
麻　　醉	全身麻醉。
体　　位	患者取截石位。
手术步骤	❶ 气管插管全麻成功后，患者取平卧位，安尔碘Ⅲ型皮肤消毒液腹会阴部术野消毒，铺无菌巾。
	❷ 腹部正中绕脐切口约10~15cm，使用超声刀先由胃结肠韧带中部向右侧分离游离结肠肝曲，切开结肠肝韧带，沿右侧结肠旁沟切开侧腹膜至回盲部，将结肠向内上方提起，沿Toldt间隙与肾前筋膜及十二指肠间隙疏松结缔组织钝性分离。注意保护十二指肠和输尿管。于中部无血管区切开横结肠系膜，向右侧分别结扎结肠中动脉的右侧支、右结肠血管，尽可能靠近末端回肠部位凝断回结肠血管。再沿胃结肠韧带向左侧切开至脾结肠韧带，分离结肠脾曲。沿左结肠旁沟切开侧腹膜至乙状结肠水平。沿Toldt间隙钝性分离降结肠与后腹膜疏松结缔组织，注意保护输尿管和生殖血管，向左侧分离横结肠系膜，分别结扎结肠中动脉左侧支、左结肠血管、乙状结肠血管。
	❸ 拖出游离的结肠，末端回肠系膜。距离回盲部约10cm以荷包钳关闭末端回肠，置入25mm管状弯形吻合器底座，荷包打结，待吻合用。沿双侧侧腹膜于髂血管分叉水平切开后腹膜，注意保护双侧输尿管及下腹下神经，分离、结扎直肠上血管。切开双侧直肠侧韧带至腹膜反折水平下1.5cm（即切开1/3侧韧带），沿骶前间隙钝性分离直肠后壁至肛提肌尾骨尖水平。将整个直肠拉直，距离腹膜反折上5cm以Echelon 60mm

切割闭合器关闭直肠，移除次全切结肠标本，直肠保留约10cm，残端浆肌层缝合。

❹ 会阴部消毒、扩肛。距离回盲部约10cm以荷包钳关闭，置入25cm弯形吻合器，距离腹膜反折上6cm以Echelon 60mm关闭（图17-2-1）。经肛门使用血管钳于齿状线上1.5cm直肠后壁正中戳孔经肛门置入25mm管状弯形吻合器，将末端回肠顺式由直肠后间隙置入盆底，行回肠直肠后壁端-侧吻合（图17-2-2）。再经肛门置入Echelon 60mm切割闭合器，通过吻合口使其一臂伸入直肠残端内，另一臂伸入回肠腔内，行大口径回肠直肠后壁侧-侧吻合（图17-2-3）。

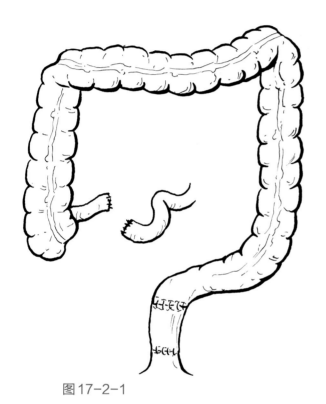

图 17-2-1

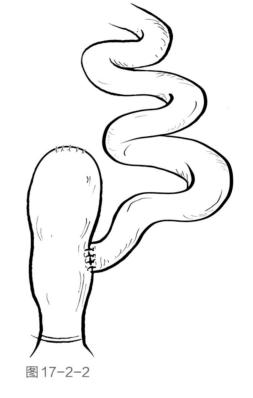

图 17-2-2

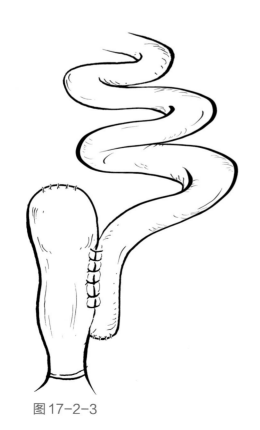

图 17-2-3

| | ❺ | 大量温生理盐水冲洗腹腔，检查无活动性出血，根据患者整体状况选择盆底置入双套管或常规引流管；清点纱布及器械无误后逐层关腹。 |

术中要点

❶ 注意保护盆神经及其分支，侧韧带不宜过多分离，直肠前臂不做游离，目的是保护排便感觉功能区域的神经和感受器。

❷ 回肠直肠后壁侧-侧吻合前注意检查置入直肠残端吻合器的臂必须达到顶端，不能留有盲端，吻合满意后注意检查吻合口有无活动性出血。

❸ Toldt间隙分离至十二指肠前方时注意保护十二指肠，避免出现热灼伤。

❹ 尽量避免过度牵拉脾结肠韧带，避免损伤脾被膜。

❺ 严禁暴力扩肛，要轻柔缓慢进行，防止损伤。

❻ 要防止撕裂肛管致出血，如有出血应立即停止扩肛。

术后处理

❶ 心电监护密切监测生命体征，保持水电解质平衡。

❷ 密切观察腹腔引流管引出的引流液性状。

❸ 观察肛门口吻合口出血情况，必要时放置肛门减压引流管。

❹ 尽早恢复肠内营养或口服进食。

第三节　结肠次全切除、升结肠直肠吻合术（金陵术）

适　应　证

❶ 符合罗马Ⅳ便秘诊断标准。

❷ 便秘类型为混合型便秘，同时存在慢传输型便秘及出口梗阻性排便障碍。

❸ 先天性巨结肠。

❹ 病程6年以上且Wexner便秘评分＞15分，系严重影响生活质量的重度便秘。

❺ 经内科、中医中药、生物反馈、骶神经刺激和菌群移植等非手术治疗无效。

❻ 术前检查证实存在结肠和盆底结构或功能病理变化。

禁　忌　证

❶ 有精神疾病史（包括中重度抑郁症）。

❷ 严重糖尿病、甲状腺功能减退等全身性疾病。

❸ 消化道肿瘤和炎症性肠病等消化道器质性病变。

❹ 有直肠低位吻合手术史。

术前准备

❶ 完善全消化道动力检测、钡灌肠、排粪造影和肛门测压等检查。

❷ 查血常规、血生化、凝血功能、传染病四项（乙肝、丙肝、艾滋病和梅毒）等，常规检查胸片、心电图和腹部CT平扫。

❸ 患者因长期便秘致心理压力增大，尤其对术后效果心存疑虑，常出现焦虑、失眠等，医生术前需向患者详细介绍手术的原理、方式、注意事

项、手术成功病例，并邀请术后恢复患者相互交流，以增强患者对疾病治愈的信心。

❹ 该手术术中可能出现系膜张力过高、吻合口水肿等引起吻合口瘘的高危因素，因此存在保护性回肠造口的可能性，故患者对回肠造口术必须要有充分的心理准备，应向患者展示回肠造口的用具，并鼓励其阅读回肠造口的相关资料，为术后可能出现的回肠造口管理做好准备。

❺ 术前3日每日生理盐水加甘油灌肠，进食少渣饮食，尽可能减少结肠宿便残留。

麻　　醉　　全身麻醉。

体　　位　　"大"字位转截石位。

手术步骤

ER 17-3-1
腹腔镜辅助
金陵术

❶ 气管插管全麻成功后，患者取截石位，安尔碘Ⅲ腹会阴部术野消毒，铺无菌巾单。

❷ 取腹部正中绕脐切口逐层进腹，切口约10~15cm。使用超声刀先由胃结肠韧带中部向右侧分离游离结肠肝曲，切开肝结肠韧带，沿右侧结肠旁沟切开侧腹膜至回盲部，将结肠向内上方提起，沿Toldt间隙与肾前筋膜及十二指肠间隙疏松结缔组织钝性分离，注意保护十二指肠和输尿管。于中部无血管区切开横结肠系膜，向右侧分别结扎结肠中动脉的右侧支、右结肠血管，注意保留回结肠血管结肠支。再沿胃结肠韧带向左侧切开至脾结肠韧带，分离结肠脾曲。沿左结肠旁沟切开侧腹膜至乙状结肠水平。沿Toldt间隙钝性分离降结肠与后腹膜疏松结缔组织，注意保护输尿管和生殖血管，向左侧分离横结肠系膜，分别结扎结肠中动脉左侧支、左结肠血管。

❸ 拖出游离之结肠，修剪升结肠系膜，注意保护回结肠血管及结肠支，同时切除阑尾。距离回盲部约12cm以Echelon 60mm切割闭合器关闭升结肠，并与升结肠前臂作荷包缝合，置入25mm管状弯形吻合器底座，荷包打结，待吻合用。沿双侧侧腹膜于髂血管分叉水平切开后腹膜，注意保护双侧输尿管及下腹下神经，分离、结扎直肠上血管。切开双侧直肠侧韧带至腹膜反折水平下1.5cm（即切开1/3侧韧带），沿骶前间隙钝性分离直肠后壁至肛提肌尾骨尖水平。将整个直肠拉直，距离腹膜反折上5cm以Echelon 60mm切割闭合器关闭直肠，移除次全结肠标本，直肠保留约10cm，直肠残端浆肌层缝合（图17-3-1）。

❹ 会阴部消毒、扩肛。经肛门使用血管钳于齿状线上1.5cm直肠后壁正中戳孔经肛门置入25mm管状弯形吻合器（图17-3-2），将升结肠顺式由直肠后间隙置入盆底，行升结肠直肠后壁侧-侧吻合（图17-3-3）。再经肛门置入Echelon 60mm切割闭合器，通过吻合口使其一臂伸入直肠残端内，另一臂伸入结肠肠腔内，行大口径结肠前壁与直肠后壁侧-侧吻合（图17-3-4~图17-3-6）。

❺ 大量温生理盐水冲洗腹腔，检查无活动性出血，根据患者整体状况选择盆底置入双套管或常规引流管；清点纱布及器械无误后逐层关腹。

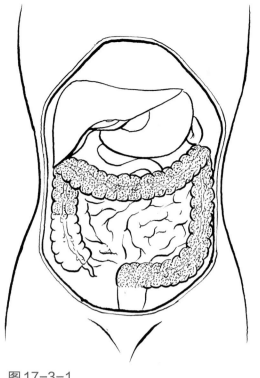

图 17-3-1

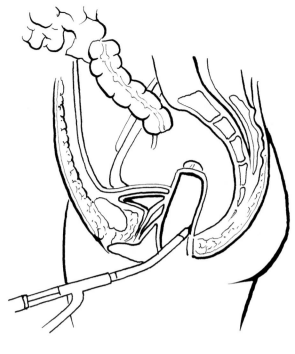

图 17-3-2

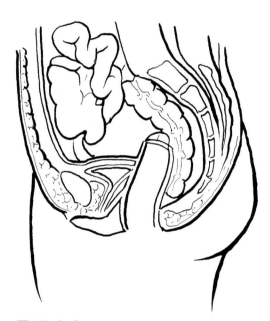

图 17-3-3

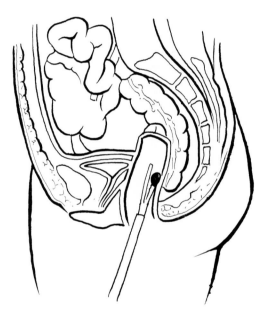

图 17-3-4

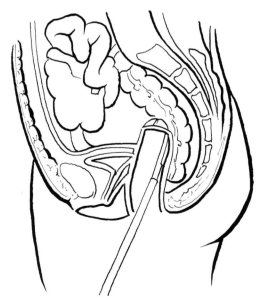

图 17-3-5

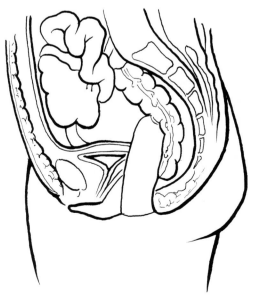

图 17-3-6

术中要点	❶ 注意保护盆神经及其分支，侧韧带不宜过多分离，直肠前臂不做游离，目的是保护排便感觉功能区域的神经和感受器。
	❷ 结肠前壁与直肠后壁侧－侧吻合前注意检查置入直肠残端吻合器的臂必须达到顶端，不能留有盲端，伸入升结肠的臂必须避开回盲瓣处黏膜，吻合满意后注意检查吻合口有无活动性出血。
	❸ Toldt间隙分离至十二指肠前方时注意保护十二指肠，避免出现热灼伤。
	❹ 尽量避免过度牵拉脾结肠韧带，避免损伤脾被膜。
	❺ 严禁暴力扩肛，要轻柔缓慢进行，防止损伤。
	❻ 要防止撕裂肛管致出血，如有出血应立即停止扩肛。
术后处理	❶ 心电监护密切监测生命体征，保证水电解质平衡。
	❷ 密切观察腹腔引流管引出的引流液性状。
	❸ 观察肛门口吻合口出血情况，必要时放置肛门减压引流管。
	❹ 尽早恢复肠内营养或经口进食。

第四节　结肠次全切除、盲肠直肠吻合术（盲肠逆蠕动）

适 应 证	❶ 符合罗马Ⅳ便秘诊断标准，严重影患者生活质量，经严格保守治疗无效且有强烈手术意愿。
	❷ 结肠传输试验和排粪造影检查确定存在结肠慢传输而没有明显的出口梗阻或存在出口梗阻但非引起便秘的主要原因。
	❸ 家属及患者充分了解手术风险和外科治疗效果。
	❹ 如伴有明显的直肠黏膜脱垂、直肠前突等病变的出口梗阻型便秘可考虑用"金陵术"治疗。
禁 忌 证	❶ 结肠镜、钡灌肠、腹部CT等检查发现结直肠器质性病变（如IBD、家族性息肉病、结直肠肿瘤、巨结肠等）。
	❷ 经精神科医师评估存在精神疾患且需药物控制者。
	❸ 既往有腹部手术史、不宜接受腹腔镜手术。
	❹ 合并糖尿病、心脑血管疾病、营养不良等基础疾病且控制欠佳者。
术前准备	❶ 完善全消化道动力检测、钡灌肠、排粪造影和肛门测压等检查，排净大小便。
	❷ 查血常规、生化、凝血功能、传染病四项（乙肝、丙肝、艾滋病和梅毒）等，常规检查胸片、心电图和腹部CT平扫。
	❸ 患者因长期便秘致心理压力增大，尤其对术后效果心存疑虑，常出现焦虑、失眠等，医生术前需向患者详细介绍手术的原理、方式、注意事

项、手术成功病例，并邀请术后恢复患者相互交流，以增强患者对疾病治愈的信心。

❹ 该手术术中可能出现系膜张力过高、吻合口水肿等引起吻合口瘘的高危因素，因此存在保护性回肠造口的可能性，故患者对回肠造口术必须要有充分的心理准备，应向患者展示回肠造口的用具，并鼓励其阅读回肠造口的相关资料，为术后可能出现的回肠造口管理做好准备。

麻　　醉　　气管插管全身麻醉，必要时行深静脉穿刺和桡动脉穿刺，分别监测中心静脉压和动态血压。

体　　位　　患者取截石位。

手术步骤

❶ 腹部正中绕脐切口逐步层进腹，切口约10~15cm，全腹部探查，进一步明确无明显器质性病变（肿瘤、巨结肠等）后，确定性结肠次全切除、盲肠直肠吻合术。

❷ 使用超声刀先由胃结肠韧带中部向右侧分离游离结肠肝曲，切开结肠肝韧带，沿右侧结肠旁沟切开侧腹膜至回盲部，将结肠向内上方提起，沿Toldt间隙钝性分离结肠与肾前筋膜及十二指肠间隙疏松结缔组织。注意保护十二指肠和输尿管。于中部无血管区切开横结肠系膜，向右侧分别结扎结肠中动脉的右侧支、右结肠血管，注意保留回结肠血管回肠支。

❸ 沿胃结肠韧带向左侧切开至脾结肠韧带，分离结肠脾曲，此处应特别注意避免过度用力而撕裂脾被膜，尽可能在离开脾下极一段距离处切断脾结肠韧带。沿左结肠旁沟切开侧腹膜至乙状结肠水平。沿Toldt间隙钝性分离降结肠与后腹膜疏松结缔组织，注意保护输尿管和生殖血管，向左侧分离横结肠系膜，分别结扎结肠中动脉左侧支、左结肠血管。腹腔镜下再次探查所有操作部位，确认无活动性出血及周围组织损伤。

❹ 拖出已游离的结肠，修剪盲肠系膜，注意保护回肠、结肠血管及结肠支，同时切除阑尾，盲端荷包缝合。距离回盲部约3cm以Echelon 60mm切割闭合器关闭盲肠，并于盲肠前壁作做荷包缝合，置入25mm管状弯形吻合器底座，荷包打结，待吻合用。分离直肠周围间隙达腹膜反折，注意保护双侧输尿管及下腹下神经。距离腹膜反折上5cm以Echelon 60cm切割闭合器关闭直肠，移除次全结肠标本，直肠保留约10cm，直肠残端浆肌层缝合。

❺ 会阴部消毒、扩肛。经肛门置入25mm管状弯形吻合器，将盲肠逆蠕动式由直肠后方置入盆底，吻合器器身与抵钉座接合，继发吻合器，完成盲肠-直肠端-端吻合（图17-4-1~图17-4-3）。确定吻合满意后注意检查吻合口有无活动性出血（可置入肛管术后观察1~2日）。大量温生理盐水冲洗腹腔，检查是否有活动性出血。

❻ 根据实际情况需要在盆底吻合口旁置入乳胶引流管至腹壁戳孔引出固定，清点纱布及器械无误后逐层关腹。

术中要点

❶ 注意保护盆神经及其分支，侧韧带不宜过多分离，直肠前臂不做游离，

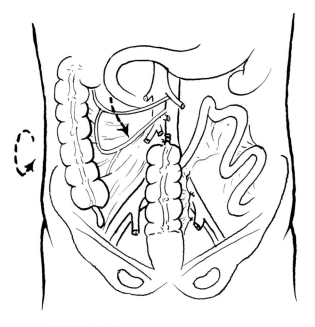

图 17-4-1

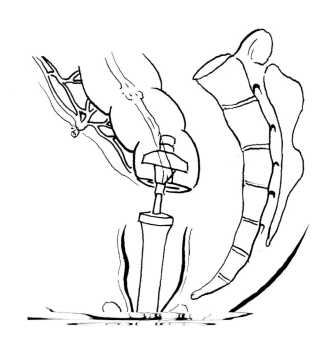

图 17-4-2

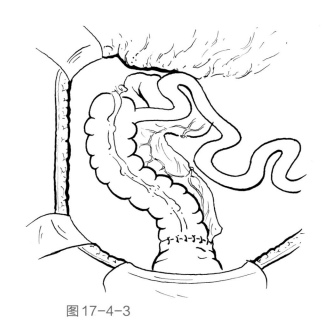

图 17-4-3

目的是保护排便感觉功能区域的神经和感受器。

❷ 结肠前壁与直肠后壁侧 – 侧吻合前注意检查置入直肠残端吻合器的臂必须达到顶端，不能留有盲端，伸入升结肠的臂必须避开回盲瓣处黏膜，吻合满意后注意检查吻合口有无活动性出血。

❸ Toldt间隙分离至十二指肠前方时注意保护十二指肠，避免出现热灼伤。

❹ 尽量避免过度牵拉脾结肠韧带，避免损伤脾被膜。

❺ 严禁暴力扩肛，要轻柔缓慢进行，防止损伤。

❻ 要防止撕裂肛管致出血，如有出血应立即停止扩肛。

术后处理　❶ 心电监护密切监测生命体征，保持水电解质平衡。

❷ 密切观察腹腔引流管引出的引流液性状。

❸ 观察肛门口吻合口出血情况，必要时放置肛门减压引流管。

❹ 尽早恢复肠内营养或经口进食。

336

第五节　　结肠次全切除、回肠乙状结肠吻合术

适 应 证

❶ 符合罗马Ⅳ便秘诊断标准，严重影患者生活质量，经严格保守治疗无效且有强烈手术意愿。

❷ 结肠传输试验和排粪造影检查确定存在结肠慢传输而无出口梗阻。

❸ 家属及患者充分了解手术风险和外科治疗效果。

❹ 如伴有明显的直肠黏膜脱垂、直肠前突等病变的出口梗阻型便秘可考虑用"金陵术"治疗。

禁 忌 证

❶ 结肠镜、钡灌肠、腹部CT等检查发现结直肠器质性病变（如IBD、家族性息肉病、结直肠肿瘤、巨结肠等）。

❷ 经精神科医师评估存在精神疾患且需药物控制者。

❸ 既往有腹部手术史、不宜接受腹腔镜手术者。

❹ 合并糖尿病、心脑血管疾病、营养不良等基础疾病且控制欠佳者。

术前准备

❶ 完善全消化道动力检测、钡灌肠、排粪造影和肛门测压等检查，排净大小便。

❷ 查血常规、生化、凝血功能、传染病四项（乙肝、丙肝、艾滋病和梅毒）等，常规检查胸片、心电图和腹部CT平扫。

❸ 患者因长期便秘致心理压力增大，尤其对术后效果心存疑虑，常出现焦虑、失眠等，医生术前需向患者详细介绍手术的原理、方式、注意事项、手术成功病例，并邀请术后恢复患者相互交流，以增强患者对疾病治愈的信心。

❹ 该手术术中可能出现系膜张力过高、吻合口水肿等引起吻合口瘘的高危因素，因此存在保护性回肠造口的可能性，故患者对回肠造口术必须要有充分的心理准备，应向患者展示回肠造口的用具，并鼓励其阅读回肠造口的相关资料，为术后可能出现的回肠造口管理做好准备。

麻　　醉

气管插管全身麻醉，必要时行深静脉穿刺和桡动脉穿刺，分别监测中心静脉压和动态血压。

体　　位

患者取平卧位。

手术步骤

❶ 腹部正中绕脐切口逐步层进腹，切口约10～15cm，全腹部探查，进一步明确无明显器质性病变（肿瘤、巨结肠等）后，确定行结肠次全切除，回肠－乙状结肠吻合。

❷ 使用超声刀先由胃结肠韧带中部向右侧分离游离结肠肝曲，切开结肠肝韧带，沿右侧结肠旁沟切开侧腹膜至回盲部，将结肠向内上方提起，沿Toldt间隙钝性分离结肠与肾前筋膜及十二指肠间隙疏松结缔组织。注意保护十二指肠和输尿管。于中部无血管区切开横结肠系膜，向右侧分别结扎结肠中动脉的右侧支、右结肠血管，尽量靠近末端回肠结扎回结肠血管。

337

❸ 沿胃结肠韧带向左侧切开至脾结肠韧带，分离结肠脾曲，此处应特别注意避免过度用力而撕裂脾被膜，尽可能在离开脾下极一段距离处切断脾结肠韧带。沿左结肠旁沟切开侧腹膜至乙状结肠水平。沿Toldt间隙钝性分离降结肠与后腹膜疏松结缔组织，注意保护输尿管和阴茎（阴蒂）动脉等生殖系统血管，以结扎束（LigaSure）向左侧分离横结肠系膜，分别结扎结肠中动脉左侧支、左结肠血管，保留部分乙状结肠血管。腹腔镜下再次探查所有操作部位，确认无活动性出血及周围组织损伤。

❹ 拖出已游离的结肠，修剪末端回肠系膜，距离回盲部近端约10cm以Echelon 60mm切割闭合器关闭回肠，乙状结肠中段以Echelon 60mm切割闭合器关闭，两处残端行浆肌层缝合加固，移除次全切结肠标本（图17-5-1）。对齐乙状结肠和末端回肠，距离乙状结肠残端1cm部位和末端回肠残端8cm部位戳孔以Echelon 60mm切割闭合器行对系膜顺形行远近端侧-侧吻合，吻合口残端以4-0可吸收线缝合（图17-5-2），或徒手行回肠、乙状结肠端-端吻合（图17-5-3，图17-5-4）。

❺ 确定吻合满意后注意检查吻合口有无活动性出血（可置入肛管术后观察1~2日），吻合口周围以4-0可吸收线缝合加固，关闭系膜。

❻ 大量温生理盐水冲洗腹腔，检查腹腔是否存在活动性出血，根据实际情况需要在盆底吻合口旁置入乳胶引流管至腹壁戳孔引出固定，清点纱布及器械无误后逐层关腹。

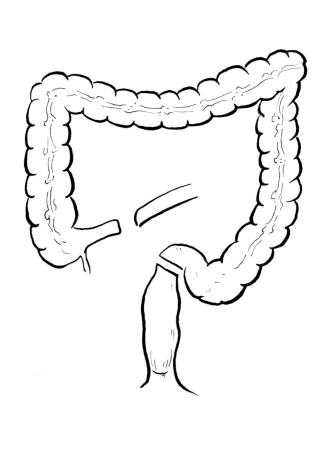

图17-5-1

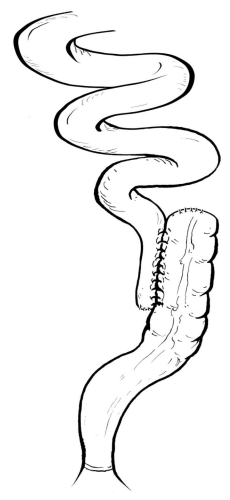

图17-5-2

338

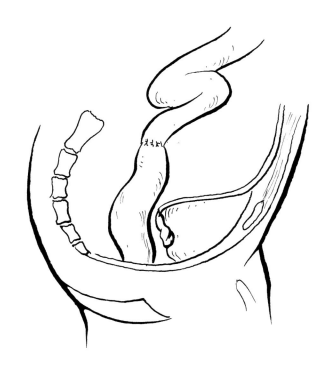

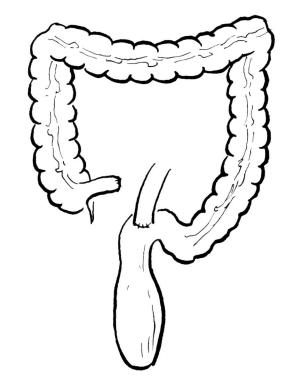

图 17-5-3

图 17-5-4

术中要点

❶ Toldt间隙分离至十二指肠前方时注意保护十二指肠，避免出现热灼伤。

❷ 尽量避免过度牵拉脾结肠韧带，避免损伤脾被膜。

❸ 应行大口径顺行回肠乙状结肠侧－侧吻合，避免端－侧吻合放置吻合口狭窄导致便秘复发。

术后处理

❶ 心电监护密切监测生命体征，保持水电解质平衡。

❷ 密切观察腹腔引流管引出的引流液性状。

❸ 观察肛门口吻合口出血情况，必要时放置肛门减压引流管。

❹ 尽早恢复肠内营养或经口进食。

第六节　　结肠旷置术

适 应 证

❶ 符合罗马Ⅳ诊断标准。

❷ 结肠传输试验明显延长（以72h标示物80％未排除为标准）。

❸ 经系统规范的保守治疗无效。

❹ 严重影响日常生活和工作，有强烈手术意愿。

❺ 全身一般情况差、基础疾病多、高龄、不能耐受结肠次全切除手术的患者。

禁 忌 证	❶	排粪造影、肛管直肠压力测定证实有出口梗阻型便秘。
	❷	钡灌肠、结肠镜检查明确有结直肠器质性病变，如先天性巨结肠、结肠肿瘤等。
	❸	全消化道造影明确有小肠动力障碍。
	❹	有严重精神疾病的患者。

术前准备

❶ 完善全消化道动力检测、钡灌肠、排粪造影和肛门测压等检查，排净大小便。

❷ 查血常规、血生化、凝血功能、传染病四项（乙肝、丙肝、艾滋病和梅毒）等，常规检查胸片、心电图和腹部CT平扫。

❸ 患者因长期便秘致心理压力增大，尤其对术后效果心存疑虑，常出现焦虑、失眠等，医生术前需向患者详细介绍手术的原理、方式、注意事项、手术成功病例，并邀请术后恢复患者相互交流，以增强患者对疾病治愈的信心。

麻 醉 全身麻醉。

体 位 平卧位。

手术步骤

❶ 患者取下腹部正中切口8~10cm，逐层进腹，探查腹腔，明确各段结肠充盈扩张、肠壁厚薄情况，结合患者病史、全消化道造影、结肠运输试验及排便造影结果决定行升结肠直肠吻合或回肠乙状结肠吻合术。

❷ 升结肠直肠吻合术　用超声刀游离回盲部，于距回盲瓣10~15cm处用直线切割闭合器切断闭合升结肠，浆肌层加强缝合。切除阑尾，残端荷包包埋缝合。直肠乙状结肠交界对系膜缘处做适当游离后，与近端升结肠对系膜缘处相靠拢，用直线切割闭合器行侧–侧吻合，缝合切口，浆肌层加强缝合（图17-6-1）。关闭系膜裂孔，逐层关腹。

❸ 回肠乙状结肠吻合术　用超声刀游离回盲部，于距回盲瓣10~15cm处切断用直线切割闭合器切断闭合末端回肠，浆肌层加强缝合。切除阑尾，残端荷包包埋缝合。于乙状结肠中段对系膜缘处做适当游离后，与近端末端回肠对系膜缘处相靠拢，用直线切割闭合器行侧–侧吻合，缝合切口，浆肌层加强缝合（图17-6-2）。关闭系膜裂孔，逐层关腹。

❹ 其他术式如盲肠直肠吻合术（图17-6-3）、回肠直肠吻合术（图17-6-4）及升结肠乙状结肠吻合术等手术方式与上述类似，但因术后高腹泻率或肠梗阻发生率等问题，目前较少采用。

术中要点

❶ 仔细分离系膜，避免损伤肠管。

❷ 行侧–侧吻合，减少因吻合口直径过小而引起吻合口狭窄、肠梗阻等发生的可能性。

❸ 切除阑尾，因便秘患者容易发生阑尾粪石嵌顿，避免阑尾炎造成二次手术。

❹ 关闭系膜裂孔，防止内疝发生。

<table>
<tr><td>术后处理</td><td>❶</td><td>术后常规补液，对症支持治疗。</td></tr>
</table>

术后处理

❶ 术后常规补液，对症支持治疗。

❷ 早期肠内营养治疗过渡至半流质饮食，再过渡至正常饮食。

❸ 如术后出现并发症，则按并发症相关处理，如腹泻者，则予补充液体及电解质，可口服蒙脱石散1~2包/次，3次/d，严重者可使用奥曲肽或生长抑素抑制消化液分泌。

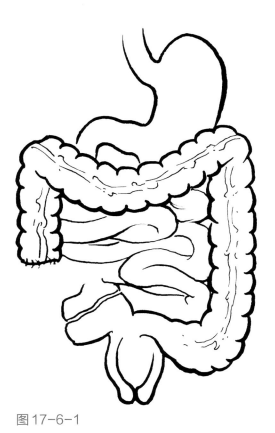

图 17-6-1

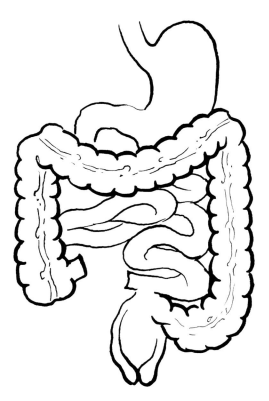

图 17-6-2

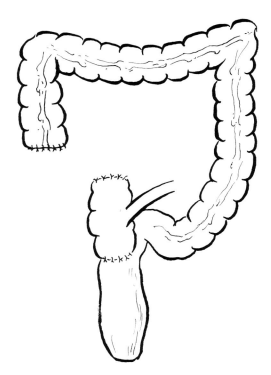

图 17-6-3

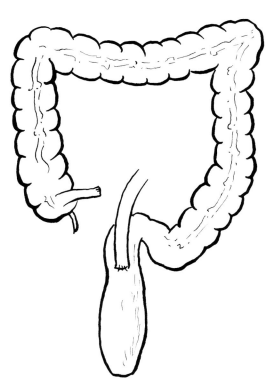

图 17-6-4

第十八章
溃疡性结肠炎手术

扫描二维码，
观看本书所有
手术视频

全结肠直肠切除、回肠储袋肛管吻合术

适应证	❶ 急诊手术适应证

适 应 证　　❶ 急诊手术适应证

（1）伴有急腹症的急性暴发性结肠炎：①中毒性巨结肠；②肠穿孔或临近穿孔；③大量出血。

（2）急性重度结肠炎患者，规范内科治疗无效或病情恶化，约5%的患者需行急诊手术。

❷ 限期手术适应证

（1）癌变或疑似癌变。

（2）病变的肠黏膜上皮细胞轻到重度异型增生。

❸ 择期手术适应证

（1）难治性溃疡性结肠炎：规范内科治疗无法控制症状，或不能耐受药物毒副作用；严重影响生活质量；儿童生长发育障碍；糖皮质激素抵抗或依赖。

（2）发病初期药物治疗无效，病程待续6个月以上症状无缓解或6个月以内多次复发。

（3）肠管狭窄或铅管样改变丧失功能。

（4）肠镜检查发现病变自直肠蔓延超过乙状结肠或广泛病变。

（5）合并肠外并发症（虹膜炎、大关节炎、化除性脓皮病等）。

禁 忌 证　　❶ 疑诊或确诊为克罗恩病或淋巴瘤。

❷ 肛门功能不良或括约肌受损。

❸ 并发低位直肠癌或肠癌已广泛转移者。

❹ 伴有严重其他系统性疾病或一般情况较差不能耐受手术者。

❺ 年龄不是绝对禁忌，但肛门括约肌功能常随年龄增长而下降，尤其是60岁以上老年女性，应加以注意。

术前准备　　❶ 全面评估患者的手术耐受力。

❷ 肠镜评估病变范围，活检排除克罗恩病或恶变。

❸ 肛门括约肌功能检查。

❹ 标记回肠造口部位。

❺ 纠正水、电解质、酸碱失衡及营养不良，必要时给予肠外营养。

❻ 肠道准备。术前48h开始流质饮食，术前晚口服聚乙烯乙二醇溶液洗肠。

❼ 长期营养不良的病人，维生素K贮备减少，术中易有出血倾向，适当补充维生素K可减少术中渗血。

❽ 若并发直肠癌且瘤体较大、较为固定时，术前可行双侧输尿管插管，以避免损伤输尿管。

麻　　醉　　连续硬膜外麻醉或气管插管、静脉复合麻醉。

体　　位　　患者取头低脚高的截石位。

手术步骤

❶ 手术切口　取腹部正中切口，从脐上3cm或更高处开始向下达耻骨。切口应足够长，应需游离脾区和下段直肠，常上至剑突下，下达耻骨联合。

❷ 探查腹腔　进入腹腔后，应遵循由远至近的原则进行全面探查，排除克罗恩病或恶性肿瘤。

❸ 游离结肠　贴近肠管游离全结肠，结扎并切断肠系膜血管（如术前发现不典型增生或癌变，或患者病史超过10年，推荐高位结扎肠系膜血管，行根治性切除）。

（1）沿横结肠边缘分离胃结肠韧带（图18-1-1）。

（2）助手将右半结肠向患者左侧牵拉以暴露右结肠旁沟，术者沿右侧Toldt间隙向上向内侧分离右半结肠，并进一步向上结扎切断肝结肠韧带（图18-1-2）。

（3）助手向右侧牵拉左半结肠，术者沿左侧Toldt间隙自下向上分离左半结肠，注意保护左侧输尿管及性腺血管（图18-1-3）。

（4）术者向右下方轻轻牵拉结肠脾曲，显露并切断脾结肠韧带，可先用纱布将脾脏托起以减少对其的牵拉，避免撕裂其包膜（图18-1-4）。

（5）沿结肠边缘结扎离断结肠系膜中各供应血管。

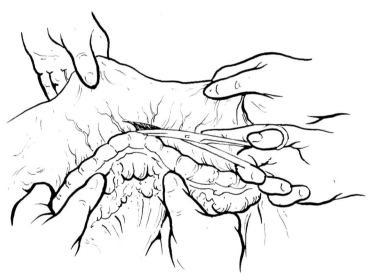

图18-1-1

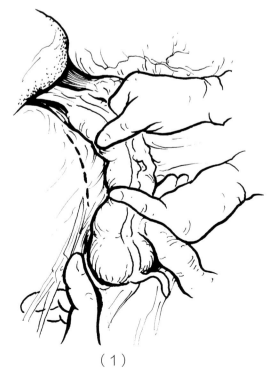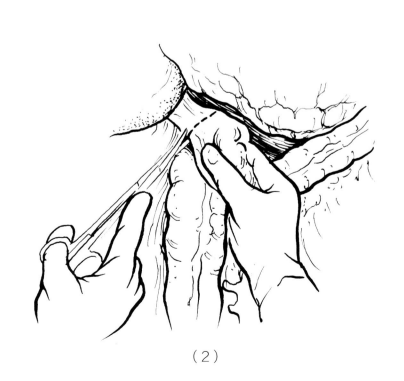

（1）　　　　　　　　　　　　　　　　　　　　（2）

图18-1-2

❹ 肠系膜的处理 盲肠、升结肠、降结肠的肠系膜离断点在接近肠壁的合适位置，不需接近供血动脉的根部离断。术中结扎切断大血管时保留端要双重结扎，必要时缝扎。离断肠系膜时必须显露两侧输尿管及十二指肠，避免损伤。分离乙状结肠肠系膜时为保护下腹交感神经丛，应保持在肠系膜下动脉表面离断乙状结肠动脉弓（图18-1-5）。

❺ 游离直肠

（1）识别输尿管，在骨盆缘识别并保护骶前神经，沿直肠固有筋膜和骶前筋膜之间平面游离直肠后壁直达肛提肌水平（图18-1-6）。

（2）直肠后壁游离结束后，自腹膜折返上方1cm处开始游离直肠前壁。游离层面位于腹膜会阴筋膜后方，越过精囊腺下缘后贴近直肠游离，以充分保护腹膜会阴筋膜前方的自主神经丛（图18-1-7）。

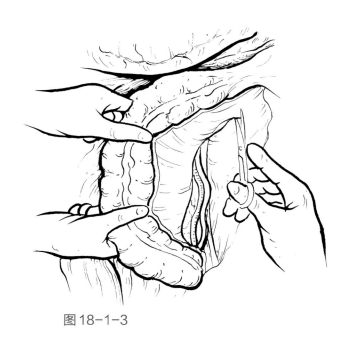

图18-1-3

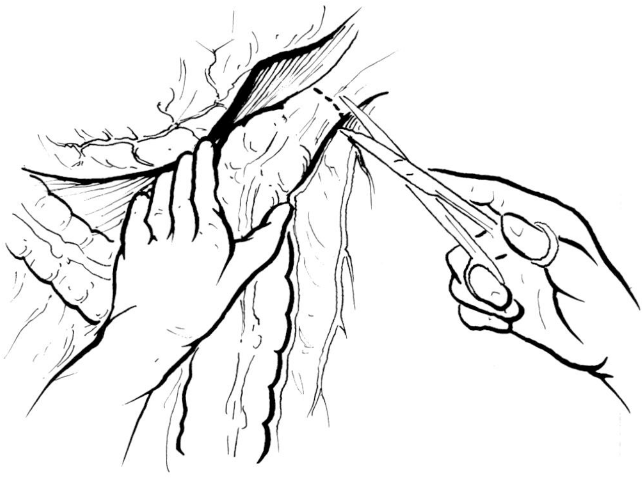

图18-1-4

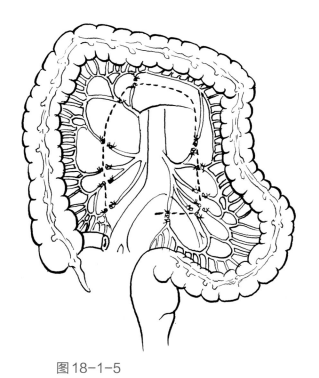

图18-1-5

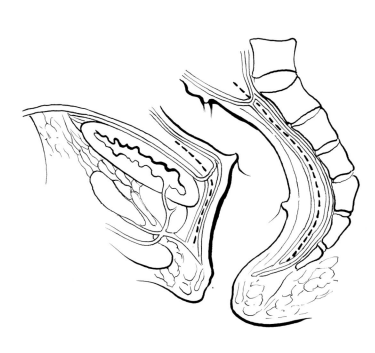

图18-1-6

（3）贴近直肠离断直肠侧韧带。向下游离达前列腺下缘或阴道的下1/3水平处，充分游离直肠达肛提肌平面（图18-1-8）。

（4）按吻合方式（吻合器或直肠黏膜切除手工缝合）决定直肠离断平面。

❻ 游离小肠

（1）回肠储袋构建的关键在于充分游离小肠，使之无张力的到达肛提肌平面。充分游离小肠系膜直到十二指肠水平部，在肠系膜上动脉起始处结扎离断回结肠动静脉。此外，在吻合前应确定储袋顶端能够无张力到达盆底，钳夹储袋顶端牵拉储袋达肛提肌水平（图18-1-9）。

（2）如存在张力，则应切除肠系膜上血管右侧的腹膜，以增加肠系膜的活动度，同时可沿肠系膜上血管走行，于其表面的腹膜做多个1~2cm的横切口（图18-1-10）。

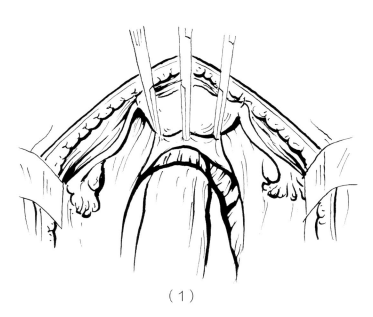

（1）

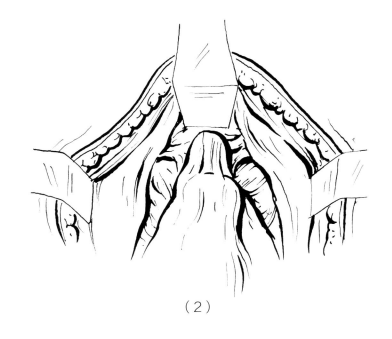

（2）

图18-1-7

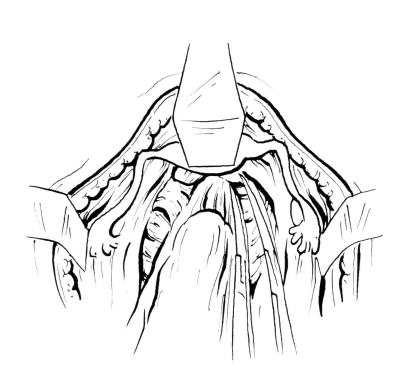

图18-1-8

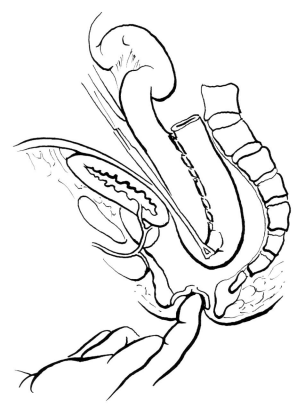

图18-1-9

❼ 储袋的构建及吻合

（1）常见的回肠储袋结构包括J形、S形、W形及H形等（图18-1-11），临床应用以J形最为常见，且其功能与其他类型储袋并没有明显差异。

（2）以温盐水清洗远端1/2回肠后，将末段30cm左右的回肠折叠成15cm左右的两段，在储袋顶端做一1.5cm纵行切口，使用直线切割闭合器通过切口行两段回肠间侧－侧吻合2次，关闭J型储袋的盲端，连续缝合加固残端。检查吻合口判断有无出血。在储袋顶端切口处行荷包缝合后，用生理盐水灌洗来确定储袋的完整性（图18-1-12）。

（3）在储袋顶端插入直线切割闭合器的开口荷包缝合处置入环形吻合器蘑菇头，收紧荷包缝合线，打结在中心杆上。在肛管上缘用闭合器闭合直肠残端，将环形吻合器经肛门置入，旋转螺栓使吻合器穿刺头自直肠残端中央穿出，连接蘑菇头收紧后击发完成吻合（图18-1-13）。缓慢旋转退出吻合器，检查吻合口有无出血以及切割环的完整性。

❽ 保护性回肠造口 将距储袋约40cm的回肠于右下腹另行切口作保护性回肠袢式造口。于右侧腹壁选定部位做一直径2cm的圆形切口，逐层切开皮肤、皮下脂肪组织，"十"字切开腹直肌前鞘，拉钩钝性分离腹直肌，切口腹直肌后鞘、腹膜。将标记好的肠袢拉出腹壁至皮外，中间穿插支撑棒，将回肠肠壁与腹壁内侧缝合固定，防止回缩。待关腹完毕后再开放造口，于腹壁外肠管顶端略靠近远端肠管的部位切开肠管，将肠管切缘外翻缝合固定于皮肤切缘。

❾ 彻底冲洗腹腔，确切止血后，小肠系膜固定于腹后壁，盆底留置引流管，重建盆底腹膜，逐层关腹。

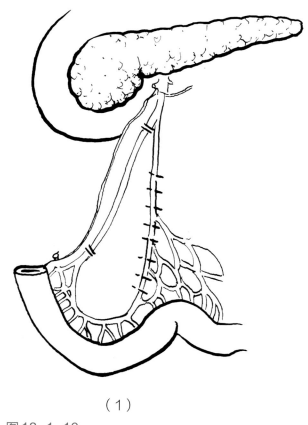

（1）

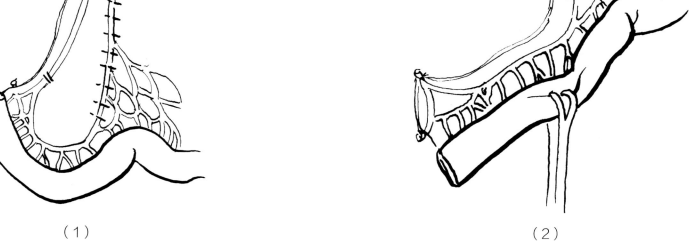

（2）

图18-1-10

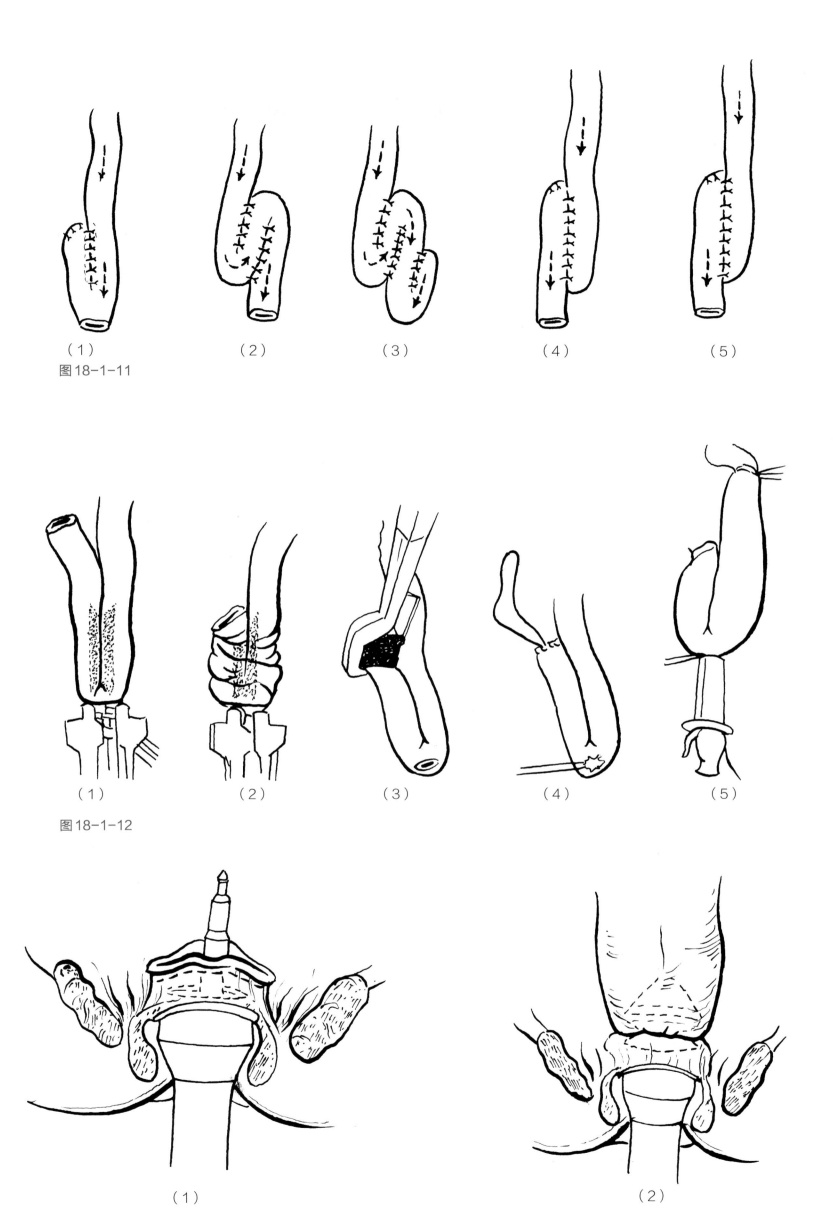

（1）　　　　　（2）　　　　　（3）　　　　　（4）　　　　　（5）

图 18-1-11

（1）　　　　　（2）　　　　　（3）　　　　　（4）　　　　　（5）

图 18-1-12

（1）　　　　　　　　　　　　　　　　　（2）

图 18-1-13

术中要点	❶	切口应足够长，能够清楚显露结肠肝曲和脾曲，防止过度牵拉导致肠管破裂或者脾脏包膜撕裂。
	❷	游离结肠时，应仔细辨别十二指肠、下腔静脉、双侧输尿管和性腺血管，防止误伤。
	❸	术中结扎切断大血管时，保留端双重结扎，必要时缝扎。
	❹	在骶前间隙游离直肠后壁时，应紧贴直肠背侧，勿损伤骶前神经丛和静脉丛。
	❺	右侧结肠旁沟应予以关闭，避免创面过大引起粘连及内疝的发生。
	❻	回肠系膜要充分游离，尽量避免回肠储袋肛管吻合时有张力，同时防止储袋发生扭转。
术后处理	❶	术后禁饮食，胃肠减压，补充液体，待肠道功能恢复后可开始进食。
	❷	继续应用抗生素5~7日，一般为头孢菌素和甲硝唑。
	❸	导尿管留置5日后，待膀胱功能恢复，无残余尿或残余尿<50ml，可拔除导尿管。
	❹	严密观察回肠造口的情况，及时处理并发症。
	❺	保持肛门部位干燥，防止肛门皮肤出现糜烂和湿疹。

第二节　全结直肠切除、永久性回肠造口术

适 应 证	❶	病变累及直肠下段及肛门。
	❷	经规范内科治疗无效的慢性溃疡性结肠炎或并发低位直肠癌。
	❸	年龄较大，术前已出现肛门功能障碍。
禁 忌 证		伴有严重其他系统性疾病或一般情况较差不能耐受手术者。
术前准备	❶	全面评估患者的手术耐受力。
	❷	术前须与肠造口治疗师确定回肠造口最佳的位置，标记回肠造口部位。
	❸	术前应与患者及其家属充分沟通回肠造口的术后护理及可能出现的造口相关并发症。
	❹	术前纠正水、电解质、酸碱失衡及营养不良，必要时给予肠外营养。
	❺	肠道准备。术前48h开始流质饮食，术前晚口服聚乙烯乙二醇溶液洗肠。
	❻	术前3年内使用甾体激素的患者，麻醉诱导前应静脉使用氢化可的松应急剂量，术后继续维持治疗。
	❼	长期营养不良的病人，维生素K贮备减少，术中易发生出血，适当补充维生素K可减少术中渗血。

❽ 若并发直肠癌且瘤体较大、较为固定时，术前可行双侧输尿管插管，以避免损伤输尿管。

麻　　醉　连续硬膜外麻醉或气管插管、静脉复合麻醉。

体　　位　患者取头低脚高的截石位。

手术步骤　❶ 手术切口　同全结肠直肠切除、回肠储袋肛管吻合术。

❷ 探查腹腔　进入腹腔后，应遵循由远至近的原则进行全面探查，了解有无肉眼可见或手感可疑的息肉恶变引起的播散。按顺序探查胃、十二指肠、小肠。若小肠同时呈克罗恩病表现，则考虑克罗恩病结肠炎而非溃疡性结肠炎，手术方式应另行评估。

❸ 游离结肠　同全结肠直肠切除、回肠储袋肛管吻合术。

❹ 结肠系膜的处理　同全结肠直肠切除、回肠储袋肛管吻合术。

❺ 游离直肠　同全结肠直肠切除、回肠储袋肛管吻合术。

❻ 回肠造口　在距回盲部约15cm处切断回肠，移除手术标本。于右侧腹壁选定部位做一直径2cm的圆形切口，逐层切开皮肤、皮下脂肪组织，"十"字切开腹直肌前鞘，拉钩钝性分离腹直肌，腹直肌后鞘、腹膜切口。将回肠断端通过切口拉出高于皮缘5cm，并将回肠系膜与腹壁内侧缝合固定，防止回肠断端回缩。回肠造口用3-0可吸收线间断外翻缝合，先从对系膜侧开始，进行系膜侧缝合时注意勿伤系膜血管。回肠造口宜采取乳头状，高出皮肤边缘2~3cm，便于术后应用造口袋。回肠造口时可采用Brooke回肠造口或限制性回肠造口（图18-2-1）。

❼ 彻底冲洗腹腔，确切止血后，盆底留置引流管，重建盆底腹膜，逐层关腹（图18-2-2）。

❽ 会阴部手术　术前对会阴部进行备皮、消毒，用碘伏冲洗直肠，最后用碘伏浸泡过的纱布放置直肠腔内，括约肌间沟内做荷包缝合关闭肛门。女性病人还需要消毒阴道。自括约肌间沟做一弧形切开，切开皮肤和皮下组织，沿内外括约肌间切开（图18-2-3）。首先分离直肠后壁进入盆腔与腹组会合，分离直肠前壁时应紧靠直肠，在会阴浅肌前缘之内进行，最后分离直肠两侧壁。当直肠、肛管完全移出时用碘伏或温盐水冲洗腹腔、盆腔及会阴部切开，彻底止血、缝合肛提肌及会阴部各层组织，骶前间隙留置引流管从原切口下部引出（图18-2-4）。

术中要点　❶~❺ 点同全结肠直肠切除、回肠储袋肛管吻合术。

❻ 回肠造口宜采取乳头状，高出皮肤2~3cm，便于术后护理。

❼ 回肠造口拉出时应确保无张力，并注意保持末端血供良好。确切固定以避免回缩。

❽ 造口腹壁切口大小适中，过大易引起术后造口回缩，过小则易导致压迫末端肠管形成缺血坏死或出口梗阻。

术后处理　❶ 由于手术创面较大，术中失血量多，术后早期应补充全血或血浆等。

❷ 平卧5日以上，防止盆疝的发生。

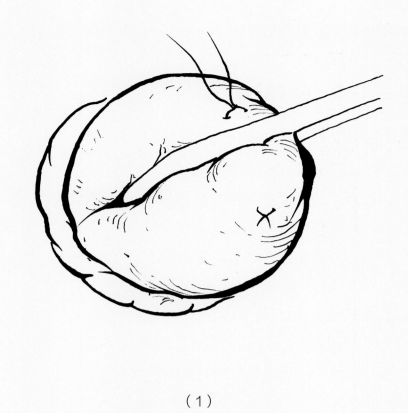

（1）

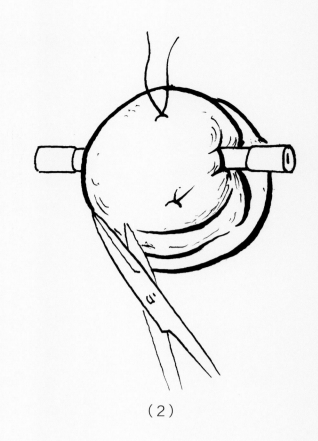

（2）

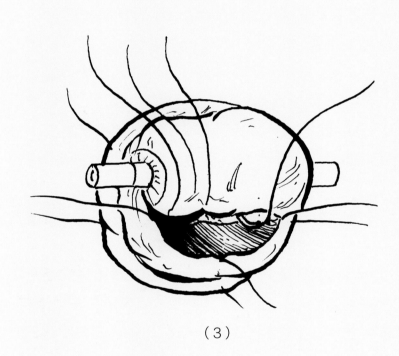

（3）

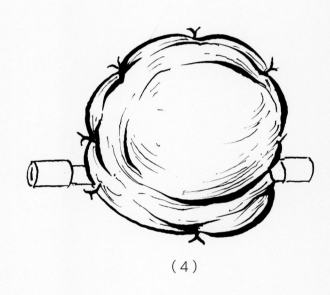

（4）

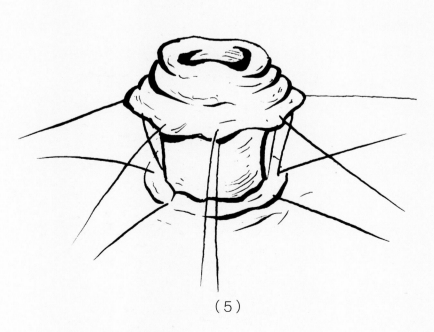

（5）

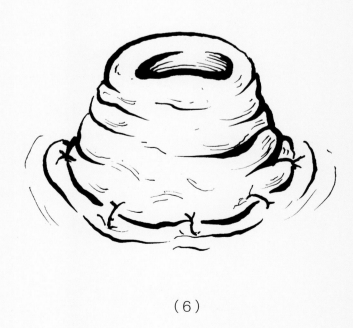

（6）

图 18-2-1

❸ 膀胱持续引流 4 日。

❹ 若术中无大便污染，术后 24h 内可停用抗生素。

❺ 严密观察回肠造口的情况，及时处理各种并发症。

❻ 会阴部引流要逐步拔除。

❼ 向患者介绍造口护理的技术和技巧。

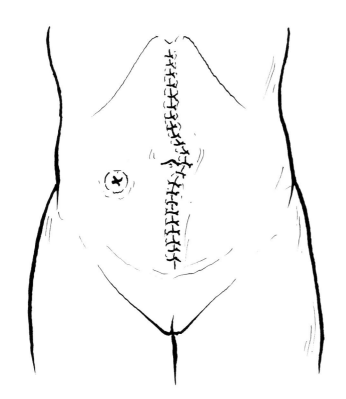

图 18-2-2

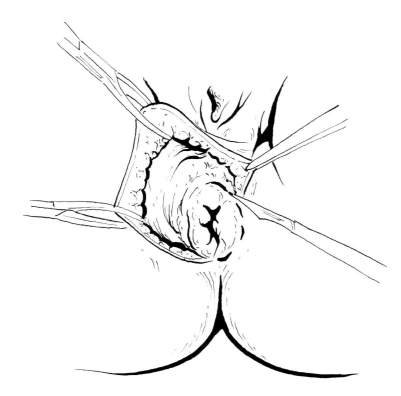

图 18-2-3

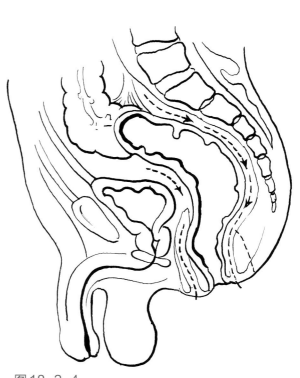

图 18-2-4

第三节　全结直肠切除、回肠直肠吻合术

适 应 证	该术式曾广泛应用于溃疡性结肠炎的治疗，由于该术式仍保留了直肠，没有完全切除病变的靶器官，术后仍然有复发和恶变的可能，日后的处理会更加棘手，故目前已较少或不用于溃疡性结肠炎的治疗，取而代之的是全结肠直肠切除、回肠造口术或回肠储袋肛管吻合术。仅适用于部分内科治疗无效，或出现穿孔、出血、中毒性巨结肠等并发症的患者。

禁 忌 证

❶ 并发低位直肠癌者。

❷ 伴有严重其他系统性疾病或一般情况较差不能耐受手术者。

术前准备

❶ 全面评估患者的手术耐受力。

❷ 肠镜评估病变范围，活检排除直肠克罗恩病或癌变。

❸ 肛门括约肌功能检查。

❹ 纠正水、电解质、酸碱失衡及营养不良，必要时给予肠外营养。

❺ 肠道准备。术前48h开始流质饮食，术前晚口服聚乙烯乙二醇溶液洗肠。

❻ 长期营养不良的病人，维生素K贮备减少，术中易发生出血倾向，适当补充维生素K可减少术中渗血。

麻　　醉　连续硬膜外麻醉或气管插管、静脉复合麻醉。

体　　位　患者取头低脚高的截石位。

手术步骤

❶ 手术切口　取腹部正中切口，从脐上3cm或更高处开始向下达耻骨。

❷ 探查腹腔　进入腹腔后，应遵循由远至近的原则进行全面探查，了解有无肉眼或手感可疑的息肉恶变或癌变引起的播散。按顺序探查胃、十二指肠、小肠。若小肠同时呈克罗恩病表现，则考虑克罗恩病结肠炎而非溃疡性结肠炎，手术方式应另行评估。

❸ 游离结肠　同全结肠直肠切除、回肠储袋肛管吻合术。

❹ 结肠系膜的处理　同全结肠直肠切除、回肠储袋肛管吻合术。

❺ 游离直肠　同全结肠直肠切除、回肠储袋肛管吻合术。保留直肠应小于8cm，在直肠拟离断平面结扎系膜血管，并清除周围脂肪组织，以切割闭合器离断直肠，或手工离断后再缝合断端，注意避免肠腔内容物外溢造成污染。

❻ 回肠直肠吻合　在距回盲瓣约5cm左右切断回肠，移除标本。将回肠末端与直肠残端用1号丝线间断双层吻合或应用吻合器吻合（图18-3-1）。

❼ 充气测漏　盆腔内灌满生理盐水，经肛门置入粗导尿管，注入空气100~200ml，确保吻合口无渗漏。缝合关闭肠系膜与后腹膜间的间隙。

❽ 彻底冲洗腹腔，确切止血后，盆底留置引流管，重建盆底腹膜，逐层关腹。

术中要点

❶~❺　点同全结肠直肠切除、回肠储袋肛管吻合术。

❻ 残端直肠不宜过长，应小于8cm，以减少术后复发或恶变，即有利于术后功能恢复，又有利于术后直肠镜复查。

❼ 回肠直肠吻合时，注意观察血运及吻合口张力。回肠系膜与后腹膜间隙应缝合关闭避免形成内疝。

术后处理　❶ 由于手术创面较大，术中失血量多，术后早期应补充全血或血浆等。

❷ 平卧5日以上，防止盆疝的发生。

❸ 膀胱持续引流4日。

❹ 若术中无大便污染，术后24h内可停用抗生素。

❺ 记录盆腔引流管引流液的量和性状，注意有无吻合口瘘发生。术后5~7日，每日引流量少于50ml，呈淡黄色或浅红色清亮液时，逐渐拔管。

❻ 术后两周内禁止灌肠操作。

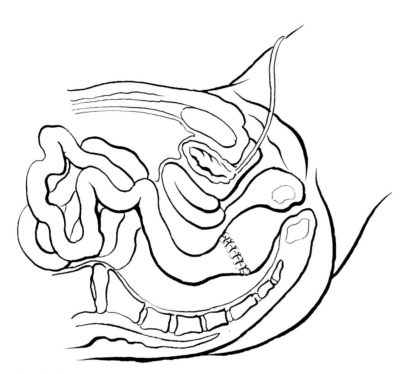

图18-3-1

第十九章
克罗恩病手术

第一节

肠段切除术

第二节

狭窄成形术

第三节

结肠次全切除、回肠造口术

第四节

全结直肠切除、回肠造口术

第五节

全结肠切除、回肠直肠吻合术

第六节

腹会阴联合切除、结肠造口术

第七节

肛周克罗恩病手术

扫描二维码，
观看本书所有
手术视频

第一节　肠段切除术

适 应 证	❶ 克罗恩病出现急性并发症　腹腔脓肿、肠瘘、大出血、穿孔。

适 应 证

❶ 克罗恩病出现急性并发症　腹腔脓肿、肠瘘、大出血、穿孔。

❷ 克罗恩病出现慢性并发症　不典型增生、生长迟缓、肠梗阻及肠外表现等。

❸ 内科治疗无效　治疗无反应、不完全反应、药物不良反应及药物顺应性差。

❹ 病变较局限于某一肠段，狭窄肠段较短，切除后不至于引起短肠综合征。

禁 忌 证

❶ 已出现不典型增生或恶变。

❷ 病变累及肠道范围广泛或多处跳跃性病变，切除肠段后易导致短肠综合征。

术前准备

❶ 纠正水、电解质、酸碱失衡及营养不良，必要时给予肠外营养。

❷ 术前使用激素治疗的患者，应尽可能在术前减量至停用，或术前逐渐减量，术后根据情况适量补充，以防肾上腺皮质功能不全。

❸ 术前影像学检查，了解病变范围，拟定手术方案。

❹ 有造口可能的患者，术前请造口治疗师标记造口位置，并对造口可能性、术后护理及并发症对患者进行宣教。

❺ 对于伴有肠梗阻的患者，术前晚及术日晨间用温生理盐水清洁灌肠。

❻ 对于术前影像学检查提示腹腔脓肿或肠瘘等可疑累及输尿管的患者，为防止术中损伤，可术前行膀胱镜下输尿管支架置入。

麻　　醉

连续硬膜外麻醉或气管插管、静脉复合麻醉。

体　　位

患者取仰卧位。

手术步骤

❶ 回盲部切除

（1）手术切口：常规腹正中切口，有利于术中腹腔探查和肠造口，且克罗恩病患者常需多次手术，可从同一个切口入腹。

（2）探查腹腔：术中应充分探查全腹腔，了解病变肠段范围及严重程度，避免遗漏近端小肠狭窄、回肠-乙状结肠瘘、小肠膀胱瘘、腹膜后脓肿等情况。考虑到后续再次手术的可能，探查时应测量记录暂不需要手术的病变部位和保留正常肠管的长度。

（3）游离结肠：用温生理盐水纱布保护小肠，将盲肠和升结肠牵向左侧，沿右结肠旁沟自髂窝向结肠肝曲方向切开盲肠和升结肠外侧后腹膜，充分游离至能保证切除后无张力吻合，根据病变范围，有时需游离结肠肝曲。注意避免损伤十二指肠和右侧输尿管（图19-1-1）。

（4）确定切除范围：通过探查近端初步确定在肠壁肥厚、充血水肿或狭窄梗阻的肠管近端，然后沿着小肠触摸肠管和肠系膜交界处，病变肠管相应肠系膜几乎都会明显增厚，可借以分辨正常和病变肠管，以确定近端切除部位（图19-1-2）。在确定切除范围并切开肠管之后，还需继续检查切断处肠黏膜情况，如发现纵行深溃疡则切除范围还应扩大，如仅是点状小溃疡则可不必扩大切除范围。近切缘距肉眼病变肠段2cm即足够（图19-1-3），病理检查发现切缘镜下病变并不会增加术后复发率。

（5）肠管切除：分离肠系膜内血管，逐步结扎离断。从小肠系膜缘开始，首先在无血管区电灼开口，从开口处用一对Kocher钳钳夹回肠系膜，离断肠系膜不要超过钳尖，下一对钳夹起始部不超过上一对钳尖端，循环往复，避免血管回缩（图19-1-4）。离断并确切结扎肠系膜后切除肠管，标本送检（图19-1-5）。

❷ 小肠部分切除

（1）手术切口：同回盲部切除。

（2）探查腹腔：同回盲部切除。

（3）确定病变范围：同回盲部切除。

（4）肠管切除：参考回盲部切除（图19-1-6）。

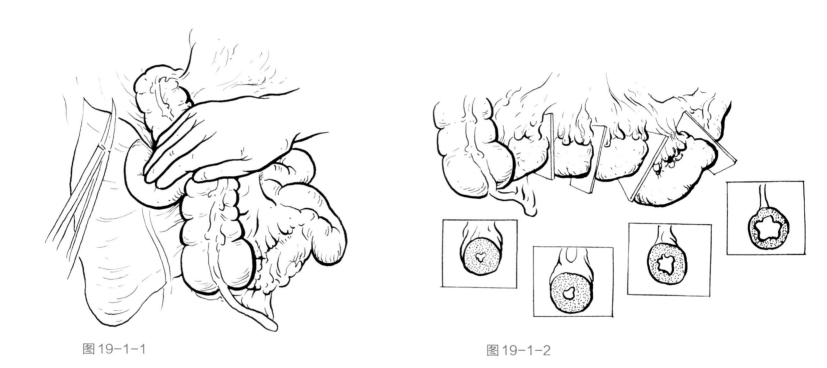

图 19-1-1

图 19-1-2

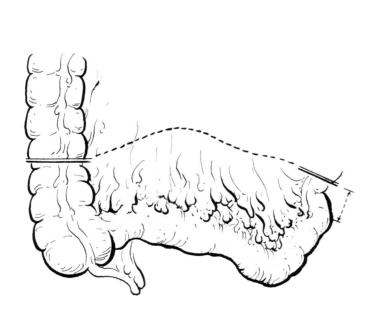

图 19-1-3

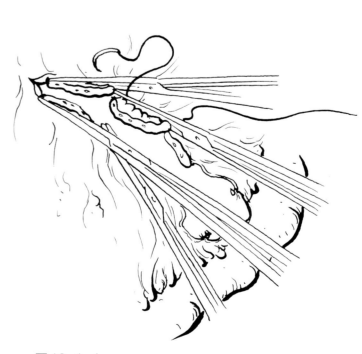

图 19-1-4

359

❸ 结肠部分切除

（1）手术切口：腹部正中切口，根据拟切除肠段部位选择合适的切口，升结肠、横结肠及降结肠的切除选择上腹正中切口，乙状结肠的切除选择下腹正中切口。

（2）探查腹腔：同回盲部切除。

（3）确定病变范围：参考回盲部切除。切除范围应远离病变明显的肠管5~10cm（图19-1-7）。

（4）切除肠管：以脾曲结肠切除为例，向胸壁方向提起网膜，沿左侧结肠旁沟的白线游离左半结肠。向上方和中线牵引结肠，以暴露杰罗塔筋膜（图19-1-8）。将横结肠和降结肠向下方及中线牵引，游离结肠脾曲。如需行横结肠中部与降结肠中部的无张力吻合，必要时应游离结肠肝曲。对于脾曲的切除，需结扎离断相应系膜的边缘血管、结肠中血管的左支及左结肠血管的升支。

❹ 肠段切除后吻合

（1）侧–侧吻合：适用于小肠–小肠、小肠–结肠、结肠–结肠的吻合。又可分为逆蠕动（图19-1-9）和顺蠕动（图19-1-10）侧–侧吻合，建议顺蠕动侧–侧吻合，因顺蠕动吻合口处肠内容物通过顺畅且局部血运较好。吻合器置入肠腔后应在肠管的对系膜缘进行吻合，以保证吻合口两侧来源的血供，同时减少两侧不对称造成的缝合口扭曲。吻合完成后，用3-0可吸收线双层缝合或吻合器封闭置入吻合器时的缺口。可吸收线间断或连续缝合关闭系膜孔。

如存在慢性肠梗阻，肠管管壁增厚、管腔扩张，则建议手工吻合。手工逆蠕动侧–侧吻合（图19-1-11），手工顺蠕动侧–侧吻合（图19-1-12）。

（2）端–侧吻合：适用于回肠–结肠、小肠–小肠、结肠–结肠吻合。以回盲部切除肠吻合为例，选择回肠端能够容纳的最大尺寸的吻合器，将吻合器蘑菇头荷包缝合于回肠断端；用三把Allis钳等距打开结肠断端，置入管状吻合器，将吻合器中心杆距断端约5cm处自对系膜缘穿出，吻合器两端对合后击发完成吻合；用直线吻合器闭合结肠断端。吻合后可用3-0可吸收线缝合浆肌层减少吻合口张力（图19-1-13）。可吸收线间断或连续缝合关闭系膜孔。

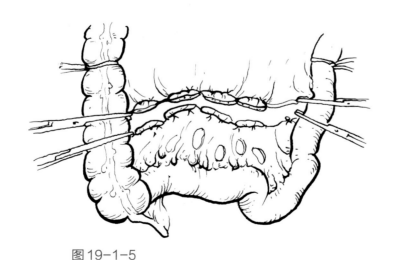

图19-1-5   图19-1-6

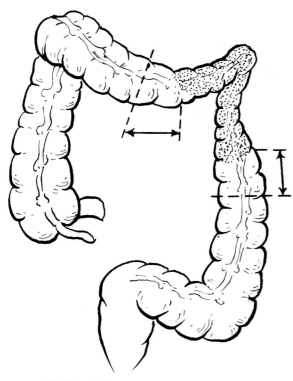

图 19-1-7

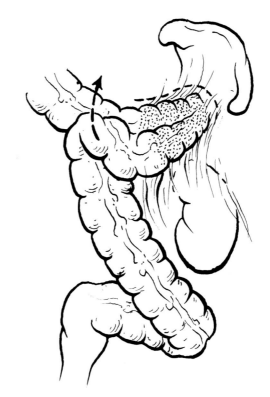

图 19-1-8

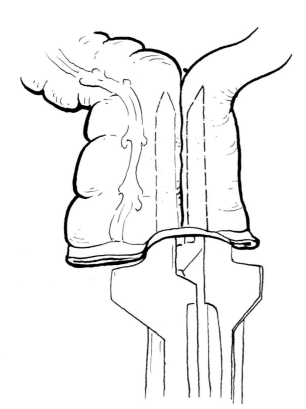

图 19-1-9

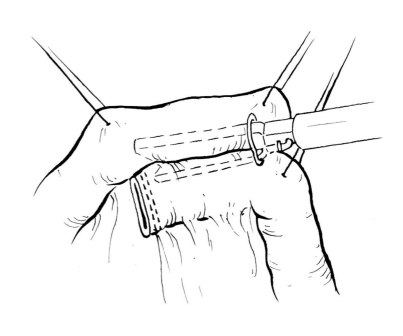

图 19-1-10

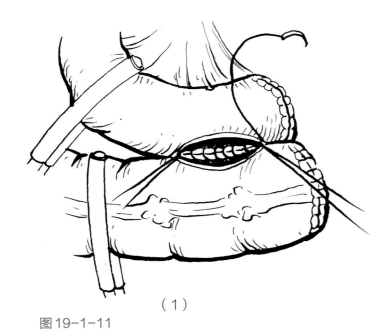

（1）

图 19-1-11

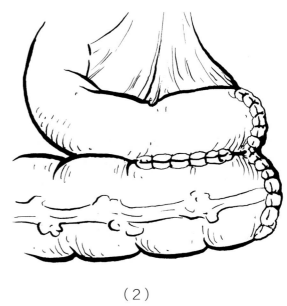

（2）

（3）端-端吻合：端-端吻合符合生理特点，手工吻合多采用可吸收线双层吻合，如果吻合肠管两断端直径不一致，应在直径较小的一端肠管对系膜缘处应用Cheatle技术使其口径增加，以便使两吻合端直径相当（图19-1-14）。

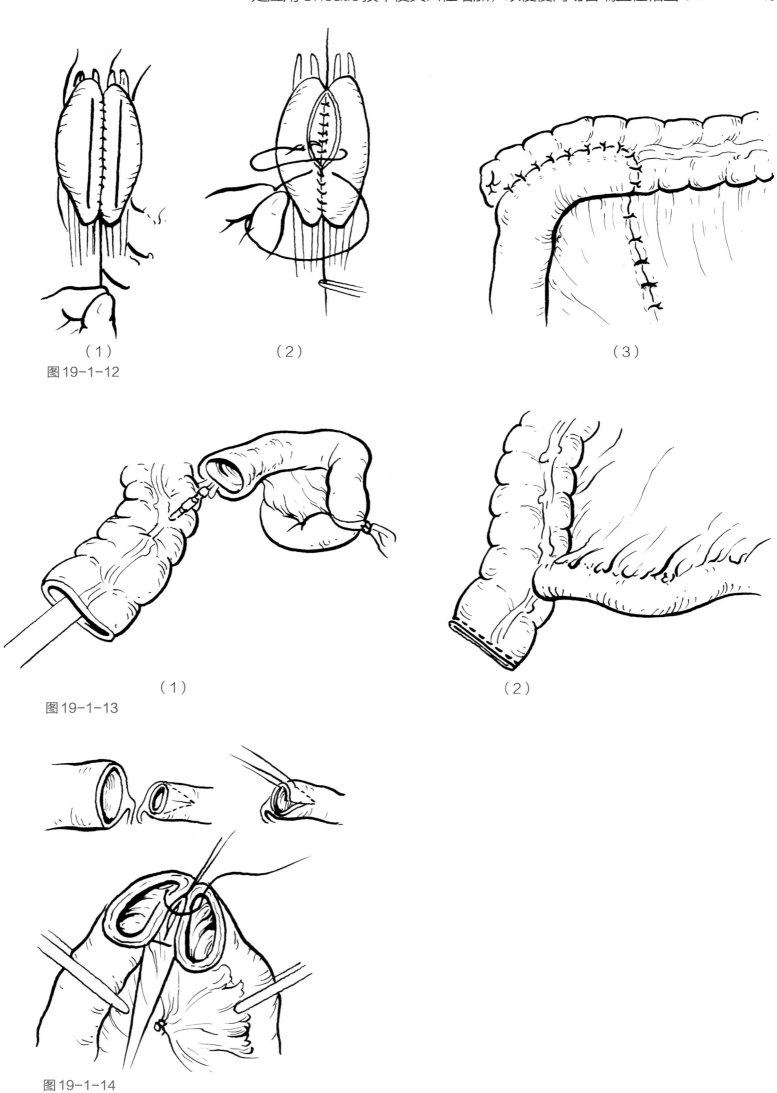

（1）   （2）   （3）

图19-1-12

（1）   （2）

图19-1-13

图19-1-14

术中要点	❶ 腹正中切口，以备再次手术的可能。
	❷ 全面探查腹腔，了解病变肠段范围及严重程度，避免遗漏应手术处理的病变。
	❸ 记录所有病变部位。
	❹ 尽量保留肠管，长切缘并不能降低术后复发率。
	❺ 注意术中污染的防护。常规使用切口保护套，处理肠管、瘘管和脓肿前，应封闭肠管近远端，同时注意使用吸引器控制内容物渗漏。
	❻ 对于多节段病变，应处理有外科指征的部位，对于短期内不至于再次手术的病变部位可不予处理，术后通过内科药物治疗控制进展。
术后处理	❶ 术后早期根据需要输注全血或胶体液。
	❷ 保持胃肠减压管通畅，记录引流量及性状，至肛门排气排便，拔除胃管后逐步恢复饮食。
	❸ 记录盆腔引流液的量和性状，注意有无吻合口瘘。
	❹ 注意纠正水、电解质、酸碱平衡。

第二节　狭窄成形术

适应证	❶ 弥漫性空肠回肠炎引起明显的梗阻，内科治疗无效，特别是单发或多发的短节段纤维性狭窄者。
	❷ 既往有多次或者广泛小肠段切除，总长度>100cm，行肠切除术有短肠综合征风险或已有短肠综合征的患者。
	❸ 既往肠段切除1年内复发肠道狭窄的患者。
	❹ 特殊部位的狭窄，如十二指肠狭窄、原肠段切除术吻合口的狭窄等。
禁忌证	❶ 存在影响伤口愈合的情况，如肠旁脓肿、肠瘘、弥漫性腹膜炎、严重营养不良或低蛋白血症等。
	❷ 局限性的多发狭窄。
	❸ 怀疑合并肿瘤者。
	❹ 出现所累肠段自发性穿孔的患者。
	❺ 结肠克罗恩病患者。
术前准备	❶ 没有机械性梗阻的患者，行术前灌肠。
	❷ 如患者出现明显梗阻，则术前禁食，并行术前灌肠。
	❸ 如有贫血，应予以尽量纠正，血红蛋白>90g/L。
	❹ 术前1h静脉用广谱抗生素，术后再给一次。
麻醉	连续硬膜外麻醉或气管插管、静脉复合麻醉。

体　位　　　患者取仰卧位。

手术步骤　　❶ Heineke-Mikulicz（H-M）狭窄成形术　即为通常所说的"纵切横缝"，适用于狭窄肠管长度<7cm的肠道狭窄。

（1）在肠管狭窄处的对系膜缘预定肠管切口的中点两侧各缝一条牵引线。

（2）在牵引线之间对系膜缘切开肠壁，做沿肠道走向的纵行切口，切开肠壁全层，切口长度应跨过肠壁增厚狭窄的区域0.5~1cm，止血，消毒。

（3）先将切口两角的肠壁用3-0可吸收缝线做全层间断缝合一针，线结暂不抽紧。

（4）将切口中点牵引线分别向上下牵拉，再抽紧两角线结，将两角慢慢拉拢，使原纵行切口变成横行切口，然后用3-0可吸收缝线间断缝合肠壁切口。

（5）缝合完毕后在狭窄部位的肠系膜缘用金属夹进行标记，并从近端到远端进行编号，以便于术后X线评估以及之后可能的开腹手术（图19-2-1）。

在标准H-M狭窄成型术的基础上，也产生了许多类似的手术方式，如Judd狭窄成型术、WMN狭窄成型术、双H-M狭窄成型术等。

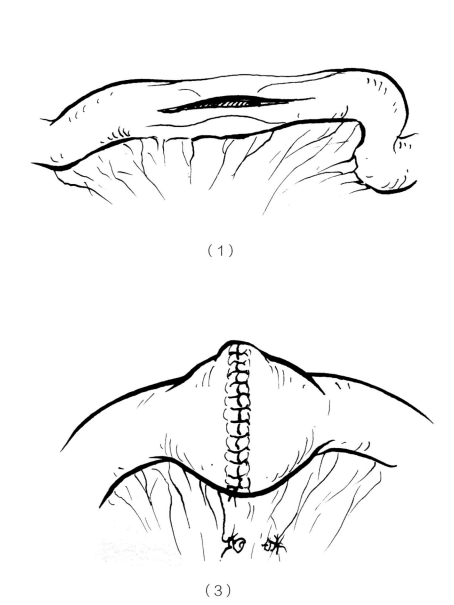

（1）

（3）

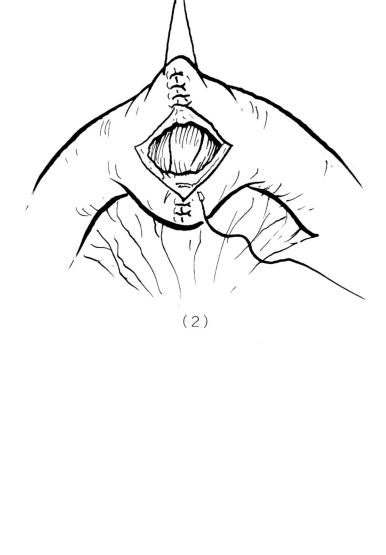

（2）

图19-2-1

❷ Judd狭窄成形术　如狭窄部位伴有瘘口，且周围炎症较局限，可沿瘘口做一梭行口切除瘘口，将此切口向两侧狭窄肠管对系膜缘切开，之后按照H-M手术方式行狭窄成形（图19-2-2）。

❸ WMN狭窄成形术　对于狭窄长度小于10cm，且近端明显膨大的狭窄，可采用WMN狭窄成形术。

首先沿狭窄部位做一"Y"形切口，Y的开口面朝肠管膨大的一端；后按照H-M狭窄成型方式进行缝合。这种手术方式较简便，而且可以使膨大肠管和非膨大肠管有一平稳过渡。（图19-2-3）

❹ 双H-M狭窄成形术　该术式适用于2个距离较近的狭窄。首先做一横跨过多个狭窄的对系膜缘切口，然后将单个狭窄行不完全的横向全层缝合，最后将整个肠壁切口按照H-M方式全层缝合（图19-2-4）。

❺ Finney狭窄成形术　由于H-M狭窄成形术引起的张力过高，一般超过10cm的长狭窄建议采用Finney狭窄成形术。该术式尤其适用于7~15cm的肠管狭窄。该术式相当于做一侧壁憩室，从而缓解狭窄梗阻症状，但这种人为憩室可能会引起食物潴留、细菌过度增殖及盲袢综合征。

（1）游离肠系膜，向肠段狭窄中点将肠管对折靠近。

（2）两端靠近肠管采用3-0可吸收缝线浆肌层间断缝合。

（3）距浆肌层缝合线0.5cm沿狭窄肠壁处做一"U"形切口，切口两端超过狭窄部位；止血，肠道消毒。

（4）U形切口内侧（相当于后壁）采用间断或连续全层缝合。

（5）U形切口外侧（前壁）采用全层内翻褥式缝合（图19-2-5）。

在Finney狭窄成形术基础上，亦衍生出了一些其他手术方式，如Jaboulay狭窄成形术。Jaboulay狭窄成形术不做"U"形切口，只切开肠壁两侧，后按照Finney缝合方式进行缝合，相当于绕过狭窄做一旁路，食物通过旁路运输从而达到缓解狭窄目的（图19-2-6）。

❻ 顺蠕动侧-侧吻合狭窄成形术　对于狭窄段＞15cm或一段肠管多处狭窄其长度达到30cm的患者，建议行顺蠕动侧-侧吻合狭窄成形术。这种手术方式避免了切除大段肠管，而且不形成盲袢和肠管短路，但是在肠壁明显增厚和系膜明显缩短的患者实施比较困难。

（1）首先在狭窄肠段的中间处离断系膜，在设计切断肠管的位置时应考虑两个肠段侧-侧吻合后狭窄部与扩张部要互补以形成足够的肠腔空间。

（2）将两段狭窄肠段以同向顺蠕动方向并排靠拢，间断缝合两者浆肌层。

（3）分别切开狭窄段肠管，全层连续缝合两者前后壁，前壁浆肌层间断缝合加强（图19-2-7）。

在顺蠕动侧-侧吻合狭窄成形术的基础上又衍生出了Poggioli狭窄成形术。在狭窄近端切断肠系膜及肠管，然后将两段肠管顺蠕动并排靠拢，切开狭窄肠管及健康肠管，类似顺蠕动侧-侧吻合狭窄成形术行肠管侧-侧吻合。由于健康肠管的系膜相对较柔软，肠壁更健康，所以吻合张力小，吻合口更满意。但如果吻合失败或出现并发症，它所损失的肠管也是顺蠕动侧-侧吻合狭窄成形术的两倍（图19-2-8）。

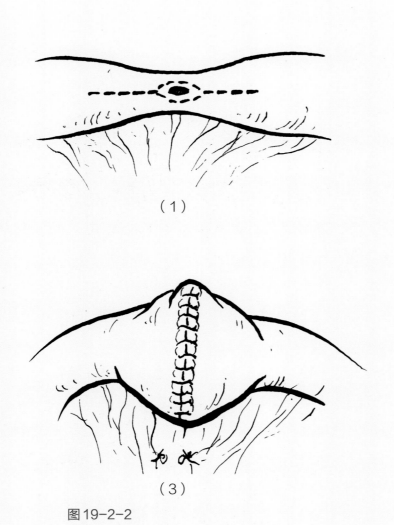

（1）

（3）

图 19-2-2

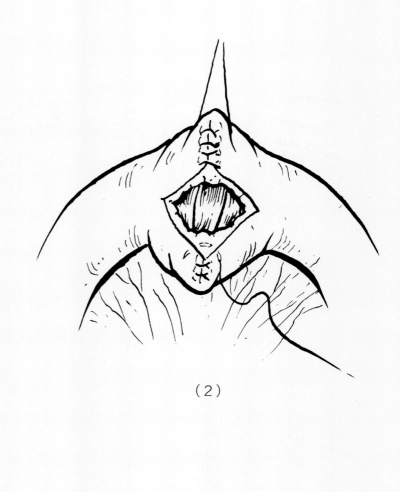

（2）

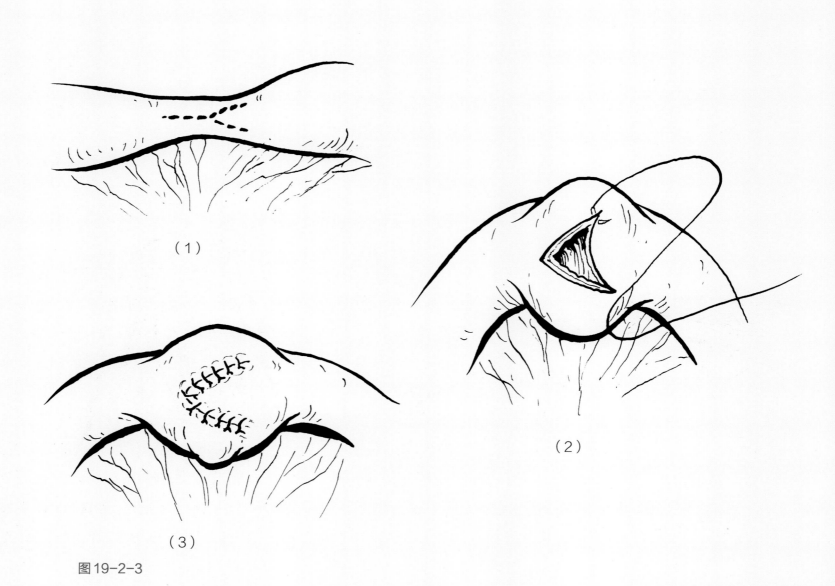

（1）

（3）

图 19-2-3

（2）

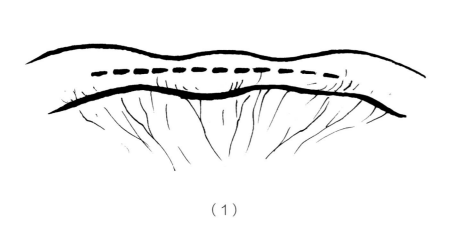

（1）

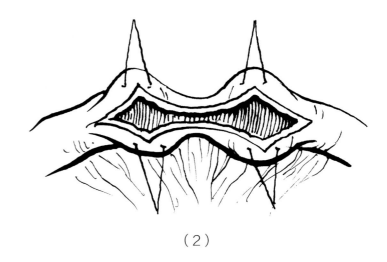

（2）

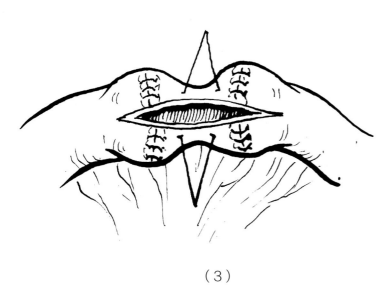

（3）

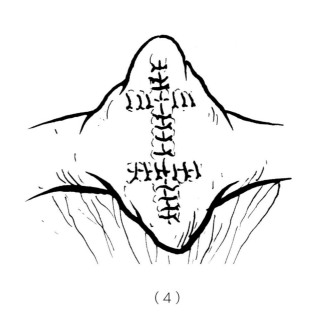

（4）

图 19-2-4

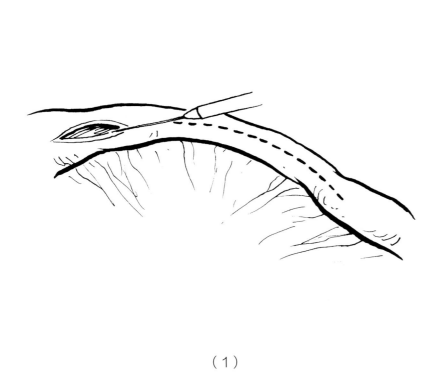

（1）

图 19-2-5

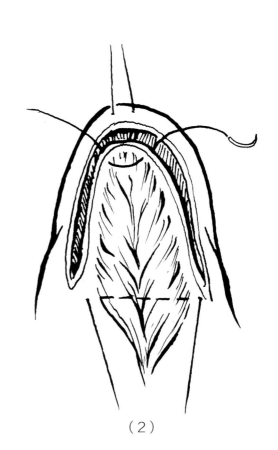

（2）

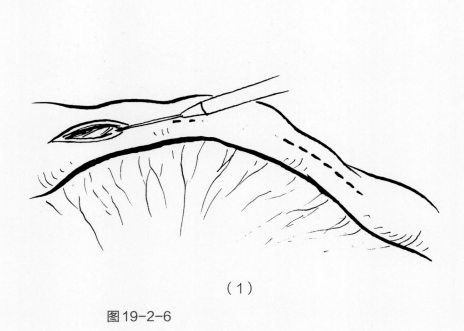

（1）

图 19-2-6

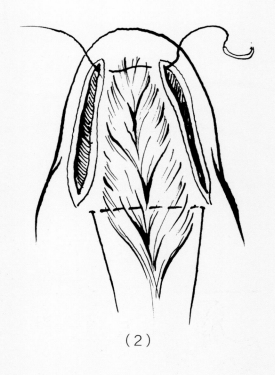

（2）

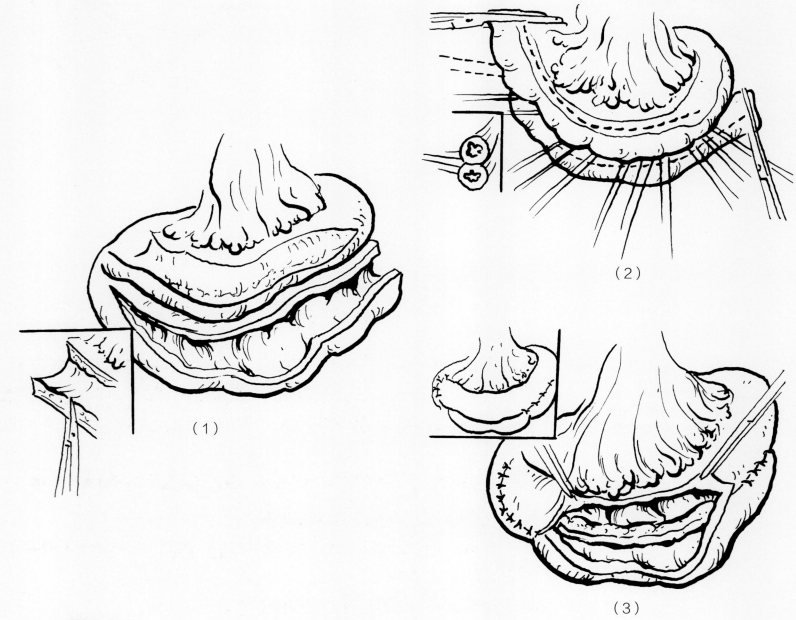

（1）

（2）

（3）

图 19-2-7

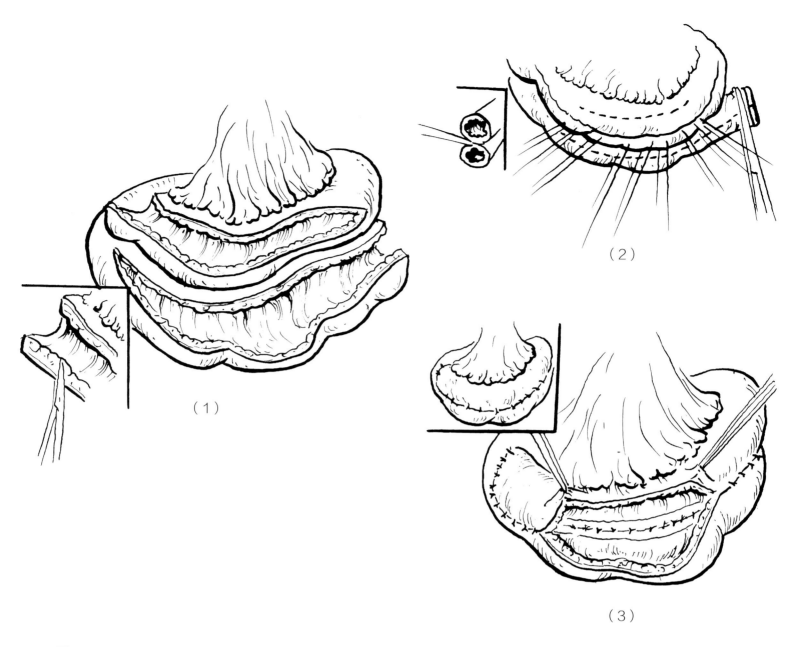

（1）

（2）

（3）

图 19-2-8

术中要点　❶　对于怀疑癌变的肠管，应先行术中冰冻检查，明确有无恶变后实施狭窄
成形术。

❷　克罗恩病多呈现多节段、跳跃性病变，对于一些复杂型肠管狭窄，或术
中探查发现合并有腹腔脓肿、瘘，应在遵循"着重改善症状、节约肠
管"原则的基础上，联合应用肠段切除或狭窄成形术，达到解决狭窄的
目的。

❸　在肠管缝合过程中尽量使用可吸收缝线，可减少患者术后的复发率。

术后处理　❶　术后早期根据需要输注全血或胶体液。

❷　保持胃肠减压管通畅，记录引流量及性状，至肛门排气排便，拔除胃管
后逐步恢复饮食。

❸　注意纠正水、电解质、酸碱平衡。

第三节　结肠次全切除、回肠造口术

适应证	该术式一般用于紧急和急诊情况下，适用于中毒性结肠炎、中毒性巨结肠估计不能耐受直肠切除的患者。

禁忌证

❶ 小肠克罗恩病。

❷ 合并直肠癌变。

术前准备

❶ 全面评估患者的手术耐受力。

❷ 术前须与肠造口治疗师确定回肠造口最佳的位置，标记回肠造口部位。

❸ 术前应与患者及其家属充分沟通回肠造口的术后护理及可能出现的造口相关并发症。

❹ 术前纠正水、电解质、酸碱失衡及营养不良，必要时给予肠外营养。

❺ 肠道准备。

❻ 长期营养不良的病人，维生素K贮备减少，术中易发生出血倾向，适当补充维生素K可减少术中渗血。

麻　醉　连续硬膜外麻醉或气管插管、静脉复合麻醉。

体　位　患者取仰卧位。

手术步骤

❶ 手术切口　腹正中切口。

❷ 游离结肠

（1）先确认切除范围（图19-3-1）。

（2）切开盲肠外侧的腹膜，然后向头侧扩展延伸至肝曲。切开小肠系膜的左侧叶腹膜，向上达十二指肠空肠区，可使腹膜后暴露呈"∨"字形。将盲肠和回肠末端向上牵引至患者的左侧，暴露右侧输尿管、精索或卵巢血管。把肝曲向下、向中线牵引，切开后腹膜组织与胆囊的粘连，结扎腹膜上的无名血管（图19-3-2）。

（3）助手向右侧牵拉左半结肠，术者沿左侧Toldt间隙自下向上分离左半结肠，注意保护左侧输尿管及性腺血管。术者向右下方轻轻牵拉结肠脾曲，显露并切断脾结肠韧带，可先用纱布将脾脏托起以减少对其的牵拉，避免撕裂其包膜（图19-3-3）。

（4）沿结肠边缘结扎离断结肠系膜中各供应血管，并在拟定切除范围离断乙状结肠近端。

❸ 直肠乙状结肠残端的处理　残端处理一般有三种选择：吻合器关闭残端后缝合加固置于腹膜外、黏液窦道、残端外置。

（1）残端关闭后，将距残端3cm的肠管周围系膜缝合至残端周围腹膜，以确保残端位于腹腔外，采用间断缝合将筋膜和肌肉的表面缝至残端，缝合间距应较宽（图19-3-4）。

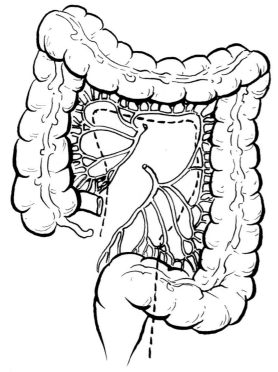

图 19-3-1

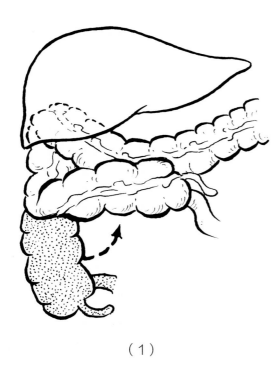

（1）

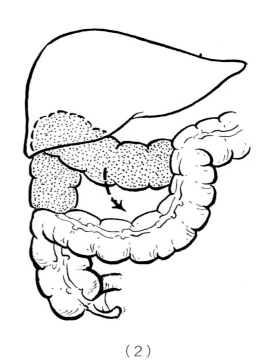

（2）

图 19-3-2

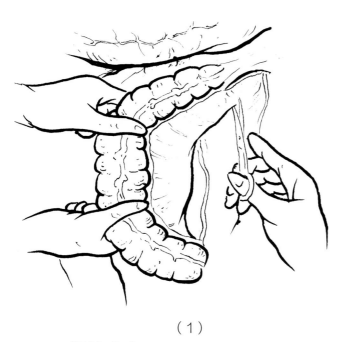

（1）

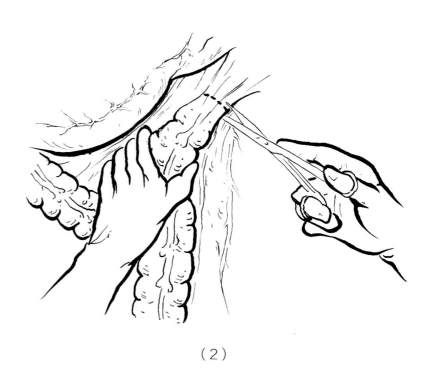

（2）

图 19-3-3

（2）对于较为脆弱的残端处理，可将残端外置于皮肤外5~10cm，用5cm左右的宽纱布包裹结肠残端基底部，缝合纱布的两端，一周后在皮肤水平横断残端，形成黏液窦道（图19-3-5）。

（3）当肠壁特别脆弱时，试图进行缝合或吻合器封闭可能导致吻合处肠壁的破裂，缝线亦容易划开肠壁，此时应将肠管外置，特别是对于中毒性巨结肠的患者。应将肠管远端拖出腹壁外5~10cm，打开残端，用5cm左右的纱布包裹，保持残端外置。

❹ 回肠造口　在距回盲部约15cm处切断回肠，移除手术标本。于右侧腹壁选定部位做一直径2cm的圆形切口，逐层切开皮肤、皮下脂肪组织，"十"字切开腹直肌前鞘，拉钩钝性分离腹直肌，切口腹直肌后鞘、腹膜。将回肠断端通过切口拉出高于皮缘5cm，并将回肠系膜与腹壁内侧缝合固定，防止回肠断端回缩。回肠造口用3-0可吸收线间断外翻缝合，先从对系膜侧开始，进行系膜侧缝合时注意勿伤系膜血管。回肠造口宜采取乳头状，高出皮肤边缘2~3cm，便于术后应用造口袋。回肠造口时可采用Brooke回肠造口或限制性回肠造口（图19-3-6）。

❺ 彻底冲洗腹腔，确切止血后，盆底留置引流管，逐层关腹。

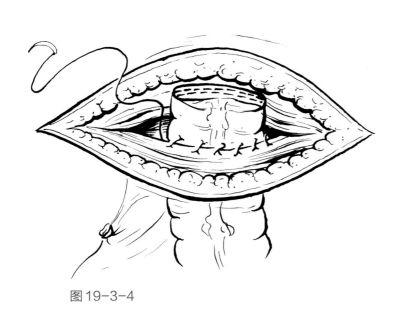

图19-3-4

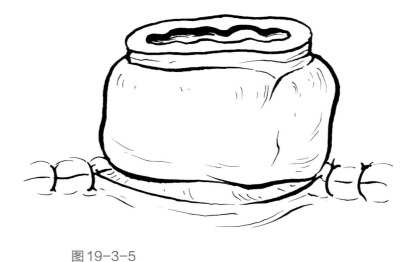

图19-3-5

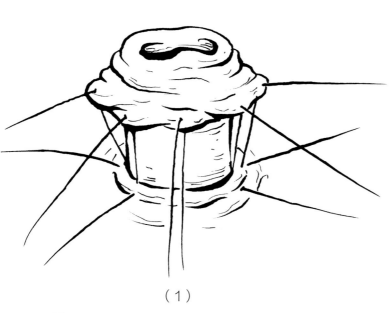

（1）

图19-3-6

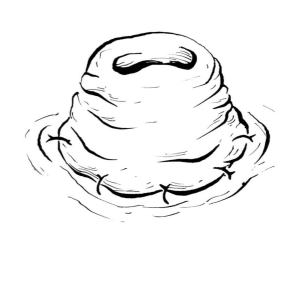

（2）

372

术中要点	❶ 切口应足够长，能够清楚显露结肠肝曲和脾曲，防止过度牵拉导致肠管破裂或者脾脏包膜撕裂。
	❷ 游离结肠时，应仔细辨别十二指肠、下腔静脉、双侧输尿管和性腺血管，防止误伤。
	❸ 术中结扎切断大血管时，保留端双重结扎，必要时缝扎。
	❹ 乙状结肠远端切缘应采用较保守的距离，尽可能保留足够长的肠管，使远端肠管在无张力的情况下到达前腹壁。
	❺ 术中探查腹腔，对肠道存在的病变进行评估。
	❻ 回肠造口宜采取乳头状，高出皮肤3~5cm，便于术后护理。
	❼ 回肠造口拉出时应确保无张力，并注意保持末端血供良好。确切固定以避免回缩。
	❽ 造口腹壁切口大小适中，过大易引起术后造口回缩，过小则易导致压迫末端肠管形成缺血坏死或出口梗阻。
术后处理	❶ 由于手术创面较大，术中失血量多，术后早期应补充全血或血浆等。
	❷ 膀胱持续引流4日。
	❸ 若术中无大便污染，术后24h内可停用抗生素。
	❹ 严密观察回肠造口的情况，及时处理各种并发症。
	❺ 会阴部引流要逐步拔除。
	❻ 向患者介绍造口护理的技术和技巧。

第四节　全结直肠切除、回肠造口术

适应证	❶ 结肠广泛受累并伴有直肠炎的患者。
	❷ 直肠炎、肛门括约肌功能障碍者。
	❸ 肛周感染严重，不适合直肠保留和回直肠吻合的患者。
	❹ 合并直肠恶性肿瘤的患者
禁忌证	❶ 小肠广泛病变者。
	❷ 伴有严重的其他系统性疾病或一般情况较差不能耐受手术者。
术前准备、麻醉、体位、手术步骤、术中要点、术后处理	请参考第十八章第二节相关内容。

第五节　全结肠切除、回肠直肠吻合术

适 应 证
❶ 结肠广泛受累，且不伴活动性肛周脓肿的生育期青年女性患者。
❷ 伴或不伴高手术风险的老年患者。
❸ 术前经内镜检查直肠正常的患者。

禁 忌 证
❶ 小肠广泛病变者。
❷ 急性肛周感染或存在肛瘘、肛门括约肌功能障碍、直肠顺行性低的患者。
❸ 伴有严重其他系统性疾病或一般情况较差不能耐受手术者。

术前准备、
麻醉、体位、
手术步骤、
术中要点及
术后处理
请参考第十八章第三节相关内容。

第六节　腹会阴联合切除、结肠造口术

适 应 证
❶ 病变仅累及直肠的患者。
❷ 规范内科治疗无效的进展性直肠炎。
❸ 严重的肛周病变或复杂性肛瘘，经反复外科治疗无效者。

禁 忌 证
❶ 小肠广泛病变者。
❷ 结肠近端存在狭窄性病变者。
❸ 伴有严重其他系统性疾病或一般情况较差不能耐受手术者。

术前准备
❶ 全面评估患者的手术耐受力。
❷ 术前须与肠造口治疗师确定回肠造口最佳的位置，标记结肠造口部位。
❸ 术前应与患者及其家属充分沟通结肠造口的术后护理及可能出现的造口相关并发症。
❹ 术前纠正水、电解质、酸碱失衡及营养不良，必要时给予肠外营养。
❺ 肠道准备。

麻　　醉
连续硬膜外麻醉或气管插管、静脉复合麻醉。

体　　位
患者取截石位。

手术步骤
❶ 手术切口　下腹正中切口。

❷ 探查腹腔　术中应充分探查全腹腔，了解病变肠段范围及严重程度，避免遗漏需外科干预的小肠病变、结肠近端狭窄、腹膜后脓肿、回肠－乙状结肠瘘等情况。

❸ 游离左半结肠　助手向右侧牵拉左半结肠，术者沿左侧 Toldt 间隙自下向上分离左半结肠，注意保护左侧输尿管及性腺血管（图19-6-1）。游离范围根据术中探查病变部位决定，一般切除至近端肉眼病变5~10cm处，如切开的肠管显示有纵行深溃疡可适当向近端扩大切除，至无肉眼病变，或仅存在点状散在溃疡即可。结肠游离程度以近断端可提至腹壁外且无张力为宜。

❹ 肠系膜的处理　降结肠的肠系膜离断点在接近肠壁的合适位置，不需接近供血动脉的根部离断。术中结扎切断大血管时保留端要双重结扎，必要时缝扎。分离乙状结肠肠系膜时为保护下腹交感神经丛，应保持在肠系膜下动脉表面离断乙状结肠动脉弓。

❺ 游离直肠

（1）识别输尿管，在骨盆缘识别并保护骶前神经，沿直肠固有筋膜和骶前筋膜之间平面游离直肠后壁直达肛提肌水平（图19-6-2）。

（2）直肠后壁游离结束后，自腹膜折返上方1cm处开始游离直肠前壁。游离层面位于腹膜会阴筋膜后方，越过精囊腺下缘后贴近直肠游离，以充分保护腹膜会阴筋膜前方的自主神经丛（图19-6-3）。

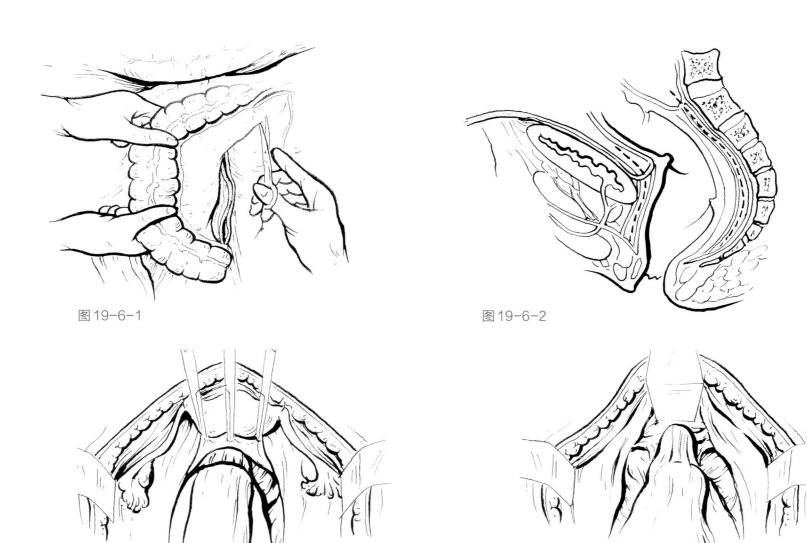

图19-6-1

图19-6-2

（1）

（2）

图19-6-3

（3）贴近直肠离断直肠侧韧带。向下游离达前列腺下缘或阴道的下1/3水平处，充分游离直肠达肛提肌平面（图19-6-4）。

❻ 会阴部手术

（1）术前对会阴部进行备皮、消毒，用碘伏冲洗直肠，最后用碘伏浸泡过的纱布放置在直肠腔内，括约肌间沟内做荷包缝合关闭肛门。女性病人还需要消毒阴道。自括约肌间沟做一弧形切开，切开皮肤和皮下组织，沿内外括约肌间切开（图19-6-5）。

（2）首先分离直肠后壁进入盆腔与腹组会合，分离直肠前壁时应紧靠直肠，在会阴浅肌前缘之内进行，最后分离直肠两侧壁（图19-6-6）。

（3）标本完全移出后用碘伏或温盐水冲洗腹腔、盆腔及会阴切开处，彻底止血、缝合肛提肌及会阴部各层组织，骶前间隙留置引流管从原切口下部引出（19-6-7）。

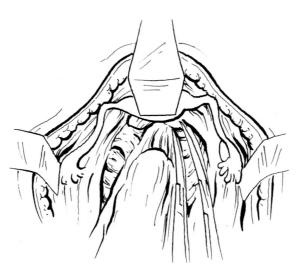

图19-6-4

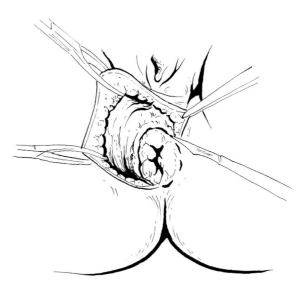

图19-6-5

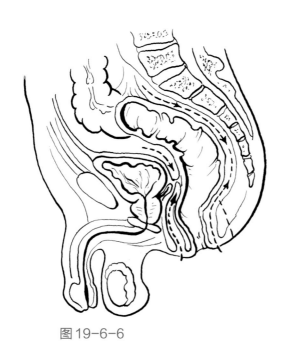

图19-6-6

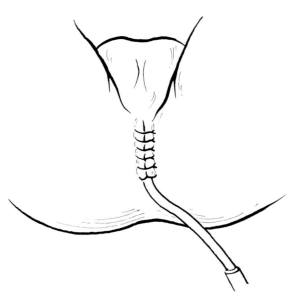

图19-6-7

376

❼ 结肠造口

（1）一般采用乙状结肠造口。造口部位位于脐与左侧髂前上棘连线的内1/3处，也可于脐水平下3~5cm、腹中线左侧3cm的腹直肌内。于选定部位作一直径2cm的圆形切口，逐层切开皮肤、皮下脂肪组织，"十"字切开腹直肌前鞘，拉钩钝性分离腹直肌，切口腹直肌后鞘、腹膜。将乙状结肠断端通过切口拉出高于皮缘5cm，并将乙状结肠浆膜层与腹壁内侧缝合固定，防止乙状结肠断端回缩。

（2）关腹后开放断端，可做适当修剪（图19-6-8），用3-0可吸收线间断外翻缝合，先从对系膜侧开始，进行系膜侧缝合时注意勿伤系膜血管。造口宜采取乳头状，高出皮肤边缘2~3cm，便于术后应用造口袋（图19-6-9）。

❽ 彻底冲洗腹腔，确切止血后，盆底留置引流管，重建盆底腹膜，逐层关腹。

术中要点

❶ 术中结扎切断大血管时，保留端双重结扎，必要时缝扎。

❷ 在骶前间隙游离直肠后壁时，应紧贴直肠背侧，勿损伤骶前神经丛和静脉丛。

❸ 造口宜采取乳头状，高出皮肤2~3cm，便于术后护理。

❹ 造口拉出时应确保无张力，并注意保持末端血供良好。确切固定以避免回缩。

❺ 造口腹壁切口大小适中，过大易引起术后造口回缩，过小则易导致压迫末端肠管形成缺血坏死或出口梗阻。

术后处理

❶ 如患者术中出血较多，术后早期应补充全血或血浆等。

❷ 若术中无大便污染，术后24h内可停用抗生素。

❸ 膀胱持续引流4日。

❹ 严密观察结肠造口的情况，及时处理各种并发症。

❺ 会阴部引流要逐步拔除。

❻ 向患者介绍造口护理的技术和技巧。

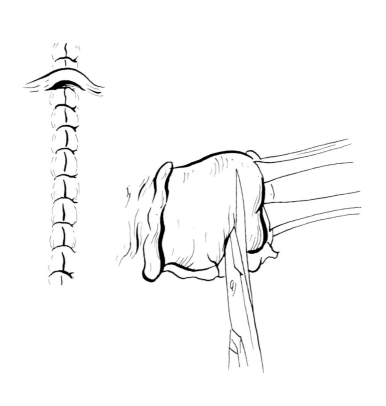

图19-6-8

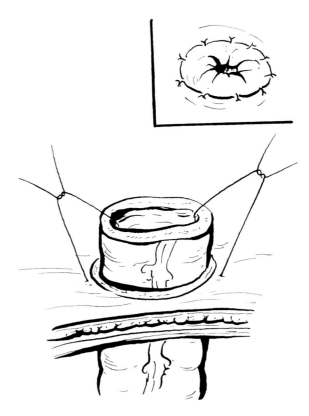

图19-6-9

肛周克罗恩病手术

40%~80%的克罗恩病患者会伴有肛门直肠病变。克罗恩病的肛周病变包括皮赘、痔、肛裂、溃疡、肛瘘、直肠阴道瘘、肛周脓肿、肛管直肠狭窄等。对于克罗恩病活动期伴有急性疾病表现的肛周脓肿或瘘管继发感染者，应立即予以挂线引流或置管引流，以阻止脓肿发展为严重感染，为内科治疗创造条件。而确定性外科手术则应在疾病缓解期，全身状况最佳状态下进行。无论是活动期还是缓解期的手术都应遵循"损伤最小化"的微创原则，最大限度地保护肛门功能。肛周克罗恩病外科治疗的目的是解除症状，尽可能减少并发症的发生，并预防克罗恩病复发。应针对不同肛周病变的特征和术后容易复发的特点选择适合的外科治疗方式。

一　　保留括约肌挂线术

适 应 证	适用于克罗恩病肛瘘、继发感染形成肛周脓肿者，传统手术易发生肛门失禁的女性前侧病变、高位经括约肌肛瘘、括约肌外肛瘘以及多次手术的患者。对于克罗恩病活动期急性疾病表现的，应立即予以引流并通过长期的引流挂线避免脓肿反复发作。
禁 忌 证	❶ 肛门周围有皮肤疾病者。 ❷ 结核性肛瘘。 ❸ 瘘管合并癌变者。
术前准备	❶ 术前评估　术前应详细询问病史并行体格检查，完善相关检查。直肠指诊、肛管直肠腔内超声、MRI、麻醉下肛门探查等检查明确肛瘘类型和肛周感染情况。 ❷ 皮肤准备　术前数小时内备皮，剃除术区周围毛发，清洗肛门及会阴部。 ❸ 肠道准备　术前排空大便即可，排便困难者可予以口服缓泻剂或开塞露促进排便。 ❹ 控制克罗恩病活动。
麻　　醉	硬膜外麻醉或全身麻醉。
体　　位	患者取俯卧折刀位，宽胶带向两侧牵拉固定臀部，暴露肛门（图19-7-1）。
手术步骤	❶ 常规消毒肛周及肛门内。 ❷ 行亚甲蓝试验、指检、肛门镜、探针、结合术前盆腔MRI等检查，查明内口位置、脓肿及瘘管与肛门括约肌的关系。 ❸ 用探针自通向主管道的外口或在脓肿开窗处探入，在与内口相应方位的肛缘以探针为标志做一放射状切口。 ❹ 用探针自肛缘切口探入，自内口穿出。沿探针切开黏膜、黏膜下层及内括约肌，切除内口并搔刮清除原发感染灶；对涉及外括约肌甚至耻骨直

肠肌的瘘管及脓腔，挂入双股橡皮筋，以丝线行双重结扎固定，松弛挂线引流（图19-7-2、图19-7-3）。

❺ 以利于引流为原则，分别在原始外口和支管上做数个放射状小切口，伸入刮匙刮除感染坏死组织。

❻ 在各切口间松弛挂入橡皮筋，做牢固、持续的对口引流。

❼ 术毕充分止血。搔刮后的腔隙、手术创面及肛管内均用油纱条填塞，最后以塔形纱布垫压迫固定。

术中要点

❶ 克罗恩病瘘管及继发的脓肿与传统理论上的腺源性感染不同，其走行多较复杂，往往并不遵循Goodsall定律，术中亚甲蓝试验可明确瘘管范围、走向和数量，提高手术成功率。

❷ 术中用探针探查内口时，切忌使用暴力，以防造成假内口，形成假道，以致手术失败。正确寻找和彻底清除原发感染灶是手术的关键。

❸ 术中探查发现继发感染的脓腔位置较深，如位于坐骨直肠窝顶端甚至肛提肌上方，在挂线同时应在深部置管引流，术后每日冲洗，并隔数日将导管外移，使其由深而浅，逐步闭合，以防在深部留有死腔而导致创口不愈合或复发。

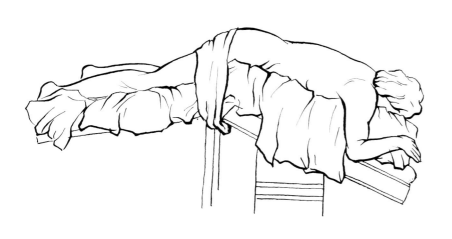

图19-7-1

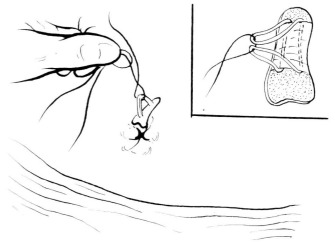

图19-7-2

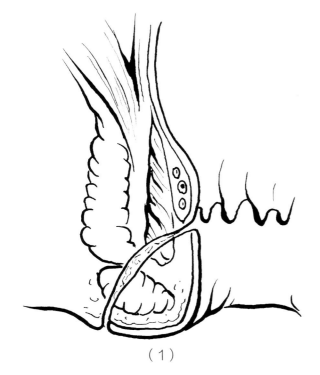

（1）

图19-7-3

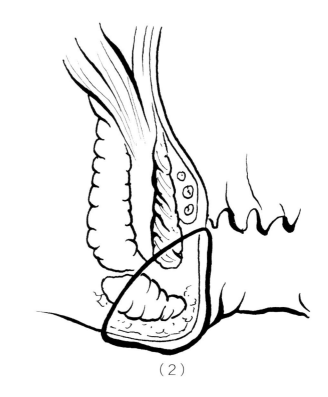

（2）

术后处理	❶ CD肛瘘术后鼓励患者下床活动，通过重力作用，有利于切口分泌物的引流，促进伤口愈合。
	❷ 术后每日以0.5%甲硝唑溶液冲洗管道和创口，置换油纱条；待创口逐渐缩小至略大于双股橡皮筋直径大小时可改为单股橡皮筋。
	❸ 拆除挂线的时机很重要，一般当脓腔闭合至略大于引流物直径、感染物质不易进入脓腔时，予以拆除。拆线太早，感染物质易进入和滞留，导致延期闭合；拆线过晚（超过3个月），可导致管壁上皮化，使瘘管难以闭合。拆线后，并采用"垫棉法"压迫腔道，可使组织粘连，较快闭合。

二　推移皮瓣/黏膜瓣手术

本术式采用推移瓣技术治疗肛瘘，隧道式挖除内口、瘘管，手术彻底清除感染病灶，最大限度地减少了肛门括约肌损伤，符合肛瘘手术微创化的发展趋势。这种技术的优势在于缩短愈合时间、减少手术的不适和肛门畸形，而且不损伤外括约肌；如果瘘管复发，还可以重复修补，不需担心肛门功能的损害，是一种较理想的保留括约肌手术方法。

适应证	适用于内口明确的缓解期克罗恩病肛瘘，尤其适用于传统手术易发生肛门失禁的女性前侧肛瘘、高位经括约肌瘘、括约肌外肛瘘。
禁忌证	❶ 内口不明确，可疑遗漏高位内口的患者。
	❷ 结核性肛瘘。
	❸ 瘘管合并癌变者。
术前准备	术前准备同保留括约肌挂线术，但肠道准备应更加充分，手术前一日半流饮食，并予聚乙二醇电解质溶液清洁肠道，术日晨间灌肠，术前半小时静脉滴注广谱抗生素。
麻醉	硬膜外麻醉或全身麻醉。
体位	同保留括约肌挂线术，俯卧折刀位。
手术步骤	❶ 根据盆腔磁共振检查结果，并结合肛门指诊、亚甲蓝染色试验、探针检查等方法明确瘘管位置和内口所在［图19-7-4（1）］。
	❷ 做圆形小切口切除外口及周围感染组织，沿管道纤维化组织隧道式挖除主管道至肛门外括约肌，搔刮剩余管道内的感染坏死组织［图19-7-4（2）］。
	❸ 用生理盐水10ml与盐酸肾上腺素6滴混合液注入手术区域。自内口上方约1cm处向肛缘侧做全层倒"U"形皮瓣，包括肛管皮肤、皮肤下组织及部分内括约肌，切除皮瓣内口缺损部分。瓣顶部宽约1.5~2.0cm，底部宽为顶部2倍，切开蓝染内口达括约肌间沟，清除原始感染灶坏死组织［图19-7-4（3）］。
	❹ 用4-0可吸收缝线间断缝合原内口部位缺损内括约肌。游离内口上方黏膜及两侧皮肤，3-0可吸收缝线将皮瓣于无张力状态下与附近皮肤黏膜和下方内括约肌间断缝合［图19-7-4（4）］。

❺ 外口挖除创面放置引流管以利于引流。复杂性肛瘘的支管采用隧道式挖除，切口间放置双股橡皮筋做对口引流；伴有脓腔或支管分泌物较多者也可置管引流。

❻ 术毕充分止血。手术创面及肛管内均用油纱条填塞，最后以塔形纱布垫压迫固定。

术中要点

❶ 准确定位并清除内口和原始感染病灶。常规做亚甲蓝试验，以明确内口的位置和防止遗留分支瘘管。

❷ 术中游离黏膜瓣后，应切开齿线至括约肌间沟之间的内括约肌，敞开中央间隙，彻底清除原始感染的肛窦、导管及肛腺组织，以防复发。

❸ 最大限度地减少括约肌损伤。本术式不需要完全隧道式剔除瘘管，只需将外口和瘘管分离至肛门外括约肌处剔除，对穿越外括约肌的瘘管予充分搔刮后置管引流，从而避免了对外括约肌的过多损伤。

❹ 在缝合黏膜瓣前，先缝合修复切断的肛门内括约肌，以维护肛门自制功能。

❺ 黏膜瓣的深度宜厚，应包括黏膜层、黏膜下层以及部分内括约肌，宽度至少达直肠全周的 1/4，以保证血供。

❻ 缝合皮瓣时，要充分游离内口上方黏膜和两侧皮肤，保证在内口切除和清创后无张力缝合，使其在低张力状态下缝合。

术后处理

术后处理基本同保留括约肌挂线术，推移瓣手术术后需控制排便，一般禁食 3 日，流质饮食 3 日，静脉补充足量的液体和能量。术后每日清洁创面，0.25% 碘伏湿敷。引流管根据创面生长情况于 3~5 日拆除。支管引流橡皮筋可视肉芽生长情况术后 7~8 日逐步拆除。

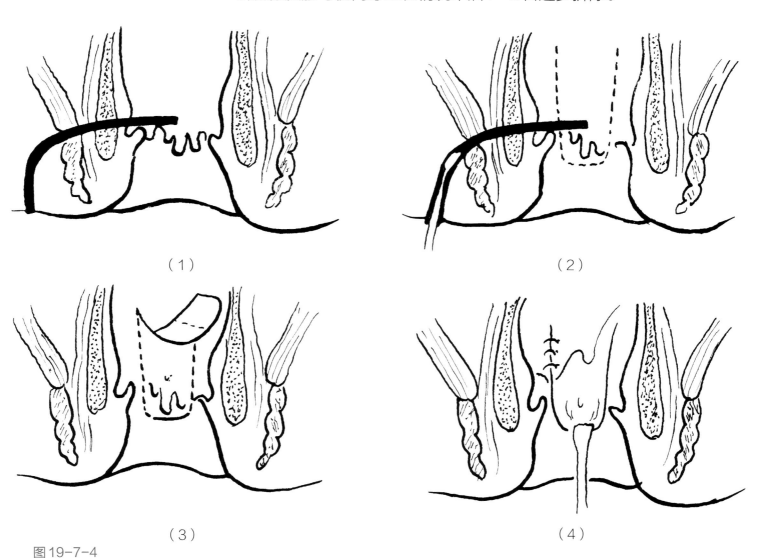

（1）　　　　　　　　　　　　　（2）

（3）　　　　　　　　　　　　　（4）

图 19-7-4

381

三　置管引流术、双套管负压吸引术

本术式对位于深部的瘘管或脓腔置入引流管冲洗引流，以解决术后深部间隙内易残留死腔的问题，从而提高深部脓肿及肛瘘的治愈率。

适 应 证　适用于伴有分支瘘管、脓肿形成的复杂性克罗恩病肛瘘，常配合上述的保留括约肌挂线术或推移皮瓣/黏膜瓣手术。尤其适用于各种深部感染难愈的腔隙及窦道者。

禁 忌 证　瘘管合并癌变者。

术前准备　术前准备同保留括约肌挂线术。

麻　　醉　硬膜外麻醉或全身麻醉。

体　　位　患者取俯卧折刀位。

手术步骤

❶ 常规消毒肛周及肛内。行亚甲蓝试验及指诊、肛门镜检查，结合术前盆腔MRI，用球头探针探察，明确内口位置、瘘管走向、脓腔位置及其与肛管直肠环的关系。

❷ 用探针自通向主管道的外口或在脓肿开窗处探入，在与内口相应方位的肛缘以探针为标志做一放射状切口。

❸ 对主管部分施行保留括约肌挂线术或推移皮瓣/黏膜瓣手术。

❹ 对于支管及脓腔，不再穿透括约肌和直肠壁做人工造口挂线，而是仔细探查瘘管和窦腔的走向、分支，在瘘管高位部分或脓腔的顶端，用刮匙反复搔扒管腔，清除盲端空腔内的纤维化及坏死组织，置入引流管。如脓腔范围过大过深，坏死组织过多难以完全清除，可于脓腔内置双套管持续负压冲洗吸引。

❺ 以利于引流为原则，如病变范围较广，可做数个放射状切口，并在各切口间松弛挂入橡皮筋，做牢固、持续的对口引流。

❻ 术毕充分止血。搔刮后的腔隙、手术创面及肛管内均用油纱条填塞，最后以塔形纱布垫压迫固定。

术中要点

❶ 置管引流术

（1）引流管以粗细适当的稍硬橡皮管制成（如一次性导尿管、Foley导尿管等），顶端剪2~4个侧孔，以利于引流、冲洗；其外端用丝线缝合固定于肛周皮肤，同时注意固定引流管的丝线要打活结，便于换药过程中引流管逐渐拔出时再固定。

（2）术中可采用0.5%甲硝唑反复在胶管内外缓慢冲洗，以冲洗液清澈为度。如坏死组织较多、臭秽污浊者，可加用10%过氧化氢溶液冲洗。冲洗后尽可能回抽、吸干。

❷ 双套管负压吸引

（1）双套管材料的选取不宜过粗过硬，否则容易引起患者的不适，而且使用时应根据脓腔及创面大小、瘘管粗细放置不同规格的双套管。肛周脓腔及窦道的双套管吸引管外管可取6~8cm的输血器皮条，一端可加

热后闭合，并于该段皮条侧壁上开8~10个直径为3mm的小孔，内管用无针头的一次性头皮输液针胶管经输血器皮条另一端置入，直达前人工盲端，外接中心负压吸引。再于输血皮条管壁外侧用丝线并行缝扎另一根无针头的一次性头皮输液针胶管做进水管，管口与输血器皮条盲端平齐。结扎时需防止过紧，以保持一次性胶管通畅（图19-7-5）。

（2）露出体表的部分外套管保留2cm，剪去多余长度，便于患者活动。其外端用丝线固定于臀部皮肤，同时注意固定引流管的丝线要打活结，便于换药过程中引流管逐渐拔出时再固定。侧孔的多少依皮下腔隙大小、长短而定，以防侧孔露在腔隙外，影响持续冲洗负压吸引效果。

（3）双套管盲端应置入感染腔隙深处或分泌物容易积聚的低垂部位。

术后处理

❶ 置管引流术后，每日以0.5%甲硝唑注射液通过引流管冲洗。每隔数日，将引流导管稍向外移位1cm后固定，直至脓腔缩小、变浅，深度小于2cm时拆除引流管。拔管时间的选择要综合观察患者的症状体征，腔隙内分泌物的多少，冲洗液清澈度和创面肉芽新鲜度。置管时间一般为2周。如脓腔或瘘管过深过大，内口位置过高，瘘管走行曲折、已行多次手术者，可延长置管天数。拔管后，如果遗留创面肉芽组织没有长满，则置管遗留的创面可修剪成向外的"V"型引流创面，有利于尽快恢复。在创口恢复后期，引流物拆除后，可用纱布加压包扎，以促进组织粘合。

❷ 双套管负压吸引术后，每日以0.5%甲硝唑通过冲洗管持续冲洗，冲洗速度为40~60滴/min，负压吸引值以50~150mmHg为宜。开始可见负压瓶中冲洗液较混浊，有较多的絮状物或吸出的坏死组织沉淀，多数患者持续1周后，冲洗液中絮状物明显减少；腔隙表面皮肤红肿减退，压痛轻微，深部腔隙逐渐缩小。此时可给予定时冲洗，负压吸引，间隔1~2h用0.5%甲硝唑注射液冲洗，并可将双套管间隔1~2日向外拔出1cm。

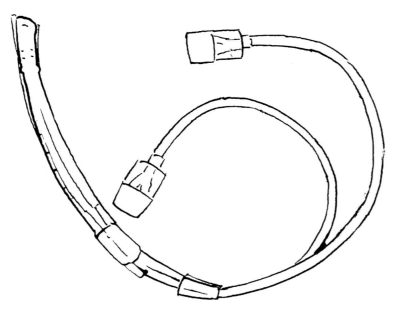

图19-7-5

后期由于肉芽组织生长，致使腔隙缩小；若此时冲洗液滴注过快，会从皮肤置管处溢出体外而浸湿敷料，故需及时调整负压值及冲洗液滴速，以避免局部皮肤出现浸渍，影响创口愈合。

❸ 鼓励患者多直立缓行，避免积液残留，成为新的感染源。

四　　直肠经腹腔、肛管拖出式切除吻合术（Turnbull-Cutait手术）

适 应 证　❶ 病变仅累及直肠者。

❷ 由直肠炎症病变引起的肛周症状严重，经反复手术不能缓解的患者。

❸ 经规范保守治疗无效的进展性直肠炎症患者。

禁 忌 证　❶ 小肠广泛病变者。

❷ 结肠近端存在狭窄性病变者。

❸ 伴有严重其他系统性疾病或一般情况较差不能耐受手术者。

❹ 乙状结肠系膜太短，切除病变直肠后无足够长度将结肠牵出肛门，或拖出结肠血液供应不良者。

术前准备　❶ 全面评估患者的手术耐受力。

❷ 肠镜评估病变范围，活检排除结肠克罗恩病或恶变。

❸ 肛门括约肌功能检查。

❹ 纠正水、电解质、酸碱失衡及营养不良，必要时给予肠外营养。

❺ 肠道准备。术前48h开始流质饮食，术前晚口服聚乙烯乙二醇溶液洗肠。

麻　　醉　连续硬膜外麻醉或气管插管、静脉复合麻醉。

体　　位　患者取头低脚高的截石位。

手术步骤　一般手术分为两期，一期手术完成直肠拖出切除，二期完成残余结肠切除及结肠肛管吻合。

一期手术　步骤❶-❺　手术切口、腹腔探查、左半结肠游离、肠系膜的处理、直肠的游离，参考本章第六节腹会阴联合切除、结肠造口术。

❻ 会阴部手术

（1）术前对会阴部进行备皮、消毒，用碘伏冲洗直肠。

（2）经肛门置入头端膨大的封闭器，经腹腔在直肠近端用长纱条封闭肠管（图19-7-6）。完成此步后，腹部手术组可开始逐层关腹。

（3）向肛门外牵拉封闭器，将直肠外翻拉出肛门外（图19-7-7）。

（4）切开外翻的远端直肠肠壁（图19-7-8）。

（5）将游离好的直肠完全拖出肛门外，在病变近端封闭并离断肠管（图19-7-9）。

（6）用3-0可吸收线将剩余的直肠与拖出的乙状结肠肠壁浆肌层缝合，以固定乙状结肠。再用两针将外翻的直肠固定于肛门两侧的皮肤上，然后开放乙状结肠残端，完成一期手术（图19-7-10）。

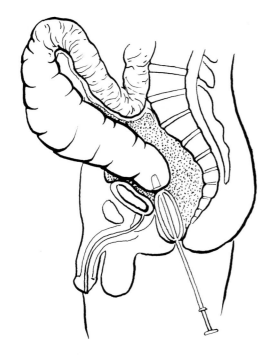

图 19-7-6

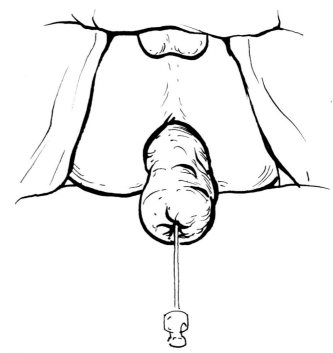

图 19-7-7

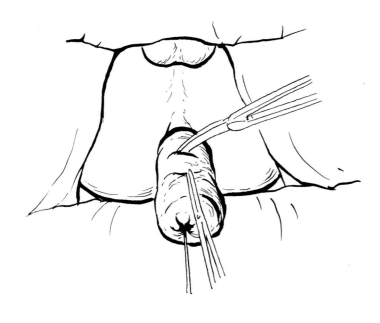

图 19-7-8

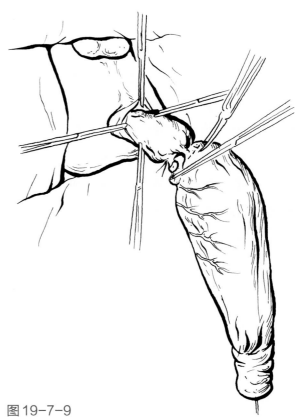

图 19-7-9

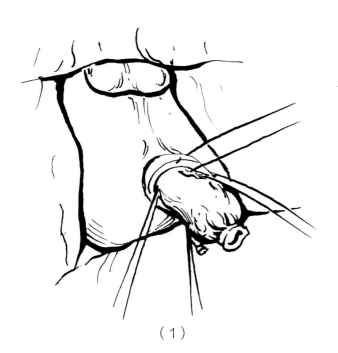

（1）

图 19-7-10

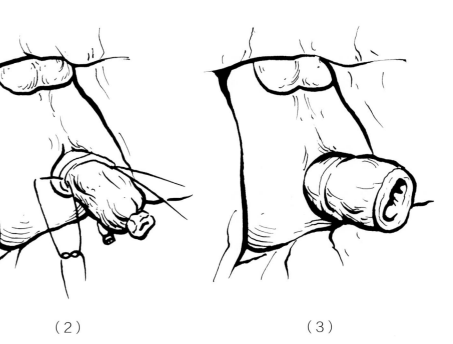

（2）　　　　　　　　（3）

二期手术　　　一期手术后第9日左右，行二期手术。

❶ 在外翻的直肠切缘处切除多余的乙状结肠残端（图19-7-11）。

❷ 将外翻的直肠切缘与新的乙状结肠残端吻合（图19-7-12）。

❸ 用手指轻推，将外翻的直肠－乙状结肠吻合口复位，完成二期手术（图19-7-13）。

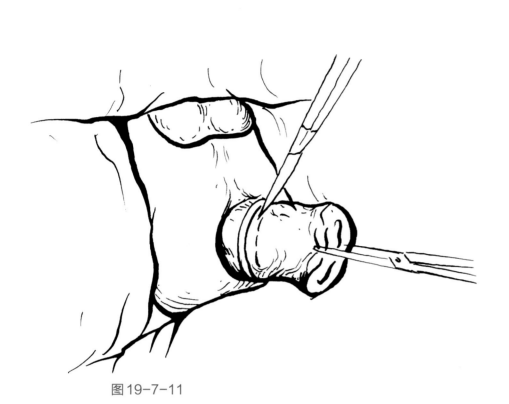

图19-7-11

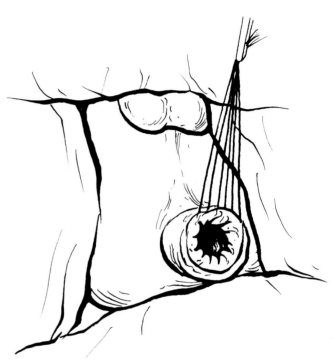

图19-7-12

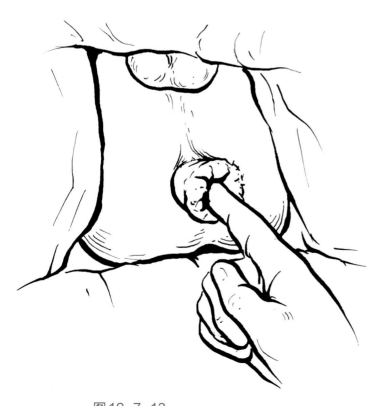

图19-7-13

术中要点	❶ 术中结扎切断系膜血管时，保留端双重结扎，必要时缝扎。
	❷ 在骶前间隙游离直肠后壁时，应紧贴直肠背侧，勿损伤骶前神经丛和静脉丛。
	❸ 直肠外翻拉出时应确保无张力，必要时可游离脾曲，并同时注意保持末端血供良好。
	❹ 确切固定乙状结肠残端以避免回缩。
术后处理	❶ 术后禁饮食，胃肠减压和补充液体，待肠道功能恢复后可开始进食。
	❷ 继续应用抗生素5~7日，一般为头孢菌素和甲硝唑。
	❸ 导尿管留置5日后，待膀胱功能恢复，无残余尿或残余尿<50ml，可拔除导尿管。
	❹ 严密观察拖出乙状结肠的情况，及时发现并处理并发症。
	❺ 保持肛门部位干燥，防止肛门皮肤出现糜烂和湿疹。

第二十章

肛周良性肿瘤手术

扫描二维码，
观看本书所有
手术视频

第一节　　皮脂腺囊肿切除术

适应证	皮脂腺囊肿俗称"粉瘤"，是指因皮脂腺导管阻塞后，腺体内因皮脂腺聚积而形成囊肿。为肛周常见皮肤良性肿瘤，生长发育旺盛期的青年人多见。如并发感染，常出现红、肿、热、痛。肛周良性肿瘤均为手术适应证。
禁忌证	同直肠黏膜结扎术。
术前准备	同直肠黏膜结扎术。
麻醉	局麻、简化骶管麻醉。
体位	患者取截石位。

手术步骤

❶ 严密消毒后，于肛缘外取梭形切口或弧形切口（图20-1-1）。

❷ 切开皮肤及皮下组织，由两侧切缘深入剥离，直达囊肿包膜。用弯蚊式止血钳在囊肿壁与软组织间剥离囊肿（图20-1-2），直至将囊肿连同皮肤一并切除。

❸ 碘伏溶液冲洗切口后，逐层缝合皮下组织及皮肤。大的囊肿可于皮下放置胶皮膜引流。

❹ 如为感染，则直接切开引流，并搔刮脓腔。

术中要点

❶ 无菌操作，细心剥离囊肿壁，尽量不要破坏囊肿壁，完整切除囊肿，以免挤破而扩大感染。

❷ 如已破裂，用干纱布保护好周围组织，将囊内容物一次挤出，取净囊壁。

❸ 如术中发现囊肿内容物已化脓，切除囊肿后，切口不做缝合，放纱布条引流、换药治疗。

❹ 根据术中操作情况，选择是否行一期缝合切开。

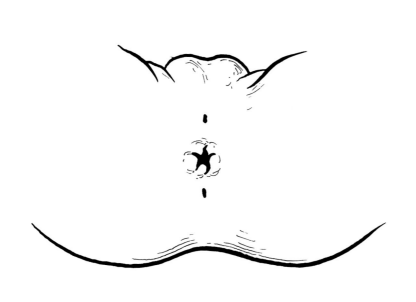

图20-1-1

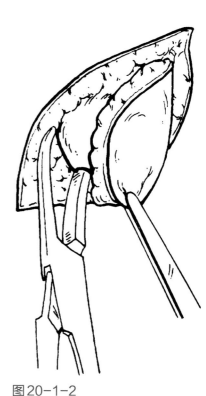

图20-1-2

术后处理	❶	禁食1日后改半流食。
	❷	控制排便3日，以后保持大便通畅。
	❸	如留置胶皮膜引流，24~72h内拔除。
	❹	补液，应用抗生素，预防感染。
	❺	术后7日拆线，减少剧烈活动。

第二节　脂肪瘤切除术

适应证	脂肪瘤是由增生的成熟脂肪组织形成的良性肿瘤。肛周脂肪瘤较为少见。不易恶变，无症状且较小者不必手术，较大而有症状者则行切除术。
禁忌证	同直肠黏膜结扎术。
术前准备	同直肠黏膜结扎术。
麻醉	局麻、简化骶管麻醉。
体位	患者取截石位。
手术步骤	常规消毒、铺巾。沿皮纹切开脂肪瘤的肛周表面皮肤，用弯止血钳沿瘤体包膜分离肿瘤，钳夹及结扎所有见到的血管。脂肪瘤多呈多叶状，形态不规则，应注意完整地分离出来。具有包膜的脂肪瘤组织。用组织钳提起瘤体分离基底，切除肿瘤。止血后，分层缝合切口。术中应注意无菌操作。
术中要点	可参考肛周皮脂腺囊肿切除术。
术后处理	可参考肛周皮脂腺囊肿切除术。

第三节　纤维瘤切除术

| 适应证 | 发生在直肠下端者，指诊及肛镜检查，可见光滑、边缘清楚、有弹性硬质肿物。瘤体小，无明显症状，可不手术。因有恶变的可能，故应定期追踪检查。如瘤体较大，影响排便，应及时手术切除。 |

手术步骤　　　局麻完成后，常规消毒，铺无菌巾。充分扩肛，肛门拉钩拉开肛门，以止血钳钳夹黏膜，牵出瘤体，切开黏膜，钳夹瘤体，分离周围组织，摘除瘤体。然后用2-0肠线横行连续缝合切口。彻底止血后，包扎固定。送病理检查。

第四节　　血管瘤切除术

适 应 证　　　发生在结肠者非常罕见。有时发生肛周皮肤，肛管和直肠下端，后者有时突出肛门。压之可缩小。可经肛门行局部切除。如血管瘤较大而累及周围组织，如会阴及阴道者，止血困难，又可伤及括约肌、肠壁和周围器官，故应慎重。瘤体甚小可注射硬化剂，激光气化，凝结等可奏效。较小瘤体可经肛门局部切除。

麻　　醉　　　局麻。

手术步骤　　❶ 肛周皮肤和肛管毛细血管瘤较小者，可切开周围皮肤，在瘤体外与软组织间，小心剥离后摘除，彻底止血后加橡皮膜引流，逐层缝合切口。

　　　　　　　　❷ 直肠黏膜下端的海绵状血管瘤，容易破溃出血，扩肛见肿物突出，切开黏膜并牵引外翻，在黏膜下潜行钝性分离。因其无包膜，多如海绵状，压之缩小，外形不规则，不易分离，须耐心细致地将瘤体彻底剥离后切除。创腔严密止血后，用肠线横行连续缝合。并置橡皮膜引流条。术后24h拔除。

第五节　　皮样囊肿切除术

在局麻下，于囊肿中央沿皮肤走行做梭形切口，切口长度应与囊肿大小相适应。切开皮肤及皮下组织，暴露囊肿壁后，用止血钳沿囊壁向周围分离。若囊壁基底部与筋膜组织有粘连，可将其与囊肿一并切除。游离囊肿时，注意不要剥破包膜。创口深处放置橡皮条引流，逐层缝合皮下组织和皮肤。术后常规换药，24h拔掉引流条，术后7日拆线。

第六节　平滑肌瘤切除术

简化骶管麻醉成功后，取截石位。在患侧肛旁距肛缘2cm处，沿瘤体中央做弧形切口，切开皮肤及皮下组织，用止血钳钝性分离至瘤体表面。游离瘤体，将瘤体与周围组织分离，如有蒂，可钳夹蒂部结扎后切除瘤体。逐层缝合切口，缝合时不能遗留死腔，放置橡皮条引流以防感染。术后常规换药，术后24h拔除橡皮条。术后7日拆线。

第二十一章

结直肠息肉手术

扫描二维码，
观看本书所有
手术视频

第一节 低位直肠息肉指掐断蒂术

适 应 证	❶ 小儿低位单发息肉，且顶部大但蒂很细，指诊可及，容易脱出肛外者。
	❷ 不需任何器械和麻醉，用手指将息肉蒂部掐断后取出息肉。此法操作简单，但有一定危险性，易引起出血。
术前准备	❶ 查血常规、凝血功能、胸片及心电图等。
	❷ 开塞露1支肛内注入，排净大小便。
麻醉与体位	无需麻醉，患者取截石位或胸膝位。
手术步骤	❶ 肛管直肠常规消毒，铺无菌巾。
	❷ 右手示指纳入肛内，摸清息肉位置，用手指将息肉细小蒂部钩住，并缓缓拉出肛外，在息肉与蒂部连接处用示指压迫2min后掐断，息肉体部便可脱落（图21-1-1）。
	❸ 填以止血粉棉球或肾上腺素棉球，肛内填入小纱布2~3块压迫止血，卧床观察40min，查肛门无出血，嘱卧床休息并禁止大便1日。
术中要点	❶ 此法仅适于蒂部较细小的单发息肉。如息肉蒂部较粗或不易钩除，则不可强施暴力掐断，以免引起大出血。
	❷ 掐断蒂时应在近息肉处掐断蒂部，以免损伤蒂部黏膜。
术后处理	❶ 密切观察2h，如无出血，方可离院。
	❷ 填入肛内的纱布待患者自己便出。

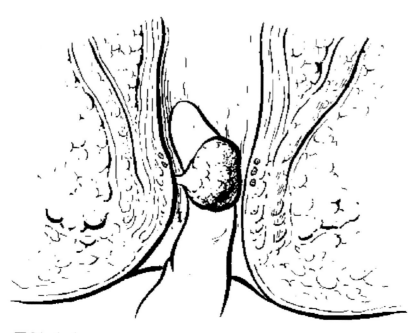

图21-1-1

第二节　经肛门息肉切除结扎术

适 应 证	距肛缘5~10cm，有蒂或亚蒂，能拉至肛管者。
术前准备	❶ 查血常规、凝血功能、胸片及心电图等。
	❷ 术前1日进流质饮食，术晨清洁灌肠。
	❸ 行纤维结肠镜检查，了解全大肠情况。
麻 醉	局麻，对不合作的小儿可用氯胺酮全身麻醉。
体 位	患者取截石位。
手术步骤	❶ 指法扩肛达4指，探查息肉的部位、形态、大小、活动度。
	❷ 牵开肛门，用组织钳夹住蒂部将息肉拖出肛门（图21-2-1）。
	❸ 在息肉蒂根部上两把止血钳，并于上方一把止血钳的保留侧用4号丝线贯穿缝合蒂部1针后结扎（图21-2-2）。
	❹ 在两钳之间切断蒂部，再用4号丝线结扎。移去已切除之息肉，送病理检查（图21-2-3）。
	❺ 观察息肉残蒂无出血后，再纳入肛内。

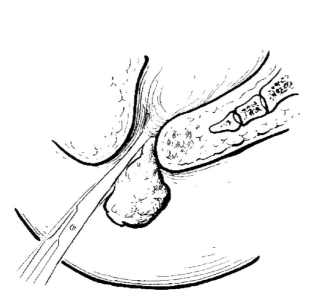

图21-2-1

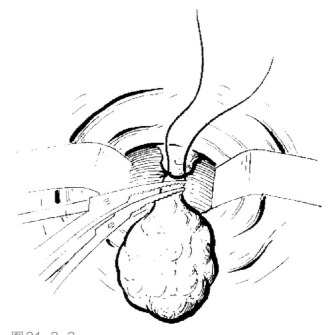

图21-2-2

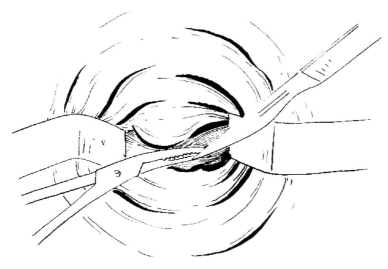

图21-2-3

397

术中要点	❶ 指诊时手法要轻柔，钳夹息肉蒂部时要夹在蒂的根部，以免将蒂部拉断而出血。息肉缩回肠内不易再寻找拉出止血。
	❷ 经肛门切除，对短蒂或亚蒂息肉需切至基底部。
	❸ 有蒂息肉癌变率低，但仍应行全瘤病理检查，以除外癌变，尤其对2cm以上者。
	❹ 息肉蒂部如有断离，应立即结扎止血。
	❺ 先缝扎，再切断，是保证可靠缝扎的关键。
术后处理	❶ 无需特殊处理，术后3日内进半流质饮食。
	❷ 酌情选用润肠通便药物，保持大便通畅。
	❸ 切除息肉完整标本送病理检查。

第三节 经肛门息肉切除缝合术

适 应 证	❶ 适用于距肛缘5~7cm的扁平、广基息肉。
	❷ 直径在2cm以下的息肉。
	❸ 广基绒毛状腺瘤且扩肛后暴露良好者。
术前准备	❶ 术前行结肠镜检查，了解全结肠、直肠情况。
	❷ 术前取活检做病理检查。
	❸ 必要时可肠道、抗生素准备。
麻 醉	简化骶管麻醉。
体 位	患者取截石位。
手术步骤	❶ 常规消毒后，扩张肛门至4指，牵开肛门，用组织钳夹住瘤体部，于距息肉边缘0.5~1cm处拟定梭形切除线（图21-3-1）。
	❷ 于拟定的切除线处切开直肠黏膜层和黏膜下层，完整切除瘤体基底部（图21-3-2）。
	❸ 边切边缝，用3-0号铬肠线或4号丝线间断或连续缝合创面（图21-3-3）。
	❹ 切除息肉送病理检查，检查创面有无活动性出血后，凡士林纱布填入直肠腔，包扎。
术中要点	❶ 钳夹息肉根部黏膜时，要夹在息肉根部稍下方，不能夹过多正常黏膜，以免缝合后黏膜张力过大，使之裂开。
	❷ 为防止切除后创面回缩，边切边缝是安全的措施，既保证可靠缝合，又防止术后出血。
	❸ 为了防止肠黏膜广泛渗血，连续缝合针距不能过远。

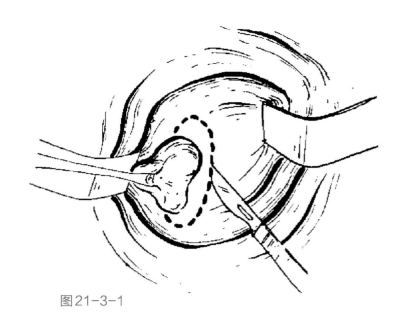

图 21-3-1

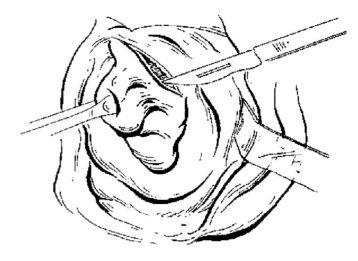

图 21-3-2

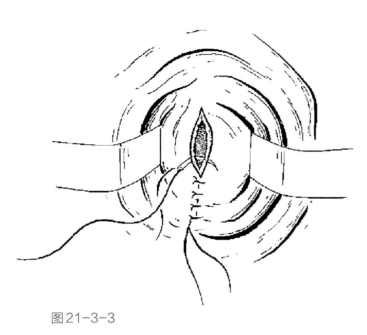

图 21-3-3

❹ 对广基息肉，形态不整，尤其在成年人，应考虑有恶变的可能。宜先做病理检查，排除恶变后，方可按息肉手术处理。但不宜用电灼术。

第四节　　经肛门直肠息肉摘除术

适 应 证	❶ 直肠带蒂息肉能脱出肛门外者。
	❷ 直肠下端（距肛缘7cm以下）息肉。
	❸ 息肉蒂≥2cm能拉到肛门缘者。
禁 忌 证	超出适应证所述指标者。
术前准备	❶ 息肉较小能拖出肛门外切除者，术前用温盐水清洁灌肠。
	❷ 息肉较大或息肉不能拖出肛门外切除者，应行术前肠道准备，其方法同大肠息肉内镜摘除术。

麻　醉	息肉能脱出肛门外者，可不用麻醉。如不能拖出肛门，可用骶管麻醉。
体　位	患者取截石位或折刀位，笔者认为折刀位更具有操作优势。
手术步骤	❶ 息肉能脱出肛门外的手术

❶ 息肉能脱出肛门外的手术

（1）扩肛。

（2）用手指将息肉勾出肛门外，或用组织钳夹住息肉牵拉至肛门外或肛缘。

（3）用血管钳夹息肉蒂部，用7号不吸收缝线结扎，然后在结扎的远端再用4号不吸收缝线贯穿缝扎（图21-4-1），切除息肉。

（4）在肛门内放凡士林纱条，包扎。对于可拖出肛门外的息肉还有一种简便的办法，即用组织钳（Allis钳）牵出息肉，使其与黏膜和黏膜下组织形成假蒂，然后在基底部以侧-侧吻合器进行切除吻合。该法简便易行，有利于切缘止血。

❷ 息肉不能拖出肛门外的手术

（1）扩肛后在息肉的上、下、左、右各缝一针牵引线拉出肛门外，沿息肉边缘0.5~1cm切开黏膜及黏膜下组织（图21-4-2），逐步切除息肉。可边切除边缝合直肠壁，这样既有利于止血，又可防止切除息肉后肠壁回缩，创面难以缝合。切除息肉可用电刀，有利于止血，当然，如果使用超声刀，效果更佳。

（2）息肉切除后用3-0号可吸收缝线间断或连续缝合黏膜下组织及肌层（图21-4-3），再间断缝合黏膜层。

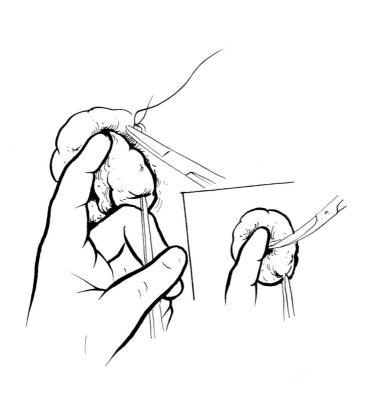

图21-4-1

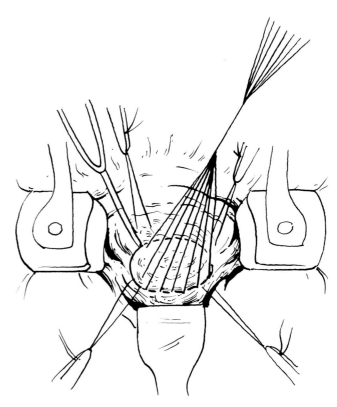

图21-4-2

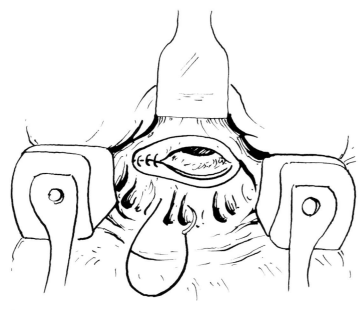

图21-4-3

术中要点	❶	不能拉出肛门外的息肉切除时，不宜切除过深，以免切穿肠壁。如万一切穿肠壁，缝合时应先做肠壁的全层缝合，再缝合黏膜层。
	❷	牵拉息肉时不要用力过猛，因息肉蒂脆，容易拉断。
术后处理	❶	术后补液，禁食2~3日，可用阿片类药物控制排便，肠壁全层切穿者，禁食，补液时间应延长。
	❷	对于不能拖出肛门的息肉术后，适当应用抗生素如头孢菌素＋甲硝唑效果较好。

第五节　经骶息肉切除缝合术

适 应 证	❶	直肠腺瘤距肛门10cm以内无蒂或亚蒂，局限于黏膜层或黏膜下层，经肛门手术有困难。
	❷	息肉广基而体积较大，不易经肛门切除。
	❸	复发性绒毛状腺瘤或病变固定。
	❹	腹膜反折下方息肉，经腹部作切除也有困难者。
禁 忌 证		有凝血功能障碍而未纠正者。
术前准备	❶	纤维结肠镜检查了解全大肠，检查血糖等。
	❷	术前3日始进少量饮食，口服肠道抗生素。
	❸	术前1日进流食，晚清洁灌肠。
	❹	术晨清洁灌肠，女性患者置尿管。
	❺	有条件者大肠水疗以清洁肠道。

401

麻醉与体位	硬膜外麻醉。患者取俯卧位，臀部垫高，两腿稍分开。
手术步骤	❶ 取矢状切口，在骶尾部中线由骶骨下端至肛门缘上方2cm处做4~6cm切口（图21-5-1）。
	❷ 切开皮肤、皮下，显露尾骨、肛尾韧带、肛门外括约肌及肛提肌（图21-5-2）。
	❸ 切开尾骨骨膜，骨膜下剥离后切除尾骨，切断肛尾韧带。
	❹ 结扎骶中动脉，沿正中线切开肛提肌，切开直肠固有筋膜，游离直肠后组织，向两侧牵开，显露直肠后壁（图21-5-3）。
	❺ 经直肠后壁可扪及息肉，缝合悬吊后，用电刀纵向切开直肠后壁，但不切断括约肌。
	❻ 显露直肠息肉，距息肉边缘0.5~1cm于上、下、左、右4角上各缝1针做牵引，即"降落伞法"。在其外侧做横梭形切口，全层切除息肉。
	❼ 边切边缝，关闭创面。彻底止血后清洗直肠，横行缝合直肠后壁伤口，其黏膜、肌层和筋膜分别做间断或连续缝合（图21-5-4）。
	❽ 冲洗骶尾部切口，缝合直肠后脂肪肛提肌，直肠后间隙置引流管，缝合皮肤切口。
术中要点	❶ 尽量不要切断括约肌，若一定要切断，应先在肌肉断端穿入牵引缝线作标志，以免肌肉断端回缩后不易缝合。
	❷ 切除尾骨，创面应止血；若息肉位置更高，必要时可切除第4、5骶椎。
	❸ 切开直肠后壁前，应嘱助手示指于肠腔内判断息肉所在位置。若在前壁或侧壁，则在相应的后壁切开；若在后壁可于肿瘤处直接做横梭形切口切除之。同时，切开直肠壁出血较多，应彻底止血。
	❹ 切除尾骨时，若损伤周围动脉，应缝扎止血。
	❺ 强调切除息肉做横梭形切口，边切边缝，关闭创面，便于操作，避免肠腔狭窄，而直肠后壁切开处可纵向关闭，不致狭窄。
	❻ 闭合直肠切口应横行缝合，保持肠腔畅通。
	❼ 直肠后间隙放置引流后，减少积液、积血，对预防术后感染有积极意义。
术后处理	❶ 一般术后禁食3~5日，静脉补液，补充营养。
	❷ 选用对需氧菌和厌氧菌敏感的广谱抗菌药物，预防伤口感染。
	❸ 术后5~7日可进流质饮食，逐渐过渡到少渣饮食，2周后恢复普食。
	❹ 术后2~3日后拔除直肠后间隙内引流，保持会阴部清洁干燥，5~7日后可拔除留置导尿管；8日拆线。
	❺ 术后3~4周后做内镜检查，观察直肠内伤口愈合情况。
并发症	❶ 吻合口瘘多与手术缝合不佳有关，一旦发生瘘，应做结肠造口，待吻合口愈合后关闭造口。
	❷ 伤口感染与直肠后间隙未置引流条或过早拔除，造成间隙内积液、积血而继发感染有关，一旦脓肿形成，及时拆线引流。
	❸ 骶前出血。
	❹ 术后复发。

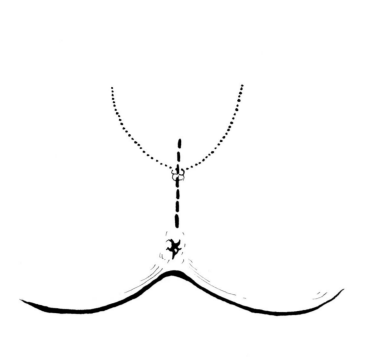

图 21-5-1

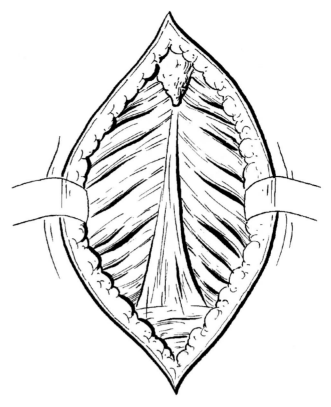

图 21-5-2

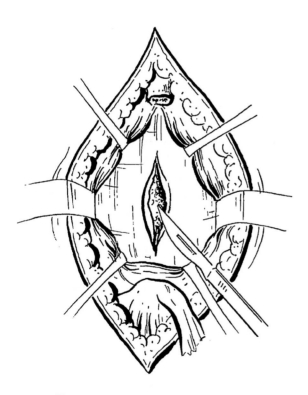

图 21-5-3

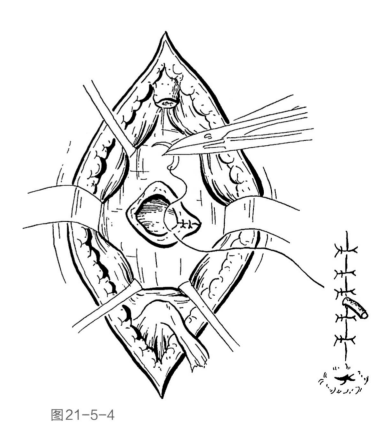

图 21-5-4

第六节　直肠腺瘤经腹切除术

适　应　证	❶ 直肠腺瘤较高，位于腹膜反折以上者。
	❷ 腺瘤蒂 ≥ 2cm 或 >2cm 的广基腺瘤难以经内镜摘除者。
	❸ 无心肺肝肾等重要脏器的严重伴发疾病。
禁　忌　证	❶ 直肠腺瘤位于适宜经内镜切除部位。
	❷ 直肠腺瘤位于距肛门8cm以下，可经肛门切除者。
	❸ 全身情况差、严重营养障碍及贫血者。
	❹ 伴有严重心肺肝肾等疾病不能耐受此手术者。
术前准备	❶ 完善有关检查，常规行肝脏CT或超声检查，了解有无肝脏转移。
	❷ 血CEA等肿瘤系列检查。
	❸ 肠道准备，其方法同结肠手术。
	❹ 纠正术前的贫血或低蛋白血症。
	❺ 麻醉诱导前可静脉注射预防性使用抗生素。
	❻ 如果患者有糖尿病，应将血糖控制在基本正常范围，心肺肾功能不全者应积极处理。
	❼ 术前留置胃管和尿管。
麻　　醉	双阻滞麻醉或气管内插管全身麻醉。
体　　位	患者取仰卧位或截石位。术中可能同时经会阴部操作或吻合器操作或术中可能行结肠镜检查者，应考虑采用截石位。
手术步骤	❶ 取左下腹旁正中切口或经右腹直肌切口。切开皮肤、腹白线和腹膜，探查腹腔。
	❷ 逐层进入腹腔，显露直肠，术者用手触摸直肠，寻找腺瘤所在位置。若是多发性腺瘤或腺瘤较小者，术中应用内镜检查定位，并在相对应的直肠浆膜面缝标记牵引线。
	❸ 提起直肠，用刀纵行切开腺瘤部肠壁（图21-6-1），找到腺瘤，有蒂、亚蒂者，用7号丝线在蒂根部结扎，然后切除腺瘤（图21-6-2）。断端结扎后再贯穿缝扎（图21-6-3）。
	❹ 广基腺瘤在横梭形切除之后缝合创面。横行缝合直肠切口时，应先全层缝合，再缝合外膜层（图21-6-4）。
	❺ 用温蒸馏水冲洗盆腔后，逐层缝合腹壁各层。
术中要点	❶ 术中常需电子结肠镜检查定位，以免遗漏腺瘤，故应采取截石位。
	❷ 切开肠管前，用纱布保护好肠壁切口。直肠内有内容物时，应先用肠钳在近端夹闭肠管，防止肠内容物外溢，污染肠腔。
术后处理	❶ 术后持续的胃肠减压，直至胃肠蠕动恢复，出现排气。
	❷ 根据胃肠道恢复情况及吻合情况调整饮食。
	❸ 术后建议继续使用抗生素1周左右。

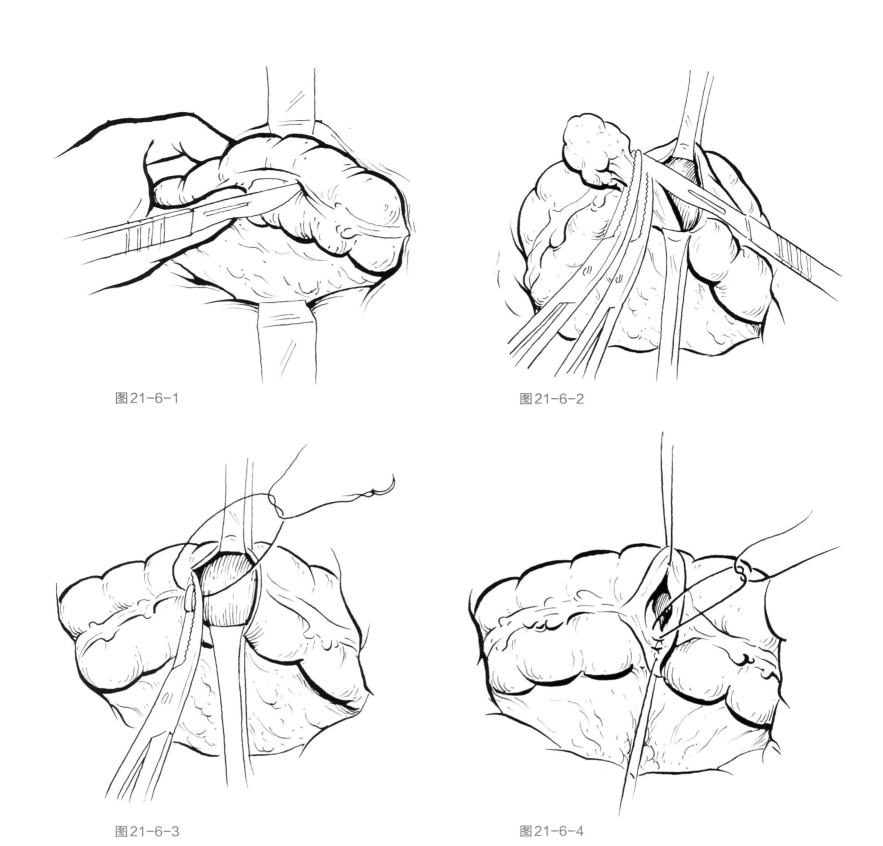

图 21-6-1

图 21-6-2

图 21-6-3

图 21-6-4

第七节　直肠腺瘤经腹直肠前切除术

适 应 证	❶ 腺瘤位于腹膜反折以上，呈地毯状，占据肠壁 1/3 周以上息肉者。
	❷ 局限在直肠上段的多发性腺瘤或巨大的广基腺瘤。
禁 忌 证	直肠腺瘤有蒂者，不必采用本术式，宜切开肠壁切除或经内镜切除。
术前准备	同直肠腺瘤经腹切除术。
麻　　醉	硬膜外麻醉或全身麻醉。

体 位	患者取仰卧位或截石位。
手术步骤	❶ 取左下腹旁正中切口或腹直肌切口。

❷ 切开皮肤、腹白线和腹膜，探查腹腔。将小肠置于上腹腔并用大块纱布阻隔，防止其滑入下腹腔。探查腹腔，显露直肠、乙状结肠（图21-7-1）。用手触诊直肠，确定腺瘤位置、大小，决定直肠切除范围。

❸ 剪开直肠两侧腹膜，靠近肠管切断直肠系膜。腺瘤位于高位直肠者，不必切断直肠上动脉。腺瘤位于中低位直肠者，应切断直肠上动脉，在盆筋膜脏层与壁层之间（即骶前间隙）向下游离直肠，以减少出血，便于解剖。在距肿瘤1cm以上的肠管两端，钳夹、切断直肠（图21-7-2）。

❹ 将近切端乙状结肠或直肠送入盆腔，于直肠远端行开放式端-端肠管吻合（图21-7-3）。

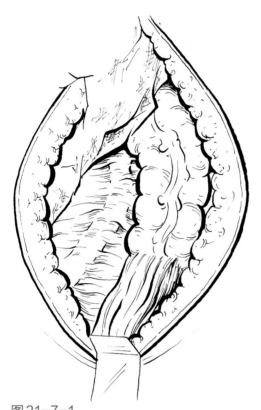

图21-7-1

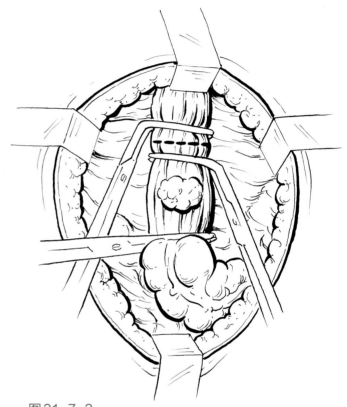

图21-7-2

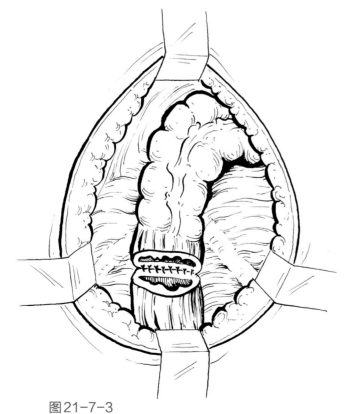

图21-7-3

❺ 温无菌蒸馏水冲洗盆腔，彻底止血后，缝合关闭系膜裂孔。骶前放置引流管。关腹，逐层缝合腹壁切口。

术中要点

❶ 开腹　下方切口到耻骨结节时注意不要损伤膀胱，打开腹膜至膀胱上缘时注意偏向一侧，一旦损伤，及时缝合。

❷ 切除标本应做冰冻切片组织学检查。如有恶变，特别是浸润性癌，应按直肠癌处理，改行直肠癌根治性手术。

❸ 游离直肠后方时电刀需随骶骨凹陷平面转向腹侧，将此筋膜切断，避免损伤骶前静脉丛，引起骶前大出血。

❹ 低位直肠肿瘤切除术后，远端直肠位置过低无法手法吻合者，可采用吻合器吻合，或行改良 Bacon 手术、结肠肛管吻合术（Parks 手术）等。

术后处理

❶ 禁食　鼻胃管胃肠减压，无特殊情况术后次日可拔除胃管。肛门排气后可逐步恢复饮食。

❷ 禁食期间静脉补液，维持水电解质平衡及提供能量。

❸ 肛门排气后开始进食，恢复饮食从流质饮食开始，次日可改为半流质饮食，两次排便后，根据病人饮食习惯恢复普食。

❹ 术后建议继续使用抗生素 1 周左右。

并 发 症

❶ 吻合口瘘　是较为多见的严重并发症，一旦发生，多数需行横结肠造口转流粪便。瘘口小者应禁食，应用全胃肠外营养使其愈合。防止吻合口瘘，除吻合口缝合要严密、血供好、无张力外，还应注意患者的全身营养状况等。

❷ 盆腔积液　较少见，多为引流不畅所致。故术后一定要保持引流通畅。

第八节　直肠腺瘤经肛门后括约肌切除术

适 应 证

❶ 腺瘤位置距离肛缘较近，瘤体较大，广基，地毯状或多发者。

❷ 难以经肛门切除，经骶入路手术显露或切除困难者。

禁 忌 证　直肠腺瘤能够经肛门或经骶尾入路切除者。

术前准备　同直肠癌手术。

麻　　醉　双阻滞麻醉或气管内插管麻醉。

体　　位　患者取折刀俯卧位（图21-8-1）。双侧臀部可以用胶布向两侧拉开固定到手术台上，显露肛门。

手术步骤

❶ 自骶尾关节旁至肛缘做一后方正中切口，长 10~12cm（图21-8-2）。

❷ 切开皮肤、皮下组织，显露尾骨、骶尾韧带、肛提肌及肛门外括约肌。

❸ 剥离尾骨骨膜，结扎骶中动脉或骶外侧动脉分支，切断肛尾韧带、切除尾骨（图21-8-3）。

❹ 纵行切开肛提肌和直肠骶管筋膜达直肠后间隙，显露直肠后壁。

❺ 向下切断尾骨前方的耻骨直肠肌及位于肛缘上方的肛门外括约肌（图21-8-4），切断时应将耻骨直肠肌和肛门外括约肌各部断端分别用线结扎标记，以便缝合修补时对位准确。

❻ 对于直肠后壁肿瘤，以示指伸入直肠内判断腺瘤位置、范围，则距瘤0.5~1cm用电刀全层楔形切开肠壁，完整切除腺瘤（图21-8-5）。用3-0号可吸收线横行全层连续缝合关闭直肠切口（图21-8-6）。对于直肠前壁肿瘤，则直接纵行切开直肠显露肿瘤，向下切开肛门内括约肌和肛管筋膜，直视下切除腺瘤（图21-8-7），然后彻底止血，分层或全层缝合切口（图21-8-8）。

❼ 对于广基、地毯状、沿肠壁环绕生长的腺瘤，则宜行直肠节段性切除，即在肛提肌和直肠之间由两侧向中间游离，在直肠前汇合，穿一布带牵提直肠（图21-8-9），距腺瘤1cm切除部分直肠肠段后（图21-8-10），做直肠端-端吻合（图21-8-11）。先缝合直肠全层，再缝合肌层及外膜层。

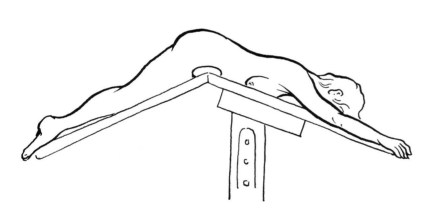

图21-8-1

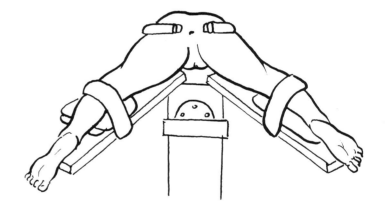

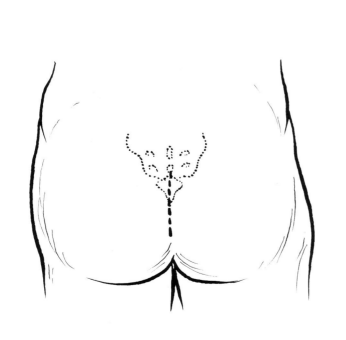

图21-8-2

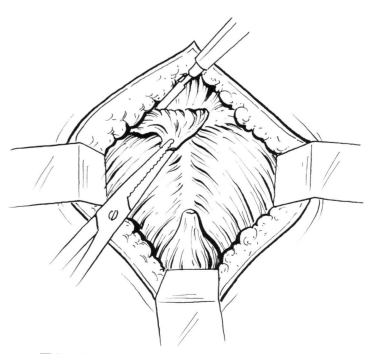

图21-8-3

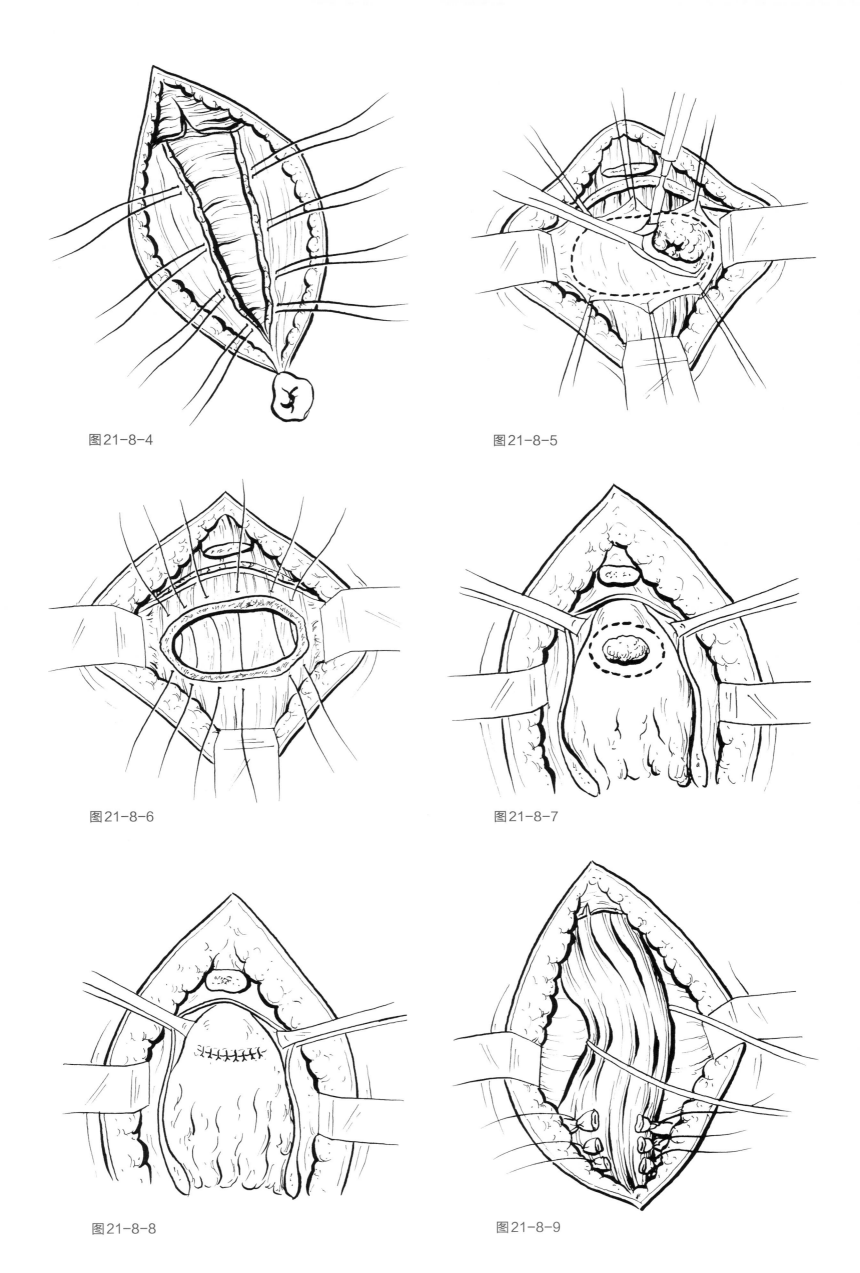

图 21-8-4

图 21-8-5

图 21-8-6

图 21-8-7

图 21-8-8

图 21-8-9

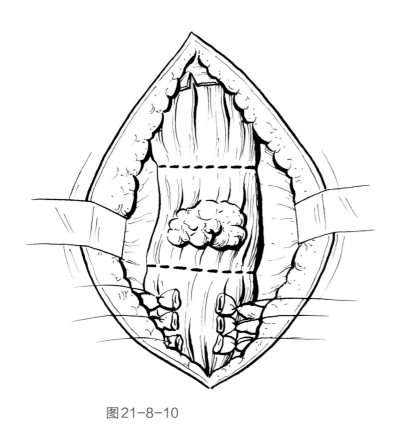

图 21-8-10

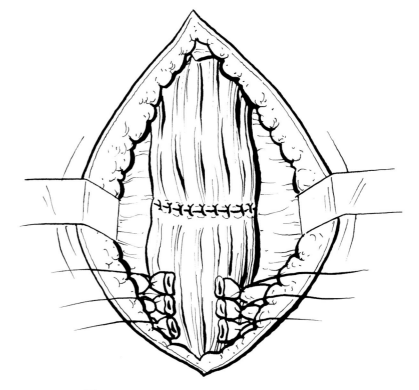

图 21-8-11

❽ 用氯己定溶液冲洗后再用碘伏液冲洗创口，缝合直肠、肛管后壁切开处，依次对拢缝合肛门外括约肌各部和耻骨直肠肌的断端。

❾ 前放置引流管，逐层缝合盆腔壁层筋膜、肛提肌及皮下组织和皮肤。

术中要点

❶ 在不切断肛门括约肌的情况下即能切除腺瘤时，尽量不要切断肛门括约肌。

❷ 如必须切断肛门括约肌，应先结扎、后切断，并保留断端结扎线做牵引标记。不要直接切断，防止括约肌断端回缩后修复困难。

❸ 游离直肠时，避免损伤骶正中动脉，以免损伤后动脉回缩导致止血困难。

❹ 切开肠腔时要用碘伏纱布擦拭肠腔，肠管吻合完毕时用稀碘伏溶液冲洗局部。

❺ 术中止血要严密，根据手术野渗血情况，可酌情留置引流管。

术后处理

❶ 保持会阴部清洁，及时更换敷料，女性患者应留置导尿7~10日。

❷ 术后48~72h拔除引流管。

❸ 术后禁食3~5日，同时补液，应用抗生素预防感染。

❹ 为防止大便污染伤口，术后可口服鸦片酊合剂等。

并 发 症

❶ 粪瘘 主要是直肠切口发生。原因包括缝合不严密、肠道准备不够、创口污染严重、局部血肿形成等因素。粪瘘的预防：良好的肠道准备及严格的无菌操作，包括预防性应用抗生素、术中伤口冲洗、直肠切口缝合确切等。

❷ 大便失禁 肛门括约肌切开后只要给予解剖性修复，完全能恢复正常功能。文献报道对切开肛门括约肌的安全性做了充分肯定，但如果手术医生对肛门直肠解剖不清楚、手术操作掌握不充分、肛门括约肌修复方法不当或发生感染等情况，可造成大便失禁。预防的关键在于肛门括约肌的正确修复和预防感染等。

第九节　　直肠息肉电灼术

适 应 证	息肉位置较高，蒂短不能牵至肛外者。特别是位于直肠中部后壁的息肉。
术前准备	排净大便，清洁灌肠。
麻　　醉	小儿宜用全身麻醉。成人用骶管麻醉或局麻。
体　　位	患者取截石位或膝胸位。
手术步骤	❶ 借助直肠镜或乙状结肠镜观察息肉的位置、数目、大小、形态、软硬度、有无蒂、有无溃疡等。如疑有癌变，应首先取组织做病理检查。
	❷ 烧灼时应将息肉暴露清楚。从瘤体顶部开始，使瘤体组织炭化。对蒂较长的息肉，可直接从蒂部烧灼（图21-9-1）。
	❸ 电灼后要对残端观察1~2min，如果有出血，应再次电灼止血。电灼时要注意避免灼伤正常黏膜。
术后处理	保持大便通畅，密切注意出血情况。如有发生，应立即再次烧灼止血。

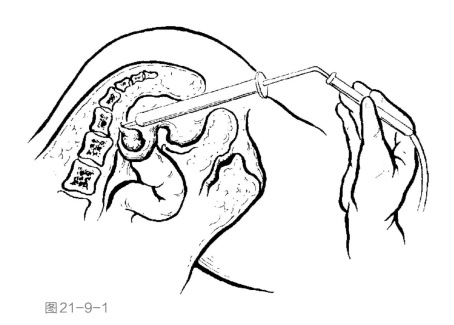

图21-9-1

第十节　　直肠息肉胶圈套扎术

适 应 证	息肉位置较高，直径在1.5cm以内者。
术前准备	排净大便，清洁灌肠。
麻　　醉	局麻或骶管麻醉。
体　　位	患者取胸膝位。

手术步骤	于乙状结肠镜下寻找息肉。将内痔套扎器伸入乙状结肠镜管中。套扎器头部对准息肉顶端，负压吸引，然后将胶圈套入息肉蒂部。松开负压吸引，取出套扎器，观察套扎情况，同内痔套扎术。必要时可行双重套扎。如无异常，可取出乙状结肠镜。依靠胶圈的弹性收缩，使息肉逐渐缺血，坏死，脱落。
术后处理	术后24h控制排便，以后保持大便通畅。

第十一节　直肠息肉高频电圈套切除术

适 应 证	高位直肠息肉。
术前准备	术前排净大便，清洁灌肠。
麻　　醉	局麻或骶管麻醉。
体　　位	患者取胸膝位。
手术步骤	❶ 在直肠镜或乙状结肠镜下寻找息肉。
	❷ 在直视下用高频电凝圈套器将息肉的蒂部套住，或用组织钳将息肉拉入圈套器中。
	❸ 慢慢收紧圈套器，并同时接通电灼器，烧灼息肉蒂部，灼除息肉。
	❹ 对广基息肉可分块烧灼。亦可应用纤维结肠镜的高频凝器装置进行电凝切除（图21-11-1）。

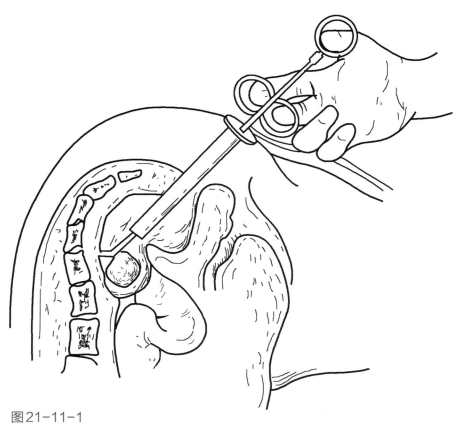

图21-11-1

术中要点	收紧圈套器时不可用力过猛，以免将息肉强行勒下，引起出血。烧灼时应距肠壁 0.3~0.5cm，以免灼伤肠壁，引起肠穿孔。切除标本送病理检查。
术后处理	保持大便通畅，酌情使用抗生素和止血剂。

第十二节　经内镜息肉注射术

适 应 证	适于结肠小息肉和带蒂息肉。
术前准备	检查血常规、凝血功能，清洁灌肠或大肠水疗等。
麻　　醉	无需麻醉。
体　　位	患者取侧卧位。
操作步骤	经肛门插入纤维结肠镜找到息肉。用带有长塑料管的注射针对准息肉基底部穿刺，助手推注聚桂醇注射液或消痔灵注射液原液 1~2ml，至基底部发白。如有渗血可喷少量肾上腺素。使息肉基底部硬化，阻断血液供应，达到令息肉萎缩、坏死、脱落的目的。此术安全有效，但不能取材送病理检查。
术后处理	❶ 进半流食 2 日。 ❷ 术后口服缓泻剂，防止便秘发生。

第十三节　经内镜息肉摘除术

适 应 证	❶ 结肠息肉或高位直肠息肉。 ❷ 无蒂的小息肉。 ❸ 有蒂的大息肉，但其蒂 <2cm。 ❹ 息肉呈宽基底，但息肉本身 <2cm。 ❺ 2cm 以下的有蒂息肉。
禁 忌 证	❶ 有严重高血压，冠心病者。 ❷ 有严重腹痛、腹胀、恶心、呕吐等肠梗阻症状者。

❸ 有出血性疾病者。

❹ 有弥漫性或局限性腹膜炎，或疑有肠穿孔者。

❺ 息肉基底>2cm。

❻ 息肉恶变已浸润到蒂部。

❼ 息肉集簇存在，范围较广者。

❽ 妊娠期患者。

❾ 患者较虚弱，或不能配合者。

❿ 装有心脏起搏器患者慎用。

术前准备

❶ 常规行血常规、凝血功能检测。

❷ 模拟试验检查高频电发生仪工作是否正常，并且根据息肉大小调整电流强度。

❸ 息肉摘除前2日半流质饮食、前1日流质饮食、术日晨禁食。如感饥饿者，可进少量糖水。

❹ 肠道清洁准备主要有以下两种方法：

（1）硫酸镁法：在内镜检查前4~6h，硫酸镁（立美舒）40g稀释后一次性服用，同时饮水约2 000ml，2小时内服完。服后30~45min开始腹泻，一般腹泻5~6次后肠道多较清洁，即可接受检查、治疗。

（2）磷酸钠盐法：检查前口服磷酸钠盐口服溶液，一般分两次，每次服药45ml。第一次服药时间在操作或检查前一日晚上7点，用法采用稀释方案，用750ml以上温凉水稀释后服用。第二次服药时间在操作或检查当日早晨7点（或在操作或检查前至少3个小时），或遵医嘱，用法同第一次。

注意：息肉摘除前禁用甘露醇行肠道准备，以防产生易燃气体甲烷，在电灼息肉时碰到火花产生气体爆炸，发生肠穿孔。

麻　醉

常规结肠镜检查不需任何麻醉及镇静，无痛苦结肠镜检查常规使用丙泊酚。

体　位

常规取左侧卧位，双膝屈曲暴露臀部，插镜顺利时，可以该体位一直进镜至回盲部。操作不顺利时，进镜至肝曲后患者可改为仰卧位，以增加肝曲弯曲部角度，以助进镜，特殊进镜困难患者进镜至脾曲即可改为仰卧位。对于双人法肠镜，肠镜助手腹部压迫手法辅助进境对于顺利进镜效果良好。对于单人肠镜法，当取仰卧位时，被检者右脚可搭于其左膝，呈"跷二郎腿"状，该法较利于术者操作。此处依据笔者经验，非镇痛、镇静结肠镜在治疗方面较无痛肠镜优势明显，因患者可自如变换体位，有利于病变显露及术者操作。

手术步骤

❶ 圈套摘除息肉法

（1）清除息肉周围的粪水及黏液，防止导电击伤肠壁。

（2）必要时调整患者体位，使息肉暴露在时钟方向3点、6点、9点位置。充分显露息肉，以便圈套。

（3）抽换肠内空气2~3次，以防肠内易燃气体浓度高，引起爆炸。

（4）圈套丝应套在息肉的颈部，小息肉提起悬空摘除（图21-13-1），大息肉应使息肉头部广泛接触对侧肠壁（图21-13-2），切勿接触过少，电流密度大烧灼肠壁（图21-13-3）。圈套丝套在息肉颈部，提起悬空摘除：①息肉被圈套住；②收紧圈套丝；③提起息肉，电凝和勒死息肉；④息肉被切除。

（5）>3cm不是分叶状的巨大息肉，每次圈套不能>2cm，以防当切割到一定程度时，被切割部分相互接触，电流密度分散不能产生高温，使圈套丝陷入息肉组织内，进退不能。

（6）>3cm的巨大分叶状息肉，应从息肉周围逐叶向息肉蒂部凝除，使息肉蒂内较大的血管多次受到热及电流的影响而凝血。切勿盲目套入蒂部，因视野不清或蒂凝固不全而发生并发症。

（7）一般高频电发生仪使用Endo-Cut模式，电切功率调在45W，接通电源，通电，每次通电2~4s，酌情可通电1次或多次。通电见圈套丝处发白烟时，方可令助手逐渐收紧圈套器，边收紧圈套器边间断通电。术者和助手一定要配合得当，防止因通电不足或收紧圈套器过快产生凝固不全而出血，或因通电过久而击穿肠壁。

（8）如为中青年患者、凝血功能好、息肉有蒂，而且术者技术熟练，可一次圈套摘除1~2.5cm息肉10枚左右；如为老年、高血压患者，一次摘除不应超过5枚。上海长海医院行一次圈套摘除1~2.5cm息肉最多者为96枚，一次凝除最多者为100余枚。但应注意在被凝除息肉间一定要留有正常黏膜。

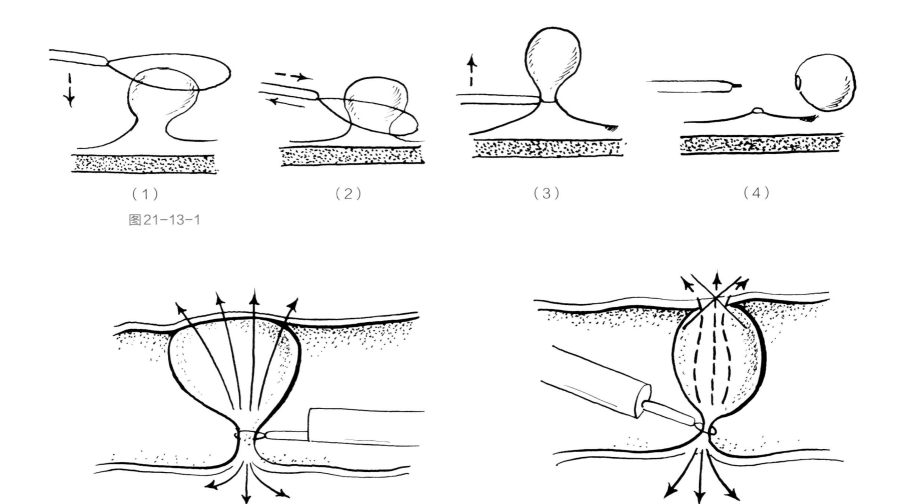

（1）　　　　　　（2）　　　　　　（3）　　　　　　（4）

图21-13-1

图21-13-2　　　　　　　　　　　　　　图21-13-3

❷ 热活检钳钳除息肉法 多用于0.5cm大小的息肉。

（1）一般高频电发生仪使用Endo-Cut模式电切功率调在45W。

（2）钳住息肉头部提起，使息肉基底部形成一细长假蒂，通电时假蒂部位的电流密度增大产生高温摘除息肉（图21-13-4）。钳环内的息肉受电流影响较小，可行组织学检查。

❸ 电凝器凝除息肉法

（1）一般高频电发生仪使用Endo-Cut模式电切功率调在45W。

（2）电凝器对准息肉头部凝除。凝除息肉2/3才能达到治疗目的，剩余部分因受到高温的影响已遭破坏，在愈合过程中会自行坏死脱落。故电凝时不宜凝除过深，以防穿孔。

术中要点

❶ 在摘除息肉过程中，术者与助手要配合得当，即通电与收紧圈套器要合适，不要因通电不足、收紧圈套器过快而出血，也不要因通电时间过长或电流过大、收紧圈套器过慢而致肠穿孔。

❷ 避免圈套丝尖端部接触息肉旁正常肠壁而发生肠穿孔（图21-13-5）。

❸ 热活检钳钳除息肉时，将息肉头部夹住后一定要提起，使息肉基底形成一细长假蒂，否则容易烧穿肠壁。

❹ 分叶摘除息肉时，避免摘下来的息肉接触还未摘掉的息肉，发生导电烧伤肠壁。

❺ 回收标本 单个息肉可用篮式取出器套住息肉或用内镜吸住息肉随镜退出。1次摘除多枚息肉者，如让患者随大便排出，应记录息肉形态、部位，以便定位；或术中在1枚息肉上钳取多块组织送检；或用双镜法取出息肉，即一镜留在肠腔内继续摘除息肉，另一镜从肛门插入取出息肉。以便息肉癌变行根治术时定位。

术后处理

❶ 补液并依据息肉摘除数目及术中操作情况决定是否留观及留观时间，不常规使用止血剂及抗生素。息肉摘除较多、较大者，在补液基础上酌情应用止血剂及应用抗生素。

❷ 息肉摘除术后随访时间制订的主要依据为术后病理结果。

❸ 腺瘤性息肉恶变属原位癌者，半年内1~2个月复查1次，半年至1年内3个月复查1次，如无异常，可酌情延长复查时间。

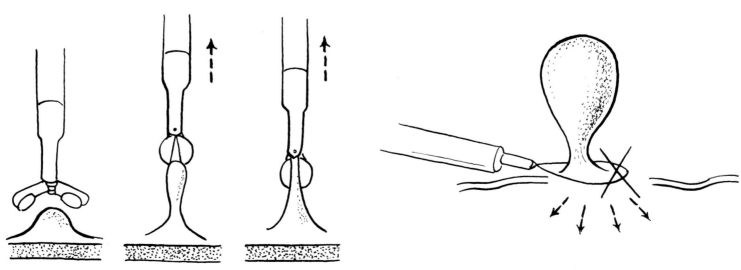

图21-13-4　　　　　　　　　　　　　图21-13-5

并发症	❶ 肠穿孔　原则上肠穿孔一旦发生立即手术治疗。
	❷ 息肉残蒂出血　包括术中出血及术后一周左右焦痂脱落出血，可经内镜用高频电电凝止血。方法：高频发生电仪用凝固电流2~3档，电凝器接触出血处通电2~3s，通电1次或几次，在提起电凝器时再通电1~2次，使焦痂断裂，防止拉掉焦痂再出血。也可采用钛夹止血和局部注射止血。
	❸ 腹膜后气囊肿　应用抗生素，待其逐渐吸收，并注意心肺功能。
	❹ 息肉术后综合征　患者腹痛主诉明确，压痛可阳性，但局限，无肌紧张。经过延长禁食、水时间，加强营养尤其是白蛋白的补充，抗感染等处理，一般效果良好。

第十四节　结直肠息肉剖腹术加内镜摘除术

适应证	❶ 息肉蒂≤1cm。
	❷ 无出血倾向，心肺及肝肾功能正常，具备开腹手术指征。
禁忌证	❶ 肠穿孔及腹膜炎。
	❷ 水、电解质紊乱。
	❸ 有严重高血压，心、肺、肾等功能不全，不能耐受手术。
术前准备	❶ 肠道准备　方法同本章第十三节经内镜息肉摘除术，但肠道准备时间需至少提前至术前晚间22:00之前。
	❷ 内镜的准备　内镜多采用标准五槽洗法。
	❸ 开腹手术常规术前谈话签字并结合结肠镜诊疗谈话签字。
麻　醉	持续硬膜外麻醉或全身麻醉。
体　位	患者取截石位。
手术步骤	❶ 皮肤的消毒、切口同剖腹手术。
	❷ 插镜　内镜从肛门插入，至回盲部。
	❸ 摘除息肉　经内镜用高频电火微波摘除结肠息肉。内镜所见到的大息肉不能经内镜摘除时，应切开肠壁逐个切除。如果息肉较密集者，可行肠段切除。
术中要点	❶ 内镜医师向肠腔内注水、气要适当。注气过多则肠腔膨胀，不利插镜；过少则妨碍进镜。故注气、注水要适当，使肠腔微微张开即可。
	❷ 摘除息肉过程中，认为残蒂有出血可能时应缝扎。
术后处理	❶ 持续胃肠减压待肠功能恢复后，拔除胃管进流质饮食，然后逐渐恢复到正常饮食。

❷ 适当使用抗生素。

❸ 补液，注意纠正水、电解质紊乱。

并 发 症　　　　　感染、出血、穿孔。

第十五节　内镜下黏膜切除术（EMR术）

适 应 证　　　　EMR主要用于消化道无蒂隆起型病变和平坦、凹陷性肿瘤的切除。早期消化道肿瘤无周围淋巴结转移且能整块切除是EMR术治疗的基本原则。近年来，随着内镜设备、附件的改进和内镜诊疗技术的提高，治疗适应证有所扩大。但是，该方法对于直径大于1.5cm以上的病变很难取得完整标本，而且切除后容易残留病变。结直肠肿瘤的适应证如下：

❶ 绝对适应证　黏膜癌（m）浸润至黏膜下层上1/3（sm_1）。

❷ 相对适应证　浸润至黏膜下层中1/3（sm_2），黏膜下层下1/3（sm_3）无脉管侵袭的高分化腺癌。

禁 忌 证　　　　❶ 病变深度、大小超过适应证范围。

❷ 严重的心肺疾病患者。

❸ 凝血功能异常，有出血倾向者。

❹ 局部注射后，病变抬举不完全者。

术前准备　　　　❶ 器材准备　EMR专用带钩的圈套器，根据病变大小适当选择型号，常用的圈套器有Olympus 16U及19U EMR专用圈套器；内镜专用注射针，针尖伸出部分长度要求4~5mm，常用的注射针有Olympus 200U专用注射针；灭菌注射用生理盐水，亦可酌情选用3%~5%的注射用高渗盐水；高频电刀设备；止血缝合夹（钛夹）；三爪钳或五爪钳。

❷ 患者准备　术前查血型、出血及凝血时间、心电图，术前根据各医院结肠镜检查肠道准备常规进行肠道准备。

麻　　醉　　　　常规结肠镜检查不需使用任何麻醉及镇静，无痛苦结肠镜检查常规使用丙泊酚麻醉。

体　　位　　　　常规取左侧卧位，双膝屈曲暴露臀部，插镜顺利时，可以该体位一直进境至回盲部。操作不顺利时，进镜至肝曲后患者可改为仰卧位，以增加肝曲弯曲部角度，以助进镜，特殊进境困难患者进镜至脾曲即可改为仰卧位。对于双人法肠镜，肠镜助手腹部压迫手法辅助进境对于顺利进镜效果良好。对于单人肠镜法，当取仰卧位时，被检者右脚可搭于其左膝，呈"跷二郎腿"状，该法较利于术者操作。此处依据笔者经验，非镇痛、镇静结肠镜在治疗方面较无痛肠镜优势明显，因患者可自如变换体位，有利于病变显露及术者操作。

手术步骤

❶ 内镜检查发现病灶后（图21-15-1），通过内镜注射针向瘤灶基底部注射适量生理盐水，根据病灶大小不同，每个病灶注射5~10ml不等，使病灶隆起（图21-15-2）。然后用圈套器圈套切除（图21-15-3），切除后如观察创面无活动性出血，收集切除标本送病理检查。

❷ 病灶小于2cm的可连同病灶周围少许正常黏膜依次整块圈套切除。

❸ 大于2cm的病灶，应在染色及明确病变范围之后，采用整块或分次切除包块标记点在内的病灶。

❹ 切除后，行创面残端染色，观察是否有残留肿瘤组织，如有残留则必须进一步清除，防止复发（图21-15-4）。

术中要点

❶ 选择注射进针点是基础，套切部位是关键。

❷ 于黏膜下注射甘油果糖＋肾上腺素＋亚甲蓝使病变隆起，便于圈套息肉。

❸ 选用带钩的专用圈套器圈或普通圈套器圈套病变。

❹ 病灶切除后，应仔细观察创面，确定无活动性出血后再退镜，否则应即行内镜下止血治疗。

❺ 若渗出性出血，可采用电凝方法或基底部注射1∶10 000去甲肾上腺素；若搏动性出血或可见血管残端，采用金属夹止血，最好用钛夹封闭创面止血。

❻ 五爪钳回收切除标本。

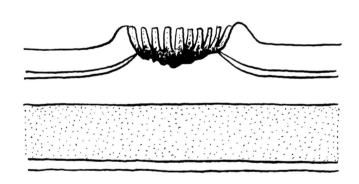

图21-15-1

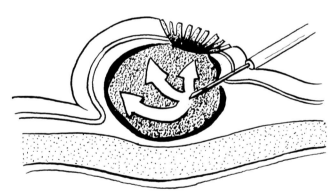

图21-15-2

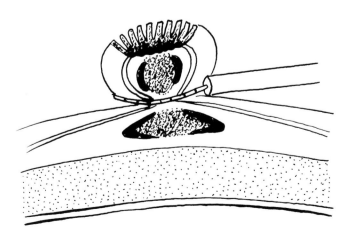

图21-15-3

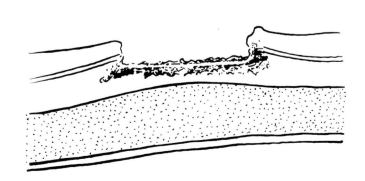

图21-15-4

419

术后处理	❶ 密切观察生命体征，注意有无便血、腹痛、发热等症状。
	❷ 禁食24~48h，逐渐过渡到流质、半流质饮食。
	❸ 禁食期间静脉补充液体，并常适当给予抗生素、止血药物等。
	❹ 术后2个月内镜随访，以确定创面和/或局部有无复发。
	❺ 整块切除的病灶，每年1次内镜随访，有利于早期发现其他部位是否有新生肿瘤。
	❻ 姑息性切除或对切缘的评估不确定而淋巴结转移为阴性者，每6个月1次内镜检查，以便尽早确定病灶局部是否有复发征象。
并 发 症	❶ 出血　分为术中出血和迟发出血，大多可在内镜下成功止血，少量渗血者，用去甲肾上腺素8~16mg或凝血酶4 000~6 000U加入生理盐水20~40ml中，稀释后喷洒创面；创面较大、渗血较多者，用1~3枚钛夹夹闭创面或氩离子激光（APC）烧灼止血。
	❷ 穿孔　为此法最重要的并发症，避免发生该并发症的最关键之处在于黏膜下注射的量要适中，尽可能使病灶与黏膜下层分离，并根据术中操作情况适时追加注射。穿孔一旦发生，如果发现及时，可在内镜下用钛夹缝合，若发现较晚或穿孔较为严重，需行外科手术修补。
	❸ 感染　术后出现发热等情况一般提示感染，可予以抗感染治疗。
	❹ 疼痛　疼痛情况主要发生于胃部，结、直肠进行该操作疼痛发生较少，一旦发生，可通过口服质子泵抑制剂（PPI），适当延长禁食时间而得到缓解。
	❺ 狭窄　发生率较低，为黏膜切除范围过大所致，故术前应仔细设计黏膜切除范围，避免该并发症。
	❻ 病变残留及局部复发　严格掌握适应证，完整切除病变。术后定期随访，及时发现残留病变或局部复发。

第十六节　内镜黏膜下剥离术（ESD术）

适 应 证	❶ 侧向发育性肿瘤。
	❷ 只要无固有基层浸润、无淋巴结转移，无论病灶位置及大小，均可切除。
禁 忌 证	❶ 病变深度、大小超过适应证范围。
	❷ 严重的心肺疾病患者。
	❸ 凝血功能异常，有出血倾向者。
	❹ 病变基底部黏膜下注射抬举较差的病变，提示病变可能浸润黏膜下层或固有肌层。

术前准备	同 EMR 术。
麻　　醉	常规结肠镜检查不需使用任何麻醉及镇静，无痛苦结肠镜检查常规使用丙泊酚麻醉。
体　　位	常规取左侧卧位，双膝屈曲暴露臀部，插镜顺利时，可以该体位一直进境至回盲部。操作不顺利时，进镜至肝曲后患者可改为仰卧位，以增加肝曲弯曲部角度，以助进镜，特殊进境困难患者进镜至脾曲即可改为仰卧位。对于双人法肠镜，肠镜助手腹部压迫手法辅助进境对于顺利进镜效果良好。对于单人肠镜法，当取仰卧位时，被检者右脚可搭于其左膝，呈"跷二郎腿"状，该法较利于术者操作。此处依据笔者经验，非镇痛、镇静结肠镜在治疗方面较无痛肠镜优势明显，因患者可自如变换体位，有利于病变显露及术者操作。

手术步骤

❶ 标记　应用APC于病灶边缘0.5cm正常黏膜处进行标记，以确定ESD切除范围（图21-16-1）。

❷ 黏膜下注射　选择注射进针点，对病灶区域及其周围正常黏膜于黏膜下注射甘油果糖+肾上腺素+亚甲蓝使病变隆起（图21-16-2），确定抬举征良好，便于进行边缘切开和黏膜下剥离操作（图21-16-3）。

❸ 预切开　Flex刀于病灶标记点外缘2~5mm处逐步环形切开肿瘤边缘（图21-16-4），在切开边缘的过程中，如遇到扩张的黏膜下层血管，应使用电凝将血管凝固，防止剥离过程中血管出血而影响手术操作（图21-16-5）。

❹ 剥离病变　Flex刀逐步分离、切割、剥离病变黏膜下层，逐步将病灶剥离，直至完整切除（图21-16-6，图21-16-7）。

❺ 剥离至病灶基底小于1cm时也可用圈套器完整圈除病变。

❻ 彻底检查手术创面，对创面内的活动性出血灶、裸露的血管等，以热活检钳、氩气刀等烧灼使其凝固，最好用钛夹封闭创面止血（图21-16-8）。

❼ 五爪钳回收切除标本。

术中要点

❶ 在切开边缘的过程中，如遇到扩张的黏膜下层血管，应使用电凝将血管凝固，防止剥离过程中血管出血而影响手术操作。

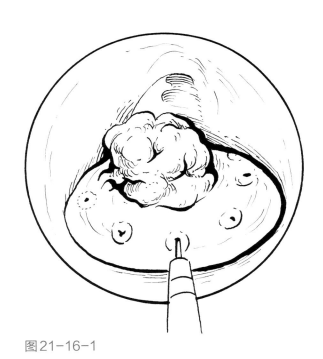

图21-16-1

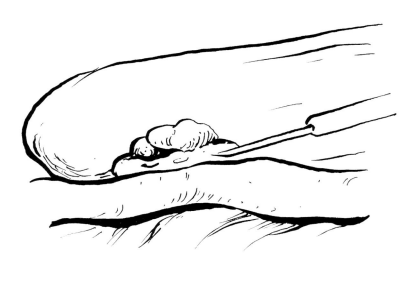

图21-16-2

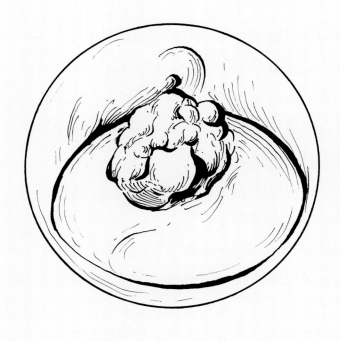

图 21-16-3

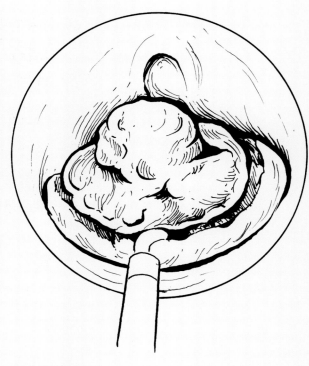

图 21-16-4

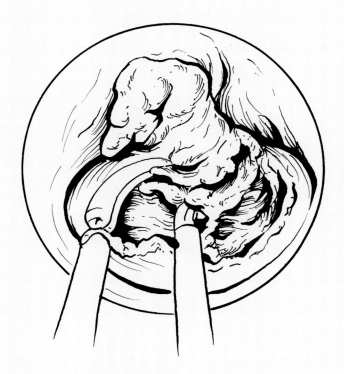

图 21-16-5

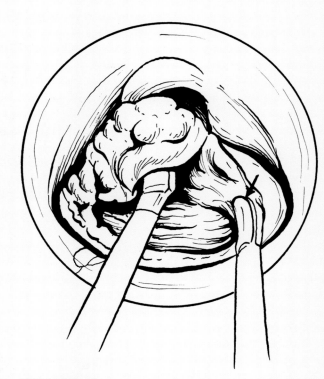

图 21-16-6

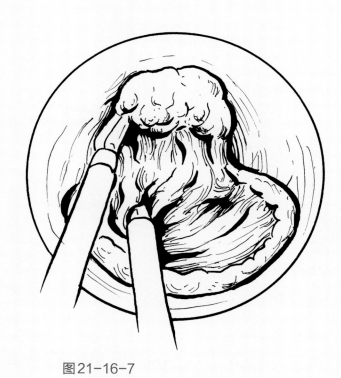

图 21-16-7

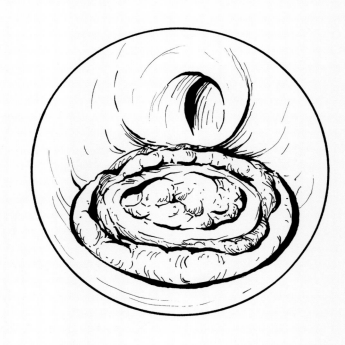

图 21-16-8

❷ 在剥离过程中，可反复进行黏膜下注射，以形成黏膜下水垫，有利于手术操作，防止剥离过程中损伤固有基层引起穿孔等并发症。

❸ 在剥离过程中，如遇到出血点或者暴露的黏膜下血管或血管丛，应及时以热活检钳或电切刀电凝烧灼，防止术中术后出血。

术后处理

❶ 密切观察生命体征，注意有无便血、腹痛、发热等症状。

❷ 禁食24~48h，逐渐过渡到流质、半流质饮食。

❸ 禁食期间静脉补充液体并适当给予抗生素、止血药物等。

❹ 术后2个月内镜随访以确定创面，是否与局部复发有关。

❺ 整块切除的病灶，每年1次内镜随访，有利于早期发现其他部位是否有新生肿瘤。

❻ 姑息性切除或对切缘的评估不确定而淋巴结转移为阴性者，每6个月1次内镜检查，以便尽早确定病灶局部是否有复发征象。

并 发 症

❶ 出血　分为术中出血和迟发出血，大多可在内镜下成功止血，少量渗血者，用去甲肾上腺素8~16mg或凝血酶4 000~6 000U加入生理盐水20~40ml中，稀释后喷洒创面；创面较大、渗血较多者，用1~3枚钛夹夹闭创面或氩离子激光（APC）烧灼止血。

❷ 穿孔　为此法最重要的并发症，避免发生该并发症的最关键之处在于黏膜下注射的量要适中，尽可能使病灶与黏膜下层分离，并根据术中操作情况适时追加注射。穿孔一旦发生，如果发现及时，可在内镜下用钛夹缝合，若发现较晚或穿孔较为严重，需行外科手术修补。

❸ 感染　术后出现发热等情况一般提示感染，可予以抗感染治疗。

❹ 疼痛　疼痛情况主要发生于胃部，结、直肠进行该操作疼痛发生较少，一旦发生、可通过口服PPI，适当延长禁食时间而得到缓解。

❺ 狭窄　发生率较低。主要原因为黏膜切除范围过大所致，故术前应仔细设计黏膜切除范围，避免该并发症。

❻ 病变残留及局部复发　严格掌握适应证，完整切除病变。术后定期随访，及时发现残留病变或局部复发。

第十七节　直肠腺瘤肛门镜微创手术（TEM术）

适 应 证

❶ 距肛门4~18cm以下只侵犯到肠壁的良性疾病。

❷ 恶性肿瘤侵犯到黏膜层或黏膜下层者（T_1期病变）。

❸ 肛门无明显瘢痕，无肛周感染。

❹ 晚期直肠恶性肿瘤致肠腔狭窄、肠梗阻，为了切除部分肿瘤解除梗阻。

禁 忌 证	❶ 肛门瘢痕、狭窄，硬式直肠镜不能插入者。

禁 忌 证

❶ 肛门瘢痕、狭窄，硬式直肠镜不能插入者。

❷ 恶性肿瘤侵犯到黏膜下层、肌层等，须行根治术等手术者。

❸ 严重心血管疾病不能耐受人工气腹者。

❹ 有开腹手术的禁忌证。

术前准备

❶ 术前全面了解病史，尤其注意病人的大便控制能力。

❷ 做全面的体格检查，并且明确肿瘤的性质，而且，特别要评价肛门的紧张度。

❸ 通过全结肠镜检查或者钡灌肠检查除外同时多原发的肿瘤，并取活检明确肿瘤的性质。所有病人必须术前明确直肠肿瘤距齿状线（或肛缘）的距离、肿瘤大小和肿瘤以截石位时钟方向形式记录的位置。肿瘤的这些特征在决定病人行TEM时采用何种体位和何种手术方式十分重要。

❹ 术前经直肠超声检查明确直肠肿瘤浸润肠壁深度。

❺ 术前肠道准备和预防性抗生素的使用与正规经腹直肠手术一样进行。放置尿管在术中减除膀胱压力和控制尿排出量十分有用。

麻 醉

全身麻醉或连续硬膜外麻醉。

体 位

患者取仰卧位。

手术步骤

❶ 用碘伏常规消毒会阴部皮肤和肠腔（女性患者同时做阴道消毒），铺手术巾单。

❷ 确认肛门括约肌充分松弛后，示指扩肛到能容纳4~5指。扩肛时勿用暴力，以防拉断肛门括约肌及撕伤皮肤。

❸ 根据肛门的大小选择粗细不同的直肠镜，经肛门向直肠内将涂有润滑剂直肠镜管缓缓插入，直视下循腔进镜，抵达直肠远端，取出内芯，连接直肠镜管的封帽及冷光源（图21-17-1）。

❹ 将病变充分暴露在视野下，固定好支架，使直肠镜管固定在一个良好的位置，以利切除病变。然后接通气腹机、高频电刀等部件，手术即可开始（图21-17-2）。

❺ 根据病变的不同性质，用电凝器在距离病变5mm的正常直肠黏膜上围绕病变点状烧灼一周，做为黏膜切除范围的标记（图21-17-3）。若是直肠绒毛状腺瘤，则需在腺瘤边缘的1.0~1.5cm处切除；如腺瘤癌变侵犯到黏膜层，则应在肿瘤边缘的1.5~2.0cm处切除。用高频电刀或用弯剪逐步分离切除肿瘤（图21-17-4）。如腺瘤未恶变或有蒂息肉恶变只浸润到黏膜层，只切到黏膜下层即可；如息肉恶变浸润到黏膜下层，在切除过程中，则应将直肠全层切除。

❻ 仔细检查创面底部有无出血，若出血用可吸收线缝扎止血，查无出血后缝合切口。如只切到黏膜下层者，可用4-0可吸收线连续缝合黏膜及黏膜下层即可；如切除肠壁全层，应先缝合肠壁全层后，再缝合黏膜层（图21-17-5）。

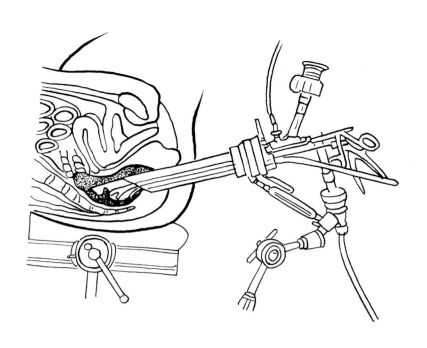

图21-17-1

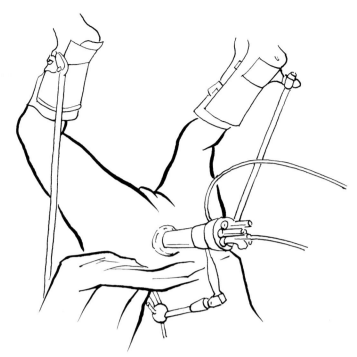

图21-17-2

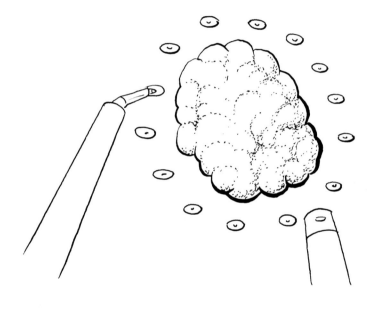

图21-17-3

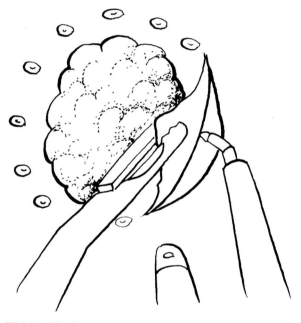

图21-17-4

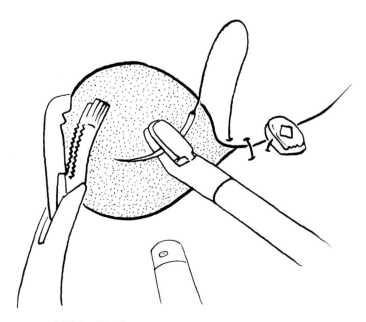

图21-17-5

术中要点　　　❶ 该手术应由有操作腹腔镜经验的医师进行。

❷ 选择直肠镜管的粗细应合适，太粗容易损伤肛门括约肌；过细则不利于手术操作。

❸ 整个手术过程中充分地显露手术视野是手术成功的关键。

❹ 在直视下循腔进镜，切勿盲目进镜而损伤肠管。

❺ 在切除过程中，可随时充气将肠腔撑开，使手术视野显露良好，以便手术顺利进行。

❻ 缝合切口时，缝线一定要抽紧，以防切口对合不好而导致感染或术后出血。

术后处理　　　❶ 术后应用抗生素预防感染。

❷ 注意保持水电解质平衡。

❸ 便后用痔疾洗液坐浴（恶性肿瘤除外）。必要时用美辛唑酮红古豆醇酯栓（红古豆栓）塞肛，每日1~2次。

❹ 术后2周行直肠指检，了解切口愈合情况。

❺ 恶性肿瘤术后，前半年每1~2个月复查一次，后半年可2~3个月复查一次。如无可疑发现，以后可延长复查时间。

第二十二章

直肠癌手术

扫描二维码，
观看本书所有
手术视频

第一节　直肠癌经肛局部切除术

适 应 证	❶ 肿瘤位于直肠中下段。
	❷ 肿瘤直径在3cm以下，占肠壁周径应<30%。
	❸ 大体形态为隆起型，无或仅有浅表溃疡形成。
	❹ 肿瘤位于黏膜下层以内，组织学类型为高、中分化肿瘤。
	❺ 高龄、体弱，一般情况差不能耐受根治术而施行姑息性直肠癌局部切除术者。
	❻ 距齿状线6cm以内的T_1和T_2期直肠癌。
禁 忌 证	❶ 直肠黏膜溃疡形成是肿瘤坏死的结果，常提示癌肿已侵及肌层，多认为不适合局部切除术。
	❷ 低分化、未分化癌、黏液癌、印戒细胞癌都不适宜行局部切除术。
	❸ 术前检查提示肿瘤侵犯括约肌、肛提肌等比较固定，指检活动度差。
	❹ 伴发直肠海绵状血管瘤或直肠血管扩张或有全身出血倾向等疾病为此手术禁忌证。
术前准备	与结直肠手术前准备相同，应特别强调直肠腔内超声可以了解浸润深度以及区域淋巴结有无肿大，是术前很有意义的客观指标，对手术方式的选择具有指导作用。
麻　　醉	简化骶管麻醉、连续性硬脊膜外麻、静脉复合麻醉。对于采取特殊手术体位如俯卧位的病人建议采用全身麻醉以保证安全和舒适。
体　　位	视病变部位而定，原则上应将病灶摆放在术野的正下方。位于直肠前壁的肿瘤宜采用折刀式俯卧位，侧壁、后壁的肿瘤宜采用头低截石位（图22-1-1，图22-1-2）。
手术步骤	❶ 充分扩张肛门至四指，置入肛门镜，在肿瘤边缘约2cm注射1∶300 000的肾上腺素溶液（图22-1-3），如用超声刀可免这步骤。
	❷ 在肿瘤边缘约2cm处缝6~8根缝合线以牵引瘤体（图22-1-4）。
	❸ 在牵引线外侧，用电刀、超声刀切开黏膜、黏膜下层和肌层，盘状全层切除肿瘤及直肠壁（图22-1-5）。肿瘤标本切除后，可见肠壁外的脂肪组织则表示完全切除。
	❹ 肠壁缺损对缘横行间断全层缝合（图22-1-6）。
术中要点	❶ 创面止血要彻底。建议用超声刀，止血效果好。
	❷ 创面应用大量的蒸馏水和抗肿瘤药液冲洗后再缝合，防肿瘤细胞的脱落种植。
	❸ 手术野显露要好，扩肛后，肛周缝合6~8针固定在小儿圆形腹部自动拉钩上，然后再使用小拉钩，手术视野将更为清晰。
	❹ 切除标本要标明肿瘤的上、下、左、右各个方向，并送病理检查以决定下一步的治疗方案。

428

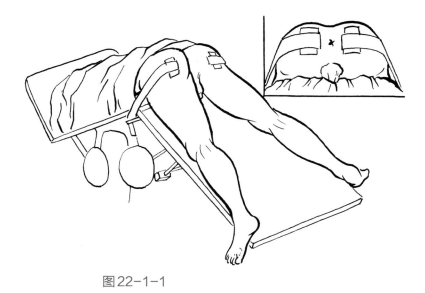

图22-1-1

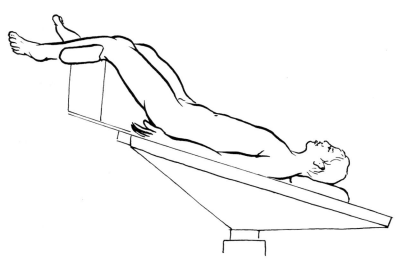

图22-1-2

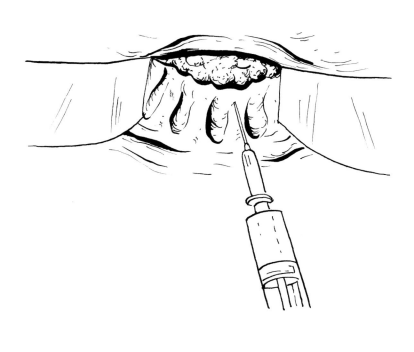

图22-1-3

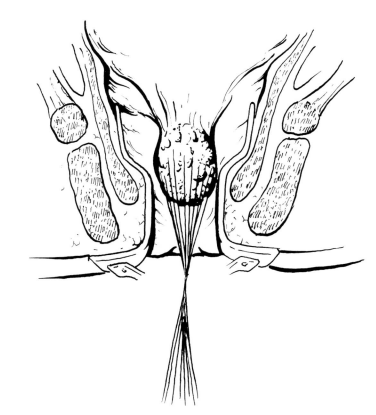

图22-1-4

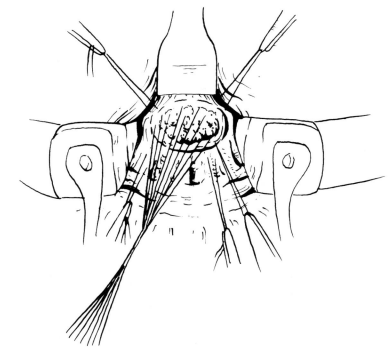

图22-1-5

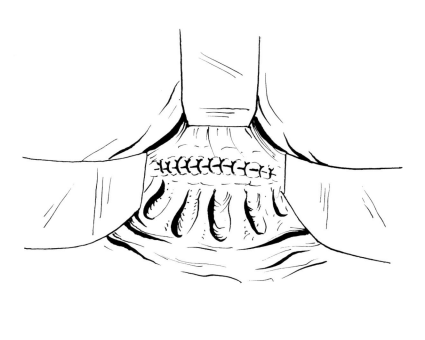

图22-1-6

429

术后处理	❶ 术后预防应用抗生素。
	❷ 术后流质饮食3日，然后以低渣饮食4日。
	❸ 术后要定期随访。
并 发 症	术中局部出血是最主要的并发症，其表现有：①术后伤口出血；②局部形成血肿，压迫直肠或膀胱出现排便或排尿困难。一旦发现，应该立即手术止血。

第二节　直肠癌骶尾入路局部切除术（Kraske术）

适 应 证	❶ 适用于距齿状线10cm以内的早期直肠癌。
	❷ 肿瘤位于直肠中下段。
	❸ 肿瘤直径在3cm以下，占肠壁周径应<30%。
	❹ 大体形态为隆起型，无或仅有浅表溃疡形成。
	❺ 肿瘤位于黏膜下层以内，组织学类型为高、中分化肿瘤。
	❻ 高龄、体弱，一般情况差不能耐受根治术而施行姑息性直肠癌局部切除术者。
禁 忌 证	伴发直肠海绵状血管瘤或直肠血管扩张或具有全身出血倾向等疾病为此手术禁忌证。不能耐受常规根治手术的病人，例如患有较多伴随疾病的老年直肠癌病人为相对禁忌证。
术前准备	同经肛门局部切除术。
麻　　醉	气管内插管的静脉复合麻醉、连续性硬脊膜外麻醉。
体　　位	患者取折刀俯卧位。
手术步骤	❶ 折刀俯卧位，骶尾部纵行切口，长约8cm，距肛门缘2cm，依次切开皮肤、皮下组织、直肠系膜及纤维结缔组织达骶尾骨（图22-2-1）。
	❷ 切开骶骨膜，分离骨膜，切开附着于骶尾骨侧缘上的腱膜，用咬骨钳咬除尾骨和S_5，纵行切开骶前筋膜，分离脂肪结缔组织后暴露直肠（图22-2-2）。
	❸ 在直肠后壁缝合2针牵引线，纵行切开直肠后壁，即可以看到肿瘤。用碘伏消毒直肠肠腔后，距肿瘤边缘2cm围绕肿瘤缝合6~8针，在缝合线外侧切开直肠全层，直至看到直肠外脂肪组织，全层盘状切除肿瘤和部分直肠（图22-2-3）。
	❹ 肿瘤切除后，间断全层横行缝合直肠壁。然后缝合切开的直肠后壁和直肠外的软组织（图22-2-4）。

⑤ 距肿瘤上下端2cm，楔形切除肿瘤所在的部分直肠。肿瘤切除后，行直肠端－端吻合，手工缝合或吻合器吻合。然后逐层缝合切口各层组织。切口完全缝合，放置胶管引流。

术中要点　❶ 如需要游离上段直肠时，避免损伤骶正中动脉，以免损伤后动脉回缩导致止血困难。

❷ 切开肠腔时要用碘伏冲洗肠腔，肠管吻合完毕时用稀碘伏溶液冲洗局部。

❸ 术中止血要严密，根据手术野渗血情况，可酌情留置引流管。

术后处理　❶ 术后应用抗生素。

❷ 术后流质饮食3日，少渣半流质饮食4日。

❸ 骶尾部伤口两周拆线。

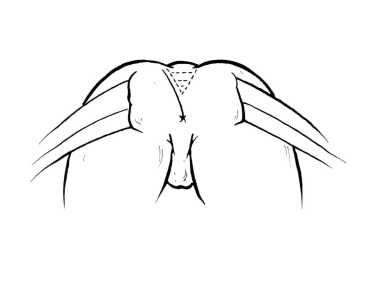

图 22-2-1

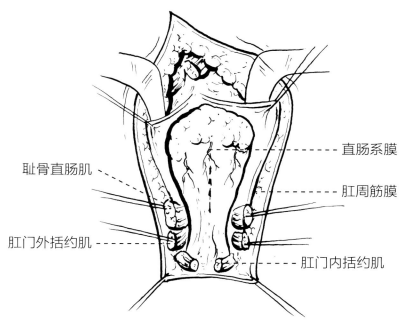

耻骨直肠肌

肛门外括约肌

直肠系膜

肛周筋膜

肛门内括约肌

图 22-2-2

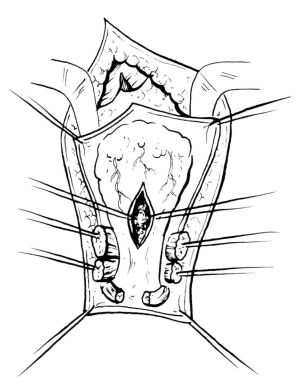

图 22-2-3

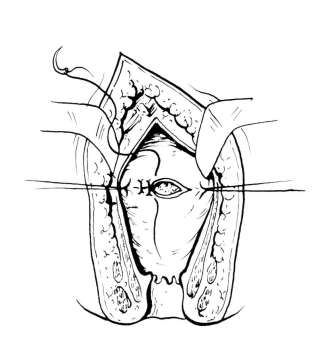

图 22-2-4

431

并 发 症	❶ 出血　最危险的是骶前静脉丛损伤引起的大出血，常常因为骶骨咬除过多，分离平面过高，损伤骶前静脉丛引起。禁钳夹、缝扎等以免引起更大量的出血，主要应用压迫止血、止血纱布压迫或图钉法压迫止血，仍然不能奏效时，可用碘仿纱布填塞压迫止血，术后分期逐条拔除。
	❷ 粪瘘　主要发生在直肠后壁切开处，粪便从骶尾部切口流出。其原因有缝合不够严密、肠道准备欠佳、伤口污染、引流不畅以及局部形成血肿等，最后继发感染，影响直肠切口愈合。出现粪瘘后，经过引流多能痊愈。

第三节　　经括约肌局部切除术

适 应 证	适用于治疗距离肛门2~10cm、肿瘤中高分化程度的T_1期直肠癌。
禁 忌 证	术前肛门功能不良者为此手术禁忌证，余同Kraske术。
术前准备	同Kraske术。
麻 醉	气管内插管的静脉复合全身麻醉或联合蛛网膜下硬脊膜外麻醉。为了安全考虑首选前者。
体 位	患者取折刀俯卧位。双侧臀部可以用胶布向两侧拉开固定到手术台上。
手术步骤	❶ 自骶尾关节旁至肛缘做一后方正中切口，长10~12cm，切开皮肤和皮下脂肪后，根据肿瘤距肛缘的距离来决定是否切除尾骨，（肿瘤下缘距肛缘>6cm时，切除尾骨会使术野更好地显露）。用咬骨钳或用脑外科的线锯将尾骨咬除。
	❷ 切断尾骨前方的耻骨直肠肌及位于肛缘上方的肛门外括约肌，分别用血管钳分离上钳，切断后用丝线于断端两侧对应缝线标记（图22-3-1）。
	❸ 在肛管后缘做两针牵引线，并在两针牵引线之间切开肛管和直肠后壁，一直向上直至能清楚显露直肠内的病灶。
	❹ 保护切口，用乳突牵开器牵开切口，距肿瘤边缘1~2cm围绕肿瘤缝合6~8针，在缝合线外侧切开直肠全层，直至看到直肠外脂肪组织，将包括直肠在内的整块肠壁和肠壁外脂肪完整切除（图22-3-2）。
	❺ 取走标本后，用可吸收线间断全层横行缝合前壁直肠，然后纵行缝合切开的直肠后壁（图22-3-3）。
	❻ 用大量生理盐水冲洗创面后首先将原标记耻骨直肠肌的两断端做端－端间断缝合，同样将肛门外括约肌深浅两组的断端做端－端间断缝合，最后缝合切口的皮下脂肪和皮肤切口。于尾骨前方放置引流以防术后伤口积液感染。

术中要点	❶	在切开后半部括约肌时要保留断面结扎线，待手术结束缝合切口时能达到括约肌原位重建。

术中要点
❶ 在切开后半部括约肌时要保留断面结扎线，待手术结束缝合切口时能达到括约肌原位重建。

❷ 重建直肠与肛管结合部时要注意按层次缝合黏膜、肌层和直肠后组织。

❸ 在切断耻骨直肠肌及肛门外括约肌的深浅两组时，将它们的断端做一缝扎标记，以便修复时能准确对端缝合。

❹ 该术式最大优点是术野暴露更清晰。术后注意引流预防切口感染，一旦感染会影响括约肌的愈合。

术后处理　同Kraske术。

并　发　症　术后出现肛门功能失禁的并发症罕见。余同Kraske术。

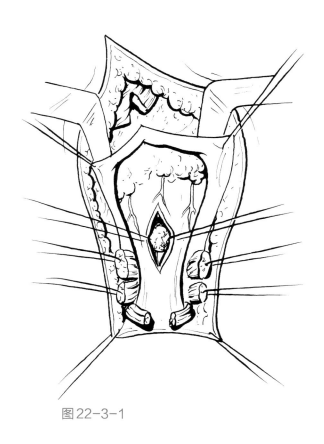

图22-3-1

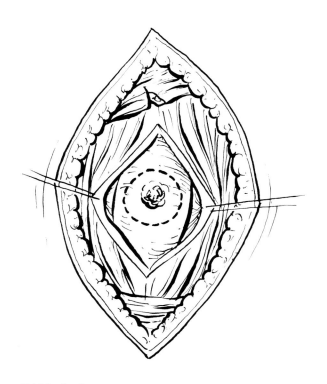

图22-3-2

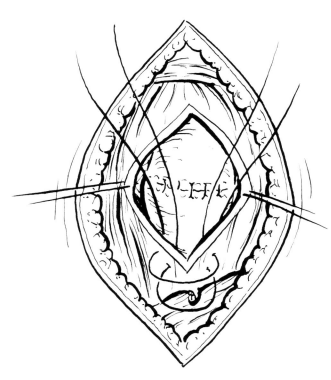

图22-3-3

433

第四节　直肠癌经肛门内镜下微创手术（TEM术）

适 应 证

❶ 良好组织病理学特征的早期直肠癌（病变占肠周<30%、直径<3cm、肿瘤活动、高－中分化、分期为CT_1N_0期、无血管、淋巴管、周围神经侵犯、影像学检查未见淋巴结转移）。

❷ 经结肠镜切除局部恶变息肉（底部及周边切缘阳性，或无法评估）的扩大切除。

❸ 肿瘤位置距肛缘5~15cm，肿瘤位置过高，器械无法达到操作范围；肿瘤位置过低，器械放置困难易漏气。

禁 忌 证

❶ T_2期以上直肠癌。

❷ 伴有盆腔淋巴结转移的直肠癌。

❸ 全身情况差，无法耐受麻醉和手术者。

❹ 直肠前壁肿瘤，离肛门距离大于12cm。由于易导致直肠壁破损直肠内容物进入腹腔内，不建议行TEM术。

❺ 直肠肿瘤过低，靠近肛缘，由于无法在直肠形成密闭的系统，也不建议行TEM术。

术前准备

❶ 术前通过直肠超声（TRUS）和超声内镜（EUS）检查进行肿瘤准确分期，明确肿瘤浸润深度和肿瘤在直肠内的位置。

❷ 行盆腔MR和全身PET-CT检查，了解局部淋巴结和远处脏器是否转移。

❸ 术前采用聚乙二醇溶液行肠道准备，并备皮，留置尿管减除膀胱压力和监控尿量。

麻 醉

TEM手术一般采用硬膜外麻醉，也可采用全身麻醉。

体 位

体位取决于肿瘤位于直肠的位置，原则是肿瘤位于视野下方，便于操作。术前通过直肠指诊和结肠镜检查对肿瘤进行定位，以决定行TEM操作时采取何种体位，肿瘤位于直肠后壁、前壁、左侧壁或右侧壁，可分别采用仰卧截石位、分腿俯卧位、左侧卧位或右侧卧位。

手术步骤

❶ 由于直肠腔内空间有限，需要采用专用的TEM手术系统，包括特殊直肠镜、专用手术器械和视镜显像系统（图22-4-1）。

❷ 麻醉成功后，经肛门插入TEM手术系统，确认直肠肿瘤和肿瘤边缘，距肿瘤边缘0.5~1cm处黏膜点状电凝1周，做为切除边界的标记（图22-4-2）。

❸ 沿着标记线，精确分离切缘，术中根据肿瘤大小及浸润深度，分别采用黏膜下切除或全层切除，以保证完整和完全切除直肠肿瘤（图22-4-3）。

❹ 通常位于腹膜反折以下直肠肿瘤可行全层切除术；腹膜反折以上只适宜行黏膜下切除术，否则易导致肠穿孔。切除直肠肿瘤后的肠壁创面必须缝合，一般用3-0聚对二氧环已酮（PDS）缝线和SH针做连续横向缝合，用银夹夹闭两端缝线替代打结（图22-4-4）。

❺ 切除标本后手术医生应当亲自检查切缘的安全距离、切除的深度和标本的完整性，用大头针将标本固定在软木板上，送病理诊断。

术中要点　❶ TEM术中需保证完整切除直肠肿瘤，同时应避免切除过程中切穿直肠进入腹腔导致肠穿孔，如果穿孔范围不大，可以通过缝合直肠外膜和肌层关闭穿孔部位。

❷ 术中完整切下直肠肿瘤标本应立即平铺在泡沫片上，并用大头针固定，标明远近端，送病理学检查。一旦发现有任何高危因素（如细胞分级较差，浸润淋巴及血管）或切缘阳性，则立即采用局部补救措施（局部扩大切除术）或转为腹腔镜直肠癌根治手术。

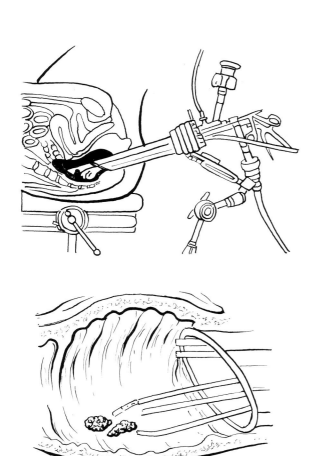

图22-4-1

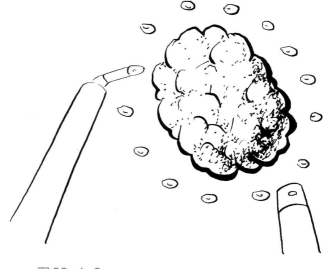

图22-4-2

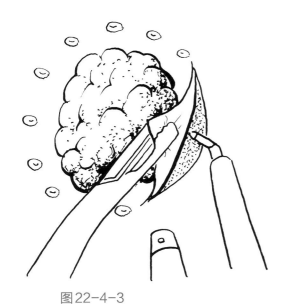

图22-4-3

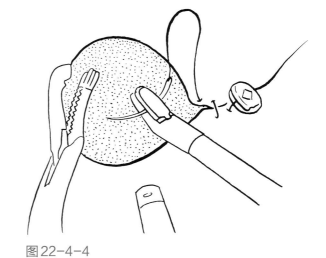

图22-4-4

术后处理	术后注意观察有无直肠出血和生命体征，肠道功能恢复以后可以逐渐转为流质和半流质饮食。TEM术后常见的并发症包括：

❶ 一般并发症　如一过性发热、腹泻、尿潴留、短暂性肛门出血（包括直肠创口渗血或扩肛引起的内痔出血），常能自行恢复。

❷ 直肠创口裂开　与创口张力过大或缝合技术缺陷有关。表现为术后肛门排出脓血性液，常伴发热，指检或肠镜检查可确诊，多数可保守治愈。因直肠周围脂肪结缔组织尚完整，后果常较直肠前切除术后吻合口裂开要轻。

❸ 肛门直肠功能损害　TEM直肠镜直径达4cm，可致肛门括约肌过度拉伸。术后部分病人有暂时性肛门排气或排液态大便失禁，常于3个月内恢复。

❹ 术中切穿肠壁进入腹腔　通常在腹膜反折以上的腹膜面或乙状结肠全层切除时发生。TEM术中切入腹腔并不增加并发症的发生率，也并非必须中途转为开腹手术，但须即刻在内镜下严密修补。

❺ 其他并发症　对于女性患者，中下段直肠前壁切除过深可造成直肠阴道瘘。预防方法是术中严格掌握位于直肠阴道相交段直肠前壁病灶的切除深度，以切至直肠外脂肪为度。

第五节　直肠癌经腹会阴联合切除术（Miles术）

适 应 证	❶ 术前分期为T_1~T_3，N_1~N_2，MRI检查示未侵犯环周切缘的低位直肠癌患者，肿瘤下缘距离肛门少于5cm。

术前分期为T_3~T_4、N_0~N_4，MRI检查示环周切缘侵犯或侵及肛提肌，根治性手术切除有困难，经术前新辅助治疗后的低位直肠癌患者，肿瘤距离肛门少于5cm。

❷ Ⅳ期低位直肠癌患者经全身姑息性治疗或转化治疗后，肿瘤距离肛门少于5cm。

禁 忌 证	❶ 肿瘤腹腔广泛转移，浸润周围组织，无法手术切除；结直肠癌急症手术（如急性梗阻、穿孔等），为相对手术禁忌证。

❷ 全身情况差，经术前治疗不能纠正的患者；存在严重心、肺、肝、肾疾病，不能耐受麻醉和手术的直肠癌患者。

❸ 妊娠期直肠癌患者。

术前准备	❶ 医师术前需与患者详细讨论实施永久肠造口术的必要性，以及围手术期可能出现的并发症。肠造口治疗师接受患者咨询，并标记结肠造口在腹壁的手术位点。

❷ 术前患者需要通过结肠镜活检明确肿瘤病理及其在直肠内的位置部位，行盆腔MR检查和腹部CT检查，了解有无局部淋巴结和远处脏器转移。

❸ 患者术前需要纠正贫血、低蛋白血症等，术前1日流质饮食，采用聚乙二醇溶液行肠道准备，如果患者术前有肠梗阻则需要留置胃管或肠梗阻导管缓解梗阻症状，并做好备皮、备血及麻醉科会诊等常规术前准备。

麻　　醉　　Miles手术一般采用全身吸入麻醉或静脉麻醉，对于肺功能差的患者，可以采用硬膜外麻醉。

体　　位　　本手术需要经腹部和会阴部进行手术操作，所以采用膀胱截石位，使用腿架支托双下肢，略屈髋部并外展、屈膝、双足平放于腿架上，截石位时躯干与大腿之间，大腿与小腿之间的角度均应放置在舒适的功能位，以防止损伤髋关节、膝关节周围的韧带，并确认腓神经或骨性隆起处无压迫。另外，臀部需置于手术床边缘，以充分暴露肛门，便于会阴组手术医生操作（图22-5-1）。麻醉后应将手术台摆成头低脚高位，并使手术台与水平面成15°角。

手术步骤　　❶ 进腹探查腹盆腔　沿下腹中线取正中切口，避开潜在造口部位，逐层进腹，切口可向下延伸至耻骨联合上方（图22-5-2）。使用自动牵开器和切口保护器牵开腹腔探查，检查肝脏有无转移癌结节；腹主动脉旁、乙状结肠系膜及双侧髂内血管等处淋巴结有无癌转移；大网膜及腹膜有无癌结节，探查全部结肠以除外可能存在的病变如腺瘤或多原发癌等。最后探查盆腔，确定直肠癌所在部位、大小、活动度、与周围脏器的关系，并检查膀胱、前列腺或子宫、附件、阴道后壁有无肿瘤浸润。

❷ 游离乙状结肠　向右牵拉直肠和乙状结肠，切开Toldt白线向上近降结肠，游离乙状结肠，辨认并分离左、右侧输尿管及性腺血管，自腹膜后分离乙状结肠系膜。右输尿管一般跨过右侧髂动脉，其位置相对固定，较易识别（图22-5-3）。

❸ 清扫肠系膜下动脉根部淋巴结　直肠癌的淋巴转移分为上方、侧方及下方三个途径，腹膜反折下的低位直肠癌主要是上方及侧方的淋巴转移。上方淋巴结包括肠旁淋巴结、直肠上动脉旁淋巴结、肠系膜下动脉旁淋巴结、直肠系膜下动脉根部淋巴结；侧方淋巴结包括肠旁淋巴结、痔中动脉旁淋巴结、闭孔淋巴结、髂内动脉旁淋巴结、髂总动脉旁淋巴结及腹主动脉旁淋巴结；在直肠癌根治术中，清扫淋巴结的范围必须包括肠系膜下动脉根部和腹主动脉前区域。在肠系膜下动脉根部结扎离断肠系膜下动、静脉后，牵起其远侧断端沿着腹主动脉前神经丛、骶前神经和下腹神经的前面向下分离，清扫肠系膜下动脉根部淋巴结及肠系膜淋巴结，如骶正中淋巴结、主动脉分叉处淋巴结、主动脉前淋巴结有肿大也需要进行清扫（图22-5-4）。

❹ 结扎肠系膜下动脉　结扎肠系膜下动脉（inferior mesenteric artery，IMA）是直肠癌外科的一个关键步骤。高位结扎肠系膜下动脉有助于更好地清扫直肠和乙状结肠系膜血管根部和腹主动脉前的淋巴结，但应避免损伤其周围的交感神经丛。游离好乙状结肠后，将肠管牵向左侧显露

437

并游离肠系膜下动脉及静脉根部，向前方牵拉肠系膜下动脉，游离肠系膜下动脉与腹主动脉丛和肠系膜下丛的神经纤维间隙，辨认左、右输尿管及神经丛无损伤后，距IMA根部自主动脉分出处高位结扎IMA，注意保护主动脉旁交感神经丛。然后进一步游离结肠系膜和边缘血管弓至近端结肠拟离断处（图22-5-5），继续沿Toldt筋膜表面向左侧游离，结扎切断肠系膜下静脉（图22-5-6）。

❺ 游离直肠后方　患者取头低足高截石位，在直肠后方、骶骨岬前方的无血管间隙分离，直视下沿疏松的骶前间隙锐性分离直肠系膜，并保持直肠系膜的完整。术中需在骶骨岬处辨认下行至骶前间隙的腹下神经，保护其侧面及背面的自主神经以保证术后泌尿生殖功能（图22-5-7）。识别并将左右输尿管牵向侧方，沿骶前筋膜往下分离至骶骨直肠筋膜即Waldeyer筋膜，Waldeyer筋膜为加厚韧带，在S4水平将直肠附于盆内筋膜。分离Waldeyer筋膜时，注意尾骨前曲的弧度，避免伤及骶前静脉。

❻ 游离直肠侧方　分离直肠侧方时，由于盆丛的分支从直肠后外侧进入直肠，术中应沿直肠系膜侧壁与盆丛之间做锐性分离直达肛提肌表面，注意辨别并保护盆丛分支及S2~S4的盆内脏神经（图22-5-8）。分离时必须保持一定张力，牵拉直肠及直肠系膜，以确保在Heald提出的"神圣平面"进行分离。游离直肠侧韧带时，侧韧带中的直肠中动脉一般可电凝，但如血管粗大则需要结扎。整个分离全程需保持直肠系膜的完整。

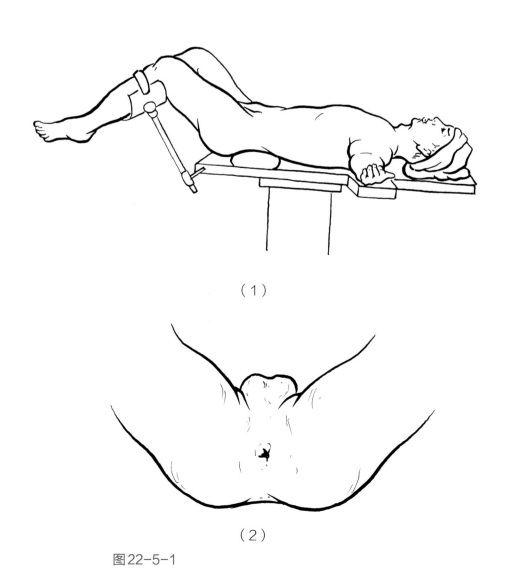

（1）

（2）

图22-5-1

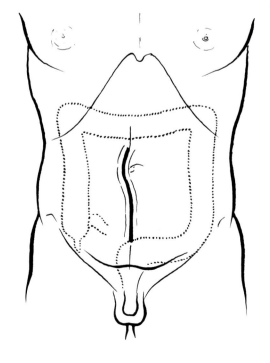

图22-5-2

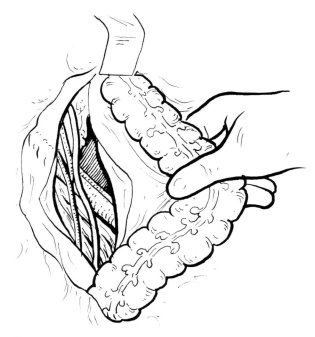

图 22-5-3

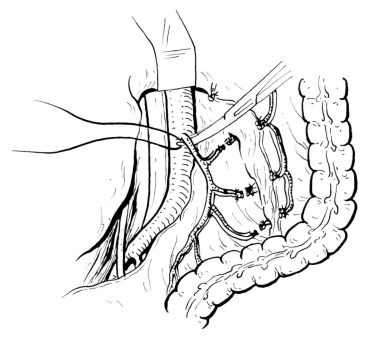

图 22-5-4

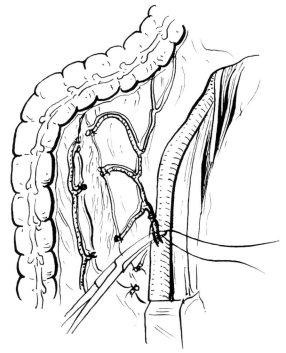

图 22-5-5

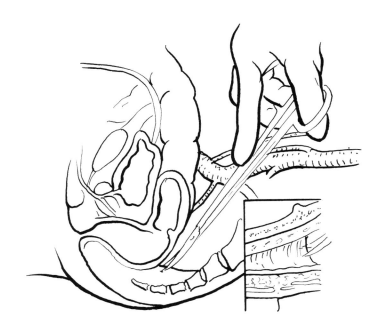

图 22-5-6

图 22-5-7

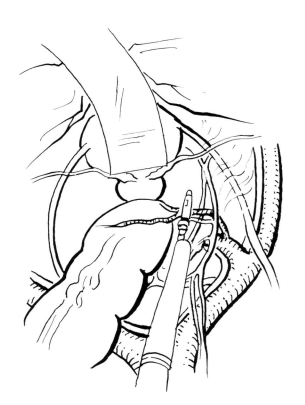

图 22-5-8

❼ 游离直肠前方 直肠的前间隙被称为腹膜会阴筋膜，是TME中的重要解剖层面，由于该平面较致密且系膜较薄，此处游离较为困难。在手术中，切开直肠陷凹后到达腹膜会阴筋膜，手术中应平行于腹膜会阴筋膜在直肠与男性精囊后壁或女性阴道后壁间隙进行分离（图22-5-9）。因该间隙前方不存在着像骶前间隙那样疏松的组织，而且有小纤维束伸入前列腺、精囊腺（或阴道）之间，并与其连结紧密不易分离，分离时要注意避免损伤前列腺后方的神经血管束，否则极易引起阳痿。如术中发现肿瘤已局部浸润累及盆腔内膀胱、卵巢、阴道、前列腺、骶骨等任何组织器官，则需将受累的器官一同整块切除。完全游离直肠后，可以将直肠肿瘤近端拟离断乙状结肠处进行分离，丝线或切割闭合器闭合离断乙状结肠。术者可移至患者下肢间以完成会阴部手术，也可以两组手术人员同时手术以加快手术进程。

❽ 会阴组手术操作 需沿肛门做一椭圆形切口，切口范围前至会阴体，后延至尾骨，用电刀逐层切开坐骨直肠脂肪（图22-5-10）。置自动牵开器以便深层分离，在肛门外括约肌处切开至尾骨，触检并切断肛尾韧带（图22-5-11），从而使左右肛提肌间打通一个腹腔与外界相通的开放性创口。切断肛尾韧带后，用左手食指从切口下方分离肛提肌，直至直肠后间隙，达肛提肌深面，在腹部组术者的协助下，用血管钳或手指与盆腔贯穿会师，然后向左侧分离肛提肌结扎切断，同法切断另一侧肛提肌（图22-5-12）。然后进行直肠前方分离，由于该操作面更深，需使用较窄的拉钩或阑尾切除拉钩以增加牵拉效果。探查骶前间隙，估计能通过切除之直肠标本后，伸入卵圆钳，钳住乙状结肠远端切断后，将游离切断的远端乙状结肠、直肠从骶前拉出（图22-5-13）。用超声刀或电刀切断一侧的耻骨尾骨肌和耻骨直肠肌（图22-5-14），同法结扎切断另一侧的肌肉。然后沿前列腺基底部平面，切断直肠尿道肌或阴道后壁分离

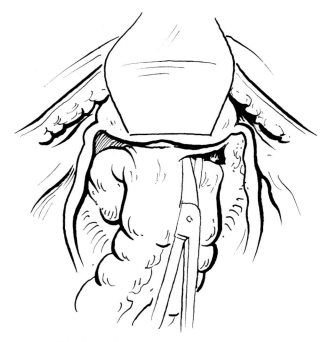

图22-5-9

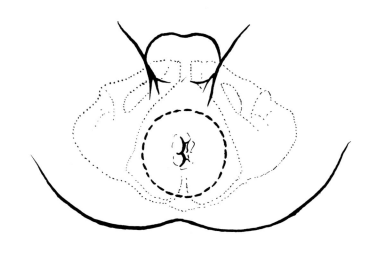

图22-5-10

（图22-5-15），移去直肠。游离直肠前壁时始终在会阴部横肌的后面进行，避免损伤尿道。男性患者前方分离时应确保分离平面正确，注意避免伤及尿道或前列腺包膜，女性患者如肿瘤侵犯阴道后壁，需切除阴道后壁以确保切缘阴性。当标本环周完全离断后，将腹组游离的标本经会阴部取出送病理检验。

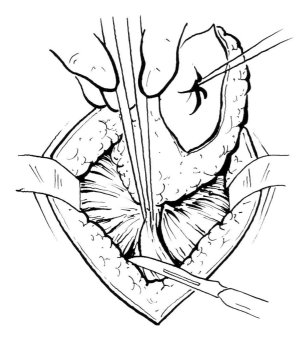

图22-5-11

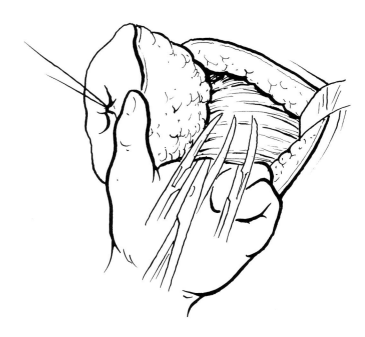

图22-5-12

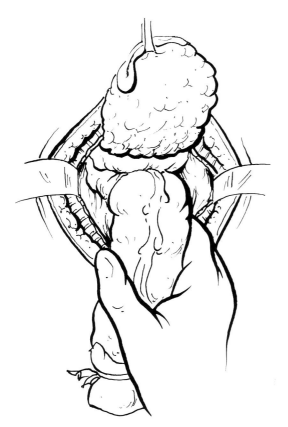

图22-5-13

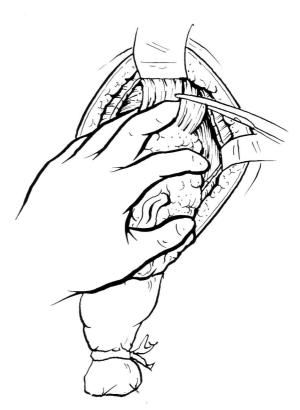

图22-5-14

441

❾ 乙状结肠腹膜外造口　在左下腹造口治疗师术前标记处环形切开皮肤、皮下组织（图22-5-16），下切至腹直肌前鞘，切开膜鞘，分开腹直肌和腹直肌后鞘（图22-5-17），用手指沿左侧腹膜外间隙分离进入腹腔，拖出已经离断的近端乙状结肠，拖出乙状结肠时要注意保证结肠系膜及结肠肠管无扭曲（图22-5-18），然后逐层缝合腹部切口并用无菌干敷料覆盖，将肠管浆膜与前鞘缝合3~4针固定，再使用可吸收缝线将造口结肠与造口旁皮肤缝合（图22-5-19）。

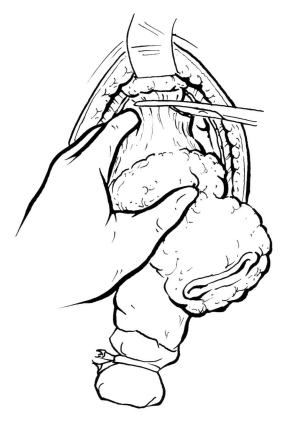

图22-5-15

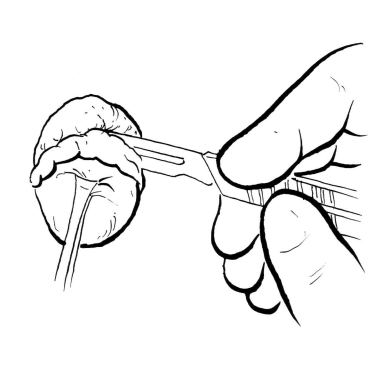

图22-5-16

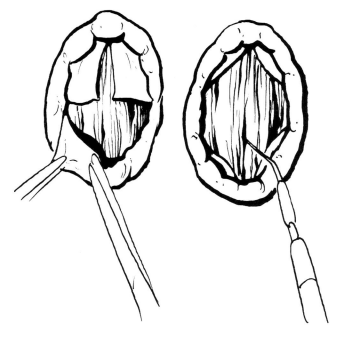

图22-5-17

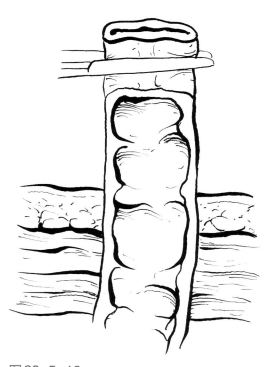

图22-5-18

⑩ 关闭盆底腹膜 提起未切除的盆底腹膜，适当游离以使缝合没有张力，缝闭盆底腹膜。用丝线间断缝合或倒刺线连续缝合，缝合要严密，缝合针距间隔不可太大以防小肠掉入造成术后肠梗阻。关闭盆底腹膜时要注意勿牵拉导致使两侧输尿管扭曲，当盆腔腹膜缺损过多时也可不缝合而将小肠或大网膜放入盆腔以充填空腔（图22-5-20）。

⑪ 冲洗盆腔 移除直肠后，用大量的温蒸馏水经腹腔冲洗盆腔和会阴部，使液体从会阴部切口流出，彻底止血。盆腔手术区域放置一根引流管，经会阴部皮肤引出，丝线缝合固定，会阴切口使用可吸收线逐层缝合关闭（图22-5-21）。

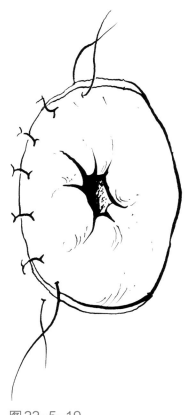

图22-5-19

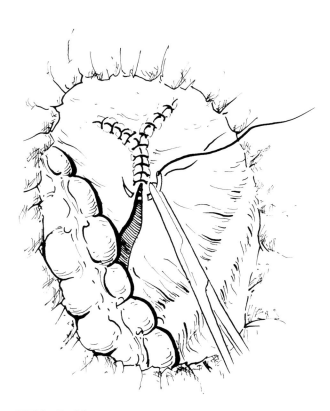

图22-5-20

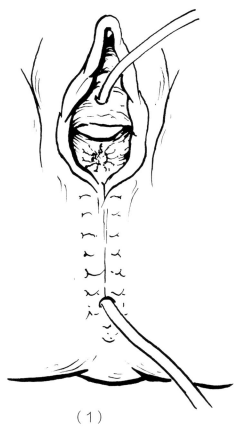

（1）

图22-5-21

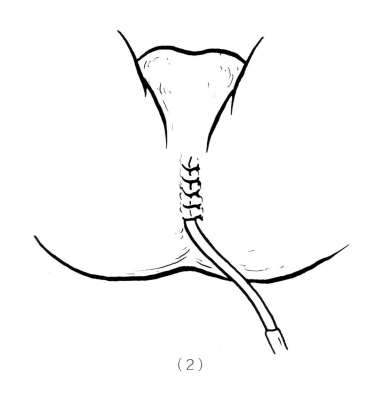

（2）

443

<table>
<tr><td>术中要点</td><td>❶</td><td>直肠癌腹会阴联合切除术因为要切除肛门及会阴部组织，因此在根部离断肠系膜下血管前应确保直肠肿瘤可以根治性切除，因为离断肠系膜下血管即阻断了直肠的血供，如果离断肠系膜下血管后发现直肠肿瘤固定，最后却无法切除直肠肿瘤，则会导致被动的局面。</td></tr>
<tr><td></td><td>❷</td><td>在游离直肠后方间隙时通过牵拉直肠暴露直肠后方、骶骨岬前方的无血管骶前间隙，在直视下沿疏松的骶前间隙锐性分离直肠系膜，保持直肠系膜的完整，如果游离层次过深则容易损伤骶前静脉，导致难以预料的出血，一旦出血应立即压迫出血点，并尽快移除标本以更好地显露出血点，根据出血情况及范围采用电凝、缝扎、压迫填塞等方法止血。</td></tr>
<tr><td></td><td>❸</td><td>会阴组医生在游离直肠前壁时应确保分离平面正确，避免伤及尿道、前列腺包膜或阴道后壁，一旦发现出血和损伤要及时进行止血和修补。</td></tr>
<tr><td>术后处理</td><td>❶</td><td>术后应加强化痰补液及营养支持治疗，保持水电解质平衡和能量供应。</td></tr>
<tr><td></td><td>❷</td><td>术后需要注意会阴部手术创面的观察和处理，如果引流管有新鲜血性液体流出伴有血压下降，应立即拆开会阴部缝线，进行缝扎止血治疗；如果术后拔除会阴部引流管后出现发热，会阴部肿痛，CT检查有会阴部积液，则考虑有会阴部感染，需要立即拆开会阴部缝线，排出脓液，并予以局部冲洗后，发热和局部疼痛症状即可好转。</td></tr>
<tr><td></td><td>❸</td><td>术后结肠造口观察及处理，术后患者容易出现造口血供障碍，造口旁感染、积脓，造口回缩与皮肤脱开以及造口狭窄等情况，一般通过通畅引流排出造口旁积脓，造口旁换药及重新缝合造口与皮肤组织等处理即可，必要时则需要重新手术切除坏死的结肠造口和狭窄造口，拉出回缩结肠重新缝合。</td></tr>
</table>

第六节　直肠癌低位前切除术（Dixon术）

<table>
<tr><td>适 应 证</td><td>❶</td><td>直肠癌低位前切除术定义为肿瘤切除术后肠吻合口位于齿状线上2~5cm处，因此该术式适用于：
T_1~T_3期肿瘤下缘距肛缘7cm左右的直肠癌患者；对于术前检查恶性程度较高者（黏液腺癌、低分化腺癌、肿瘤浸润较深），应规定在8cm，如果分期较早，病理分化较好，肿瘤较小而且活动好，距肛缘距离可以缩短到5~6cm。</td></tr>
<tr><td></td><td>❷</td><td>术前分期为T_3~T_4、N_2~N_3的直肠癌，MRI检查示环周切缘侵犯或侵及肛提肌，根治性手术切除有困难，经术前新辅助治疗后复查环周切缘阴性，无肛提肌侵犯，肿瘤活动度好的直肠癌患者，肿瘤下缘距离肛门在5~7cm者。</td></tr>
</table>

禁 忌 证	❶ 肿瘤腹腔广泛转移，浸润周围组织，无法手术切除；结直肠癌急症手术（如急性梗阻、穿孔等），为相对手术禁忌证。
	❷ 全身情况差，经术前治疗不能纠正的患者；存在严重心、肺、肝、肾疾病，不能耐受麻醉和手术的直肠癌患者。
	❸ 妊娠期直肠癌患者。

术前准备　术前患者需要通过结肠镜活检明确肿瘤病理及其在直肠内的位置，行盆腔MR检查和腹部CT检查，了解肿瘤浸润范围、有无局部淋巴结和远处脏器转移。患者术前需要纠正贫血、低蛋白血症等，术前1日流质饮食，采用聚乙二醇溶液行肠道准备，如果患者术前有肠梗阻则需要留置胃管或肠梗阻导管缓解梗阻症状，并做好备皮、备血及麻醉科会诊等常规术前准备。

麻　醉　一般采用全身吸入麻醉或静脉麻醉，对于肺功能差的患者，可以采用硬膜外麻醉或全身麻醉加硬膜外麻醉。

体　位　本手术采用膀胱截石位，使用腿架支托双下肢，略屈髋部并外展、屈膝、双足平放于腿架上，截石位时躯干与大腿之间、大腿与小腿之间的角度均应放置在舒适的功能位，以防损伤髋关节、膝关节周围韧带，并确认腓神经或骨性隆起处无压迫。另外，臀部需置于手术床边缘，以充分暴露肛门，便于手术医生经肛门放置吻合器行肠吻合操作。麻醉后应将手术台摆成头低足高位。

手术步骤

ER 22-6-1
腹腔镜低
位直肠癌
根治术

❶ 进腹探查腹盆腔　沿下腹中线取正中切口，逐层进腹，切口可向下延伸至耻骨联合上方。使用自动牵开器和切口保护器牵开腹腔探查，检查肝脏有无转移癌结节；腹主动脉旁、乙状结肠系膜及双侧髂内血管等处淋巴结有无癌转移；大网膜及腹膜有无癌结节，探查全部结肠以除外可能存在腺瘤或多原发癌等。最后探查盆底，确定直肠肿瘤部位、大小、活动度，与周围脏器的关系，并检查膀胱、前列腺或子宫、附件、阴道后壁有无浸润，确定手术切除的可能性和应采取的手术方式。

❷ 游离乙状结肠　向右牵拉直肠乙状结肠，用剪刀切开Toldt白线向上近降结肠，游离乙状结肠，辨认并分离左、右侧输尿管及性腺血管，自腹膜后分离乙状结肠系膜，并与左侧腹膜切开线汇合（图22-6-1）。

❸ 肠系膜下动脉根部结扎及淋巴结清扫　清扫淋巴结的范围向上达到肠系膜下动脉根部区域。在肠系膜下动脉根部结扎离断肠系膜下动、静脉后，牵起其远侧断端沿着腹主动脉前神经丛、骶前神经和下腹神经的前面向下分离，游离好直肠乙状结肠后，将肠管牵向左侧显露并游离肠系膜下动脉及静脉根部，向前方牵拉肠系膜下动脉，游离肠系膜下动脉与腹主动脉丛和肠系膜下丛的神经纤维间隙，辨认左、右输尿管及神经丛无损伤后，高位结扎IMA根部。结扎后，游离结肠系膜和边缘血管弓至近端结肠拟离断处，并保证近端结肠可无张力抵达盆腔远端拟吻合的直肠或肛管。如近端结肠长度不够可进一步游离脾曲至横结肠左侧，注意避免脾脏损伤，以保证远端拟吻合肠管长度足够并获得良好的血供图

445

（图22-6-2）。

❹ 保留自主神经的全直肠系膜切除术（TME）

（1）直肠后方的游离：患者取头低脚高截石位，向下、向前牵拉直肠乙状结肠，术者在直肠后方、骶骨岬前方的无血管间隙分离，在直视下沿疏松的骶前间隙锐性分离直肠系膜，并保持直肠系膜的完整。术中需辨认和保护下行至骶前间隙的腹下神经以及其背侧面的自主神经以保证术后泌尿生殖功能。识别并将左、右输尿管牵向侧方，沿骶前筋膜往下分离至骶骨直肠筋膜。

（2）直肠侧方游离：分离直肠侧方时，由于盆丛的分支从直肠后外侧进入直肠，术中应沿直肠系膜侧壁与盆丛之间的间隙做锐性分离直达肛提肌表面，注意辨别并保护盆丛分支及S2~S4的盆内脏神经。分离时必须保持拟分离区域的牵拉和张力，以确保在正确的平面进行分离，保持盆内筋膜完整。游离直肠侧韧带时，直肠中动脉可电凝或结扎。

（3）直肠前方的游离：在手术中，应通过牵拉充分显露直肠的前间隙。手术中切开直肠陷凹后，应平行于腹膜会阴筋膜在直肠与男性精囊后壁或女性阴道后壁间间隙进行分离，分离时要注意避免损伤前列腺、精囊腺或阴道后方的神经血管束。术中如损伤阴道后壁则容易导致出血，影响手术视野。如术中发现直肠肿瘤已局部浸润累及盆腔内膀胱、卵巢、阴道、前列腺、骶骨等任何组织器官，则需将所累及的器官一同整块切除。

❺ 远端切缘评估及肠吻合 完成淋巴结清扫和肠管游离后，可在肿瘤远端选择离断肠管的位点。最近研究显示大于2cm的远端切缘是符合肿瘤学原则的切除，可经肛门指检确认离断平面，选定远端切缘以后，继续游离直肠系膜脂肪直至直肠环周淋巴结清扫完全，高位直肠癌远端系膜的切除范围要在肿瘤下端5cm，以保证肠系膜淋巴结的根治性切除。在癌肿远侧上一把大直角钳或无损伤钳，自肛门插入胶管用碘伏液冲洗500~1 000ml，然后再用0.5%的5-Fu液冲洗（图22-6-3）。目的是机械冲洗和化学杀灭脱落的癌细胞，避免吻合口种植。清洗完成后，置吻合器于无损伤钳远端，击发后离断直肠形成封闭的直肠残端，游离并离断近端结肠后将肿瘤标本移出手术区。移除肿瘤后，生理盐水冲洗盆腔并止血。外科医师需检查切除肿瘤的远端切缘及径向切缘，判断直肠系膜切除是否完整，下切缘是否为阴性，同时标记标本方向，根据需要可行冰冻切片检查明确远端切缘情况。如切缘范围不够，需调整手术计划确保切缘为阴性，以降低局部复发风险。

❻ 根据患者肠管直径、骨盆直径及深度确定吻合器大小，使用端-侧双吻合术，如吻合位置较高也可行端-端单吻合。首先使用纱布隔离手术区域，以便结肠近端手术操作，清除近端结肠旁残余脂肪，使用可吸收缝合线在近端结肠行荷包缝合或使用荷包器放置好荷包线，确定吻合器口径后，将吻合器砧座置入近端结肠，然后将预置的荷包线沿砧杆打结。将吻合器经肛门放至已封闭的直肠残端顶部。吻合器中心杆在残端吻合线或附近区域穿出肠壁，准确对接砧座及吻合器后（图22-6-4），检查

结肠以确认吻合器对接口未夹带邻近组织、肠管和肠系膜无扭曲后击发吻合器，移除吻合器，移除吻合器后需查看吻合口处远端及近端肠组织环是否完整（图22-6-5、图22-6-6）。钳夹近端肠管，将吻合口浸于无菌生理盐水中，经肛门注入空气，检查吻合口有无漏气以确认吻合口完整性，并行肛门指检明确有无吻合口出血，如有吻合口出血或吻合口吻合不完全则需要用可吸收丝线对吻合口进行缝合加固和止血，以保证吻合口吻合严密。

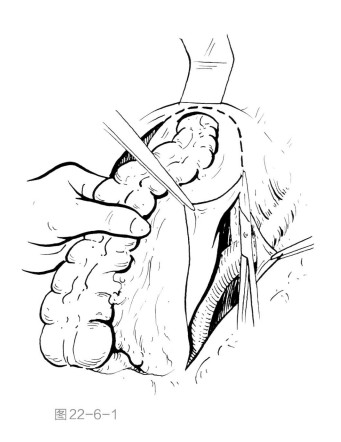

图22-6-1

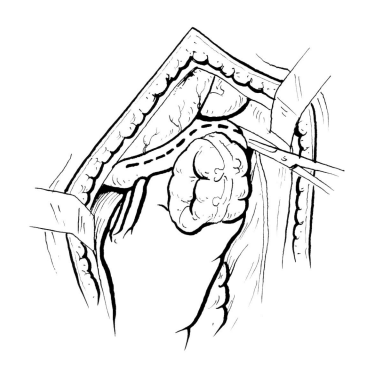

图22-6-2

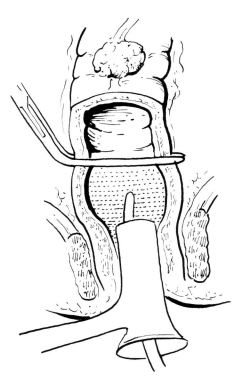

图22-6-3

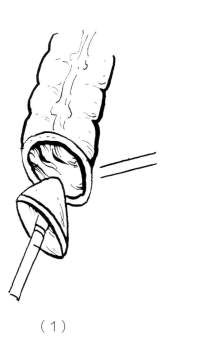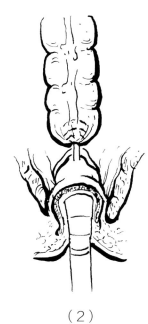

（1）　　　　　　　　　　（2）

图22-6-4

❼ 回肠保护性造口　对于低位结肠直肠吻合的患者，我们可根据手术中肠吻合情况实施回肠预防性双腔造口术以保障吻合口的良好愈合。行回肠造口时，于术前腹部标记造口部位做一个约2~3cm的纵切口，下切至腹直肌前鞘，切开膜鞘，分开腹直肌前后鞘，切开后方腹膜，经切口拖出回肠。拖出回肠时需要识别回肠的近端及远端，使用导尿管或无菌肛管经回肠系膜处穿出，作为回肠造口支撑杆以避免术后造口回缩，并于术后2~3周移除支撑杆。术中于回肠造口对侧盆腔放置引流管，冲洗止血后逐层关闭腹中线切口前后鞘筋膜及皮肤并覆盖无菌敷料，再固定缝合造口支撑杆，于皮肤上方1cm处的远段回肠做一个横切口，将肠切口近段肠襻边缘外翻显露造口，并使用可吸收线将回肠切开的肠管间断缝合于皮肤（图22-6-7）。回肠造口可减少吻合口瘘并发症的发生率，减少因少吻合口瘘行急诊手术的可能性，且回肠双腔造口相对结肠造口更易关闭。术后2~3个月可复查结肠镜和CT，如果远端肠吻合口愈合良好，无吻合口瘘或吻合口狭窄，即可行回肠造口回纳手术关闭回肠造口。

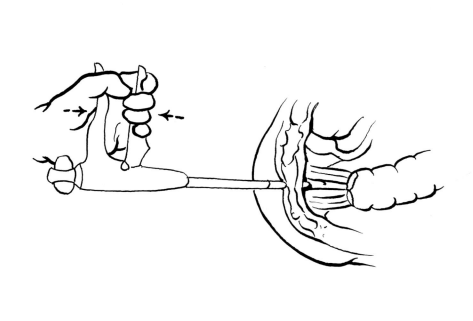

图22-6-5

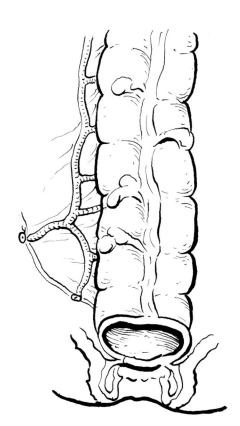

图22-6-6

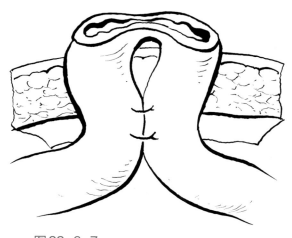

图22-6-7

术中要点	❶ 自主神经保护　术中在行淋巴结清扫和游离肠管过程中应尽可能保护自主神经不受损伤，如果术中有肿瘤累及自主神经，则需要行手术切除，以确保手术治疗的根治性。

❷ 保证肠吻合口无张力和血供良好　术中应尽可能保证近端结肠血供良好，并无张力抵达拟吻合的远端直肠，如近端结肠长度不够或血供欠佳，必须进一步游离脾曲，以保证远端拟吻合肠管足够长，并获得良好的血供，确保成功吻合。

术后处理	术后常见的情况的处理同 Miles 术，但是直肠癌前切除术后最常见的并发症是与吻合口和回肠造口相关的。

❶ 吻合口出血　术后吻合口出血较常见，主要是吻合闭合不严密导致吻合口附近肠管静脉和小动脉出血，吻合口出血一般可以通过局部药物治疗或在压迫止血后好转，如果出血量较大则需要行内镜下止血或经肛门缝扎止血。

❷ 吻合口瘘　主要出现在吻合后无法加固的肥胖或骨盆腔较小的患者，所以如果术中行回肠造口则可以减少吻合口瘘引起的腹膜炎，盆腔感染等并发症，如果吻合口瘘口不大，经过禁食和补液营养支持治疗后可愈合，如果瘘口较大，肠道准备欠佳，患者出现腹膜炎或中毒性休克等症状，则需要急诊手术，冲洗腹腔并防止回肠造口以转流粪便，促进瘘口愈合。

❸ 吻合口狭窄　吻合口狭窄主要是术后远期并发症，主要是吻合口口径较小或术后吻合口处炎症疤痕导致狭窄。术中选择较大口径吻合器可避免狭窄发生，术后出现吻合口狭窄可以尝试经肛门扩张或经内镜下扩张狭窄吻合口，如果仍无法缓解则需要行肠造口术。

❹ 回肠造口出口梗阻　常见于腹肌较发达的患者，行回肠造口时腹壁切口较小，术后容易出现近端回肠造口梗阻，在手术时应注意在腹肌外侧行造口，同时腹壁切口应确保回肠拉出后尚有一定的空间，处理方法是在近端回肠造口处放置一根肛管即可解除肠梗阻。

❺ 回肠造口脱垂　较少见，主要见于年老体弱，腹壁肌肉松弛患者，对于此类患者在行造口时应仔细缝合腹肌前鞘和肠管，一般患者造口可回纳，反复发生的患者可以考虑手术治疗。

第七节　直肠癌超低位前切除术

适应证	直肠癌超低位前切除术是指切除直肠癌后在外科肛管上缘进行吻合的手术，吻合口距齿状线 2cm 以内，距肛缘 4cm 以内。除与直肠癌低位前切除术相同的适应证，还包括：

❶ 直肠MRI，盆腔CT和直肠指诊证实肿瘤下缘距齿状线距离约2~5cm，癌肿未累及肠壁外组织，基底活动度好；直肠系膜淋巴结无肿大。

❷ 患者强烈要求保肛，且经术前评估肛门功能良好。

禁忌证　除与直肠癌低位前切除术相同的手术禁忌外，直肠癌超低位前切除保肛手术相对的禁忌证还包括：

❶ 肿瘤下缘侵及肛管和齿状线；影像学检查提示肿瘤侵犯外括约肌，肿瘤已形成环形固定者。

❷ 肿瘤分化差，黏液腺癌、低分化腺癌，侵犯肠管大于1/2内径，浸润溃疡型。

❸ 骨盆狭小，肿瘤下缘无法分离至正常肠管者。

❹ 原肛门控便功能差者。

术前准备　❶ 术前患者需要通过结肠镜活检明确肿瘤病理及其在直肠内的位置部位，行盆腔MR检查和腹部CT检查，了解肿瘤部位、有无局部淋巴结转移和远处脏器转移。

❷ 直肠指检了解肿瘤活动度和肛门括约肌收缩功能，全面评估实施超低位前切除保肛手术的可行性，并与患者交流，了解患者保肛意愿，告知术后可能会出现的控便功能障碍和吻合口相关并发症。

❸ 患者术前需要纠正贫血、低蛋白血症等，术前1日流质饮食，采用聚乙二醇溶液行肠道准备，如果患者术前发现有肠梗阻，需要提前几日留置胃管或肠梗阻导管缓解梗阻症状，并做好备皮、备血及麻醉科会诊等常规术前准备。

麻　醉　一般采用全身吸入麻醉或静脉麻醉，对于肺功能差的患者，可以采用硬膜外麻醉或全身麻醉加硬膜外麻醉。

体　位　本手术采用膀胱截石位，患者臀部需置于手术床边缘，以充分暴露肛门，便于手术医生经肛门放置吻合器行肠吻合操作。麻醉后应将手术台摆成头低脚高位。

手术步骤　❶ **进腹探查腹盆腔**　沿下腹中线取正中切口，逐层进腹，切口可向下延伸至耻骨联合上方。使用自动牵开器和切口保护器牵开腹腔探查，检查肝脏有无转移癌结节；腹主动脉旁、乙状结肠系膜及双侧髂内血管等处淋巴结有无癌转移；大网膜及腹膜有无癌结节，探查全部结肠以除外可能存在的腺瘤或多原发癌等。最后探查盆底，确定直肠肿瘤部位、大小、活动度、与周围脏器的关系，并检查膀胱、前列腺或子宫、附件、阴道后壁有无浸润，确定手术切除的可能性和应采取的手术方式。

❷ **游离乙状结肠**　向右牵拉直肠乙状结肠，切开乙状结肠系膜与左侧壁腹膜的融合线（white line），松解乙状结肠与左腹侧壁的粘连，向上到降结肠和左侧壁腹膜融合线，切开Toldt白线向上近降结肠，游离乙状结肠（图22-7-1）。注意不要损伤左侧生殖动静脉和左侧输尿管。向左上方提起乙状结肠，切开右侧后腹膜，在右侧骶骨岬前面切开盆腔腹膜，向下到达腹膜反折部位，向上到十二指肠水平部。在骶骨岬稍下方用电

刀向后面分离可见直肠固有筋膜和盆腔脏层筋膜之间的疏松间隙、呈白色，向右侧、下方、上方分离，可见右侧腹下神经轻轻抬起直肠固有筋膜，显露和分离骶前间隙，保留左右腹下神经。在骶骨岬前面，从腹下神经丛下方开始，沿着直肠固有筋膜与腹膜下筋膜浅层的间隙向上分离，达到肠系膜下动脉根部（图22-7-2）。向左侧在Toldt筋膜融合筋膜内分离，注意不要损伤肾前筋膜。

❸ 肠系膜下动脉根部结扎及淋巴结清扫　清扫淋巴结的范围向上达到肠系膜下动脉根部区域。在肠系膜下动脉根部结扎离断肠系膜下动、静脉后，牵起其远侧断端沿着腹主动脉前神经丛、骶前神经和下腹神经的前面向下分离，游离好直肠乙状结肠后，将肠管牵向左侧显露并游离肠系膜下动脉及静脉根部，向前方牵拉肠系膜下动脉，游离肠系膜下动脉与腹主动脉丛和肠系膜下丛的神经纤维间隙，辨认左、右输尿管及神经丛无损伤后，高位结扎IMA（图22-5-5）。结扎后，游离结肠系膜和边缘血管弓至近端结肠拟离断处，并保证近端结肠可无张力抵达盆腔远端拟吻合的直肠或肛管。如近端结肠长度不够可进一步游离脾曲至横结肠左侧，注意避免脾脏损伤，以保证远端拟吻合肠管获得良好的血供。

❹ 保留自主神经的全直肠系膜切除术（TME）

（1）盆腔自主神经：主要有上腹下丛（骶前神经丛）、左右腹下神经、盆内脏神经、下腹下丛（盆丛）以及盆丛发出的分支。手术分离时，注意保护上盆腔自主神经，否则，在此处游离低位直肠时容易损伤自主神经，导致排便、排尿功能及勃起功能障碍（图22-7-3）。

（2）游离直肠后方：分离直肠后方、骶骨岬前方的无血管间隙，在直视下沿疏松的骶前间隙锐性分离直肠系膜，并保持直肠系膜的完整。术中需辨认和保护下行至骶前间隙的腹下神经以及其背侧面的自主神经以保证术后泌尿生殖功能。识别并将左、右输尿管牵向侧方，沿骶前筋膜往下分离至骶骨直肠筋膜（图22-7-4）。

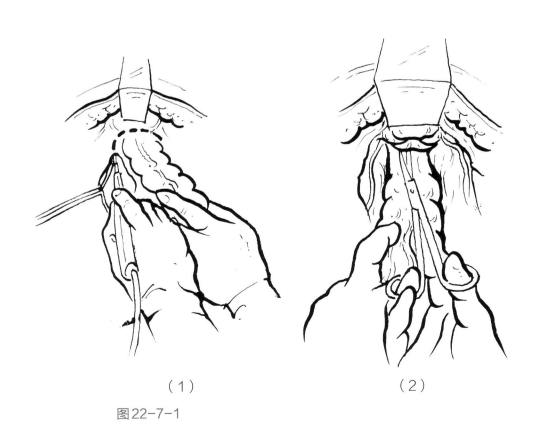

（1）　　　　　（2）

图22-7-1

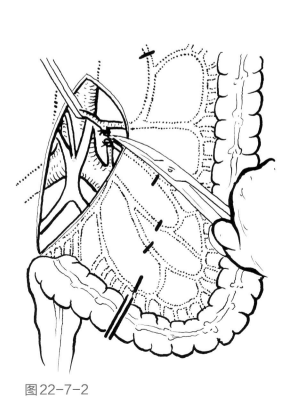

图22-7-2

（3）游离直肠侧方：分离直肠侧方时，由于盆丛的分支从直肠后外侧进入直肠，术中应沿直肠系膜侧壁与盆丛之间的间隙做锐性分离直达肛提肌表面，注意辨别并保护盆丛分支及S2~S4的盆内脏神经。分离时必须保持拟分离区域的牵拉和张力，以确保在正确的平面进行分离，保持盆内筋膜完整。

（4）游离直肠前方：手术中充分显露直肠前间隙，切开直肠陷凹后，平行于腹膜会阴筋膜在直肠与男性精囊后壁或女性阴道后壁间间隙进行分离（图22-7-5），分离时注意避免损伤前列腺、精囊腺后方的神经血管束，否则极易引起阳痿。术中如损伤阴道后壁则容易导致出血，影响手术视野的暴露。如术中发现直肠肿瘤已局部浸润累及盆腔内膀胱、卵巢、阴道、前列腺、骶骨等任何组织器官，则需将所累及的器官一同整块切除。

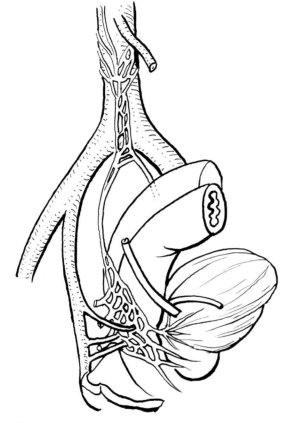

图22-7-3

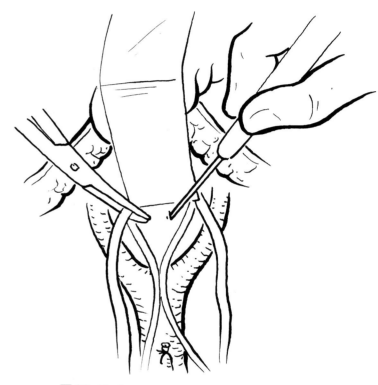

图22-7-4

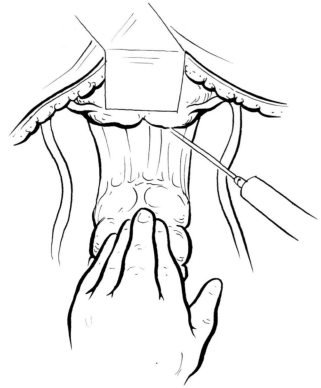

图22-7-5

❺ 远端切缘评估及肠吻合　完成淋巴结清扫和肠管游离后，可在肿瘤远端选择离断肠管的位点。最近研究显示大于2cm的远端切缘是符合肿瘤学原则的切除，可经肛门指检确认离断平面，选定远端切缘以后，继续游离直肠系膜脂肪直至直肠环周淋巴结清扫完全，高位直肠癌远端系膜的切除范围要在肿瘤下端5cm，以保证肠系膜淋巴结的根治性切除。使用无损伤钳钳夹肿瘤远端肠管并再次冲洗远端直肠，清洗完成后，置吻合器于无损伤钳远端，击发后离断直肠形成封闭的直肠残端，游离并离断近端结肠后将肿瘤标本移出手术区。移除肿瘤后，生理盐水冲洗盆腔并止血。外科医师需检查切除肿瘤的远端切缘及径向切缘，判断直肠系膜切除是否完整，下切缘是否阴性，同时标记标本方向，根据需要可行冰冻切片检查明确远端切缘情况。如切缘范围不够，需调整手术计划确保切缘阴性，以降低局部复发风险。

❻ 首先使用纱布隔离手术区域，以便于结肠近端手术操作，清除近端结肠旁残余脂肪，使用可吸收缝合线在近端结肠行荷包缝合或使用荷包器放置好荷包线，确定吻合器口径后，将吻合器砧座置入近端结肠，然后将预置的荷包线沿砧杆打结。将吻合器经肛门放至已封闭的直肠残端顶部。吻合器中心杆在残端吻合线或附近区域穿出肠壁，对接砧座及吻合器后，检查结肠以确认吻合器对接口未夹带邻近组织、肠管和肠系膜无扭曲后击发吻合器，移除吻合器，移除吻合器后需要查看吻合口处远端及近端肠组织环是否完整。如果吻合口位置低，靠近肛管，也可以将近端结肠经肛门拖出后在会阴部进行结肠肛管缝合。吻合后，钳夹近端肠管，将吻合口浸于无菌生理盐水中，经肛门注入空气，检查吻合口有无漏气以确认吻合口完整性，并行肛门指检明确有无吻合口出血，如有吻合口出血或吻合口吻合不完全，则需要用可吸收丝线对吻合口进行缝合加固和止血，以保证吻合口吻合严密。

❼ 回肠保护性造口　对于超低位结肠直肠吻合的患者，常规实施回肠预防性双腔造口术以保障远端吻合口的良好愈合。行回肠造口时，于术前腹部标记造口部位做一个2~3cm的纵切口，下切至腹直肌前鞘，切开膜鞘，分开腹直肌前后鞘，切开后方腹膜，经切口拖出回肠。拖出回肠时需要识别回肠的近端及远端，使用导尿管或无菌肛管经回肠系膜处穿出，做为回肠造口支撑杆以避免术后造口回缩，并于术后2~3周移除支撑杆。术中于回肠造口对侧盆腔放置引流管，冲洗止血后逐层关闭腹中线切口前后鞘筋膜及皮肤并覆盖无菌敷料，再固定缝合造口支撑杆，于皮肤上方1cm处的远段回肠做一个横切口，将肠切口近段肠襻边缘外翻显露造口，并使用可吸收线将回肠切开的肠管间断缝合于皮肤。回肠造口可减少吻合口瘘并发症的发生率，减少因少吻合口瘘行急诊手术的可能性，且回肠双腔造口相对结肠造口更易关闭。术后2~3个月内可复查结肠镜和CT，如果远端肠吻合口愈合良好，无吻合口瘘或吻合口狭窄，即可行回肠造口回纳手术关闭回肠造口。

术中要点　❶ 直肠癌超低位前切除保肛手术需要遵循的要点　在保证手术切除的根治

453

性的前提下，不影响患者术后局部复发率和生存期，并且术后患者应具备较好的控便和排便功能。因此术中应在保证根治性切除的前提下尽可能保留自主神经和足够的远端肠管。

❷ 保留自主神经　术中在行淋巴结清扫和游离肠管过程中应尽可能保护自主神经不受损伤，如果术中有肿瘤累及自主神经，则需要行手术切除，以确保手术治疗的根治性。

❸ 保证肠吻合口血供和无张力　术中应尽可能保证近端结肠血供良好，并可无张力抵达拟吻合的远端直肠，如近端结肠长度不够或血供欠佳，必须进一步游离脾曲，以保证远端拟吻合肠管获得良好的血供，吻合以后肠管无张力。

术后处理　术后常见的情况的处理同前，但是直肠癌超低位前切除术后最常见的并发症是与吻合口、造口和排便功能相关的。

❶ 术后控便功能差或排便失禁　正常的排粪和控粪功能取决于3个基本条件：①肛门正常的括约肌功能；②完整的排便反射功能；③粪便的存储功能。排便反射的建立依赖肛门侧直肠肛管的长度。所以保肛手术最低限度要保留完整的内外括约肌、肛提肌、肛管及其支配神经。吻合口位置越低。保留的直肠越少，顺应性越小，内括约肌受损越严重，控便能力越低。因此术中应尽可能减少盆神经的损伤，保留更多的直肠，减少括约肌的损伤，才能保证患者术后有较好的控便和排便功能。

❷ 吻合口出血　术后吻合口出血较常见，主要是吻合闭合不严密导致吻合口附近肠管静脉和小动脉出血，吻合口出血一般可以通过局部药物治疗或压迫止血后好转，如果出血量较大则需要经肛门缝扎止血。

❸ 吻合口瘘　主要出现在吻合后无法加固的肥胖或骨盆腔较小的患者，所以如果术中行回肠造口则可以减少吻合口瘘引起的腹膜炎，盆腔感染等并发症，如果吻合口瘘口不大，经过禁食和补液营养支持治疗后可愈合，如果瘘口较大，肠道准备欠佳，患者出现腹膜炎或中毒性休克等症状，则需要急诊手术，冲洗腹腔并防止回肠造口以转流粪便，促进瘘口愈合。

❹ 吻合口狭窄　吻合口狭窄主要是术后远期并发症，主要是吻合口口径较小或术后吻合口处炎症瘢痕导致狭窄，术中选择较大口径吻合器可避免发生，术后出现吻合口狭窄可以尝试经肛门扩张或经内镜下扩张狭窄吻合口，如果仍无法缓解狭窄则需要行肠造口术。

❺ 回肠造口出口梗阻　常见于腹肌较发达的患者，行回肠造口时腹壁切口较小，术后容易出现近端回肠造口梗阻，在手术时应注意在腹肌外侧行造口，同时腹壁切口应确保回肠拉出后尚有一定的空间，处理方法是在近端回肠造口处放置一根肛管即可解除肠梗阻。

❻ 回肠造口脱垂　较少见，主要见于年老体弱，腹壁肌肉松弛的患者，对于此类患者在行造口时应仔细缝合腹肌前鞘和肠管，一般患者造口可回纳，反复发生的患者可以考虑手术治疗。

第八节 经腹直肠癌切除、人工肛门、远端封闭手术（Hartmann手术）

适 应 证	本术式主要适用于局部进展期直肠癌，肿瘤姑息性切除或虽可切除，但术后复发可能性较大者。也适用于直肠癌完全性梗阻不能一期吻合者，但这一部分患者再行造口回纳的可能性很小。大多数情况下行全结肠灌洗，可用没有扩张水肿的结肠与直肠吻合，吻合后如考虑吻合口瘘风险较大，可行回肠保护性造口，待二期行回肠造口关闭术，此时再次手术难度较小。
禁 忌 证	伴有全身性疾病、不能耐受手术者或局部有感染灶、不适宜手术者。
术前准备	❶ 伴有不完全性肠梗阻者可用缓泻剂及温盐水灌肠。
	❷ 女性患者术前2日行阴道冲洗，术前1日下午阴道涂龙胆紫以利于术中识别。
	❸ 术前行泌尿系造影及膀胱镜检查了解输尿管等有无侵犯，如肿瘤较大，可于术前放置输尿管支架，便于术中保护输尿管。
	❹ 术前定位造口位置。
麻 醉	全身麻醉。
体 位	膀胱截石位，先消毒腹部，再消毒会阴部，留置导尿管接引流袋。
手术步骤	❶ 直肠及乙状结肠游离方法与步骤同直肠癌低位前切除术。距离肿瘤上缘10cm，横断乙状结肠（图22-8-1）。
	❷ 肿瘤下方至少3cm横断直肠，远断端双层缝合关闭（图22-8-2~图22-8-4）。
	❸ 远断端亦可用闭合器完成（图22-8-5）。
	❹ 于肚脐左下方，经腹直肌行肠造口，切除直径1.5cm皮肤及皮下脂肪，十字切开前鞘，钝性纵行分开腹直肌，纵行切开腹膜，将乙状结肠拉出体外距皮肤约4cm，腹膜层与结肠浆肌层间断固定8针，可缝合关闭乙状结肠与侧腹壁间隙，清点纱布器械无误后，逐层关腹，放置盆腔引流管，腹直肌鞘前层与结肠浆肌层间断固定，最后保持皮肤之上结肠残端3cm，外翻后3-0可吸收线间断缝合结肠切缘与皮肤真皮层，完成结肠造口（图22-8-6~图22-8-12）。
术中要点	输尿管损伤可能原因有：游离乙状结肠左侧后腹膜，特别是肿瘤局部粘连时，易损伤左侧输尿管；误将左侧输尿管当作肠系膜下动脉、乙状结肠动脉或生殖血管而切断结扎；分离膀胱或子宫颈时，由于较靠近输尿管而使后者损伤；在结扎子宫动脉时最易损伤输尿管；有时输尿管紧靠盆腔腹膜游离缘，在关闭盆腔腹膜时也可能将输尿管结扎。如果术中发现输尿管损伤，一般后果不甚严重，可根据不同损伤类型给予相应处理。

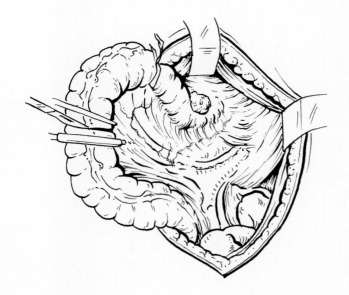

图 22-8-1

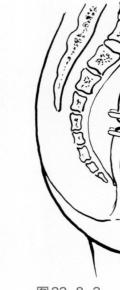

图 22-8-2

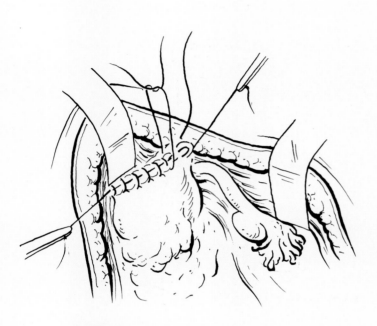

图 22-8-3

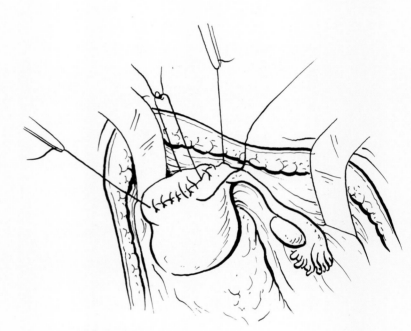

图 22-8-4

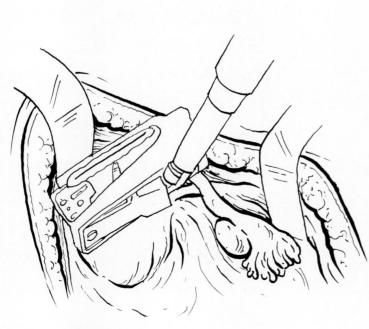

图 22-8-5

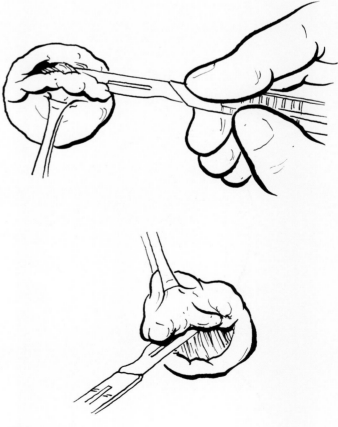

图 22-8-6

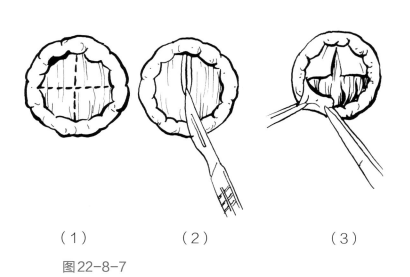

（1）　　　　　（2）　　　　（3）

图22-8-7

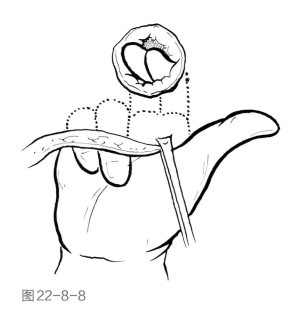

图22-8-8

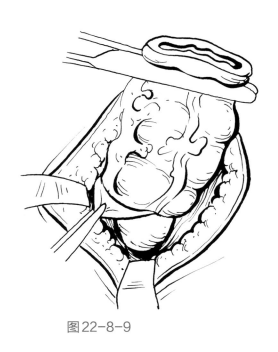

图22-8-9

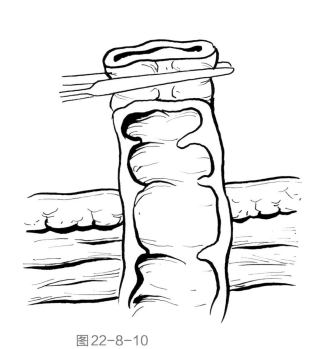

图22-8-10

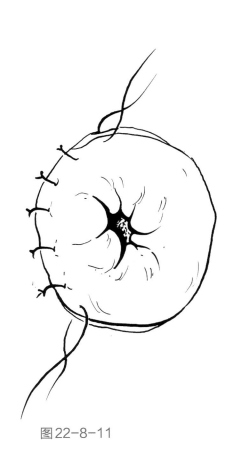

图22-8-11

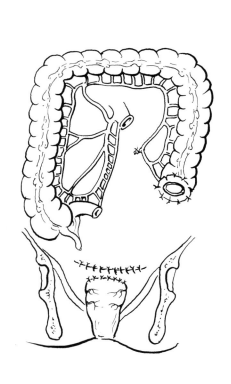

图22-8-12

457

术后处理	❶	本手术创伤较大，年老体弱合并心肺功能不全者，应送重症监护室。
	❷	术后呼吸功能维护至关重要。需要限制补液量；雾化吸入；协助患者翻身拍背，鼓励患者咳嗽排痰；静脉给予稀释痰液药物。
	❸	低浓度持续吸氧对老年以及贫血患者改善心肺功能颇有帮助。
	❹	术后1~2日，给予针对革兰氏阴性杆菌及厌氧菌的抗生素。
	❺	该手术有可能损伤盆腔副交感神经，可导致术后排尿障碍。
	❻	预防下肢静脉血栓形成，鼓励患者早期下床，不可低估血栓形成的风险。
	❼	术后注意造口有无坏死、脱出或凹陷，少许血运障碍可予以每日更换敷料，大面积坏死应及时手术，切除坏死肠壁，重新缝合，必要时重建造口。

第九节　经腹直肠切除、结肠肛管吻合术（Parks手术）

目前低位直肠癌保肛手术越来越受到关注，Parks于1982年提出了经腹直肠癌切除术，经肛门结肠肛管吻合术，即Parks术，因保存了肛管直肠环，故控制排便功能得以保存，术后加强提肛运动等锻炼，患者也可避免大便失禁的问题。Parks术的优劣仍有争议，尚不能取代Miles术，因此术者务必严格掌握手术适应证，将根治性切除放在第一位，以免发生术后复发等并发症。

适 应 证	中、下段直肠癌切除后肛提肌以上残留直肠过短，特别是盆腔过度狭小，即使双吻合器也难以完成超低位吻合者；直肠内密集腺瘤，经肛门不能一期切除，近侧结肠无腺瘤者；部分肛提肌平面以上的高位直肠阴道瘘。
禁 忌 证	直肠癌广泛浸润无法根治性切除者；肿瘤根治性切除后肛管直肠环已受损者；年老体弱不能承受本手术者；肛门极度狭窄。
术前准备	同Miles术。
麻　　醉	全身麻醉。
体　　位	患者取截石位。
手术步骤	❶ 腹腔内手术 （1）下腹正中切口，进腹探查，游离乙状结肠及直肠系膜，结扎肠系膜下动脉血管，保护双侧输尿管，进入骶前间隙，锐性分离直达肛提肌平面（图22-9-1~图22-9-4）。 （2）切开直肠膀胱凹陷或直肠子宫凹陷，沿腹膜会阴筋膜前后叶之间锐性分离直达会阴体（图22-9-5）。 （3）距离直肠壁1cm，切断结扎直肠侧方系膜（图22-9-6）。

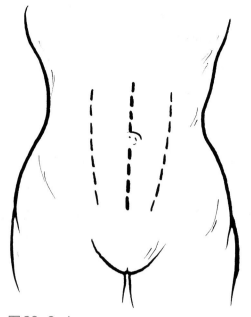

图 22-9-1

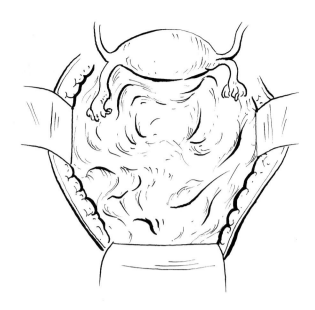

图 22-9-2

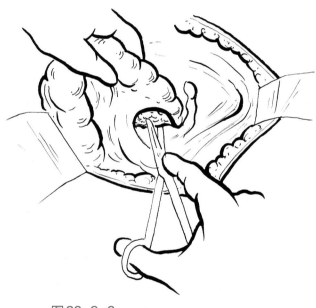

图 22-9-3

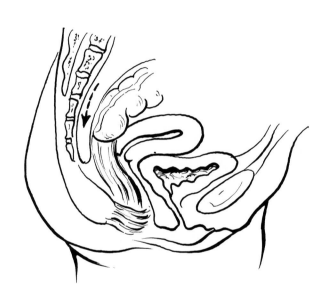

图 22-9-4

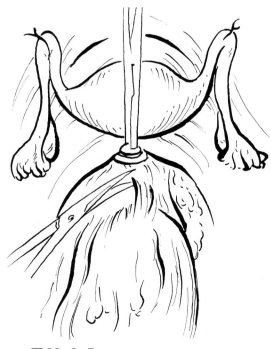

图 22-9-5

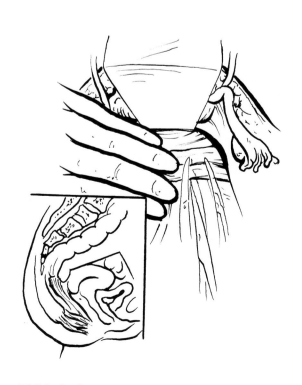

图 22-9-6

（4）与会阴组配合，肛提肌平面离断直肠，移除标本。

（5）近端结肠内置入直径2cm螺纹管10~12cm，外露4~6cm，系膜缘和对系膜缘结肠断端丝线固定并标志。蒸馏水浸泡盆腔。扩张肛门，将螺纹管和乙状结肠一并拉出（图22-9-7）。

❷ 会阴组手术

（1）肛管扩张4~6指，维持5min，安尔碘冲洗直肠。肛门缝合四针固定于小儿腹部拉钩或特制肛管拉钩之上，自齿状线向上黏膜下注入1∶300 000肾上腺素氯化钠溶液，黏膜隆起达肛管直肠环平面（图22-9-8）。

（2）于齿线上0.5cm环形切开并剥离直肠黏膜直达肛提肌平面以上，由腹腔手术组离断移除标本（图22-9-9、图22-9-10）。

（3）将结肠断端与肛管齿状线上切缘缝合固定8~12针，再将螺纹管固定于肛门两侧皮肤（图22-9-11~图22-9-14）。

术中要点　❶ 估计结肠肛管吻合有张力者，吻合前游离结肠脾曲是明智之举。

❷ 在结肠对系膜缘缝合固定螺纹管丝线做为标志，此线位于截石位12~3点范围内，当无肠扭转之误。

❸ 结肠内螺纹管具有支撑吻合口和替代横结肠粪便转流的功效，因此必须妥善固定于肛周皮肤。

❹ 经肛门剥离直肠黏膜前，于黏膜下注射肾上腺素氯化钠溶液不但利于止血，而且可防止剥离过深。

术后处理　❶ 恢复饮食过程相对较慢，肠道功能恢复后可进食流质，约术后7日进半流食。

❷ 于术后7~10日，剪断螺纹管固定缝线，剪线1日及当日口服石蜡油50ml，通常几小时后会自动排除，切勿用力拔出，以免撕裂吻合口。

❸ 术后14日，术者行肛门指诊，了解有无狭窄。必要时予以示指扩肛，直至示指中节进入通畅而无缩窄为止。

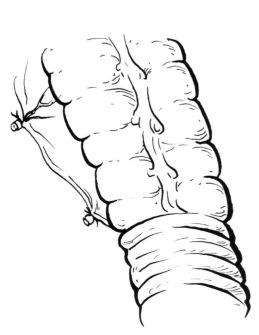

图22-9-7

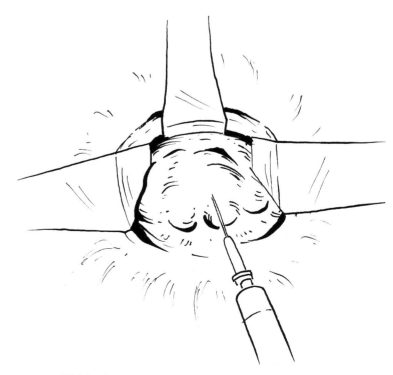

图22-9-8

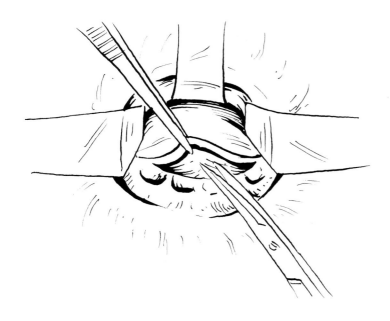

图22-9-9

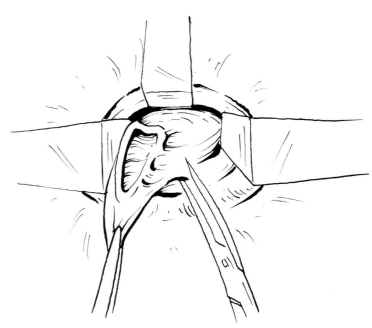

图22-9-10

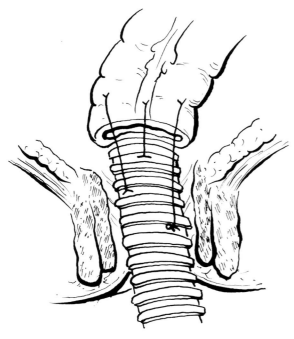

图22-9-11

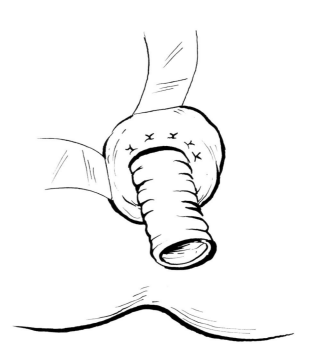

图22-9-12

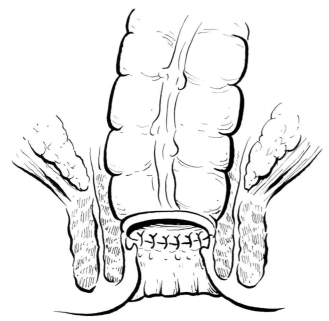

图22-9-13

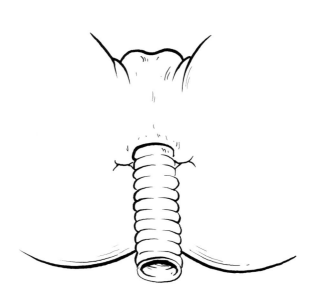

图22-9-14

第十节 直肠经腹切除、结肠经肛拖出吻合术（Bacon术）

20世纪40年代，由于直肠癌Dixon术后吻合口瘘发病率较高，为解决此问题，Bacon于1945年试用直肠癌经腹切除＋结肠经肛门拖出延期吻合术，即Bacon术。由于腹腔内无吻合口，可减少吻合口瘘的发生。Bacon术需要2周后切除肛门外结肠，结肠黏膜外翻造成肛门周围常年潮湿，甚至湿疹形成，所以目前临床实践中很少应用原始术式，而采用改良Bacon术，减少肛门不适，局部复发率与Miles相似，排便控制功能基本达到可接受程度，对于部分患者仍不失为一种理想手术方式。

适应证	参见Parks手术。
禁忌证	参见Parks手术。
术前准备	参见Parks手术。
麻醉与体位	参见Parks手术。

手术步骤

❶ 腹腔内乙状结肠及直肠游离、标本移除以及经肛管直肠黏膜剥离同Parks术（图22-10-1~图22-10-7）。

❷ 距结肠近切缘1~2mm用7号丝线做一荷包缝合，插入直径2cm螺纹管约10~12cm，外露4~6cm，收紧荷包线并打结，暂不剪除，做为牵引及标志线（图22-10-8）。

❸ 将螺纹管连同结肠经肛门拉出，于左、右、前、后四点将齿线上切缘直肠全层与荷包线近侧0.5cm处结肠全层缝合固定，亦可在两针之间加缝一针。亦有作者将间断缝合改为直肠残端荷包缝合，操作进一步简化（图22-10-9）。

❹ 在肛门两侧皮肤缝7号丝线，固定螺纹管，以免脱落，此管具有支撑吻合口和暂时性粪便转流作用（图22-10-10）。

术中要点、术后处理　参见Parks术。

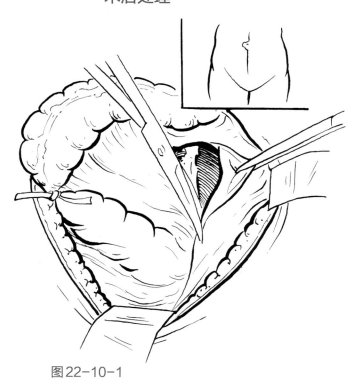

图22-10-1

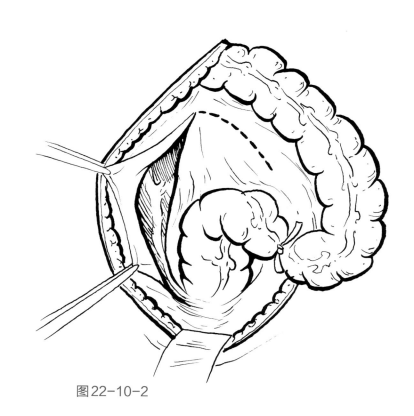

图22-10-2

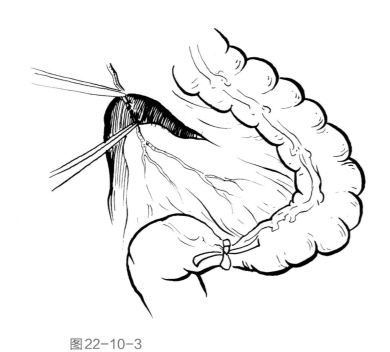

图22-10-3

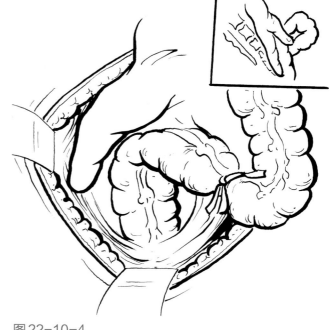

图22-10-4

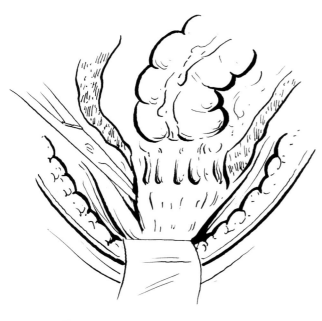

图22-10-5

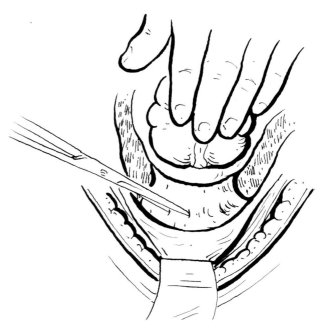

图22-10-6

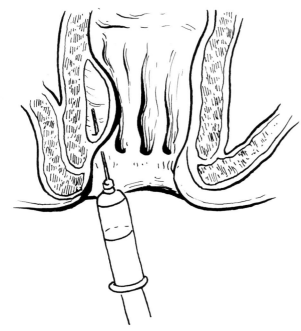

图22-10-7

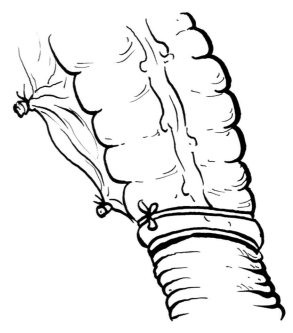

图22-10-8

463

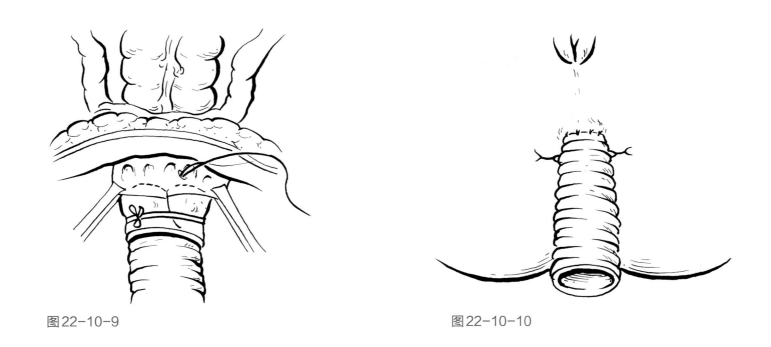

图22-10-9   图22-10-10

第十一节 经腹经肛低位直肠癌括约肌间切除、结肠肛管吻合术（ISR术）

适 应 证 1987年，针对位于下1/3段的直肠癌，Basso首先介绍了先经肛管切除内括约肌，然后再经腹切除肿瘤的术式。由于ISR手术切除了内括约肌，使得下段直肠癌的保肛根治手术能达到最大的可能。1991年，Jacobs提出腹腔镜全直肠系膜切除直肠癌手术后，由于腹腔镜手术提供了更为清晰准确的手术操作平面，能够在监视下达到肛提肌平面以下，已有大量报道腹腔镜直肠癌手术至少可以取得与开腹手术同样的治疗效果，在减少对患者创伤、加速康复方面又有着明显的优势，因而结合腹腔镜技术的ISR手术有望成为低位直肠癌保肛手术的最终选择。

适合距齿状线0.5~1.5cm，直径小于5cm的低位直肠癌，肿瘤如果浸润至外括约肌及盆壁肌为禁忌证。术前综合临床、MRI、直肠超声对肿瘤进行评估。新辅助治疗后肿瘤缩小达到上述要求、保肛愿望强烈者亦可行此手术。术前肛门功能评估也是必须的。

禁 忌 证 低位直肠癌肿侵犯盆底肌群和括约肌，未分化和低分化癌肿未能达到安全切缘者。其他禁忌证同上述保肛手术。

术前准备 同Dixon术。

麻　　醉 同Dixon术。

体　　位 同Dixon术。

手术步骤 近端切除范围同Dixon术，包括肠系膜下动脉结扎，TME远端切缘直到齿状线甚至括约肌间沟，包括内括约肌部分或全部在内一并切除。

❶ 腹部手术操作　同Parks术。腹腔镜手术可分离至更低平面显露盆底肌群。

❷ 会阴部手术　手术体位、肛管消毒及显露方法、肿瘤隔离、游离先后顺序均同Bacon和Parks手术。不同之处在于切除平面更远离直肠壁外侧（图22-11-1），如果行部分内括约肌切除，则从齿状线上缘环形切开黏膜后，切除平面要到内括约肌以外，沿直肠纵肌向近端切开直至与腹部切开之骶前间隙会合。如果行全部内括约肌切除，切开平面则在括约肌间沟，此处实为肛管鳞状上皮层。而后沿内括约肌外侧向近端将内括约肌全部切除（图22-11-2）。

❸ 吻合方法　经肛门取出标本后可以用吻合器直接将结肠与肛管进行储袋吻合（图22-11-3），也可以采取类似Bacon手术和Parks手术的方法，拖出结肠，2周后行拖出结肠切除。

❹ 新辅助治疗后ISR的手术标本（图22-11-4）。新辅助放化疗后病人通常行保护性回肠造口，3个月后还纳。

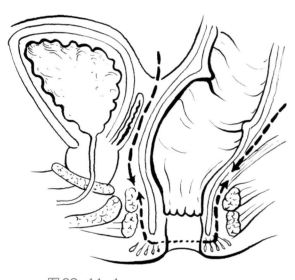

图22-11-1

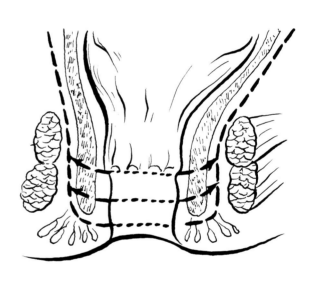

图22-11-2

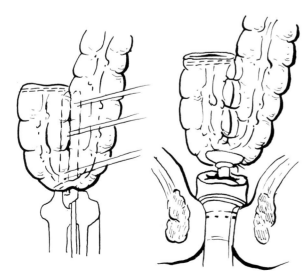

图22-11-3

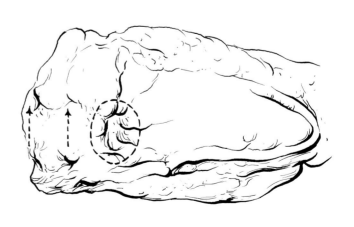

图22-11-4

465

术中事项	❶ 沿肛提肌群内侧打开肛提肌裂孔后，助手可以用拳头经会阴部将肛管直肠环推向盆腔。利于术者游离下段直肠。
	❷ 如果是腹腔镜手术，从腹侧沿肛提肌裂孔一直向尾端游离，条件满意者可往下直至括约肌间沟，可于腹侧行腹腔镜下将内括约肌全部切除。
	❸ 目前大部分医生习惯先经腹游离直肠，也可以先从会阴部开始切除括约肌，然后再经腹手术。
	❹ 切除标本后可以将边缘立即送病理科进行冰冻检查切缘是否为阳性。
	❺ 由于肿瘤位置低，尤其对于新辅助放化疗治疗以后病人，常规行保护性回肠造口，3个月后回纳。
	❻ 术前肛门功能评估结果不满意者可以行结肠贮袋或结肠成形（距切缘4cm处向结肠近端纵行切开6~8cm，然后横行全层间断缝合）手术，可以取得较好的效果。
术后处理	❶ 术后禁食及营养支持治疗同Bacon和Parks手术
	❷ 由于ISR手术切除范围已经到达肛管，所以易导致肛门狭窄，故在术后两周起开始扩肛治疗，扩肛必须在有经验的上级医生指导下进行，避免吻合口裂开。
	❸ 由于内括约肌被切除，因此肛管静息压明显下降，但收缩压在一段时间后可恢复正常。

第十二节　直肠癌的全直肠系膜切除术（TME手术）

适 应 证	同Dixon术。
禁 忌 证	同Dixon术。
术前准备	同Dixon术。
麻醉、体位	同Dixon术。
手术步骤	同Dixon术。
术中要点	❶ 在分离过程中，注意保证分离平面位于直肠后间隙，分离平面太靠近背侧易误进入骶前筋膜内导致骶前静脉丛损伤出血，过浅又易进入直肠系膜内导致直肠系膜切除不完整，直至分离到直肠系膜结束的部位肛提肌裂孔处。分离过程中需切断较为致密的直肠骶骨筋膜和直肠尾骨韧带。
	❷ 采用锐性分离的方法，强调电刀或超声刀直视下进行锐性分离的重要性，从而减少了肿瘤的播散以及出血的可能，保证系膜切除的完整性和保留植物神经。

❸ 游离间隙时可先从后方游离，在肠系膜下丛神经的浅面向下方及弧形向侧方分离，到达腹膜反折水平时，由两侧向直肠前方中间汇合，由前壁腹膜反折处切开，进入一疏松间隙，可见灰白光滑的腹膜会阴筋膜。男性显露精囊腺尾部，女性可看到宫颈及部分阴道后壁，此时注意保留精囊腺包膜的完整，到达此处时分离平面及时向内向后收，避免过于靠近外侧损伤血管神经束（NVB）。继续向下分离直到肛提肌裂孔水平。

❹ 分离直肠侧方间隙，注意过于偏向外侧，容易损伤盆丛神经甚至是输尿管，过于偏向内侧，则容易导致系膜脂肪组织残留，直肠系膜切除不完整。

术后处理　　　　同Dixon术。

467

第二十三章

结肠癌手术

扫描二维码，
观看本书所有
手术视频

第一节　左半结肠根治性切除术

适 应 证	结肠脾曲、降结肠和乙状结肠上段的恶性肿瘤。
禁 忌 证	❶ 晚期结肠癌，估计淋巴结广泛转移难以完全清扫干净。
	❷ 合并远处多发转移。
	❸ 全身情况差或合并心肺疾病难以承受麻醉和手术。
术前准备	❶ 纠正术前的贫血或低蛋白血症。
	❷ 完善有关检查，常规行肝脏CT或B超检查，了解有无肝脏转移。如果患者有糖尿病，应将血糖控制在基本正常范围，心、肺、肾功能不全者应积极处理。
	❸ 术前留置胃管和尿管。为减少患者不适，目前有条件的医院可在麻醉后留置胃管和尿管。无明显梗阻的患者，亦可不留置胃管。
	❹ 麻醉诱导前可静脉注射预防性使用抗生素。
麻 醉	气管内插管静脉复合麻醉或持续硬膜外麻醉。
体 位	患者取仰卧位。
手术步骤	❶ 切口　取正中切口，由于需游离脾区，切口应足够长。切口保护套保护切口，置"C"形腹部拉钩以充分暴露。
	❷ 探查　进入腹腔后，由远至近探查。是否有腹水。先探查盆底有无结节，然后探查肝、胆、脾、胃、小肠、结肠和直肠、系膜和腹主动脉旁淋巴结，最后探查原发病灶的大小、活动度以及与周围器官的关系。
	❸ 显露左半结肠　体位调整为头高右侧卧位，利用小肠重力向右侧、右下腹倾斜。右侧用温盐水纱布垫保护小肠与大网膜，显露左侧结肠和肿瘤位置（图23-1-1）。
	❹ 无瘤措施　在横结肠近脾脏水平和乙状结肠远端水平分别用纱带结扎结肠肠腔，将边缘血管一并结扎在内（图23-1-2），如果肿瘤可疑侵及浆膜层，需用干纱布垫包裹肿瘤或涂以化学粘胶，将肿瘤予以隔离。
	❺ 游离左半结肠　从大弯侧胃网膜左侧血管弓上开始切开大网膜，并向左游离，结扎、切断胃网膜左血管和脾结肠韧带（图23-1-3），可以用超声刀或LigaSure直接离断网膜和结肠系膜。游离结肠脾区（图23-1-4），注意避免损伤肾脏和胰尾。然后沿降结肠后外侧腹膜将降结肠完全游离（图23-1-5）。降结肠与升结肠虽同为腹膜间位器官，但降结肠直径小，所以所占腹膜间位少，游离较容易。
	❻ 处理血管　沿横结肠系膜根部与胰体下缘交界处切开后腹膜，将十二指肠第三段向上牵开，即可显露腹主动脉及肠系膜下动脉根部，将其周围的脂肪淋巴组织全部清除，并结扎、切断肠系膜下动脉（图23-1-6）。然后在肠系膜下动脉左侧相同平面结扎切断肠系膜下静脉，如肠系膜下动脉根部淋巴结肿大，应在更高位置胰腺下缘贴近根部结扎肠系膜下静

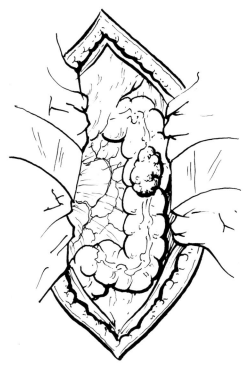

图 23-1-1

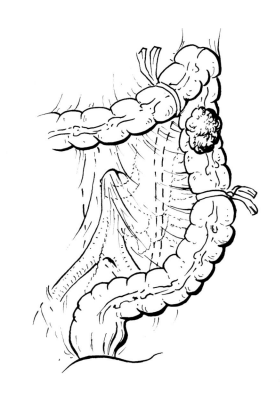

图 23-1-2

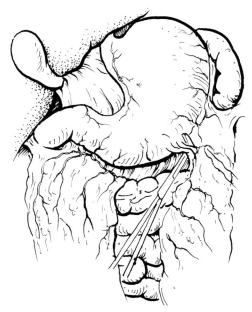

图 23-1-3

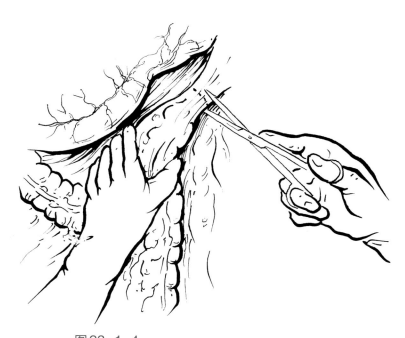

图 23-1-4

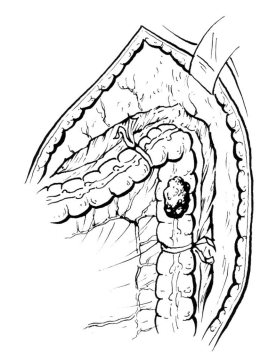

图 23-1-5

471

脉。或保留直肠上动脉，在左结肠动脉的起始部结扎、切断左结肠动、静脉。

❼ 切除相应系膜　提起拟切除的肠段，注意保留吻合部位的血管弓，直视下避开左肾及其肾上腺、左输尿管和生殖血管（图23-1-7），分离系膜至拟行吻合之结肠处。

❽ 病变部整块切除　切断横结肠和乙状结肠结扎带远侧之肠管（图23-1-8），将包括大网膜、横结肠左半、脾曲和降结肠及其系膜和淋巴结作整块切除。

❾ 消化道重建　横结肠-乙状结肠或直肠端-端吻合（图23-1-9），吻合应采用手工法、吻合器或吻合环，手工吻合连续锁边吻合易引起吻合口狭窄。然后缝闭系膜缺损。

❿ 引流与缝合　冲洗腹腔后，然后于左侧结肠旁沟处放置一引流管，从切口左侧腹壁另戳孔引出，分层关腹。如果肿瘤已侵及浆膜层，可用43℃热蒸馏水配化疗药溶液行腹腔化疗，引流管夹闭在术后2~4h才开放。

术中要点

❶ 手术过程中要严格执行"无瘤技术"，最大限度地减少术中肿瘤细胞"医源性播散"的可能，可提高手术效果，改善术后长期生存率。

❷ 游离脾结肠韧带时，注意不可用力过猛地牵引结肠，以免撕裂脾脏；将左半结肠系膜从后腹膜壁层分离时，应常规显露胰尾、左侧肾脏、输尿管和生殖血管，避免损伤诸脏器。

❸ 横结肠-乙状结肠或直肠端-端吻合血供好、无张力，而且缝扎松紧要合适，以避免发生吻合口瘘；若张力较大，可游离结肠肝曲部位。

术后处理

❶ 术后当日吸氧，取仰卧位，密切观察血压、脉搏、呼吸和体温，待血压、脉搏平稳24h后改半卧位。如病情需要转重症科监护。

❷ 术后禁食、静脉补液，必要时输血，禁食期间注意口腔护理。继续胃肠减压，待肛门排气（多数病人在术后3~5日恢复）后，若病人不感腹胀即可拔除胃管。

❸ 拔管后可进流质饮食，逐渐过渡到半流质和普通饮食。鼓励早下床活动，术后2周内禁直肠镜检和灌肠。

❹ 积极控制感染，应用广谱抗生素。

❺ 术后留置尿管，一般情况下术后24h可以拔除。

❻ 创口疼痛术后48h内最剧烈，可给予适量镇痛剂。

❼ 术后根据病人的全身情况、肿瘤分期和诊疗规范，决定是否行辅助化疗。

❽ 术后定期复查B超、肠镜、血CEA等，以早期发现转移或复发病灶。

并　发　症

❶ 左侧输尿管和生殖血管的损伤。

❷ 脾脏和胰腺尾部的损伤。

❸ 吻合口瘘和吻合口狭窄。

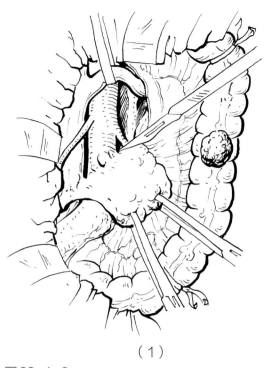

（1）

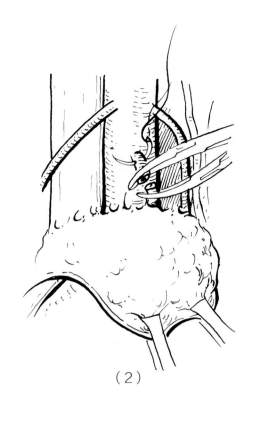

（2）

图23-1-6

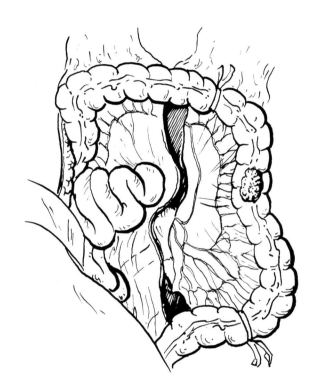

图23-1-7

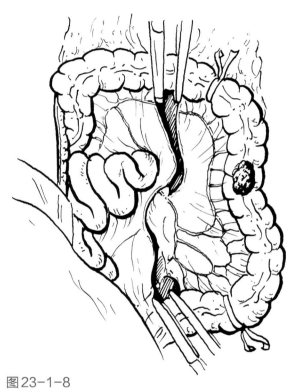

图23-1-8

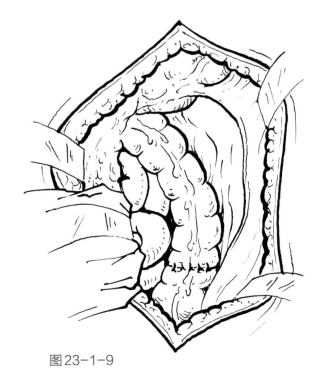

图23-1-9

473

适 应 证	适用于盲肠、升结肠、结肠肝曲癌、肿瘤靠近肝曲的横结肠癌以及阑尾腺癌。

禁 忌 证

❶ 晚期结肠癌，估计淋巴结广泛转移难以完全清扫干净。

❷ 合并远处多发转移。

❸ 全身情况差或合并心肺疾病难以承受麻醉和手术。

术前准备

❶ 纠正术前的贫血或低蛋白血症。

❷ 完善有关检查，常规行肝脏CT或B超检查，了解有无肝脏转移。如果患者有糖尿病，应将血糖控制在基本正常范围，心肺肾功能不全者应积极处理。

❸ 术前留置胃管和尿管。为减少患者不适，目前有条件的医院可在麻醉后留置胃管和尿管。

❹ 麻醉诱导前可预防性静脉滴注抗生素。

麻　　醉　气管内插管静脉复合麻醉或持续硬膜外麻醉。

体　　位　患者取仰卧位。

手术步骤

❶ 切口　取正中切口，右侧绕脐。

❷ 探查并显露右半结肠　探查前用切口保护圈保护切口。进腹后先探查有无腹水；肝脏、盆腔及肠系膜淋巴结有无转移，从直肠开始向上触摸，依次为乙状结肠、降结肠、横结肠、升结肠，至于回盲部结束，以免遗漏多源瘤；最后再检查原发病灶大小、活动度以及与邻近器官的关系，以判断切除病灶的可能性。若肿瘤侵犯至其他脏器，可能时应将其一并切除。探查完成后，用温生理盐水纱布垫保护小肠与大网膜，并用深部拉钩向左侧腹腔拉开，显露右侧结肠（图23-2-1）。

ER 23-2-1
腹腔镜右
半结肠癌
根治术

❸ 无瘤措施　预定切断的横结肠及距回盲部10~15cm左右用两根细纱带分别结扎横结肠和回肠，边缘血管亦一并结扎在内。如果肿瘤可疑侵及浆膜层，需用干纱布垫包裹肿瘤或表面涂以化学黏胶，将肿瘤予以隔离（图23-2-2）。

❹ 游离右半结肠　手术床体位左倾，将盲肠及升结肠牵向左侧，沿右结肠旁沟自髂窝至结肠肝区切开升结肠外侧后腹膜，自回盲部至升结肠将右侧结肠与结肠系膜向中线牵拉，此时需注意避免损伤十二指肠与输尿管（图23-2-3）。然后将肝结肠韧带结扎切断（图23-2-4），分离结肠肝曲。将胃结肠韧带右侧切开，分离横结肠右段（图23-2-5）。

❺ 阻断血供　切开横结肠中段和回肠末段（距回盲瓣10~15cm处）的系膜，将结肠右动脉、静脉，回结肠动脉、静脉和结肠中动脉、静脉的右侧分支分离、于根部双重结扎并切断（图23-2-6）。

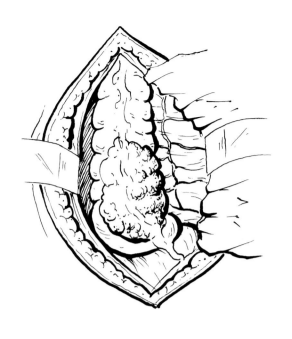

图 23-2-1

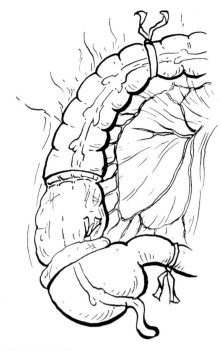

图 23-2-2

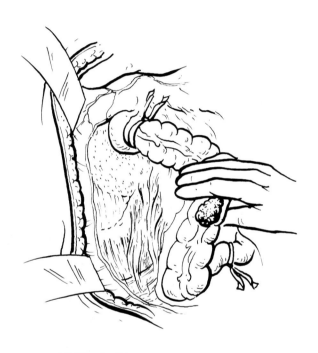

图 23-2-3

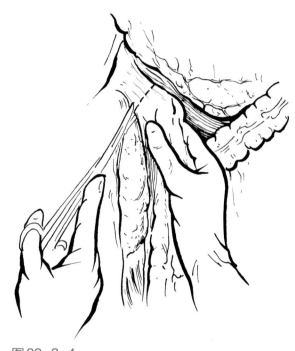

图 23-2-4

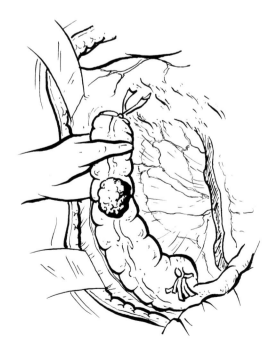

图 23-2-5

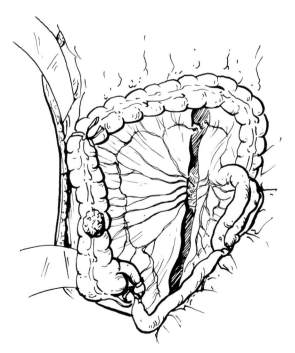

图 23-2-6

❻ 切除病灶　于横结肠拟切除线（距肿瘤边缘5cm以上）和末段回肠（距盲肠10~15cm处）钳夹肠管，其中回肠末端应斜行钳夹。切除端肠管用十二指肠钳（或全齿直止血钳）夹住，保留端肠管以无损伤肠钳夹住，分别切断末段回肠和横结肠（图23-2-7）。至此，将末段回肠、盲肠、升结肠和右半横结肠连同系膜、右半部大网膜、腹膜后脂肪及淋巴组织一并切除。

❼ 消化道重建　①手工法：将回肠、横结肠行端-端吻合术。先用1号丝线于后壁两端各缝1针牵引线，间断缝合后壁浆肌层和全层（图23-2-8），最后缝合前壁全层和浆肌层。吻合完毕后，关闭系膜裂孔（图23-2-9），右侧腹后壁腹膜裂口缺损较大时，应尽量缝合减少创面或用回肠系膜加以覆盖固定。回肠和横结肠的吻合，可采用行端-侧吻合或侧-侧吻合（图23-2-10）。②吻合器法：回肠和横结肠的吻合，可采用行端-侧吻合或侧-侧吻合（图23-2-11）。③回肠、横结肠的吻合还可以用吻合环吻合（图23-2-12）。

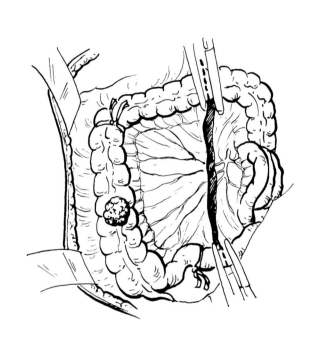

图23-2-7

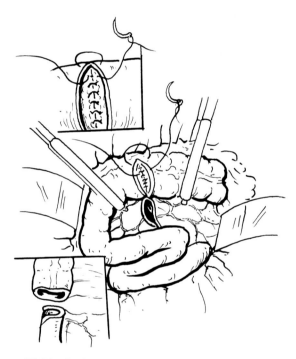

图23-2-8

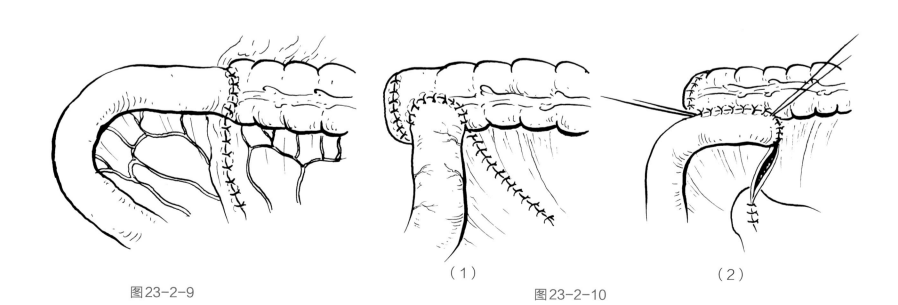

图23-2-9

（1）　　　　　　　　（2）

图23-2-10

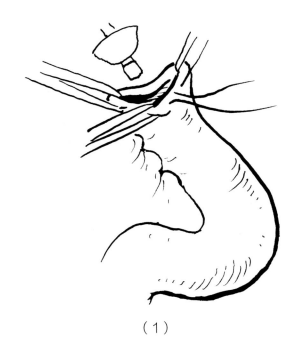

（1）

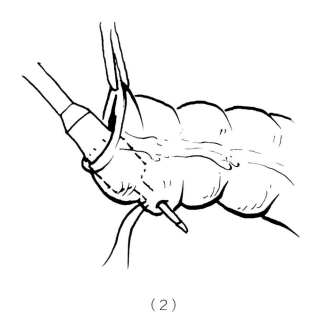

（2）

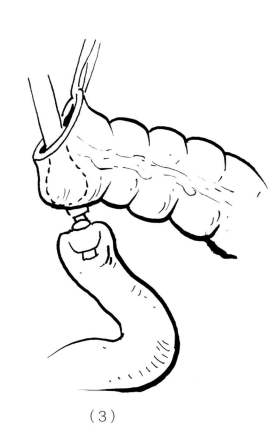

（3）

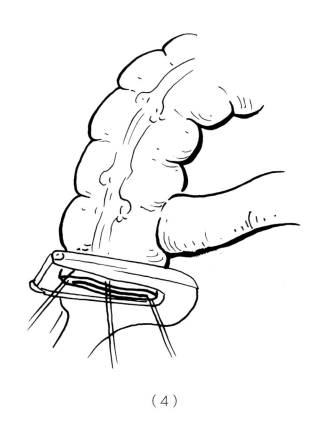

（4）

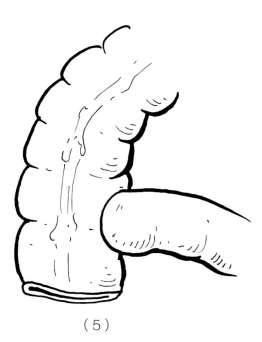

（5）

图23-2-11

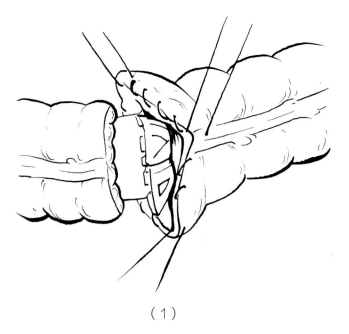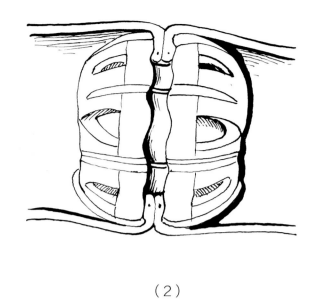

（1）　　　　　　　　　　　　（2）

图23-2-12

❽ 关腹　温蒸馏水反复冲洗腹腔后检查创面止血，逐层缝闭腹壁各层。一般可不放引流，创面若渗血较多，则置腹腔引流管，自切口旁引出。

术中要点

❶ 手术过程中要严格执行"无瘤技术"，最大限度地减少术中肿瘤细胞"医源性播散"的可能。如先缝扎血管、绑扎肠管、侵及浆膜的肿瘤表面隔离、双蒸馏水冲洗腹腔。

❷ 游离右半结肠时，注意勿损伤十二指肠、右肾、性腺血管和输尿管。

❸ 右半结肠根治性切除的关键步骤是肠系膜上静脉的充分游离，以完成各分支血管根部和第三站淋巴结的清扫，这区域血管较多，操作需细致，视野要清晰。

❹ 因回肠末段是回结肠动脉供血，为避免术后吻合口瘘的发生，吻合时既要注意血供，又要注意无张力，且吻合口远近端要相通。若回肠过细，可沿回肠对系膜侧切开，以保证与横结肠断端对合准确，或行回肠-横结肠端-侧或侧-侧吻合。吻合后、关腹前要检查回肠1m左右的血供情况。

❺ 向左侧游离大网膜，结扎、切断胃网膜左血管时，先在脾左侧垫以大纱布抬高脾脏，同时切断脾结肠韧带，以免撕破脾被膜。

❻ 手术完毕时，热无菌蒸馏水（一般43℃）冲洗腹腔和腹膜后，吸净积血及血块。

术后处理

❶ 术后当日吸氧，取仰卧位，密切观察血压、脉搏、呼吸和体温，待血压、脉搏平稳24h后改半卧位。如病情需要转重症科监护。

❷ 术后禁食、静脉补液，必要时输血，禁食期间注意口腔护理。继续胃肠减压，待肛门排气（多数病人在术后3~5日恢复）后，若病人不感腹胀即可拔除胃管。近年来由于快速康复的发展，若无明显梗阻的患者，亦可以不留置胃管。

❸ 拔管后可进流质饮食，逐渐过渡到半流质和普通饮食。鼓励早下床活动，术后2周内禁直肠镜检和灌肠。

❹ 积极控制感染，应用广谱抗生素。

❺ 术后留置尿管，一般情况下术后24h可以拔除。

❻ 创口疼痛在术后48h内最剧烈，可给予适量镇痛剂。

❼ 术后根据病人的全身情况、肿瘤分期和诊疗规范，决定是否行辅助化疗。

❽ 术后定期复查B超、肠镜、血CEA等，以早期发现转移或复发病灶。

并 发 症　❶ 吻合口瘘　多发生在术后1周内，主要表现为局部腹膜炎和发热等全身症状，由于右侧的结肠内容物呈浆糊态且富含消化酶，故发生吻合口瘘后其漏出物直接进入腹腔后，患者的腹膜炎症状及全身症状均较严重。对于全身情况严重者，可行吻合口外置；若腹腔内污染不重，全身情况尚可耐受者，可暂行腹腔引流，引流时须保持引流管畅通，若无效可考虑重做吻合或同时做回肠造口。

❷ 机械性肠梗阻　多与腹腔内感染或小肠与切口缝合部发生粘连以及腹部手术后内疝形成有关。前者一旦发生，先行非手术治疗，无效时则需行粘连松解术。内疝形成者应尽早再次手术解除压迫。

❸ 输尿管损伤　术中如损伤了输尿管的血运，术后易发生坏死、穿孔。若术中即发现损伤，则应行缝合或吻合，并放置输尿管支架管；若在24h后才发现损伤，因合并炎症、水肿，修补常失败。可先做暂时性肾盂造口术，并引流外渗尿液，待2~3个月后再做修复手术。

❹ 吻合口狭窄　轻度狭窄不用处理，因粪便有扩张作用，可自行缓解；重度狭窄，则必须手术治疗。

第三节　横结肠根治性切除术

适 应 证　横结肠中部癌。

禁 忌 证　❶ 晚期结肠癌，估计淋巴结广泛转移难以完全清扫干净。

❷ 合并远处多发转移。

❸ 全身情况差或合并心肺疾病难以承受麻醉和手术。

术前准备　❶ 纠正术前的贫血或低蛋白血症。

❷ 完善相关检查，常规行肝脏CT或B超检查，了解有无肝脏转移。如果患者有糖尿病，应将血糖控制在基本正常的范围，心肺肾功能不全者应积极处理。

❸ 术前留置胃管和尿管。为减轻患者不适，目前有条件的医院可在麻醉后留置胃管和尿管。

❹ 麻醉诱导前可静脉注射预防性使用抗生素。

麻　　醉　气管内插管静脉复合麻醉或持续硬膜外麻醉。

体　　位　患者取仰卧位。

❶ 切口　取上腹部正中切口。

❷ 探查　进入腹腔后，首先用切口保护套隔离保护切口，然后按由远至近的原则探查，注意有否血性腹水。先探查盆底有无结节，然后探查肝、胆、脾、胃、小肠、结肠和直肠、肠系膜和腹主动脉旁淋巴结，最后探查原发病灶的大小、活动度以及与周围器官的关系。

❸ 无瘤措施　如果肿瘤可疑侵及浆膜层，用干纱布垫包裹肿瘤或表面涂以化学粘胶以隔离肿瘤，然后分别在肿瘤的近侧、远侧，分别用纱带结扎横结肠肠腔，将边缘血管一并结扎在内（图23-3-1）。

❹ 游离横结肠　由胃网膜血管弓上开始，先向左游离左半侧大网膜至结肠脾曲，分离、结扎、切断胃网膜左血管和脾结肠韧带。再沿胃网膜右血管弓游离右半大网膜，结扎、切断胃网膜右血管，在十二指肠第2段前面及腹侧壁向下分离直至结肠肝曲，将横结肠和结肠肝区完全有游离（图23-3-2）。

❺ 做"∨"形切断横结肠系膜（图23-3-3），向前上方牵开横结肠，切开横结肠系膜与胰腺下缘交界处，向下分离，显露结肠中动脉及静脉，分离后于根部切断并双重结扎，并清除其周围淋巴结（图23-3-4）。

❻ 肠管离断　在预定的切除水平将两端结肠切断。

❼ 整块切除肠管及相应系膜　分别将横结肠边缘血管结扎、切断，整块切除包括全部大网膜、相应横结肠及其系膜和淋巴结（图23-3-5）。

❽ 消化道重建　将升、降结肠做端-端吻合，吻合完毕后缝闭系膜缺损处（图23-3-6）。

❾ 无菌热双蒸馏水冲洗腹腔后逐层关腹，若肿瘤侵及浆膜层，可行腹腔化疗。

❶ 手术过程中要严格执行"无瘤技术"，最大限度地减少术中肿瘤细胞的"医源性播散"可能，提高手术效果，改善术后长期生存率。

❷ 游离结肠脾曲时，不宜用力牵拉以免撕破脾包膜。肝结肠、脾结肠韧带均需逐一结扎切断。

❸ 如估计吻合口张力过大，可进一步游离右半结肠或脾曲以利于对拢。吻合时针距不宜过疏或过密，系膜不能扭曲，并且应处理好近吻合口的肠脂垂。如吻合两断端口径大小有差异，应采用先缝两侧缘，再缝中点的方法，使"一端伸、一端缩"，最终同步完成缝合。此外，注意建立的吻合口应宽大、畅通。

❹ 术中若见副中结肠动脉应一并于根部结扎切断。

❺ 中结肠血管根部淋巴结清扫是手术的重点、难点，该区域是胃背系膜与横结肠系膜融合之处，该层面与十二指肠、胰腺、肠系膜上静脉外科干、胃结肠静脉干及其属支等重要结构相毗邻，需找准入路切开线、维持正确的解剖层面、解剖层面扩展到位。游离肝曲和脾曲时，需注意保持结肠系膜与肾前筋膜完整。

❶ 术后当日吸氧，取仰卧位，密切观察血压、脉搏、呼吸和体温，待血压、脉搏平稳24h后改为半卧位。视病情需要转重症科监护。

❷ 术后禁食、静脉补液，必要时输血，禁食期间应注意口腔护理。若有

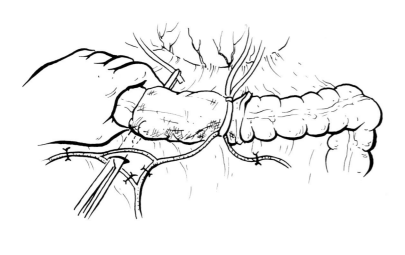

图 23-3-1

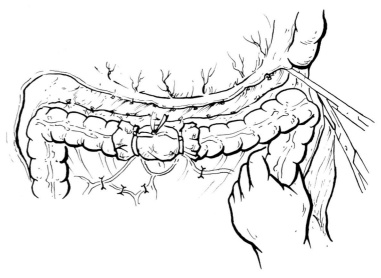

图 23-3-2

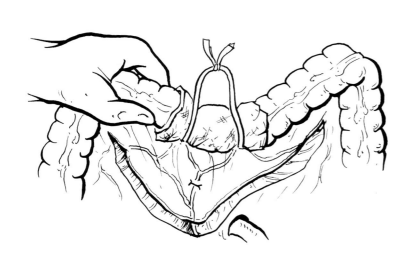

图 23-3-3

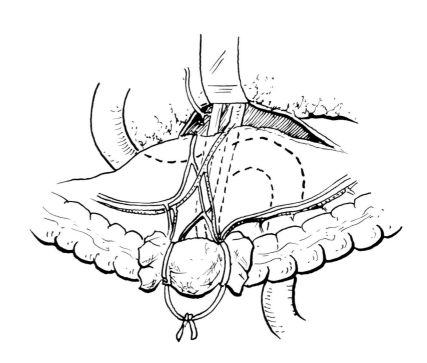

图 23-3-4

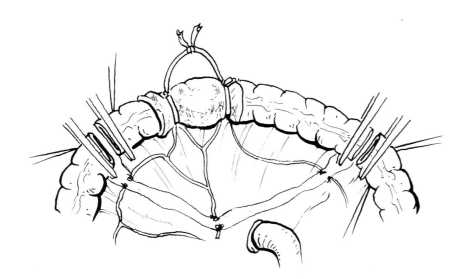

图 23-3-5

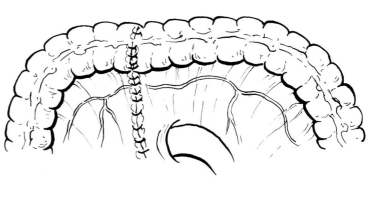

图 23-3-6

留置胃管，继续胃肠减压，待肛门排气（多数病人在术后3~5日恢复）后，若病人不感到腹胀即可拔除胃管。

❸ 拔管后可进流质饮食，逐渐过渡到半流质饮食和普通饮食。鼓励早下床活动，术后2周内禁直肠镜检和灌肠。

❹ 积极控制感染，应用广谱抗生素。

❺ 术后留置尿管，一般情况下术后24h可以拔除。

❻ 创口疼痛术后48h内最剧烈，可给予适量镇痛剂。

❼ 术后根据病人的全身情况、肿瘤分期和诊疗规范，决定是否行辅助化疗。

❽ 术后定期复查B超、肠镜、血CEA等，以早期发现转移或复发病灶。

并　发　症　❶ 吻合口瘘和吻合口狭窄　预防和处理见右半结肠切除术。

❷ 脾脏损伤　多为游离结肠脾区时撕裂脾被膜所致，术中多能发现，一般不需要切除脾脏，可用电凝、粘胶或修补等方法进行处理。术后若出现大量腹腔出血，应积极探查。若为脾脏损伤，先进行修补止血，如果无效可行脾切除术。

第四节　　乙状结肠根治性切除术

适　应　证　无肠系膜下血管根部淋巴结转移的乙状结肠癌。

禁　忌　证　❶ 晚期结肠癌，估计淋巴结广泛转移难以完全清扫干净。

❷ 合并远处多发转移。

❸ 全身情况差或合并心肺疾病难以承受麻醉和手术。

术前准备　❶ 纠正术前的贫血或低蛋白血症。

❷ 完善相关检查，常规行肝脏CT或B超检查，了解有无肝脏转移。如果患者有糖尿病，应将血糖控制在基本正常范围，心、肺、肝、肾功能不全者应积极处理。

❸ 术前留置胃管和尿管。为减少患者不适，目前有条件的医院在麻醉后留置胃管和尿管。无明显梗阻的患者可以不留置胃管。

❹ 麻醉诱导前可预防性静脉滴注抗生素。

麻　　　醉　气管内插管静脉复合麻醉或持续硬膜外麻醉。

体　　　位　患者取仰卧位。

手术步骤　❶ 取中下腹正中切口，1/4在脐上，3/4在脐下。

❷ 进入腹腔后，用切口保护圈保护切口。然后探查有无腹水；肝脏、盆腔及肠系膜淋巴结有无转移，从直肠开始触摸结肠、直肠，以免遗漏多源

瘤；再检查原发病灶大小、活动度以及与邻近器官的关系，以判断切除病灶的可能性。若肿瘤侵犯至其他脏器，可能时应将其一并切除。

❸ 在肿瘤近侧、远侧分别用纱布带结扎乙状结肠肠腔，系膜血管一并结扎在内（图23-4-1）。如果肿瘤可疑侵及浆膜层，用干纱布垫包裹肿瘤或表面涂以化学粘胶以隔离肿瘤。

❹ 提起乙状结肠向内牵拉，切开乙状结肠左侧的后腹膜，上至降结肠，下达上段直肠两侧腹膜，保证两切缘距离肿瘤边缘至少10cm。显露腹膜后组织，注意保护左侧的输尿管和生殖血管（图23-4-2）。

❺ 在肠系膜下动脉根部附近切开腹主动脉左侧缘的后腹膜，向下向上游离，即可显露腹主动脉及肠系膜下动脉根部（在腹主动脉分叉的近端约4cm），清除周围淋巴脂肪组织，于乙状结肠动脉根部双重结扎切断（图23-4-3），同时处理伴行静脉。如该处淋巴结明显大，则于肠系膜下动脉根部双重结扎切断，同法处理肠系膜下静脉（图23-4-4）。

❻ 扇形分离拟切除的乙状结肠系膜，注意血管弓的走行，保证吻合口有充足的血供，再分别切断乙状结肠近、远侧的肠管，整块切除病变乙状结肠及其系膜和淋巴结。

❼ 消化道重建　降结肠和直肠端－端吻合，多采用吻合器吻合（图23-4-5），缝闭或胶合系膜缺损。

术中要点　❶ 手术过程中要严格执行"无瘤技术"，最大限度地减少术中肿瘤细胞的"医源性播散"可能。

❷ 有时输尿管可能紧靠肠系膜下动脉起始处，在将乙状结肠及其系膜从后腹膜壁层分离时，需常规显露并妥善保护左侧输尿管和生殖血管，以避免对这些脏器的损伤。

❸ 降结肠－直肠端－端吻合张力大，则应游离部分降结肠加以松解。

❹ 乙状结肠癌，若见肠系膜下动脉根部淋巴结转移阳性，则行左半结肠切除术。

术后处理　❶ 术后当日吸氧，取仰卧位，密切观察血压、脉搏、呼吸和体温，待血压、脉搏平稳24h后改半卧位。视病情需要转重症科监护。

❷ 术后禁食、静脉补液，必要时输血，禁食期间注意口腔护理。继续胃肠减压，待肛门排气（多数病人在术后3~5日恢复）后，若病人不感到腹胀即可拔除胃管。

❸ 拔管后可进流质饮食，逐渐过渡到半流质和普通饮食。鼓励早下床活动，术后2周内禁直肠镜检和灌肠。

❹ 积极控制感染，应用广谱抗生素。

❺ 术后留置尿管，一般情况下术后24h可以拔除。

❻ 创口疼痛术后48h内最剧烈，可给予适量镇痛剂。

❼ 术后根据病人的全身情况、肿瘤分期和诊疗规范，决定是否行辅助化疗。

❽ 术后定期复查B超、肠镜、血CEA等，以早期发现转移或复发病灶。

并 发 症　❶ 左侧输尿管的损伤。

❷ 吻合口瘘和吻合口狭窄。

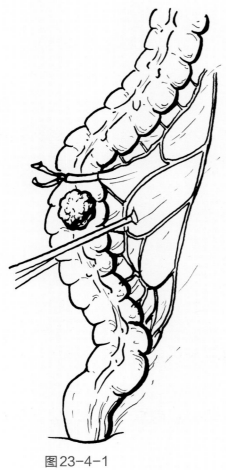

图 23-4-1

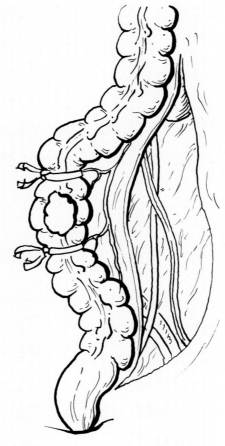

图 23-4-2

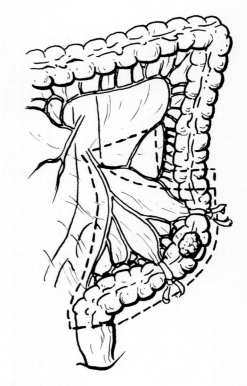

图 23-4-3

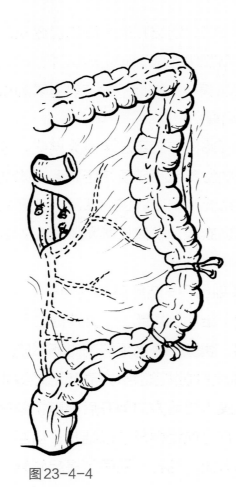

图 23-4-4

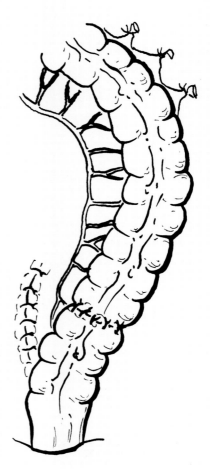

图 23-4-5

扩大右半结肠根治性切除术

适 应 证	横结肠近端癌和结肠肝曲癌，或者为肠道准备不良，有大量积粪的横结肠癌、结肠肝曲癌及某些梗阻性左半结肠癌。

禁 忌 证
❶ 晚期结肠癌，淋巴结广泛转移难以完全清扫干净。
❷ 合并远处多发转移。
❸ 全身情况差或合并心肺疾病难以承受麻醉和手术。

术前准备
❶ 纠正术前的贫血或低蛋白血症。
❷ 完善有关检查，常规行肝脏CT或B超检查，了解有无肝脏转移。如果患者有糖尿病，应将血糖控制在基本正常的范围，心肺肾功能不全者应积极处理。
❸ 术前留置胃管和尿管。为减少患者不适，目前有条件的医院可在麻醉后留置胃管和尿管。
❹ 麻醉诱导前可预防性静脉滴注抗生素。

麻　　醉
气管内插管静脉复合麻醉或持续硬膜外麻醉。

体　　位
患者取仰卧位。

手术步骤
❶ 切口　取腹正中切口，切口要足够长，以便术中暴露良好。
❷ 探查　进入腹腔后，先用切口保护套隔离保护切口，然后由远至近探查。先探查盆底有无结节，然后探查肝、胆、脾、胃、小肠、结肠、直肠、肠系膜和腹主动脉旁淋巴结，最后探查原发病灶的大小、活动度以及与周围器官的关系。
❸ 无瘤措施　在预定切断水平用纱布带分别结扎横结肠和回肠末段，边缘血管一并结扎在内，一般来说，肠管切断水平应距离癌肿边缘上、下方不少于5cm。如果肿瘤可疑侵及浆膜层，需用干纱布垫包裹肿瘤或化学粘胶涂肿瘤侵出面，将肿瘤予以隔离。
❹ 分离大网膜　由胃网膜血管弓上开始向左游离左半侧大网膜，分离、结扎、切断胃网膜左血管，根据需要游离或不游离结肠脾区、降结肠。然后沿胃网膜血管弓向右侧游离横结肠及结肠肝区。从回盲部开始显露右结肠旁沟，在直视下剪开右后外侧腹膜，游离盲肠和升结肠，至此拟切除部分肠管已完全游离。
❺ 处理血管和系膜　在胰头前面解剖出胃－结肠静脉共同干（图23-5-1），将共同干的结肠支（结肠右静脉）结扎、切断，一并清除血管周围的脂肪淋巴组织。于胰腺钩突部内侧、胰腺下缘水平解剖出肠系膜上血管和结肠中血管，将结肠中血管根部的脂肪淋巴组织亦清除，并结扎、切断结肠中血管根部。然后，沿肠系膜上血管方向剪开后腹膜，分离、解剖结肠右血管和回结肠血管，先后在诸血管根部予以结扎、切断。将拟切除肠段和相应系膜从根部至肠缘分离、结扎。期间可提起肠管，观察血

485

管弓的走行，保证吻合口有充足的血供。

❻ 病灶切除　于横结肠左1/3或更远处和末段回肠钳夹、切断肠管，移除回肠末段、盲肠、升结肠、横结肠及其系膜。

❼ 消化道重建　将回肠、横结肠断端行端-端吻合，吻合方法同右半结肠切除术。再将系膜缘对合缝闭。

❽ 关腹　用双蒸馏水冲洗腹腔，逐层缝闭腹壁。视创面渗液情况决定放置引流。

术中要点

❶ 手术过程中严格执行"无瘤术原则"，同右半结肠。

❷ 整块切除右半结肠时，应特别注意十二指肠和右侧输尿管的解剖关系，避免损伤十二指肠第3段及右侧输尿管。

❸ 向左侧游离大网膜并结扎切断胃网膜左血管后，应垫高脾脏位置并切断脾结肠韧带，以避免撕破脾脏包膜。

❹ 结肠肝曲癌可向胃大弯右侧淋巴结和幽门下淋巴结转移，故应将胃网膜右血管连同右半侧大网膜一并切除，并于根部切断胃网膜右动脉，清除幽门下淋巴结。

术后处理

❶ 术后当日吸氧，取仰卧位，密切观察血压、脉搏、呼吸和体温，待血压、脉搏平稳24h后改半卧位。视病情需要转重症科监护。

❷ 术后禁食、静脉补液，必要时输血，禁食期间注意口腔护理。继续胃肠减压，待肛门排气（多数病人在术后3~5日恢复）后，若病人不感腹胀即可拔除胃管。

❸ 拔管后可进流质饮食，逐渐过渡到半流质和普通饮食。鼓励早下床活动，术后2周内禁直肠镜检和灌肠。

❹ 积极控制感染，应用广谱抗生素。

❺ 术后留置尿管，一般情况下术后24h可以拔除。

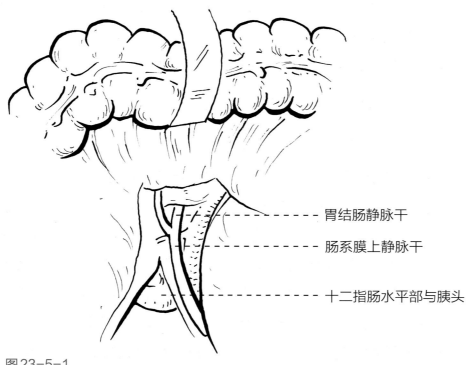

- - - - - - 胃结肠静脉干

- - - - - - 肠系膜上静脉干

- - - - - - 十二指肠水平部与胰头

图23-5-1

⑥ 创口疼痛术后48h内最剧烈，可给予适量镇痛剂。

⑦ 术后根据病人的全身情况、肿瘤分期和诊疗规范，决定是否行辅助化疗。

⑧ 术后定期复查B超、肠镜、血CEA等，以早期发现转移或复发病灶。

并发症 ❶ 术后胃无张力症偶见于切除胃网膜血管者，特别是横结肠癌合并胃大弯切除时极易发生。发生后均应保守治疗，短者10日左右，长者40日均可缓解。

❷ 存在肛门括约肌功能不良的病人可能术后会出现顽固性腹泻，因而强调对这类病人不宜行扩大切除术。

第六节　结肠次全根治性切除术

适应证 ❶ 同时存在多源的结肠癌。

❷ 再次发生的异时性结肠癌。

❸ 近端结肠极度扩张、大量积粪的梗阻性左半结肠癌。

禁忌证 ❶ 晚期结肠癌，淋巴结广泛转移难以完全清扫干净。

❷ 合并远处多发转移。

❸ 全身情况差或合并心肺疾病难以承受麻醉和手术。

术前准备 ❶ 纠正术前的贫血或低蛋白血症。

❷ 完善有关检查，常规行肝脏CT或B超检查，了解有无肝脏转移。如果患者有糖尿病，应将血糖控制在基本正常范围，心肺肾功能不全者应积极处理。

❸ 术前留置胃管和尿管。为减少患者不适，目前有条件医院可在麻醉后留置胃管和尿管。

❹ 麻醉诱导前可静脉注射预防性使用抗生素。

麻　醉 气管内插管静脉复合麻醉或持续硬膜外麻醉。

体　位 患者取仰卧位。

手术步骤 ❶ 体位与切口　取仰卧位，以脐为中心腹正中切口。

❷ 结肠次全切除的手术步骤是扩大的右半结肠切除术和左半结肠切除术的结合（参考相关章节）。但需要注意以下要点：①首先隔离末端回肠和乙状结肠远端；②结肠中、右及回结肠血管应在起始部结扎切断；肠系膜下动脉在其根部结扎切断，并在其左侧约2~3cm，十二指肠空肠曲的左侧结扎切断肠系膜下静脉；③全部清扫肠系膜上血管和腹主动脉周围的脂肪淋巴组织（图23-6-1）；④分离后腹膜时，必须清除显露双侧输

尿管和生殖血管；⑤最后离断末端回肠及远端乙状结肠，将肠管及其系膜整块切除。

❸ 消化道的重建　根据两肠管断端口径的情况，可采用回肠-乙状结肠端-端或端-侧吻合（图23-6-2）。最后关闭系膜缺损。

术中要点

❶ 严格遵守"无瘤原则"，减少种植性播散。

❷ 游离后腹膜时，应常规显露两侧输尿管和生殖血管，加以保护。

术后处理

❶ 术后当日吸氧，取仰卧位，密切观察血压、脉搏、呼吸和体温，待血压、脉搏平稳24h后改半卧位。因手术创面大，失血会较多，如病情需要可转重症科监护。

❷ 术后禁食、静脉补液，必要时输血，禁食期间注意口腔护理。继续胃肠减压，待肛门排气（多数病人在术后3~5日恢复）后，若病人不感腹胀即可拔除胃管。

❸ 拔管后可进流质饮食，逐渐过渡到半流质和普通饮食。鼓励早下床活动，术后2周内禁直肠镜检和灌肠。

❹ 术后多数患者出现大便次数较多或水样稀便，可酌情应用止泻剂。

❺ 积极控制感染，应用广谱抗生素。

❻ 术后留置尿管，一般情况下术后24h可以拔除。

❼ 创口疼痛术后48h内最剧烈，可给予适量镇痛剂。

❽ 术后根据病人的全身情况、肿瘤分期和诊疗规范，决定是否行辅助化疗。

❾ 术后定期复查B超、肠镜、血CEA等，以早期发现转移或复发病灶。

并　发　症

同左半、右半结肠根治切除术。

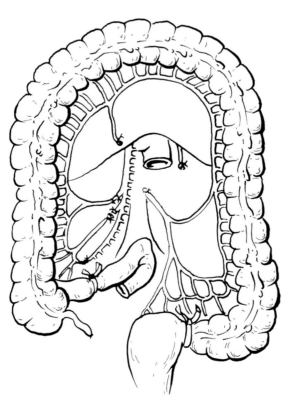

图23-6-1

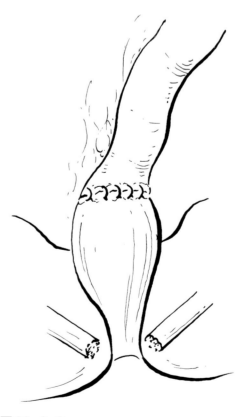

图23-6-2

适 应 证	❶	患者无严重心肺及其他脏器疾病，能耐受根治性切除者。

❷ 肠道梗阻时间短，肠壁无浆肌层撕裂，血运良好。

❸ 术中肠道灌洗理想，除去粪便充分者。

❹ 估计吻合口松弛无张力，血运好，达到吻合口近端空、远端通的要求。

❺ 完全性梗阻者，保守治疗4~6h不缓解；不完全性梗阻者，保守治疗24h不缓解的。梗阻合并中毒性休克者，应在抗休克同时及时手术，去除病因。

禁 忌 证

❶ 晚期结肠癌，估计淋巴结广泛转移难以完全清扫干净。

❷ 合并远处多发转移。

❸ 全身情况差或合并心肺疾病难以承受麻醉和手术。

术前准备

❶ 纠正术前的贫血或低蛋白血症。

❷ 完善有关检查，常规行肝脏CT或B超检查，了解有无肝脏转移。如果患者有糖尿病，应将血糖控制在基本正常范围，心肺肾功能不全者应积极处理。

❸ 术前留置胃管和尿管。为减少患者不适，目前有条件医院在麻醉后留置胃管和尿管。

❹ 麻醉诱导前可静脉注射预防性使用抗生素。

麻　　醉　气管内插管静脉复合麻醉或持续硬膜外麻醉。

体　　位　患者取仰卧位。

手术步骤

❶ 切口　取足够长腹正中切口。

❷ 探查　探查前用切口保护圈保护切口。进腹后先探查有无腹水；肝脏、盆腔及肠系膜淋巴结有无转移，从直肠开始触摸结、直肠，以免遗漏多源瘤；再检查原发病灶大小、活动度以及与邻近器官的关系，以判断切除病灶的可能性。按左半结肠切除术常规切除病灶。

❸ 经阑尾或回肠末段切口插管行术中肠道灌洗（图23-7-1），病灶远端肠腔亦行生理盐水灌洗（图23-7-2）。

❹ 灌洗完毕后，再用1%的甲硝唑200ml灌洗，用碘伏消毒结肠两断端，行端-端吻合，视肠管扩张程度采用适合安全的吻合方式。缝闭系膜缺损。

❺ 冲洗腹腔　用0.1%新洁尔灭或3 000~4 000ml温生理盐水冲洗腹腔，梗阻性结肠癌多已侵及结肠浆膜面，应行腹腔盥洗化疗或区域化学粒子植入。

❻ 吻合口旁放置引流管　从侧腹壁另戳口引出，逐层关腹。

术中要点

❶ 一期切除吻合术中对吻合口的处理原则是"上要空、口要正、下要通"。①保证吻合口近端结肠腔的粪便洗净，抗生素冲洗，必要时行有效的盲肠造瘘术；②要保证吻合口无明显炎症、水肿，有良好的血运，没有张

489

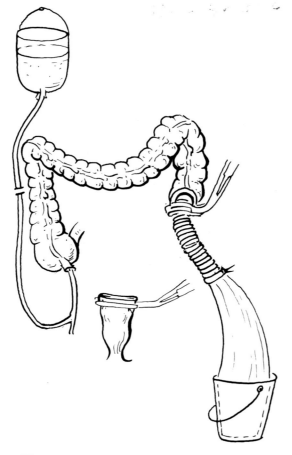

图 23-7-1

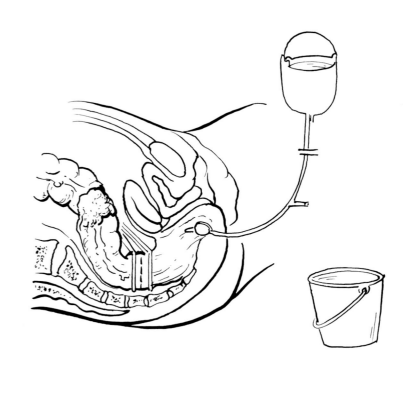

图 23-7-2

力；③吻合口两侧肠腔口径大小相似，行端－端吻合为主；④注意肠管吻合时无机械性狭窄、扭曲，也无功能性障碍。

❷ 梗阻近端的肠管可多切除一些，如行扩大右半结肠切除术，可连同受累的回肠末段一并切除。尽量选择血运良好、水肿较轻，肠壁脆性小的地方做切线离断肠管。

❸ 操作中注意用纱垫保护好术野，避免粪便污染。

❹ 术中分离结肠时，注意勿损伤输尿管、肾脏、膀胱等器官。

❺ 引流要放在吻合口附近，但不能压住吻合口，引流管要求柔软，但不致被压瘪。

❻ 术后处理。

❼ 术毕即给予扩肛，持续5~10min，除去肛门括约肌正常张力，以后每日扩肛1~3次，至肛门自动排气为止。

❽ 肠道恢复排气排便后可进流质饮食，逐步恢复正常饮食。

❾ 留置导尿管，观察尿量和尿的颜色，注意有无血尿情况，一般术后1~2日可拔除。

❿ 术后继续抗生素及营养支持疗法。

⓫ 保持术后引流管通畅，认真观察引流物的量和性状，及时发现术后吻合口瘘或腹腔内出血等并发症。该引流属于安全引流，一般无须负压吸引，至多为低负压吸引。待自肛门正常排气排便，日引流量低于30ml，引流液性质无异常时可考虑拔管。一般情况下，该手术引流管拔除可以比常规手术延迟1~2日，应更慎重些。

并　发　症

❶ 吻合口瘘多发生在术后1周左右，轻者可仅有少许吻合口周围渗漏，引流管内有粪水样液体流出，表现为轻微的临床症状。重者可能发生吻合口大部乃至完全裂开，引起局限性或弥漫性腹膜炎。漏的发生可能有以下几方面原因：①急诊手术未能行充分的肠道准备；②梗阻近端肠腔内多量积粪未能清除；③梗阻近端结肠与远端肠腔口径及肠壁的厚度差别太大，一期吻合困难；④术中腹腔的污染与感染；⑤结肠吻合口远侧仍有梗阻或不完全梗阻，包括肛门括约肌的持续痉挛状态引起吻合口张力较大以致发生破裂；⑥吻合技术上的缺陷。一般根据病人术后临床表现及体检可发现吻合口瘘，必要时可通过口服活性炭末、直肠指检、B超或腹部照片等检查确定。一旦发生吻合口瘘，但无腹膜炎表现，引流管通畅，可暂行保守治疗，改善病人全身状况，加强营养支持疗法；选用抗生素时应同时给抗厌氧菌药；合并糖尿病者，应用胰岛素治疗；停止用各种影响免疫功能的抗癌药；用低分子右旋糖酐与丹参类药物改善组织微循环。若引起局限性腹膜炎，则仅行腹腔引流或将感染创口敞开引流即可，有条件时应采用肠外营养（PN）疗法，如吻合口远端肠管无梗阻，多数病人在全身营养支持治疗下2~4周可愈合。引起弥漫性腹膜炎者可行横结肠造口术使粪便转流，或将原吻合口拆开，近远端肠管分别造口，待腹腔感染控制，伤口愈合后再择期手术处理。

❷ 感染　包括因肠袢坏死、肠穿孔后产生粪性腹膜炎致全身性感染、术后留置导尿管所致泌尿系感染、肺部感染以及术后腹部切口感染等局部感染。治疗上应选用大剂量广谱并对肾脏损害较小的抗生素（包括抗厌氧菌药物），应静脉用药，以保持血中药物达到治疗浓度。同时纠正水电解质与酸碱代谢紊乱，防止多器官功能衰竭。对于术后局部感染则应视感染部位、范围与是否形成脓肿，采取相应的处理方法。包括穿刺抽吸、B超引导下穿刺置管引流和必要时经腹切开引流放置较粗的硅胶管引流。

第二十四章

肛管直肠少见恶性肿瘤的手术

扫描二维码，
观看本书所有
手术视频

第一节 基底细胞癌手术

一 局部切除术

（一）经肛局部切除术

适应证
❶ T_1N_0期以下。
❷ 肿瘤距肛缘8cm以内。
❸ 肿瘤大小小于3cm，病变范围小于30%。

禁忌证
❶ 一般状态差，不能耐受手术者。
❷ 合并身体重要脏器功能严重疾病。
❸ 伴发直肠海绵状血管瘤或直肠血管扩张。
❹ 具有全身出血倾向等疾病。

术前准备
❶ 肠道准备同其他结直肠手术前的肠道准备。
❷ 老年患者肺功能差，术前可行7~10日的呼吸功能锻炼，改善通气和换气。
❸ 纠正低蛋白血症和贫血。
❹ 女性患者应常规进行阴道检查，了解肿瘤是否侵犯阴道后壁。如果肿瘤侵犯阴道，术前2日行阴道冲洗。
❺ 直肠腔内超声可以明确早期肿瘤浸润深度以及区域淋巴结有无肿大，建议有条件的医院列为常规的术前检查项目。
❻ 低位且固定的肿瘤，如果有泌尿系症状时，应该行膀胱镜检查或泌尿系造影检查，了解泌尿系有无侵犯。
❼ 术前留置胃管、气囊尿管，做好造口的标志，备同型血800~1 000ml。
❽ 抗生素仅于术前半小时静脉给入一剂足量。

麻醉
骶管麻醉、单次脊椎麻醉或连续性硬脊膜外麻醉；也可采用气管内插管的静脉复合全身麻醉。对于采取特殊手术体位，如俯卧位的患者建议采用全身麻醉以保证安全和舒适。

体位
视病变部位而定，原则上应将病灶摆放在术野的正下方。位于直肠前壁的肿瘤宜采用折刀式俯卧位，侧壁、后壁的肿瘤宜采用头低截石位（图24-1-1，图24-1-2）。

手术步骤
❶ 手术野皮肤消毒和铺巾后先进行扩肛，扩肛时两手交叉，先用双手示指插入肛门并勾住肛门内外括约肌缓慢向两侧扩开（图24-1-3）。该过程应持续3~5min，使肛门括约肌产生疲劳，切忌使用暴力以免肛管和黏膜撕裂。扩肛也可以用圆形肛窥进行（图24-1-4）。充分扩张肛门至四指。扩肛后，可肛周继合6~8针将肛门拉钩固定（图24-1-5）。
❷ 旋转置入肛门窥镜，在肿瘤周围2cm注射1/20万单位的肾上腺素溶液（图24-1-6）。

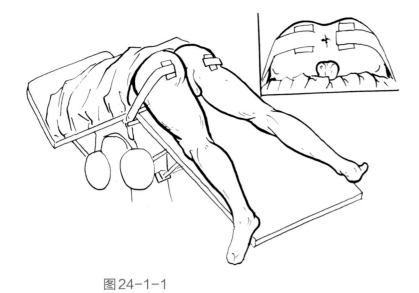

图 24-1-1

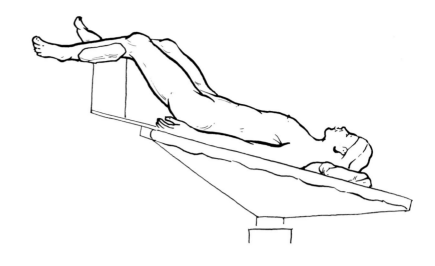

图 24-1-2

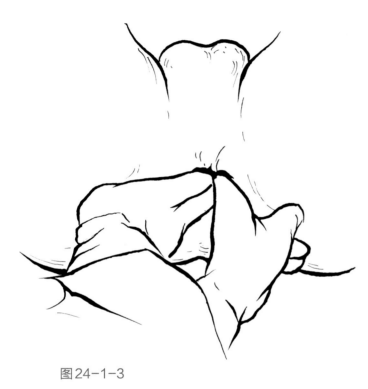

图 24-1-3

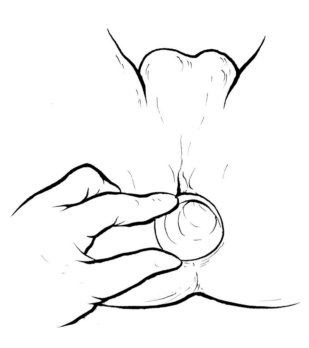

图 24-1-4

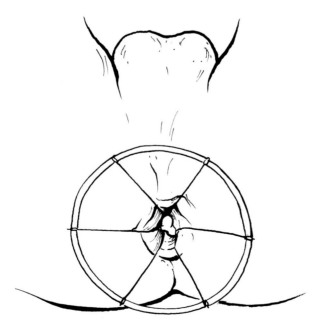

图 24-1-5

❸ 在肿瘤周围外缘1cm一周缝6~8根缝合线，以牵引瘤体（图24-1-7）。

❹ 在牵引线外侧，用电刀切开黏膜、黏膜下层、肌层和部分肠壁外脂肪，盘状全层切除肿瘤及直肠壁（图24-1-8）。

❺ 将直肠创面对缘后，用2-0可吸收缝合线或4号丝线间断横形全层缝合（图24-1-9）。

术中要点

❶ 对于肿瘤位于直肠前壁的患者，术中要避免损伤男性的前列腺和女性阴道后壁。

❷ 因肠腔内可能有肿瘤细胞的脱落，创面应用大量的蒸馏水冲洗后再缝合。

❸ 如果肿瘤位置较高，也可置入S形窄拉钩或Parks拉钩来显露肿瘤。

❹ 肿瘤切除后，要表明肿瘤的上、下、左、右各个方向，并送病理检查以制订下一步的治疗方案。

术后处理

❶ 术后继续应用抗生素1~3日。

❷ 术后流质饮食3日，然后进少渣半流质饮食4日。

❸ 术后按照直肠癌原则定期随访。

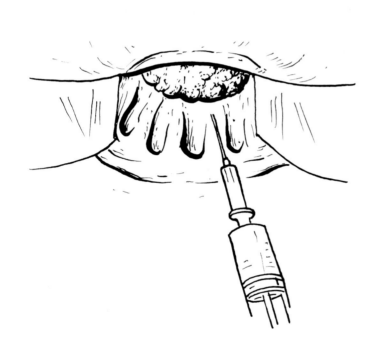

图24-1-6

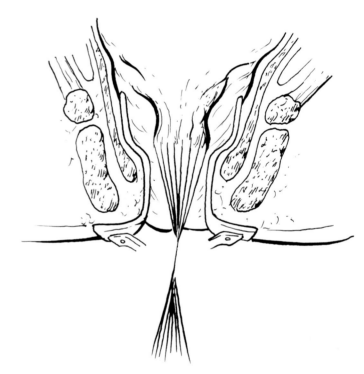

图24-1-7

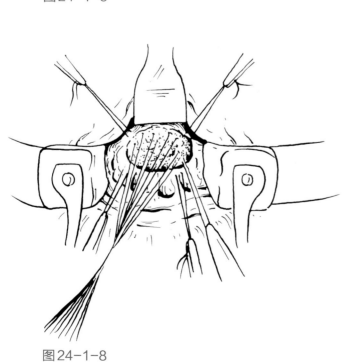

图24-1-8

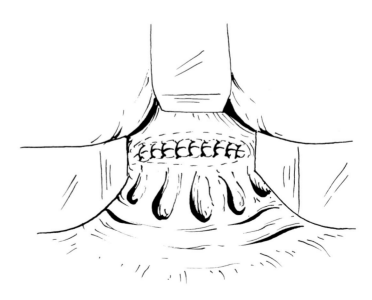

图24-1-9

（二）骶尾入路局部切除术（Kraske手术）

适 应 证	适用于治疗距离肛门5~10cm、肿瘤中高分化程度的T_1期癌。
禁 忌 证	❶ 伴发直肠海绵状血管瘤或直肠血管扩张或具有全身出血倾向等疾病。
	❷ 为相对禁忌证　不能耐受常规根治手术的患者，例如患有较多伴随疾病的老年直肠癌患者。
术前准备	同经肛门局部切除术。
麻 醉	气管内插管的静脉复合全身麻醉或联合蛛网膜下硬脊膜外麻醉。出于安全考虑首选前者。
体 位	患者取折刀俯卧位。双侧臀部可以用胶布向两侧拉开固定到手术台上（图24-1-10）。
手术步骤	❶ 常规消毒手术区域和直肠腔内，标记骶骨两侧缘和坐骨结节。经尾骨旁骶尾部纵向切口，长约8cm，距肛门缘2cm（图24-1-11）。
	❷ 依次切开皮肤、皮下组织达骶尾骨。在切口上缘附近可见左侧的臀大肌下缘，在切开的靠近肛门缘附近可见外括约肌浅部，进一步分离，显露肛提肌，切开肛尾韧带，根据需要用咬骨钳咬除尾骨和S5。切开附着于骶尾骨侧缘上的肛提肌腱膜，切断下肛提肌。纵行切开骶前筋膜和直肠系膜，此时可以看到直肠（图24-1-12，图24-1-13）。

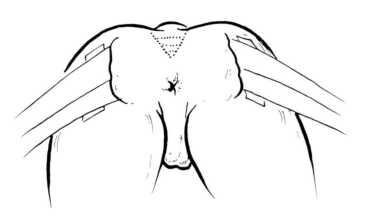

图24-1-10

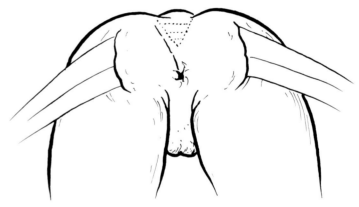

图24-1-11

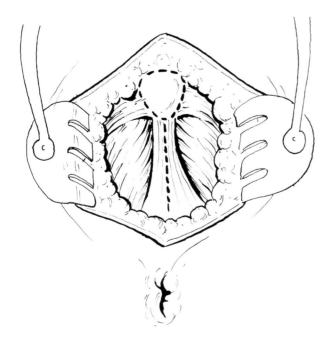

图24-1-12

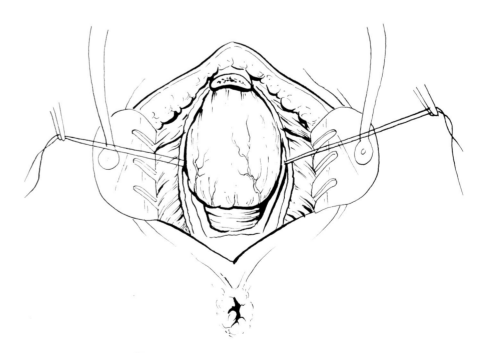

图24-1-13

❸ 对于直肠后壁肿瘤，术者可以直肠内手指为引导，确定病变的部位，距离肿瘤1cm进行直肠壁的全剥离（图24-1-14）。对于直肠前壁肿瘤，直接纵行切开直肠显露肿瘤。距肿瘤边缘1~2cm围绕肿瘤缝合6~8针，在缝合线外侧切开直肠全层，直至看到直肠外脂肪组织，全层盘状切除肿瘤和部分直肠（图24-1-15）。

❹ 肿瘤切除后，直肠后壁的缺损用可吸收线以Gambee法横行缝合一层（图24-1-16）。直肠前壁缺损结节间断横行缝合，后壁纵行Gambee缝合、闭锁（图24-1-17）。

❺ 经两侧臀部放入细的引流管，放置在直肠周围。逐层缝合盆腔壁层筋膜、肛提肌，皮下脂肪组织和皮肤。

术中要点

❶ 游离直肠时，避免损伤骶正中动脉，以免损伤后动脉回缩导致止血困难。

❷ 切开肠腔时要用碘伏纱布擦拭肠腔，肠管吻合完毕时用稀碘伏溶液冲洗局部。

❸ 术中止血要严密，根据手术野渗血情况，可酌情留置引流管。

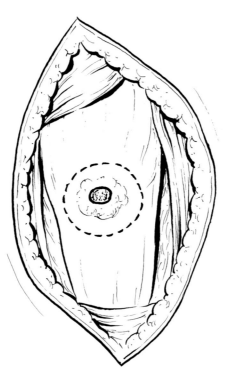

图24-1-14

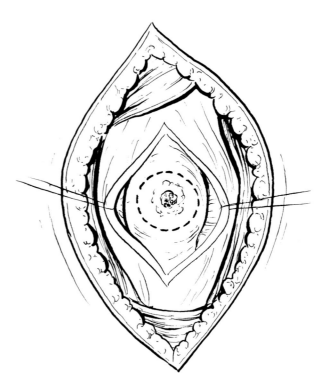

图24-1-15

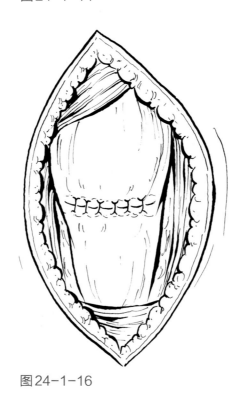

图24-1-16

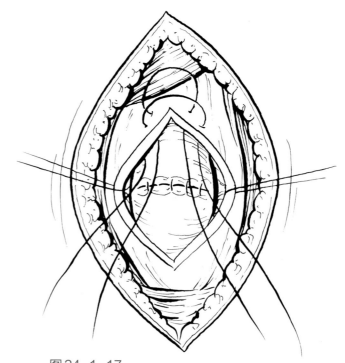

图24-1-17

498

术后处理	❶ 术后继续应用抗生素1～3日。
	❷ 术后流质3日，少渣半流质4日。
	❸ 骶尾部伤口两周拆线。

（三）经括约肌局部切除术

适 应 证	距离肛门2～10cm、肿瘤中高分化程度的T$_1$期癌。
禁 忌 证	前肛门功能不良者，余同Kraske术。
术前准备、麻醉、体位	同Kraske术。
手术步骤	❶ 自骶尾关节旁至肛缘做一后方正中切口，长10～12cm，切开皮肤和皮下脂肪后，根据肿瘤距肛缘的距离来决定是否切除尾骨（肿瘤下缘距肛缘>6cm时，切除尾骨可使术野得到更好地显露）。用咬骨钳或用脑外科的线锯将尾骨咬除（图24-1-18）。
	❷ 切断尾骨前方的耻骨直肠肌及位于肛缘上方的肛门外括约肌，分别用血管钳分离上钳，切断后用丝线于断端两侧对应缝线标记（图24-1-19）。
	❸ 在肛管后缘做两针牵引线，并在两针牵引线之间切开肛管和直肠后壁，一直向上直至能清楚显露直肠内的病灶。
	❹ 保护切口，用乳突牵开器牵开切口，距肿瘤边缘1～2cm围绕肿瘤缝合6～8针，在缝合线外侧切开直肠全层，直至看到直肠外脂肪组织，将包括直肠在内的整块肠壁和肠壁外脂肪完整切除（图24-1-20）。
	❺ 取走标本后，用可吸收线间断全层横行缝合直肠壁。然后逐层缝合切开的直肠后壁（图24-1-21）。

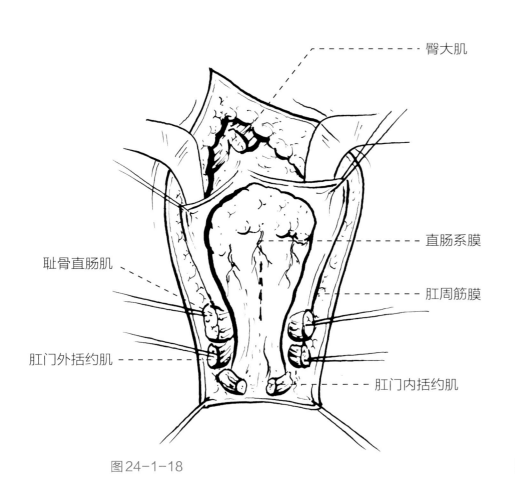

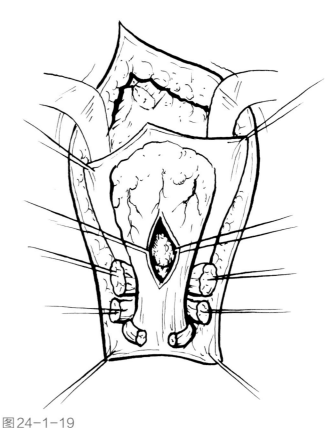

臀大肌

直肠系膜

肛周筋膜

耻骨直肠肌

肛门外括约肌

肛门内括约肌

图24-1-18

图24-1-19

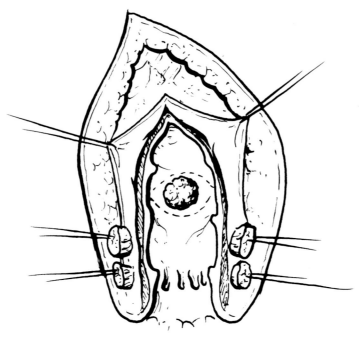

图24-1-20

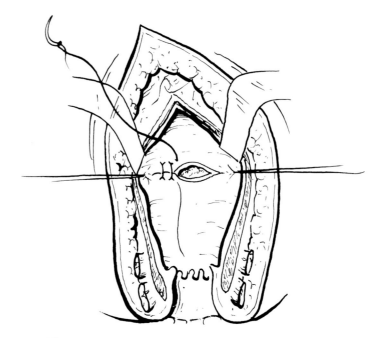

图24-1-21

❻ 用大量生理盐水冲洗创面后首先将原标记耻骨直肠肌的两断端做端 – 端间断缝合，同样将肛门外括约肌深浅两组的断端做端 – 端间断缝合，最后缝合切口的皮下脂肪和皮肤切口。于尾骨前方放置引流以防术后伤口积液感染。

术中要点	在切断耻骨直肠肌及肛门外括约肌的深浅两组时，将它们的断端做一缝扎标记，以便修复时能准确对端缝合。余同Kraske术。

术中要点	❶ 病灶切除干净。
	❷ 避免肛周括约肌离断损伤。
	❸ 止血彻底。
	❹ 引流通畅。

术后处理	同Kraske术

（四）肛管周围肿瘤局部切除术

适 应 证	肿瘤位于肛管周围，肿瘤厚度小于4mm，局部切除可达到1~2cm阴性切缘。

禁 忌 证	❶ 一般状态差，不能耐受手术者。
	❷ 合并身体重要脏器功能严重疾病。
	❸ 肿瘤较大，无法达到切缘阴性（1~2cm），侵犯括约肌复合体或局部切除会导致便失禁等患者。

术前准备	同其他局部切除术。

麻 醉	局麻，骶管麻醉均可。

体 位	患者取截石位或折刀位。

手术步骤	❶ 根据肿瘤大小决定梭形切口方位和长度，切除病变周围1.0cm的正常皮肤。

❷ 进入皮下组织，广泛深层切除病灶。

❸ 无活动性出血，胶皮片引流。

术中要点　　❶ 病灶切除干净。

❷ 避免肛周括约肌离断损伤。

❸ 止血彻底。

❹ 引流通畅。

术后处理　　❶ 胶片引流1~2日拔出。

❷ 定时换药，预防感染。

❸ 保持大便通畅，避免污染。

二　腹会阴联合切除术（Miles术）

适 应 证　　❶ 距齿状线5cm以内。

❷ 距肿瘤直径大于4cm，无远处转移。

禁 忌 证　　❶ 高龄、体弱、全身情况差或因办法其他严重疾病无法耐受麻醉和手术者。

❷ 局部广泛浸润呈冰冻骨盆无法切除者。

术前准备　　同第二十二章第五节直肠癌腹会阴联合切除术。

麻　　醉　　静脉吸入复合全身麻醉联合连续硬膜外麻醉。

体　　位　　患者取头低足高的膀胱结石位，双腿外展，臀部垫高10cm，臀大肌平面应稍突出于手术床，以便于会阴部操作。

手术步骤　　同第二十二章第五节直肠癌腹会阴联合切除术。

术后处理　　❶ 直肠癌Miles手术创伤较大，术后应该严密观察生命体征，注意有无休克和水电解质的失调，维持稳定的血压和尿量，必要时可以输血。

❷ 平卧5日以上，因盆腔空虚，过早坐位，内脏下移，对盆底腹膜压力增大，易引起盆底疝。

❸ 术后第1日可拔除胃管，并少量进水。

❹ 术后应用与术前使用的相同的抗生素控制感染，一般应用1~3日。

❺ 术后应留置尿管5日以上，拔管前先夹闭1~2日，每4h开放一次，以恢复膀胱的排尿功能。同时测定残余尿，如果小于100ml，可以拔除尿管，如果大于100ml，应该更换尿管，继续留置。

❻ 盆腔引流管引流3~5日，引流液少于50ml/d，无血性液即可拔出引流管。

❼ 严密观察造口，及时发现和处理并发症。

一　局部切除术

同基底细胞癌局部切除术。

二　腹会阴联合切除术（Miles术）

同第二十二章第五节直肠癌腹会阴联合切除术。

三　腹股沟淋巴结清扫术

适 应 证	伴腹股沟淋巴结转移或癌术后随访发现转移。
禁 忌 证	一般情况差，不能耐受手术者；腹股沟淋巴结固定，无法切除者。
术前准备	术区备皮；预防性使用抗生素；因患者多属中晚期，多在放化疗中，应注意营养支持，改善全身状况。
麻　　醉	局麻、硬膜外麻醉、全身麻醉。
体　　位	同根治术一期手术时取截石位，分期手术则取平卧位。

手术步骤　❶ 在腹股沟韧带下方2cm，与韧带平行，做与腹股沟韧带中3/5等长的切口（图24-2-1）。

❷ 翻开皮肤，可留一薄层脂肪组织与皮肤相连，锐性向深层分离，在腹股沟韧带上方3cm显露腹外斜肌腱膜，在腹股沟韧带下方显露阔筋膜，外至缝匠肌外侧，下到切口下端，内侧近耻骨结节。从术野下部开始解剖，结扎切断大隐静脉（图24-2-2）。

❸ 由下向上、由外向内解剖，切除包括阔筋膜、脂肪、结缔组织及其中的淋巴结和大隐静脉近端，最后摘除股深淋巴结，将准备切除的组织向内翻，仔细与髂腰肌分离，勿伤及股神经及其分支（图24-2-3）。

❹ 将股血管鞘，连同结缔组织及其中的淋巴结，从股动脉及股静脉上分离，将大隐静脉从汇入股静脉处结扎离断（图24-2-4）。

❺ 完成腹股沟浅组淋巴结清扫后，在腹股沟韧带上方，由皮下环向外平行切开腹外斜肌膜，沿腹股沟韧带由内向外切断腹内斜肌、腹横肌附着部，直达髂嵴。近髂外动脉、静脉结扎切断腹壁下血管，将腹壁肌肉拉

向上方。将手术床改为头低脚高位，使壁腹膜向上内回缩，并向上推腹膜至髂总动脉分叉处。摘除髂腰肌前面、血管旁和闭孔内肌内侧的脂肪和淋巴结（图24-2-5）。

❻ 彻底止血，冲洗创面，将切断的腹横肌、腹内斜肌、腹外斜肌腱膜分别缝于腹股沟韧带上，重建腹股沟管解剖，置引流管，关闭切口。

术中要点

❶ 靠近大血管处应仔细解剖，彻底止血，勿伤及股动脉和股静脉。

❷ 为避免术后皮下淋巴液漏，切断两侧及下方脂肪组织时应多做结扎，尤其是束状组织。

❸ 腹股沟韧带上方浅面无淋巴结，因此解剖范围不必过高。

❹ 术中避免损伤膀胱。

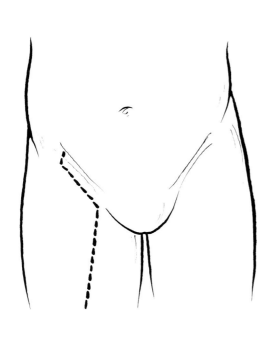

图24-2-1

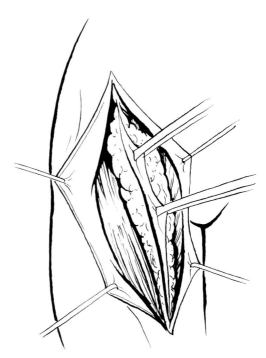

图24-2-2

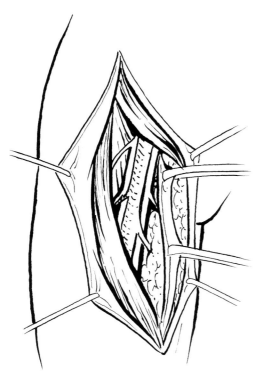

图24-2-3

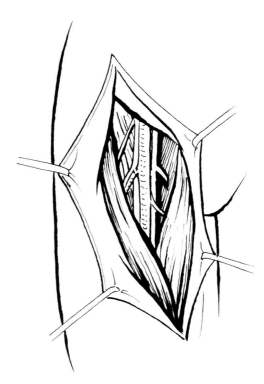

图24-2-4

503

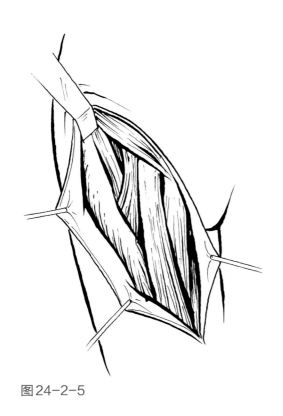

图24-2-5

术后处理	❶	术后抬高下肢，以利于淋巴回流，术后可发生下肢水肿，多为暂时性。
	❷	术后皮下引流接负压，可不加压包扎。防止皮下积液，避免皮瓣坏死，如有积液应开放引流。如淋巴液漏出量大，应缝合漏出处的淋巴管。
	❸	术日和术后次日可静脉滴注低分子右旋糖酐500ml，预防血栓性静脉炎。

第三节　一穴肛原癌手术

一　局部切除术

同基底细胞癌局部切除术。

二　腹会阴联合切除术（Miles术）

同第二十二章第五节直肠癌腹会阴联合切除术。

第四节　肛周佩吉特病手术

一　局部切除术

同基底细胞癌局部切除术。

二　腹会阴联合切除术（Miles 术）

同第二十二章第五节直肠癌腹会阴联合切除术。

第五节　原发性肛周黏液腺癌手术

一　局部切除术

同基底细胞癌局部切除术。

二　腹会阴联合切除术（Miles 术）

同第二十二章第五节直肠癌腹会阴联合切除术。

第六节　肛周表皮内鳞状细胞癌手术

一　局部切除术

同基底细胞癌局部切除术。

二　腹会阴联合切除术（Miles术）

同第二十二章第五节直肠癌腹会阴联合切除术。

第二十五章
结肠造口术

扫描二维码，
观看本书所有
手术视频

第一节　乙状结肠双腔造口术

适 应 证	❶	直肠癌伴梗阻时做为分期手术之一。
	❷	无法切除的晚期直肠癌或者肛管恶性肿瘤。
	❸	直肠、肛门外伤后可做为保护性造口以转流粪便,利于远端伤口的愈合。
	❹	复杂性肛瘘、直肠阴道瘘或肛门部重大手术后预防性造口以避免粪便污染。
禁 忌 证		造口近端乙状结肠或更近端结肠有梗阻性病变时不宜选乙状结肠做造口。
术前准备	❶	术前常规准备　肠道手术术前需要做好清洁肠道准备。急性肠梗阻的病人或者营养不良、全身情况差的患者,术前应根据病情,及时纠正休克和水、电解质紊乱,维持酸碱平衡,应用广谱抗生素防治感染,并留置胃管,持续胃肠减压以减轻腹胀,必要时输血或白蛋白,纠正营养不良,改善身体状况。
	❷	术前宣教　医生和造口治疗师应该向患者和家属告知患者病情、手术方式、手术风险、术后处理,让患者理解造口手术的必要性,了解造口术后生活的改变,适应造口术后的生活。
	❸	造口定位　术前造口定位对降低术后造口并发症有重要意义,而且造口的位置也直接影响后续的造口管理和造口护理。术前造口定位标识通常由受过专业培训的造口治疗师进行。
麻 醉		全身麻醉或硬膜外麻醉,如患者情况不佳,可以采用局麻。
体 位		患者取截石位或平卧位。
手术步骤	❶	左下腹纵向切口或预定造口位置切开皮肤及皮下组织,纵行切开腹直肌前鞘,钝性分离腹直肌,切开腹直肌后鞘及腹膜,进腹后适当分离游离乙状结肠与侧腹膜的先天性粘连,将乙状结肠段无张力地牵出腹外(图25-1-1)。
	❷	术前有肠梗阻导致乙状结肠及近端肠管显著膨胀、扩张时,需在此肠段拟造口处做一荷包缝合,保护好手术野后于其中央纵行切开肠壁,将吸引器管插入近端结肠进行肠充分减压,解除扩张后结扎荷包缝合线。
	❸	以左手示指抵于乙状结肠边缘系膜处,右手持血管钳在肠系膜无血管区戳一小孔或电刀在肠系膜无血管区切开一小孔(图25-1-2)。
	❹	将预先制作好的造口支撑棒(一般采用1ml注射针筒剪去尾端套入乳胶引流管作为造口支撑棒)穿过此孔,然后将乳胶引流管的另一端和1ml注射器器身对端套接,使预造口的乙状结肠肠段搁置于腹壁外(图25-1-3)。
	❺	逐层关闭切口,将肠段上的浆肌层、脂肪垂或系膜分别与腹膜层、腹直肌前鞘层和切口皮下真皮层做间断缝合固定。如果切口较长,可逐层缝合至皮肤。
	❻	用电刀拟造口的乙状结肠肠段的系膜对侧缘纵行切开肠壁全层,长3~4cm,手指分别探查造口近端管腔、远端管腔是否通畅,粘贴造口

袋。也可以同时将肠壁纵行切开后，向外翻转肠壁切缘后将黏膜与皮肤间断缝合，粘贴造口袋。

术中要点

❶ 乙状结肠襻式造口选择肠段部位，一般选择乙状结肠移动度较大肠段作造口，游离后从腹壁切口拉出时肠管必须没有张力，以防止造口回缩。

❷ 保护乙状结肠造口肠襻血供良好，可以触及或者看到系膜内动脉搏动，缝扎时没有结扎主要供血动脉，是预防造口缺血甚至坏死的关键。

❸ 垂直切开腹壁各层结构并垂直拉出肠管，应使乙状结肠的位置保持自然状态；肠襻与腹膜缝合前，应认真辨别其近、远端，避免肠襻扭转。

❹ 缝合浆肌层与腹膜时，缝针不可穿透肠壁全层，以防肠内容物外溢，污染腹腔；缝合浆肌层与腹直肌前鞘层和切口皮下真皮层时，缝针不可穿透肠壁全层，以防肠内容物外溢，污染切口。

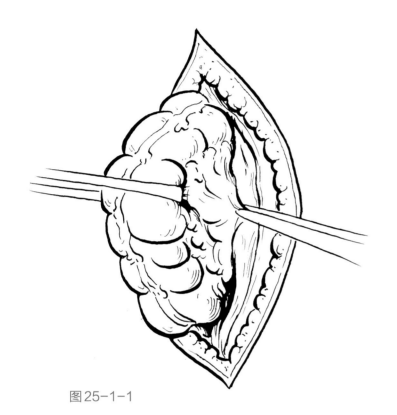

图 25-1-1

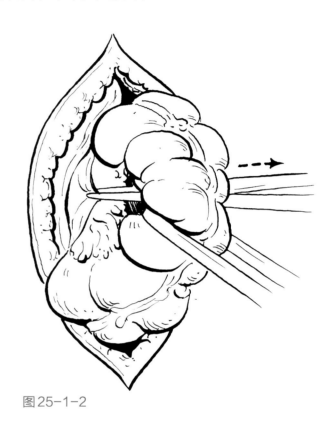

图 25-1-2

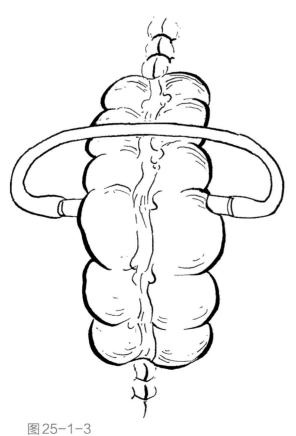

图 25-1-3

❺ 腹壁切口各层缝合要松紧适当，以能在造口乙状结肠旁插入一指为度，过紧可影响肠襻的血液循环，过松可引起肠管脱垂。也不要太紧，以免造成狭窄压迫肠管产生梗阻。

术后处理　❶ 术后第1日更换造口袋，观察造口血运和造口通畅情况。

❷ 造口排气排便、腹胀缓解后可逐步给予饮食。

❸ 术后两周拔除造口支撑棒。

❹ 尽早针对原发灶进行治疗。

第二节　乙状结肠或降结肠单腔造口术

适应证　❶ 晚期直肠或者乙状结肠肿瘤行姑息性切除患者。

❷ 结直肠恶性肿瘤伴盆腔广泛转移患者。

❸ 腹会阴联合直肠癌根治术后做永久性的人工肛门。

禁忌证　对于无法切除的直肠癌患者，不建议行远端结肠封闭，近端乙状结肠单腔造口，因肿瘤进展造成完全肠梗阻，该段肠管形成一个闭襻，结肠持续分泌肠液，可能导致肠管内压力增高甚至破裂、急性弥漫性腹膜炎，此时建议行乙状结肠双腔造口术。

术前准备　❶ 术前常规准备　肠道手术术前需要做好清洁肠道准备。急性肠梗阻的病人或者营养不良、全身情况差的患者，术前应根据病情，及时纠正休克和水、电解质紊乱，维持酸碱平衡，应用广谱抗生素防治感染，并留置胃管持续胃肠减压以减轻腹胀，必要时输血或白蛋白，纠正营养不良，改善身体状况。

❷ 术前宣教　应该向患者和家属告知患者病情、手术方式、手术风险、术后处理，让患者理解造口手术的必要性，了解造口术后生活的改变，适应造口术后的生活。

❸ 造口定位　术前造口定位对降低术后造口并发症有重要意义，而且造口的位置也直接影响后续的造口管理和造口护理。术前造口定位标识通常由受过专业培训的造口治疗师进行。

麻　醉　全身麻醉或硬膜外麻醉。

体　位　患者取截石位或平卧位。

手术步骤　❶ 经腹膜造口

（1）在造口定位处提起皮肤，用手术刀切除直径约2cm皮肤，用电刀切除与皮肤直径一致的皮下组织，纵向十字切开腹直肌前鞘，钝性分离腹直肌后纵向切开腹直肌后鞘及腹膜（图25-2-1）。

（2）适当游离降结肠以保证在无张力条件下进行结肠造口。系膜裁剪时应注意保护边缘动脉弓。将乙状结肠或降结肠提出腹壁外造口时，应让系膜面向内、向下以避免肠管扭曲。肠管末段应高出皮肤3~4cm（图25-2-2）。

（3）提出的乙状结肠或降结肠与腹壁分三层缝合，将肠段上的浆肌层、脂肪垂或系膜分别与腹膜层、腹直肌前鞘层和切口皮下真皮层做间断缝合固定，缝合最后一层时，采用肠壁全层、浆肌层和真皮层的三点式缝合法缝合造口。

（4）间断缝合关闭乙状结肠系膜与侧腹壁的裂孔避免形成内疝。

❷ 腹膜外造口　腹膜外造口应在腹膜与腹直肌后鞘之间进行钝性分离，这是个疏松的无血管间隙，隧道应根据肠管和系膜的直径做到尽量宽松（图25-2-3），将游离好的肠管循系膜面向内、下的方向在游离好的隧道中拖出腹壁外（图25-2-4），将腹膜与肠壁系膜及浆肌层间断缝合、腹直肌前鞘与浆肌层间断缝合，最后采用肠壁全层、浆肌层和真皮层的三点式缝合法缝合造口。

术中要点

❶ 腹壁切口缝合松紧要适当，过紧引起造口肠袢的血供障碍导致外置肠管缺血坏死，同时过紧的切口也会引起术后的造口狭窄、排便不畅。

❷ 将乙状结肠或降结肠断端拖出至腹壁外时，手法要轻柔，避免暴力操作引起血管牵拉导致撕裂，另外要避免肠管旋转，特别是腹膜外造口容易出现旋转的情况。

❸ 裁剪系膜时注意保留边缘血管弓的血供，系膜离断处距离肠管断端不宜大于1cm，以避免肠管断端缺血。

❹ 提出的肠管末段应高出皮肤3~4cm，造口后肠壁应高出腹壁0.5~1.0cm，不宜过长或过短。

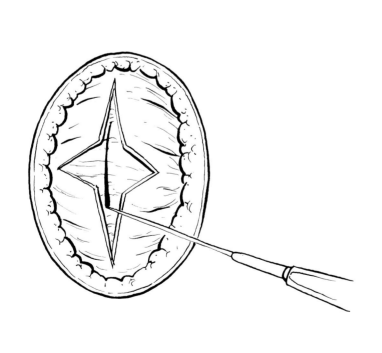

图25-2-1

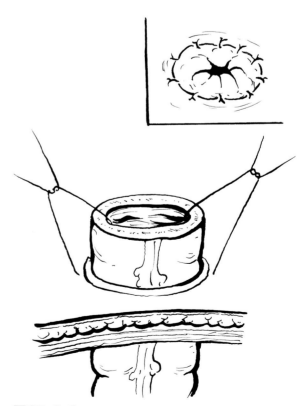

图25-2-2

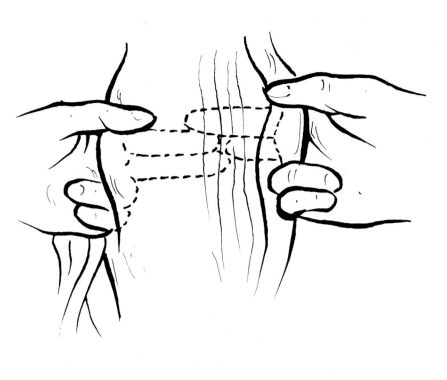

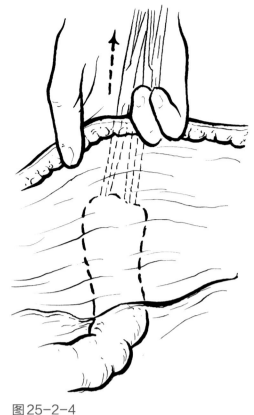

图 25-2-3   图 25-2-4

术后处理   ❶ 术后第 1 日更换造口袋，观察造口血运情况。

❷ 造口排气排便、腹胀缓解后可逐步给予饮食。

第三节　横结肠双腔造口术

适 应 证   ❶ 无法切除的左半结肠癌梗阻。

❷ 左半结肠癌伴梗阻，无法行内镜下支架置入或支架置入失败者。

❸ 对于左半结肠梗阻行一期切除吻合者，由于肠壁水肿、血供不佳、吻合不满意或存在其他影响吻合口愈合不良的危险因素，可以行预防性横结肠袢式造口。

❹ 放射性疾病如因为盆腔放射性肠炎引起的穿孔、瘘或者梗阻。

❺ 左半结肠术后出现吻合口瘘或吻合口狭窄等较严重的并发症。

禁 忌 证   当出现弥漫性腹膜炎表现、怀疑肠坏死或穿孔时禁仅行横结肠袢式造口术而不进行腹腔探查术。

术前准备   ❶ 术前常规准备　完善术前相关检查，排除手术禁忌证。并根据病情不同选择相应的检查以协助诊断，明确横结肠襻式造口适应证。术前应根据病情，及时纠正休克和水、电解质紊乱，维持酸碱平衡，并留置胃管持续胃肠减压以减轻腹胀，必要时输血或白蛋白，纠正营养不良，改善身体状况。合理选择抗生素静脉使用，积极控制感染。

❷ 术前宣教　应该向患者和家属告知患者病情、手术方式、手术风险、术后处理，让患者理解造口手术的必要性，了解造口术后生活的改变，适应造口术后的生活。

❸ 术前造口定位　为提高造口患者术后生活质量，减少造口术后相关并发症的发生，在术前选择适宜的造口位置非常重要，术前造口定位标识通常由受过专业培训的造口治疗师进行。

麻　　醉　　全身麻醉或硬膜外麻醉。

体　　位　　患者取平卧位。

手术步骤　❶ 于横结肠在腹壁投影水平右上腹直肌、上腹中线、左上腹直肌位置行经腹直肌切口，条件允许时，术前由造口治疗师行造口定位（图25-3-1）。

❷ 逐层进腹后，辨认和游离横结肠，选择游离度较好的横结肠做为拟外治肠管，游离部分大网膜及胃结肠韧带（长6~7cm），注意辨认远近端并确认拟外置肠段提出腹壁后无明显张力（图25-3-2）。

❸ 于拟外置横结肠系膜中点靠近肠壁选择无血管区用血管钳刺孔，将预先制作好的造口支撑棒（一般采用1ml注射针筒剪去尾端套入乳胶引流管做为造口支撑棒）经此刺孔穿入，提拉支撑棒将拟外置横结肠段提出腹壁外，提出时注意肠管方向。为便于造口术后护理，外置部分肠祥应高出腹壁3~4cm（图25-3-3）。

❹ 在腹膜、腹直肌前鞘和皮下组织层分别固定，即腹膜和结肠壁浆肌层或者系膜浆膜层缝合固定一层，腹直肌前鞘和结肠壁浆肌层或者系膜浆膜层缝合固定一层，真皮与结肠壁浆肌层或者系膜浆膜层再缝合固定一层（图25-3-4）。

❺ 横行切开横结肠前壁接近1/3周，使肠壁外翻，也可以沿横结肠结肠带纵行切开2~3cm，开放外置口后立即佩戴结肠造口袋。

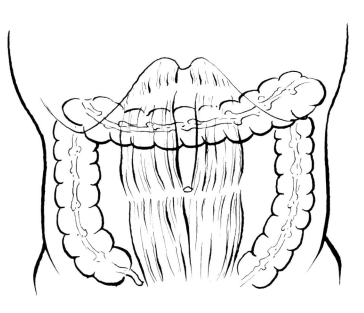

图25-3-1

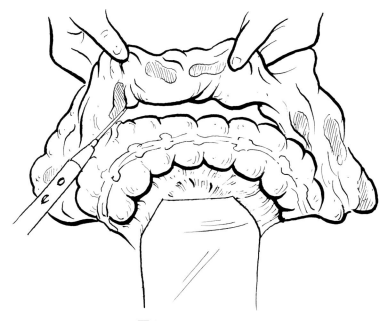

图25-3-2

513

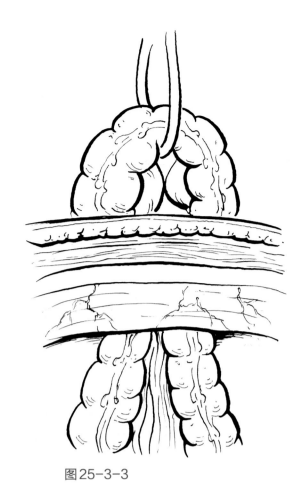

图 25-3-3

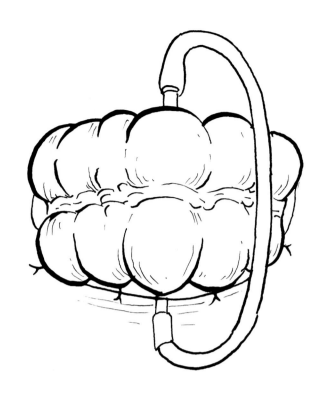

图 25-3-4

术中要点	❶	尽管结肠梗阻时横结肠肠腔显著增大，但腹部造口切口直径不应 >3cm，否则术后肠管退缩后容易发生造口旁疝。
	❷	必要时游离横结肠肠管提出腹腔后先行肠减压术，肠减压的时候注意无菌操作，避免减压过程中溢出的粪水漏入腹腔。
	❸	肠管缝合固定前应确认远近端，避免扭转。
	❹	确保横结肠肠段提出腹壁后无明显张力，以避免术后造口因为张力牵拉而回缩。
	❺	造口切口大小要适当，过紧会影响肠管血运，粪便排出不畅，过松可导致造口旁疝及肠管脱出。
	❻	缝合时采用可吸收线，与肠壁缝合时应缝合浆肌层，避免缝合全层而导致肠瘘。
术后处理	❶	术后第 1 日更换造口袋，观察造口血运和造口通畅情况。
	❷	造口排气排便、腹胀缓解后可逐步给予饮食。
	❸	术后两周拔除造口支撑棒。
	❹	尽早针对原发灶进行治疗。

第四节　盲肠引流式造口术

适 应 证

❶ 病人一般情况差，合并重要器官功能不全，无法耐受全麻手术，但是盲肠扩张明显甚至穿孔的肠梗阻病人。

❷ 盲肠穿孔、盲肠扭转。

❸ 若远端吻合口不太满意，可行盲肠造口，以利引流，为吻合口愈合提供条件。

禁 忌 证

由于盲肠造口减压效果可能不佳，因此，有学者认为凡是可以行其他肠造口方式的病人均不宜行盲肠造口术。

术前准备

❶ 术前常规准备　完善术前相关检查，排除手术禁忌证。并根据病情不同选择相应的检查以协助诊断，明确盲肠造口适应证。术前应根据病情，及时纠正休克和水、电解质紊乱，维持酸碱平衡，并留置胃管持续胃肠减压以减轻腹胀，必要时输血或白蛋白，纠正营养不良，改善身体状况。合理选择抗生素静脉使用，积极控制感染。

❷ 术前宣教　应该向患者和家属告知患者病情、手术方式、手术风险、术后处理，让患者理解造口手术的必要性，了解造口术后生活的改变，适应造口术后的生活。

❸ 术前造口定位　为提高造口患者术后生活质量，减少造口术后相关并发症的发生，在术前选择适宜的造口位置非常重要，术前造口定位标识通常由受过专业培训的造口治疗师进行。

麻 醉

尽可能使用全身麻醉，在无法使用全身麻醉的情况下可以使用脊椎麻醉，甚至局麻。

体 位

患者取平卧位。

手术步骤

❶ 于右下腹脐与髂前上棘连线内 1/3 处行经腹直肌切口（条件允许时，术前由造口治疗师行造口定位）(图25-4-1)。

❷ 寻找回盲部，分离盲肠侧腹壁，游离回盲部。

❸ 将盲肠提出腹壁外，盲肠壁应高出皮肤 3~4cm（图25-4-2)。

❹ 在腹膜、腹直肌前鞘和皮下组织层分别固定，即腹膜和结肠壁浆肌层或者系膜浆膜层缝合固定一层，腹直肌前鞘和结肠壁浆肌层或者系膜浆膜层缝合固定一层，真皮与结肠壁浆肌层或者系膜浆膜层再缝合固定一层。

❺ 切开盲肠壁，一般取大于 2cm 的切口即可，安置造口袋。

术中要点

❶ 闭袢性肠梗阻时盲肠常显著扩张合并缺血，肠壁菲薄甚至伴有浆膜面破裂，操作时应轻柔。

❷ 在缝合时应缝合浆肌层，避免肠漏的发生。

术后处理

术后加强造口护理，避免出现造口狭窄，造口内陷。

515

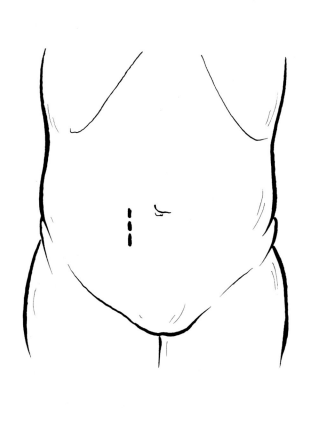

图25-4-1

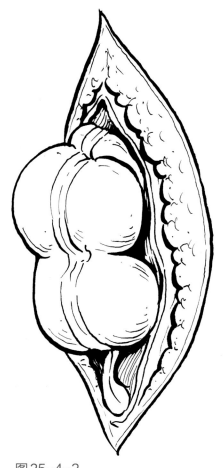

图25-4-2

第五节　　结肠双腔造口关闭术

适　应　证	❶ 远端吻合口愈合完全，无狭窄梗阻。
	❷ 原发疾病已有效控制。
禁　忌　证	吻合口未愈合、原发病未控制、全身情况不适合行结肠造口关闭术。
术前准备	完善术前检查，排除手术禁忌，进行肠道准备。
麻　　醉	全身麻醉或硬膜外麻醉。
体　　位	患者取平卧位或截石位。
手术步骤	❶ 封闭结肠造口　行结肠造口还纳术前可先去除造口袋及底盘，使用碘伏消毒造口及周围15cm的皮肤，然后封闭结肠造口，可有效降低术后切口感染的风险。封闭造口的方式有多种，包括：

（1）缝合法：碘伏消毒造口及周围15cm的皮肤，丝线间断缝合、连续缝合或者荷包缝合关闭结肠襻式造口（图25-5-1）。

（2）填塞法：使用碘伏纱布或油纱填塞近远端造口，防止肠内容物在还纳过程中流出。然后按照腹部手术的要求重新消毒、铺巾（图25-5-2）。

❷ 选择皮肤切口　腹部皮肤切口可根据造口形状选择不同的切口：可选择横向梭形切口或纵向梭形切口（图25-5-3）。

❸ 游离结肠造口　提起造口，切开皮肤进入皮下组织。使用甲状腺拉钩或者阑尾拉钩对抗牵拉，剪刀或电刀沿肠壁外侧向下切开至腹直肌前鞘层面，沿肠壁周围切开腹直肌前鞘，注意肠管的各个方向均须充分游离，之后选择一个方向切开腹膜进入腹腔。用示指伸入腹腔，探查造口周围是否有粘连，然后在示指的引导下，自粘连较少的方向切开腹膜，直至肠壁完全游离（图25-5-4）。

❹ 肠吻合　①侧-侧吻合：如张力允许，游离后的结肠提出腹壁外达5cm以上，则可行结肠近远端的侧-侧吻合。具体方法是：将造口两侧肠管的系膜游离并切断，切除造口及部分肠管，将直线型切割吻合器分别置入近端结肠和远端结肠，收紧吻合器，尽量吻合在系膜对侧缘（图25-5-5）。然后用直线型切割闭合器闭合残端（图25-5-6），可吸收线间断加固缝合吻合口，间断缝合关闭系膜裂孔。②端-侧吻合：如结肠游离足够，可使用圆形吻合器进行吻合。游离结肠造口后，近端肠管用荷包钳钳夹后做荷包缝合，离断肠管，切除造口及远端部分肠管，近端肠管置入抵钉座。远端肠管置入吻合器，在距断端约5cm处穿出，行近远端结肠端-

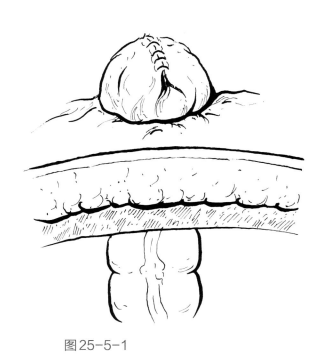

图25-5-1

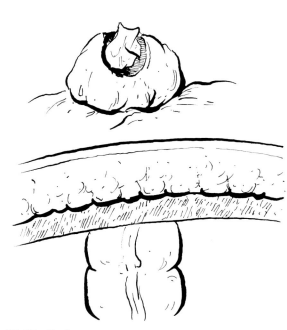

图25-5-2

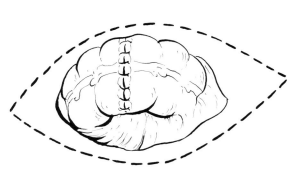

图25-5-3

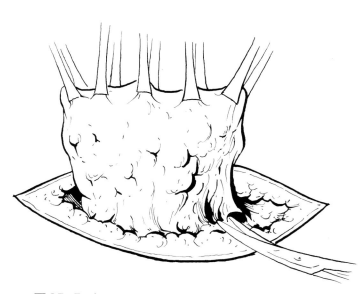

图25-5-4

517

侧吻合（图25-5-7），闭合器在距离吻合口约1cm处关闭残端，可吸收线间断加固缝合吻合口，间断缝合关闭系膜裂孔。③手工端-端吻合：如结肠游离度有限，不足以行侧-侧吻合，则距造口约0.5cm处切断肠壁，移除造口组织，3-0可吸收线行端-端吻合（图25-5-8）。

❺ 关腹　可吸收线连续或间断关闭腹膜、腹直肌后鞘及腹直肌前鞘。皮肤缝合方式应根据皮肤切口方式选择。

术中要点

❶ 术前封闭造口要确实，避免肠内容物在手术过程中漏出污染伤口。

❷ 分离造口肠段过程中注意避免损伤肠壁，如有损伤，用碘伏消毒后缝合关闭损伤处。

❸ 吻合时注意吻合口有无出血，如果出血及时处理。吻合后注意确认吻合口通畅情况。

❹ 因结肠造口的切口多为污染切口，关腹前应使用足量生理盐水冲洗切口。

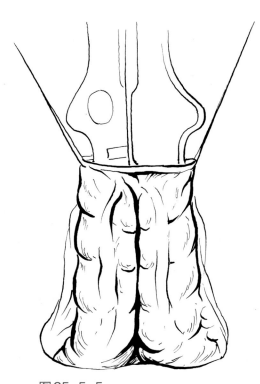

图25-5-5

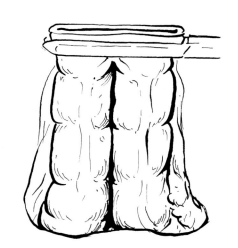

图25-5-6

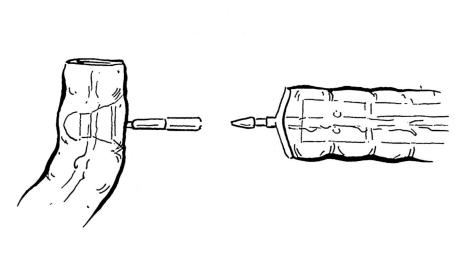

图25-5-7

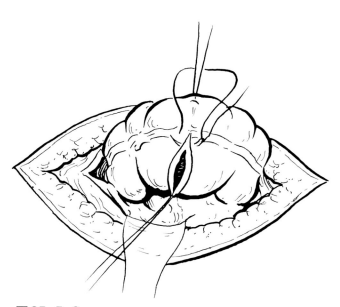

图25-5-8

术后处理	❶ 术后密切关注切口处有无红肿及脓性渗出，如出现切口感染，应及时开放切口，换药处理。
	❷ 患者排气后逐步给予饮食。
	❸ 结肠造口还纳后并不常规留置腹腔引流管，需注意监测患者的生命体征及腹部体征，及时发现吻合口出血、吻合口瘘等潜在并发症。

第六节　结肠单腔造口闭合术

适 应 证	❶ Hartmann术后，肿瘤已切除。
	❷ 原发疾病已有效控制。
禁 忌 证	远端肿瘤未有效控制、全身情况不适合行结肠造口关闭术。
术前准备	完善术前检查，排除手术禁忌，给予肠道准备，必要时术前经肛门造影，明确残端位置。
麻　　醉	全身麻醉或硬膜外麻醉。
体　　位	患者取截石位。
手术步骤	❶ 封闭结肠造口　行结肠造口还纳术前可先去除造口袋及底盘，使用碘伏消毒造口及周围15cm的皮肤，然后封闭结肠造口，可有效降低术后切口感染的风险。封闭造口的方式有多种，包括： （1）缝合法：碘伏消毒造口及周围15cm的皮肤，丝线间断缝合、连续缝合或者荷包缝合关闭结肠襻式造口。 （2）填塞法：使用碘伏纱布或油纱填塞近远端造口，防止肠内容物在还纳过程中流出。然后按照腹部手术的要求重新消毒、铺巾。
	❷ 腹部切口　腹部切口可选择前次手术切口进入腹腔或剖腹探查口，以便于延长切口，游离脾曲。
	❸ 游离远端肠管残端　残端的寻找和游离是该手术的难点，术中可能遇到无法找到残端、残端与周围组织粘连严重无法分离等，必要时可结合直肠指诊、术中肠镜等辨认远侧残端。
	❹ 切除结肠造口及游离近端肠管　提起造口，切开皮肤进入皮下组织。使用甲状腺拉钩或者阑尾拉钩对抗牵拉，电刀沿肠壁外侧向下切开至腹直肌前鞘层面，沿肠壁周围切开腹直肌前鞘，注意肠管的各个方向均须充分游离，之后选择一个方向切开腹膜进入腹腔。用示指伸入腹腔，探查造口周围是否有粘连，然后在示指的引导下，自粘连较少的方向切开腹膜，直至肠壁完全游离。游离后可用橡胶手套套扎造口组织，将造口组织换纳入腹腔，然后游离近端肠管。

❺ 肠吻合　近端肠管游离完成后切除造口组织，荷包钳缝荷包后置入抵钉座，圆形吻合器自肛门置入，完成吻合（图25-6-1）。如残端无法分离，可将吻合器穿刺头端自直肠前壁穿出，行近远端肠管的端-侧吻合。

❻ 放置引流及关腹　因单腔造口还纳手术粘连较多，操作时间长，分离容易导致损伤，术后感染和吻合口瘘的可能性大，建议常规放置引流。可吸收线连续或间断关闭腹膜、腹直肌后鞘及腹直肌前鞘。皮肤缝合方式应根据皮肤切口方式选择。

术中要点

❶ 残端的寻找和游离是该手术的难点，残端、残端与周围组织粘连严重无法分离等，如残端与周围组织如输尿管、髂血管等粘连严重，应避免强行分离，只需游离至可行肠管吻合即可，术前可预先留置输尿管D-J管，做为术中引导，以避免术中损伤。

❷ 如残端无法分离，可将吻合器穿刺头端自肠壁穿出，行近远端肠管的端-侧吻合。

❸ 术中注意寻找正确层面，避免盆腔自主神经的损伤。

术后处理

❶ 术后密切关注切口处有无红肿及脓性渗出，如出现切口感染，应及时开放切口，换药处理。

❷ 患者排气后逐步恢复饮食。

❸ 结肠造口还纳后并不常规留置腹腔引流管，需注意监测患者的生命体征及腹部体征，及时发现吻合口出血、吻合口瘘等潜在并发症。

❹ 如术后恢复顺利，一周可拔除引流管。

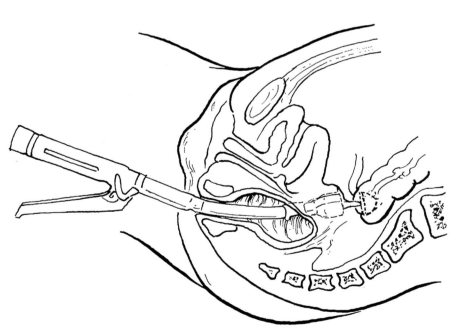

图25-6-1

第二十六章
先天性肛管直肠畸形手术

扫描二维码，
观看本书所有
手术视频

第一节　肛门膜状闭锁切开术

适 应 证	肛门闭锁完全覆盖肛门。
禁 忌 证	中高位闭锁。
术前准备	不需要特殊准备。
麻　　醉	局部浸润麻醉或静脉麻醉。
体　　位	患者取截石位。
手术步骤	❶ 常规消毒后，在肛门隔膜上做十字形切口，切口各端不可超过括约肌边缘（图26-1-1）。
	❷ 清除胎粪，消毒肠腔，小指探查扩张肛门，如仍有狭窄，再扩大十字形切口（图26-1-2）。
	❸ 较薄的肛膜可环形切除，修剪肛膜边缘（图26-1-3）。
	❹ 较厚的肛膜开一较深的十字形切口，将肛膜的四角与肛管伤口对合，以4号丝线或3-0可吸收线缝合（图26-1-4）。
	❺ 肛管内放置包以凡士林纱布的胶管压迫止血24h，术中无渗血不用压迫。无菌纱布覆盖，丁字带固定（图26-1-5）。
术中要点	❶ 十字形切口的大小，以肛内能顺利通过小指为宜。
	❷ 切口各端不可超过括约肌边缘，以免损伤括约肌。
	❸ 尽量彻底清除胎粪，以免术后排便过早，沿留置胶管排出。
术后处理	❶ 常规换药，保持肛门清洁干燥，勤换尿布。
	❷ 术后3日开始扩张肛门，每周2~3次，直至肛门无狭窄时为止。
并 发 症	❶ 肛门狭窄，多半是切口过小和或术后未扩肛，另一个因素是切口感染。
	❷ 大便失禁，与切口过大、过深伤及括约肌有关。

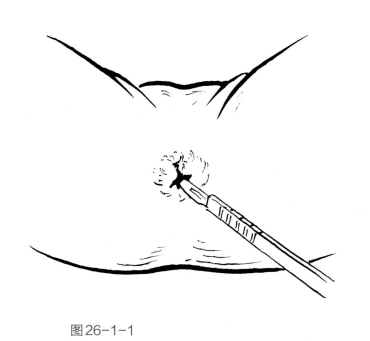

图26-1-1

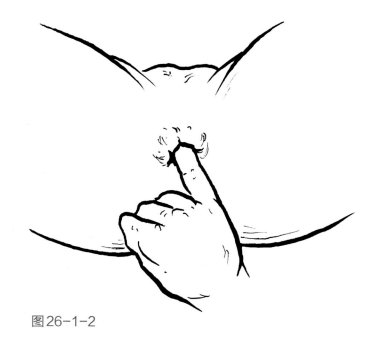

图26-1-2

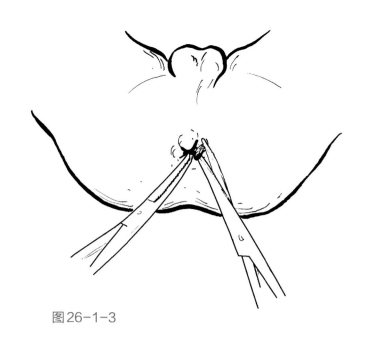

图26-1-3

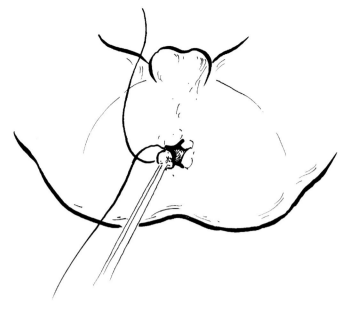

图26-1-4

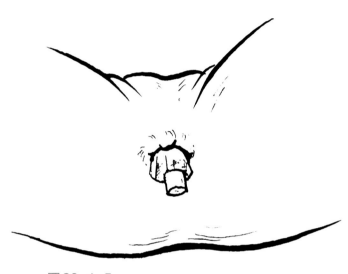

图26-1-5

第二节　会阴肛门成形术

适 应 证	先天性低位肛门闭锁，新生婴儿倒立位拍片直肠盲端位于耻尾线以下或直肠盲端距会阴皮肤不超过2cm。

适 应 证　先天性低位肛门闭锁，新生婴儿倒立位拍片直肠盲端位于耻尾线以下或直肠盲端距会阴皮肤不超过2cm。

禁 忌 证　高位肛门闭锁或直肠盲端距会阴皮肤超过2cm。

术前准备　❶ 应用抗生素，术时备血。

❷ 术前禁食，置鼻胃管抽出胃内容物，防止呕吐误吸而致窒息。

❸ 出生后超过24h者，术前补液，纠正脱水及电解质失衡。

❹ 注意保暖，预防发生硬肿症、肺炎等。

❺ 有瘘管者，术前可做瘘管造影及清洁洗肠。

麻　醉	全身麻醉或双阻滞麻醉。
体　位	患者取膀胱截石位或折刀位。

手术步骤

❶ 放留置导尿管，先用电刺激（针麻仪）寻找外括约肌收缩之中心点，做十字切口切开皮肤（图26-2-1、图26-2-2）。

❷ 将皮瓣与皮下组织一同游离，向四周牵开（图26-2-3）。

❸ 电刺激找到外括约肌肌力最强处，在其中心分开，继而用血管钳向深部分离，即可找到直肠盲端，为半球形凸出，其内呈现深蓝色（图26-2-4）。

❹ 沿直肠盲端用血管钳或手指逐渐向上游离，其周围小血管及纤维组织均可结扎切断，以求得到足够的长度，便于其无张力地与肛门皮肤吻合。切忌强行拖出直肠壁缝合，否则术后肠壁撕脱肠管间缩，造成肛门疤痕挛缩狭窄。直肠前壁分离时，应不时探查己放导尿管的尿道位置，切记不可损伤（图26-2-5）。

❺ 直肠盲端四周与括约肌固定数针，然后与皮下组织间断缝合，以防术后回缩（图26-2-6）。

❻ 在直肠盲端做"X"形切口，吸尽肠内容物。肠壁向四周翻开，依次插入皮瓣缺口处，然后对合整齐缝合（图26-2-7、图26-2-8）。

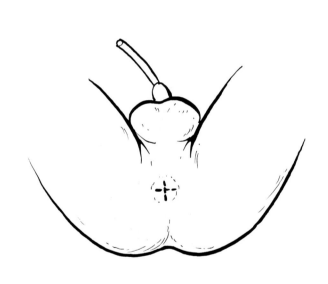

图26-2-1

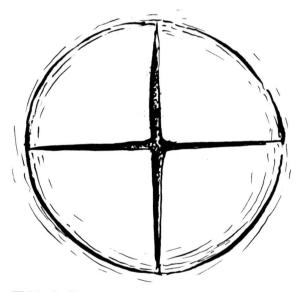

图26-2-2

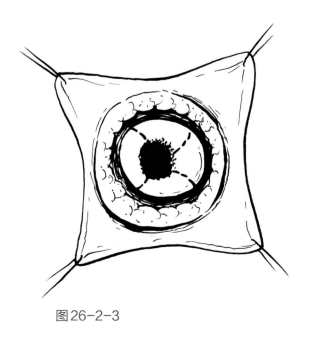

图26-2-3

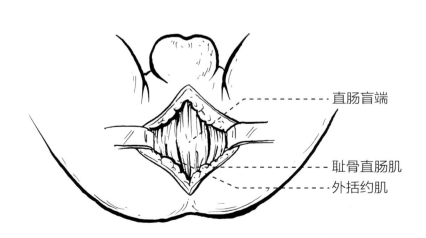

图26-2-4

直肠盲端

耻骨直肠肌

外括约肌

❼ 新形成的肛门呈花瓣形，旨在避免环形吻合时导致吻合口收缩狭窄，而且有利于肛管感觉平面的上移。手术结束时用碘仿凡士林纱条塞入直肠，压迫止血（图26-2-9）。

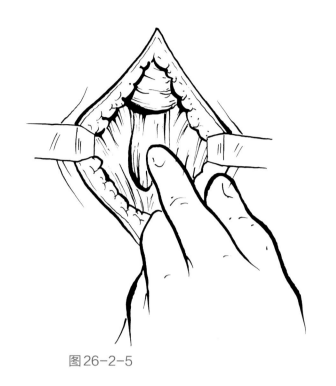

图26-2-5

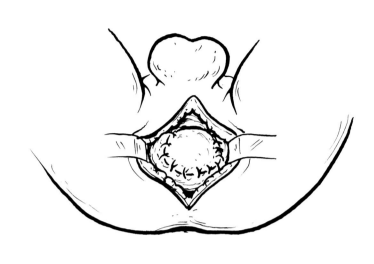

图26-2-6

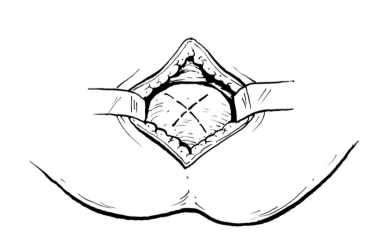

图26-2-7

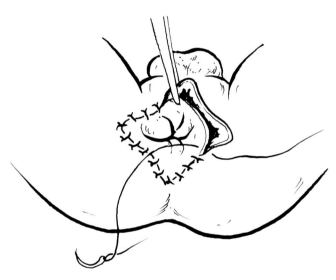

图26-2-8

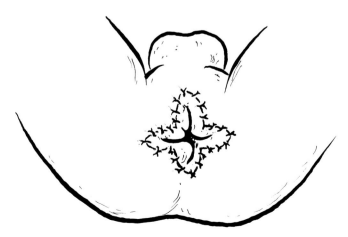

图26-2-9

术中要点		
	❶	选择好皮肤切开部位，仔细分离辨认外括约肌，以防损伤。
	❷	找到直肠盲端。
	❸	缝合皮肤肠壁全层时对合要整齐，尽量无张力，防止术后肛门狭窄。

术后处理		
	❶	术后6h，如排便通畅可进流食或母乳。
	❷	显露会阴部，及时清理污粪，保持干燥。
	❸	术后2周开始扩肛。初始每日1次，两周后改为每周2次。从0.8cm肛门扩张器开始直到1.2~1.5cm扩张器能顺利置入为止，或持续半年。

并 发 症		
	❶	黏膜脱垂　肛门成形术后常发生黏膜脱垂，发生率约50%。其原因主要是保留肠管过长以致黏膜外翻脱垂、摩擦出血。手术时直肠应高出皮缘0.5cm，术后肠管稍回缩，皮肤内陷，以达到功能和外形良好的目的。黏膜脱垂观察3~6个月仍无改善者，宜行手术切除整形。
	❷	肛门狭窄　直肠回缩后肛管原痕形成或术后未行扩肛可致肛门狭窄，因此，术后必须常规进行扩肛，术后2周开始扩肛。初始每日1次，两周后改为每周2次。从0.8cm肛门扩张器开始直到1.2~1.5cm扩张器能顺利置入为止，或持续半年。如果狭窄已形成，扩张仍不见效者，可行"Z"形或其他整形术。
	❸	尿道损伤　高位无肛盲目地经会阴部成形术，时有尿道损伤发生，造成术后尿瘘。其预防方法主要是改变手术途径，经骶会阴或腹会阴手术。另外术中要经常探查尿道的位置，避免损伤。如若不慎切破，应立即用肠线修补，放留置导尿管2周，拔出导尿管后仍需扩张尿道数次。

第三节　　低位瘘管肛门成形术

适 应 证	先天性肛门直肠畸形合并低位瘘管。
禁 忌 证	先天性肛门直肠畸形合并高位瘘管。
术前准备	同会阴肛门成形术。
麻　　醉	同会阴肛门成形术。
体　　位	同会阴肛门成形术。

手术步骤		
	❶	放置导尿管。由瘘口放入一弯血管钳，钳尖向肛门部顶起来，用左手触摸瘘管走向，并了解直肠盲端距肛门皮肤的距离。血管钳向上进入肛管，然后张开以估算直肠肛管的直径。这一检查方法非常简单实用，常可纠正X线检查的误差。在电刺激下确定肛门中心点，做十字形切口（图26-3-1）。

❷ 沿瘘口周围切开，向后分离瘘管（图26-3-2）。

❸ 皮肤切开后，将皮下组织与皮瓣一并游离，找到外括约肌，采用电刺激在其中心点分开（图26-3-3）。

❹ 当瘘管完全分离后，钳夹瘘管由外括约肌中心部拉出（图26-3-4、图26-3-5）。

❺ 直肠与肌肉固定数针，再与皮下组织缝合一周（图26-3-6）。

❻ 直肠做"X"形切开，与皮瓣做交叉缝合（图26-3-7、图26-3-8）。

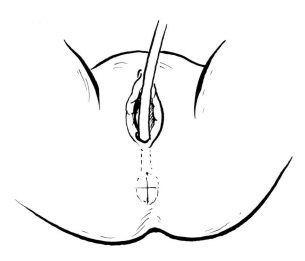

图26-3-1

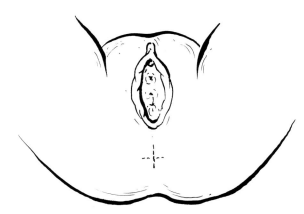

图26-3-2

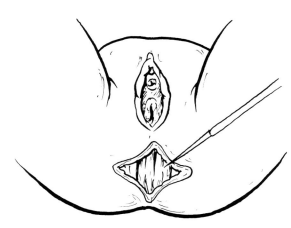

图26-3-3

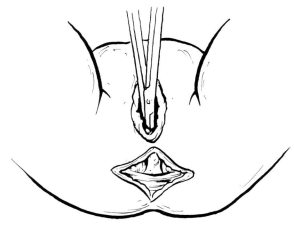

图26-3-4

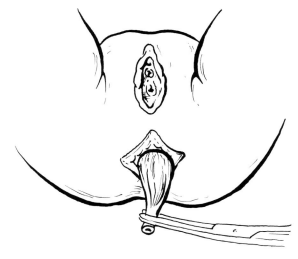

图26-3-5

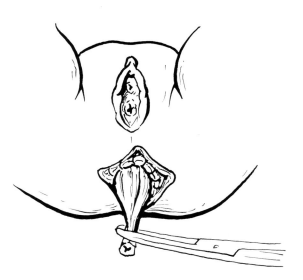

图26-3-6

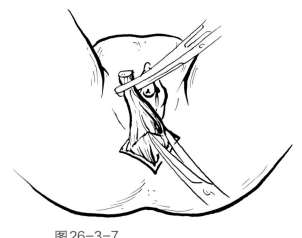

图26-3-7

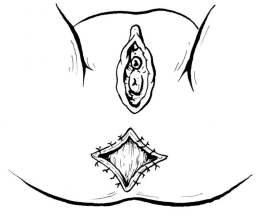

图26-3-8

术中要点	❶ 探查瘘管，判断直肠盲端距皮肤距离，确定是低位瘘。
	❷ 分离瘘管尽量完整。
	❸ 选择好皮肤切开部位、找到肛门中心点、判断肛门括约肌功能。
	❹ 防术后肛门狭窄或黏膜脱垂。

术后处理　　　　　同会阴部肛门成形术。

并　发　症　　　　同会阴部肛门成形术。

第四节　　后矢状切口直肠肛门成形术（Pena）

适　应　证　　　　适用于中、低位肛门直肠畸形，及并发瘘者。如肛门闭锁、直肠尿道瘘、阴道下 1/3 瘘等，高位闭锁者需加用腹部切口，游离结肠后，方可拉下做肛门成形术。

禁　忌　证　　　　新生儿及发育不良有严重其他疾病的婴幼儿。

术前准备　　　　　❶ 通常在出生后先行结肠造口，6个月后再行此手术。

　　　　　　　　　❷ 造口远端结肠碘油造影检查，了解有无瘘管存在及其位置。

　　　　　　　　　❸ 清洁肠道。

　　　　　　　　　❹ 术前放导尿管或阴道放肛管做为术中分离时标志。

麻　　　醉　　　　全身麻醉。

体　　　位　　　　折刀位或俯卧位，骨盆垫高。

手术步骤　　　　　❶ 骶尾部正中纵行切口，上自尾骨尖上2cm，下至肛门隐窝前1cm，必要时可纵行劈开尾骨以利于暴露术野（图26-4-1）。

　　　　　　　　　❷ 依次切开皮肤、皮下组织及深部肌肉，随时用电针刺激切口两侧肌肉，以了解切口是否偏离中线。如一侧出现脂肪组织，说明切口偏向该侧，应立即纠正（图26-4-2）。

❸ 在深部暴露直肠盲端及下方的外括约肌、尿道（图26-4-3）。

❹ 如瘘管不易暴露，可做直肠切开，由肠腔内找到瘘管内口，肠壁先缝两根牵引线，做纵行切口（图26-4-4）。

❺ 于直肠前壁可见一瘘管开口处，先作荷包口缝合然后切断结扎（图26-4-5）。

❻ 提起直肠，游离前壁及近端，将周围的纤维韧带、血管结扎切断，使直肠能充分松解，得到足够的长度以拖至肛门（图26-4-6）。

❼ 瘘管用丝线作内翻间断线合（图26-4-7）。

❽ 继续向近端分离、松解直肠，以求获得充分的长度，使直肠在无张力下拖至肛门吻合。如直肠盲端位置特别高，游离段不能达到肛门皮肤，应立刻改经腹游离结肠（图26-4-8）。

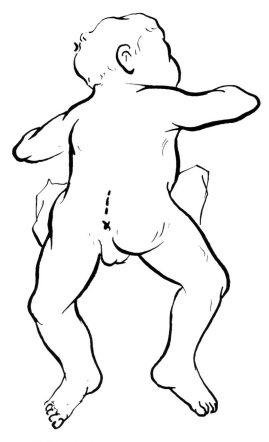

图26-4-1

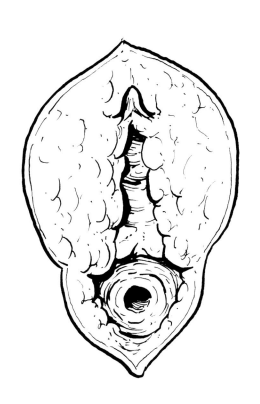

图26-4-2

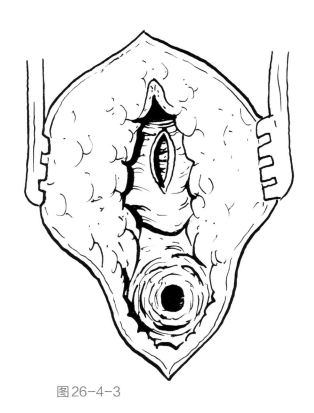

图26-4-3

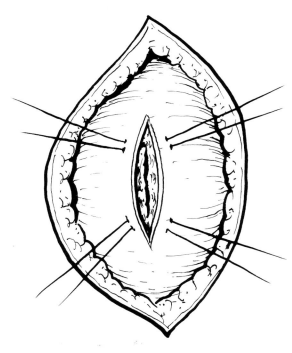

图26-4-4

529

⑨ 直肠盲端肥厚增粗，可行楔形切除修剪，以缩小直肠直径（图26-4-9）。

⑩ 肠壁用肠线及丝线缝合两层，直肠缩小至直径1.2cm左右（图26-4-10）。

⑪ 将直肠拖出放于尿道后方，然后缝合两侧的肌肉复合体和纵行肌，使肌肉包绕直肠（图26-4-11）。

⑫ 当缝合两侧肌肉时，应与肠壁做适当固定（图26-4-12）。

⑬ 直肠与肛门皮肤、外括约肌缝合固定，形成新的肛门，缝合骶部切口（图26-4-13、图26-4-14）。

术中要点

❶ 该术式最好在有肠转流后进行。

❷ 术中尽量减少肛周肌肉组织损伤，理清直肠盲端、尿道或阴道、瘘管间关系，减少副损伤。

❸ 直肠游离要充分，保证能拉下且无张力。

❹ 缝合尽量恢复直肠与其周围组织的正常解剖关系。

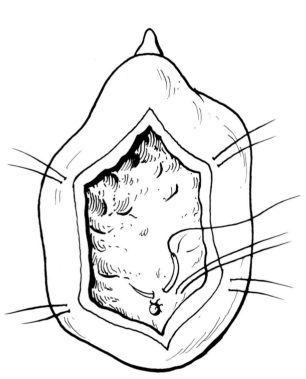

图26-4-5

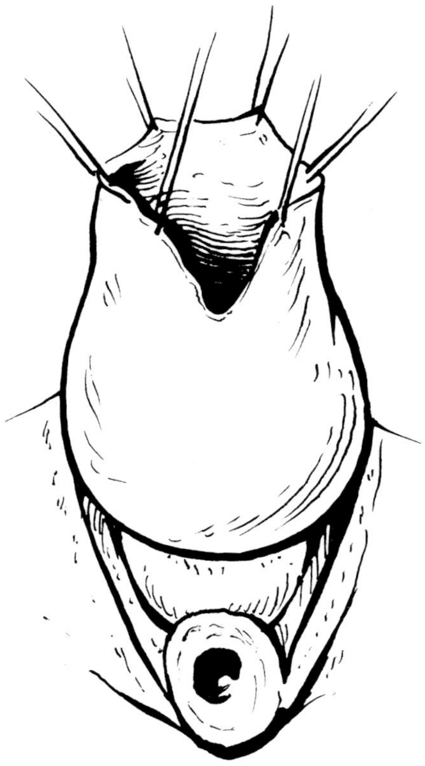

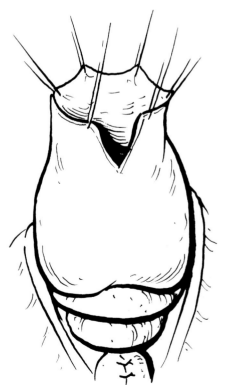

图26-4-6

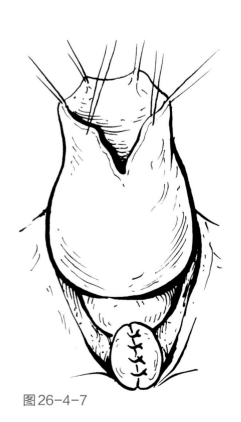

图26-4-7

图26-4-8

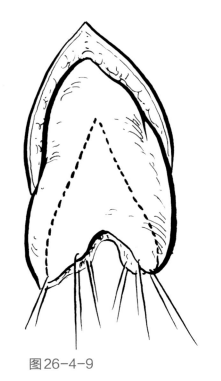

图 26-4-9

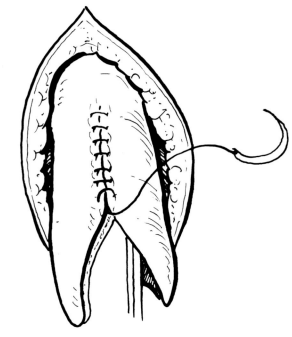

图 26-4-10

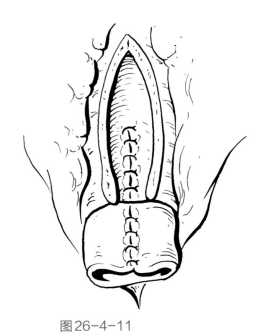

图 26-4-11

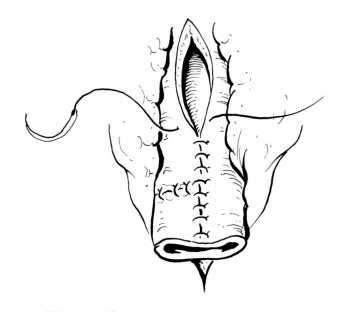

图 26-4-12

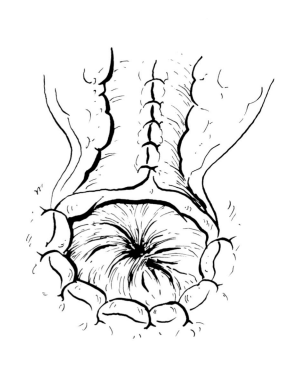

图 26-4-13

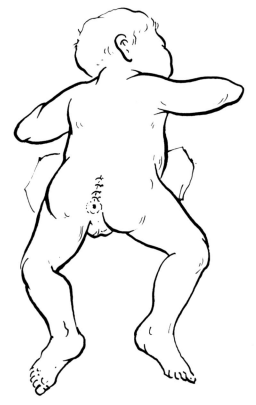

图 26-4-14

术后处理	❶ 术后给予抗生素，静脉输液。
	❷ 俯卧或侧卧位，保持肛门清洁。
	❸ 术后2周开始扩肛。初始每日1次，两周后改为每周2次。从0.8cm肛门扩张器开始直到1.2~1.5cm扩张器能顺利置入为止，或持续半年。
	❹ 约3个月后关闭结肠造口。
并发症	❶ 伤口感染　通常应做结肠造口，粪便转流，伤口即使感染，引流后亦较容易愈合，处理不当可伤口全层裂开严重影响手术效果。
	❷ 直肠回缩肛门狭窄　直肠盲端应充分游离、松解，如确实长度不够，应改行腹骶、会阴手术，术后应坚持扩肛。
	❸ 直肠骶尾部瘘　部分伤口感染患者转变成慢性病变形成直肠骶尾部瘘，肠造口患者有自愈可能。

第五节　骶会阴肛门成形术

适应证	中间位肛门闭锁，最好在半岁以后手术。
禁忌证	高位肛门闭锁或严重其他疾病伴随者。
术前准备	❶ 通常在出生后先行结肠造口，6个月后再行此手术。
	❷ 造口远端结肠碘油造影检查，了解有无瘘管存在及其位置。
	❸ 清洁肠道。
	❹ 术前放导尿管或阴道放肛管做为术中分离时标志。
麻醉	全身麻醉。
体位	患者取折刀位或俯卧位，骨盆垫高。
手术步骤	❶ 骶部纵行切口，肛门做十字形切口，两者距离1~1.5cm（图26-5-1）。
	❷ 电针刺激找出外括约肌中心点，做十字形皮肤切口，在其中心分开外括约肌（图26-5-2）。
	❸ 横形切断尾骨，将附着于尾骨之肛提肌向下推开，向深部分离即可找到直肠盲端及瘘管，沿瘘管寻找环绕于尿道（阴道）后方的耻骨直肠肌纤维（图26-5-3）。
	❹ 仔细将耻骨直肌与尿道分离，切勿损伤尿道。用直角钳钩住耻骨直肠肌，向下通过外括约肌中心，将烟卷形橡皮管由此通道拖入，并经骶部切口拉出。如直肠盲端过高，经游离后仍难以拖至肛门吻合，则需更换体位继续游离直肠、乙状结肠，仍然经原来已建立的通道内拖至肛门吻合（图26-5-4~图26-5-6）。

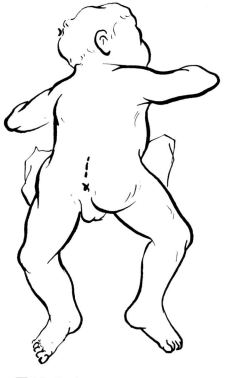

图26-5-1

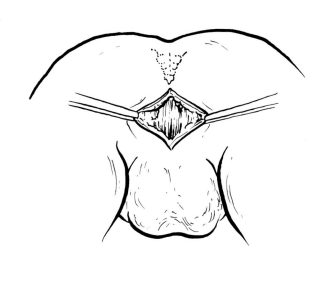

图26-5-2

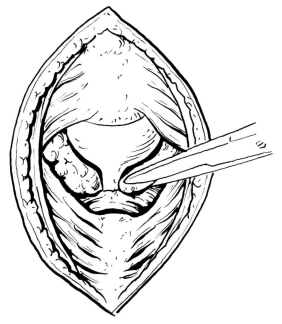

图26-5-3

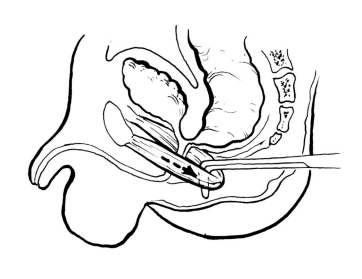

图26-5-4

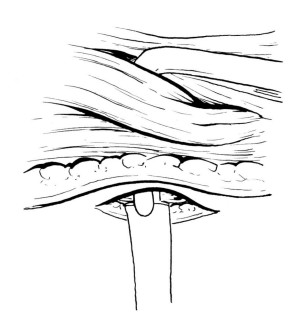

图26-5-5

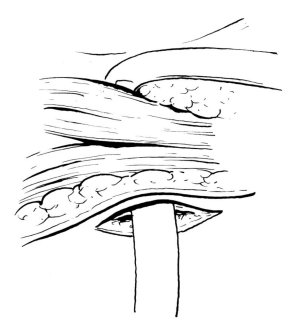

图26-5-6

533

❺ 切断瘘管，直肠向近端分离、松解，结扎分离其周围的纤维带及血管，以求获得足够的长度，无张力地拖至肛门吻合。经卷烟形橡皮管内放入子宫颈扩张器，逐渐增加号码，逐渐扩大至可容纳直肠的粗度为止（图26-5-7）。

❻ 卷烟形橡皮管内放入一血管钳，夹住直肠末端缝线，由原已形成的通道拖出肛门（图26-5-8、图26-5-9）。

❼ 直肠肛门皮肤花瓣形缝合形成肛门外形（图26-5-10）。

❽ 直肠盲端过高，难以从骶部完成手术时，则经腹切口，切断直肠，将黏膜内远端剥离至瘘管处，在距离尿道0.5cm处结扎切断瘘管，残端用碘酒烧灼（图26-5-11）。

❾ 然后在直肠盲端底部戳一孔（图26-5-12）。

❿ 钳夹结肠之缝线，将结肠通过直肠肌鞘、耻骨直肠肌环及外括约肌中心拖出，行结肠肛门皮肤吻合（图26-5-13）。

术中要点

❶ 该术式最好在有肠转流后进行。

❷ 术中尽量减少肛周肌肉组织损伤，理清直肠盲端、尿道或阴道、瘘管间关系，减少副损伤。

❸ 直肠游离要充分，保证能拉下且无张力。

❹ 直肠拖出时经耻骨直肠肌环，注意肌肉松紧度。

❺ 缝合尽量恢复直肠与其周围组织的正常解剖关系。

术后处理　　同后矢状切口直肠肛门成形术。

并发症　　同后矢状切口直肠肛门成形术。

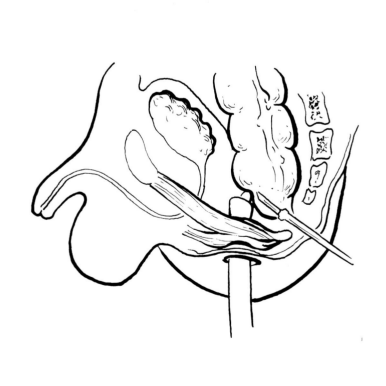

图26-5-7

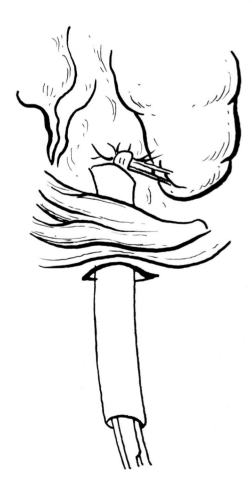

图26-5-8

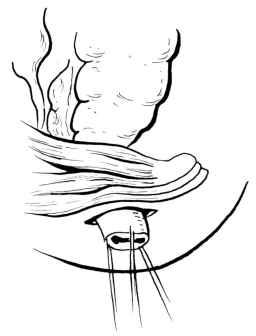

图 26-5-9

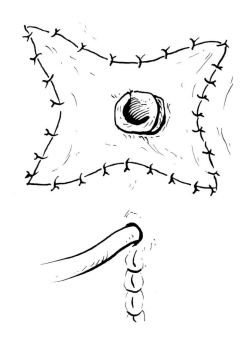

图 26-5-10

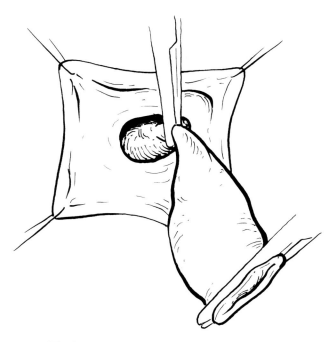

图 26-5-11

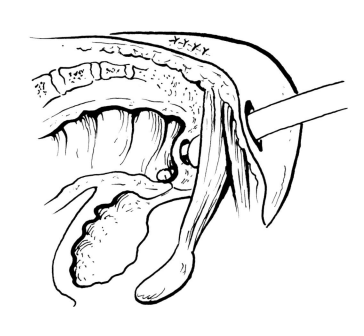

图 26-5-12

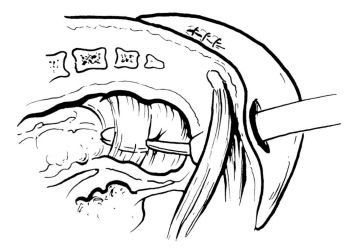

图 26-5-13

第六节 腹会阴肛门成形术

适 应 证	❶ 高位畸形或合并直肠尿道瘘、直肠阴道瘘者。
	❷ 中、低位畸形或合并直肠尿道瘘，直肠阴道瘘，直肠前庭瘘等。
禁 忌 证	出生不到6个月或伴严重其他疾病的患儿。
术前准备	❶ 放置导尿管。
	❷ 通常在结肠造口6个月后行此手术。
	❸ 造口远端结肠造影检查了解瘘管及直肠盲端位置。
	❹ 盆腔会阴MRI了解盆底肌和肛门括约肌发育情况。
	❺ 清洁肠道。
	❻ 放导尿管或阴道放肛管做术中分离标志。
麻 醉	全身麻醉。
体 位	患者取截石位。
手术步骤	❶ 用电针刺激找到外括约肌中心点做改良十字切口（图26-6-1）。
	❷ 牵开皮瓣，以电刺激测定外括约肌，用手指探查已放导尿管的尿道位置，沿尿道后方寻找耻骨直肠肌。电刺激时，见该肌向前上方收缩（图26-6-2）。
	❸ 细心将尿道与耻骨直肠肌分开，逐渐扩大肌环，切勿使用暴力，如损伤撕断该肌纤维，将导致术后控制排便功能不良（图26-6-3）。
	❹ 扩张至可容纳结肠通过（图26-6-4）。
	❺ 下腹下中或左下腹切口、游离直肠、乙状结肠。直肠浆肌层切开，在黏膜与肌层间向远端分离至瘘管（图26-6-5）。
	❻ 缝合结扎、切断瘘管（图26-6-6）。
	❼ 切开直肠肌鞘底部，使与外括约肌、耻骨直肠肌环的通道贯通，由此通道放一长弯血管钳至肌鞘内（图26-6-7）。
	❽ 将卷烟形橡皮管经上述通道拖出肛门外（图26-6-8）。
	❾ 经卷烟管内放入血管钳至肌鞘内，夹住结肠远端缝线，徐徐拖出至肛门外，做花瓣形吻合（图26-6-9）。
术中要点	❶ 保护输尿管　切开后腹膜前应先观察，切开后应先分离出输尿管，并用套带保护。
	❷ 保护输尿管开口　直肠膀胱瘘缝扎瘘管时应离开膀胱壁稍远处缝扎，以免将输尿管开口部缝扎而狭窄。
	❸ 防止瘘复发　分离要仔细、耐心，可在瘘管内置导尿管做为标志。成功的关键一是将瘘管翻入直肠内缝扎，二是使瘘口直肠端与膀胱端交错开。
	❹ 防止狭窄　分离直肠要充分，拖出吻合要无张力，不回缩。
	❺ 预防大便失禁　分离要轻巧，尽量少损伤发育不全的神经装置。仔细辨认括约肌组织勿使损伤。直肠要从括约肌中央拖出。

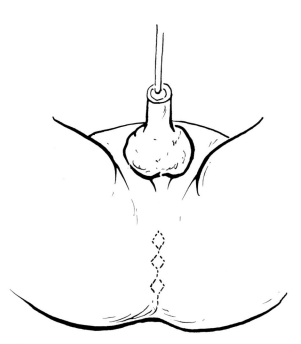

图 26-6-1

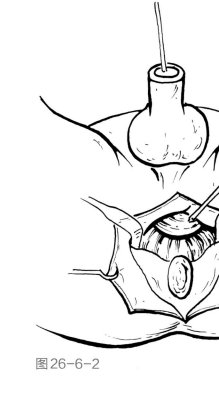

图 26-6-2

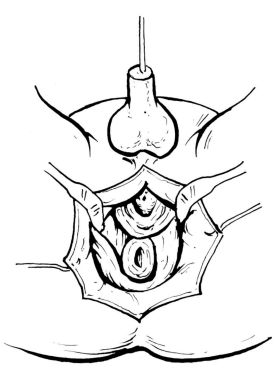

图 26-6-3

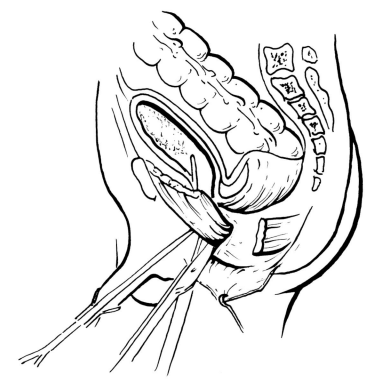

图 26-6-4

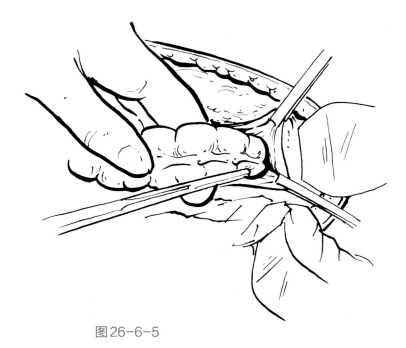

图 26-6-5

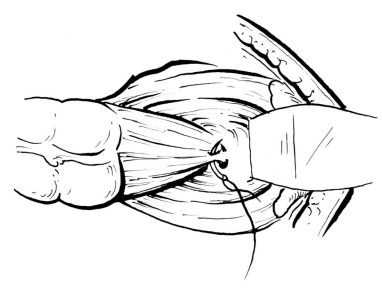

图 26-6-6

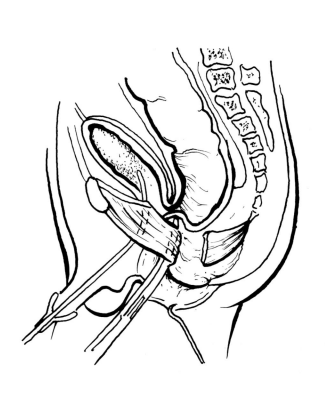

图26-6-7

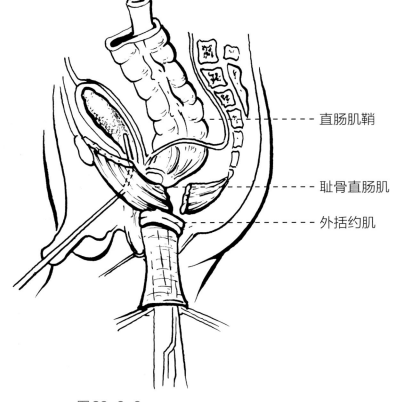

图26-6-8

直肠肌鞘

耻骨直肠肌

外括约肌

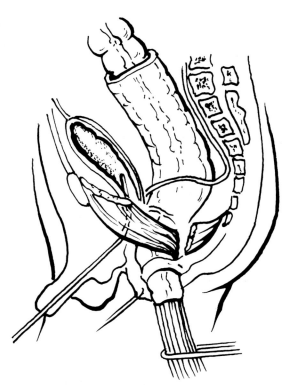

图26-6-9

术后处理　❶ 本手术损伤大，容易发生休克。故术后应输血、输液、给氧，防治休克。

❷ 应用抗生素，预防感染。

❸ 保持肛门部清洁干燥。

❹ 术后48~72h拔除引流。

❺ 术后2周开始扩肛，方法同前。

❻ 术后6个月行肛门排便功能评估。

并发症　❶ 腹盆腔出血、感染、肠粘连。

❷ 肛门狭窄　结肠坏死、回缩、肛门切口感染均可引起肛门狭窄。

❸ 肛门失禁。

第七节　　结肠造口术

<table>
<tr><td>适 应 证</td><td>❶ 急性机械性肠梗阻，尤其是高位直肠肛管闭锁。</td></tr>
<tr><td></td><td>❷ 有瘘畸形排便不通畅。</td></tr>
<tr><td></td><td>❸ 伴泌尿系统瘘如直肠膀胱瘘。</td></tr>
<tr><td>禁 忌 证</td><td>❶ 麻痹性肠梗阻。</td></tr>
<tr><td></td><td>❷ 肛管膜状闭锁。</td></tr>
<tr><td>术前准备</td><td>❶ 应用抗生素，术时备血。</td></tr>
<tr><td></td><td>❷ 术前禁食，置鼻胃管抽出胃内容物，防止呕吐误吸而致窒息。</td></tr>
<tr><td></td><td>❸ 出生超过24h者，术前补液，纠正脱水及电解质失衡。</td></tr>
<tr><td></td><td>❹ 注意保暖，预防发生硬肿症、肺炎等。</td></tr>
<tr><td>麻 　 醉</td><td>全身麻醉。</td></tr>
<tr><td>体 　 位</td><td>患者取截石位或平卧位。</td></tr>
<tr><td>手术步骤</td><td>以横结肠袢式造口为例。</td></tr>
</table>

❶ 上腹部横切口，或右侧经腹直肌纵切口，暴露横结肠，找出欲做造口的结肠段（图26-7-1）。

❷ 在横结肠系膜无血管区剪一小口（图26-7-2）。

❸ 将预先备好的玻璃棒或支架管经系膜孔穿入，以防术后结肠回缩入腹腔（图26-7-3）。

❹ 肠壁浆肌层与腹膜间断缝合，玻璃棒下方间隙缝合关闭（图26-7-4）。

❺ 将腹直肌前鞘筋膜与肠壁浆肌层间断缝合，以之间可容一小指通过为度，勿缝合肠壁过深、损伤系膜血管（图26-7-5）。

❻ 缝合皮肤　病情紧急立即切开肠管，病情较缓术后48~72h切开肠管（图26-7-6）。

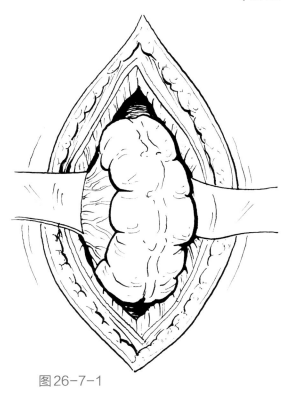

图26-7-1

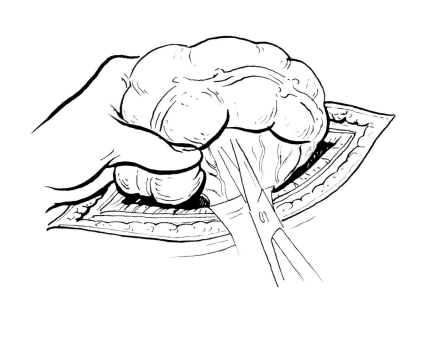

图26-7-2

539

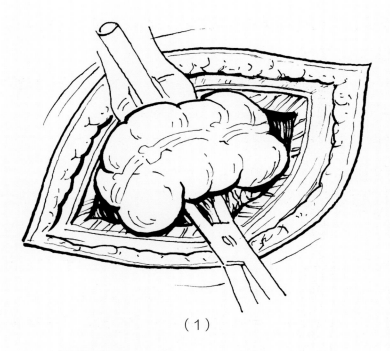

（1）

（2）

图26-7-3

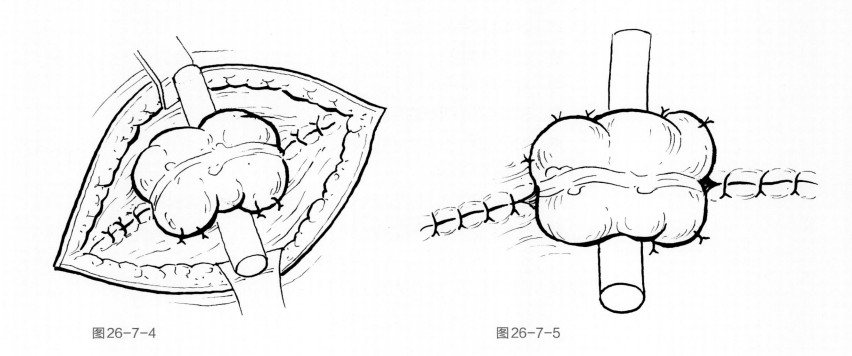

图26-7-4

图26-7-5

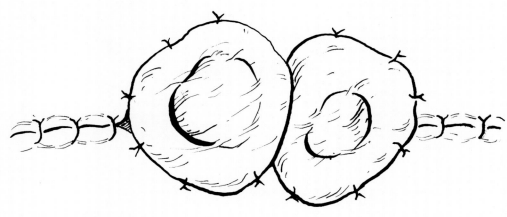

图26-7-6

术中要点	❶	根据术前造口定位，切口可选择右上腹经腹直肌或上腹正中较平整处，便于术后安装造口袋和护理。
	❷	切开腹壁时注意勿损伤腹内脏器，切口大小适度，一般通过2~3指为宜。
	❸	提出横结肠时要仔细辩认，勿将胃等器官误认为结肠。
	❹	提出有张力时稍做分离，切开网膜附着，强力提出易撕破肠管。
	❺	分离与缝合时保护好系膜血管，防术后肠管坏死。
	❻	肠管切开时机根据病情而定，病情紧急立即切开肠管，病情较缓术后48~72h切开肠管。以横行切开较多见。切开大小以能通过1~2指。

术后处理	❶	玻璃管勿脱落或过早拔除，防止造口回缩和粪便污染切口中，排便后及时更换敷料，保持伤口清洁。玻璃棒于术后2周拔除。
	❷	术后暂禁食，继续静脉补充水、电解质及适当的营成分，抗生素预防感染。造口排气或排便后始进水、进奶。
	❸	造口周围要定期清洁，保持干燥，皮肤有湿疹可涂氧化锌软膏。
	❹	术后发现造口狭窄时，应及时扩张。

并　发　症	❶	肠造口出血。
	❷	造口坏死。
	❸	肠造口感染。
	❹	肠造口水肿。
	❺	肠造口狭窄。
	❻	肠造口回缩或内陷。
	❼	造口脱垂。
	❽	肠造口周围疝。
	❾	小肠梗阻。
	❿	肠造口周围皮肤炎症。

541

第二十七章
直肠阴道瘘手术

扫描二维码，
观看本书所有
手术视频

第一节　瘘管切除肛门成形术

适　应　证	本术式适用于低位直肠阴道瘘。
	❶ 直肠阴道瘘是直肠和阴道之间形成的先天或后天的通道，可发生在阴道的任何位置，上皮组织覆盖瘘的内侧面。实际上，直肠阴道瘘大多发生在肛管至齿状线之间。根据瘘口在直肠阴道侧的位置，可分别分为低、中、高位。低位：瘘在直肠的下 1/3，在阴道的下 1/2。高位瘘：在直肠的中 1/3 及阴道后穹隆处，近宫颈处，需经腹修补。中位即在低位与高位之间（图 27-1-1）。
	❷ 低位和中位直肠阴道瘘可经直肠或阴道手术修补，而高位直肠阴道瘘直肠瘘口一般位于乙状结肠或直肠。这些瘘通常需经开腹手术修补。本术式适用于低位直肠阴道瘘。

术前准备	❶ 查血、尿常规、凝血功能、心电图等。
	❷ 术前 3 日应用肠道抗生素。
	❸ 术前 3 日阴道冲洗，每日 1 次。
	❹ 术前 3 日给无渣饮食，术前 1 日给流食，术晨禁食水。
	❺ 术前第 2 日晚开始生理盐水灌肠每日 1 次，术晨清洁灌肠 1 次。
	❻ 留置导尿管。

麻　　醉	5 岁以下采用氯胺酮全身麻醉，5 岁以上用简化骶管麻醉。

体　　位	患者取截石位。

手术步骤	❶ 以 0.5% 碘伏消毒外阴、阴道及肛周皮肤，铺无菌巾。
	❷ 在舟状窝沿瘘口周围环形切开（图 27-1-2）。
	❸ 游离瘘管，将其与阴道后壁全部分离，但不要剪破阴道后壁（图 27-1-3）。
	❹ 按会阴肛门成形术做"X"形切口，找到直肠末端，并尽量游离，将已游离的瘘管拉至皮肤切口，切除瘘管（图 27-1-4）。
	❺ 用 1 号丝线将直肠肌层与皮下组织间断缝合，用肠线或 4 号丝线将直肠黏膜与肛周皮肤间断缝合，形成肛门。用 1 号丝线间断缝合 2~3 针，关闭瘘管切口下直肠与阴道间隙，并用 4 号线间断缝合阴道舟状窝处切口（图 27-1-5）。
	❻ 留置肛管，凡士林纱条覆盖切口，无菌纱布包扎，丁字带固定。

术后处理	❶ 术后 7 日拔掉留置导尿管。
	❷ 其他处理同经会阴肛门成形术。

术中要点	❶ 充分分离直肠与阴道壁，不要剪破阴道后壁。
	❷ 切除瘘口周围瘢痕组织要充分，以免影响瘘口愈合。
	❸ 余同会阴肛门成形术。

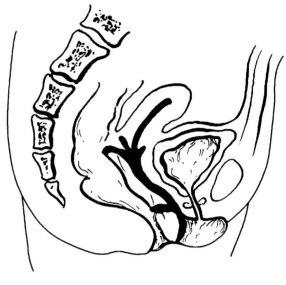

图 27-1-1

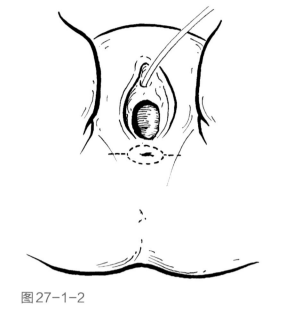

图 27-1-2

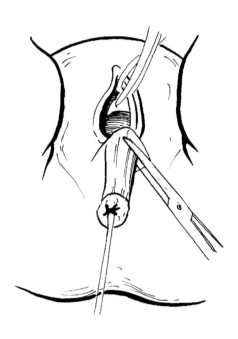

图 27-1-3

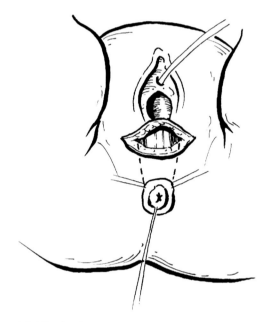

图 27-1-4

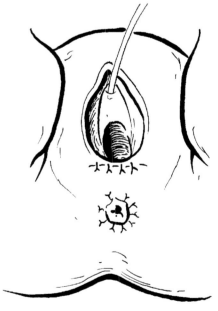

图 27-1-5

545

第二节　直肠内瘘修补术

适 应 证	先天性直肠阴道瘘及感染性直肠阴道单直瘘。
术前准备、麻醉	与瘘管切除肛门成形术相同。
体 位	折刀位。

手术步骤

❶ 常规消毒会阴及肛门后铺巾。用碘伏棉球消毒肛管及直肠下端，用探针探查阴道外口，瘘管及直肠内口，用干纱布置于瘘孔上方的直肠内（图27-2-1）。

❷ 充分扩张肛门，用拉钩充分显露直肠内口部。在直肠前壁瘘口周围的黏膜下浸润注射含肾上腺素0.2~0.5mg的生理盐水的4~8ml，以减少术中出血。

❸ 在内口上缘做一弧形切口，仅切开黏膜，切口两端下弯至齿线上，长度约占肛管周径的1/3。内口下缘再作的弧形切口，和以上切口构成半月形切口，将内及瘘管黏膜切除（图27-2-2）。

❹ 用3-0铬制肠线双层缝合内口上下缘内括约肌，缝线要错开（图27-2-3）。

❺ 用剪刀游离切口上方边缘2~3cm。将上方切缘拉向下缘，用2-0铬制肠线对位间断缝合黏膜组织（图27-2-4）。

❻ 取出直肠内纱布，用外包油纱布的纱布卷填塞肛管部以压迫止血，外用敷料包扎固定。

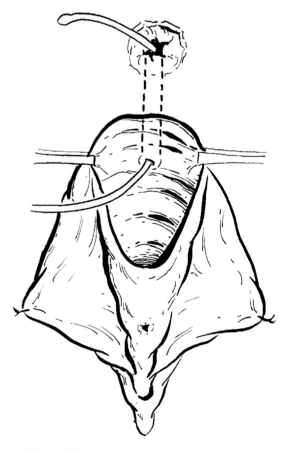

图27-2-1

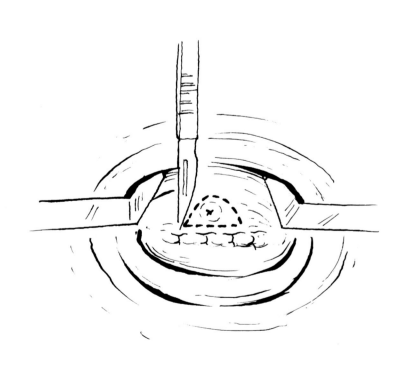

图27-2-2

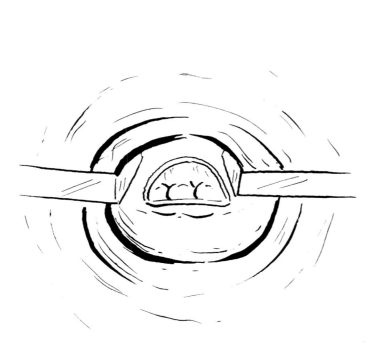

图27-2-3

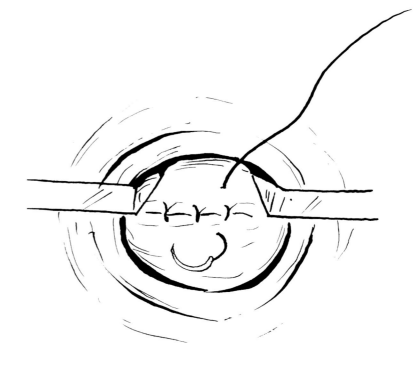

图27-2-4

术后处理	❶ 3日流食，2日少渣半流食后改善食。
	❷ 合理应用抗生素，预防感染。
	❸ 控制大便4~5日，第5日开始服用润肠通便药，使粪便易于排出。
	❹ 术后留置导尿5日。
	❺ 24h拔除填塞肛管部的纱布卷。
	❻ 常规换药，术后6~7日拆线。

第三节　经阴道直肠阴道瘘修补术

适 应 证	用于直肠、肛门和肛门发育大体正常，但有瘘管与舟状窝或阴道相通者。
术前准备、麻醉、体位	同瘘管切除肛门成形术。
手术步骤	❶ 常规消毒外阴、阴道及肛周皮肤，铺无菌巾单。用丝线将小阴唇分别缝合固定于大阴唇皮肤上。用碘伏棉球消毒直肠下端及肛门，用探针探查阴道外口、瘘管及直肠内口，用干纱布置于瘘孔上方的直肠内（图7-2-1）。
	❷ 用Allis钳夹住瘘的边缘，围绕瘘口环形切开阴道黏膜（或舟状窝处皮肤）（图27-3-1）。
	❸ 用刀片向外剥离切口周围的阴道黏膜下组织约1~2.0cm（图27-3-2）。
	❹ 用3-0铬制肠线内翻荷包缝合直肠壁瘘口，注意缝线不得穿透直肠黏膜

547

（图27-3-3）。结扎时，注意将黏膜翻向直肠内，再于其外围做另一荷包缝合。

❺ 用4号丝线对阴道黏膜或皮肤口做间断缝合（图27-3-4）。取出直肠内纱布凡士林绞布覆盖伤口，无菌纱布包扎，丁字带固定。

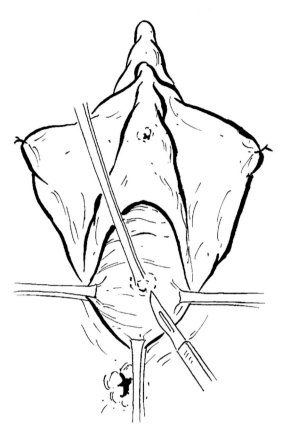

图27-3-1

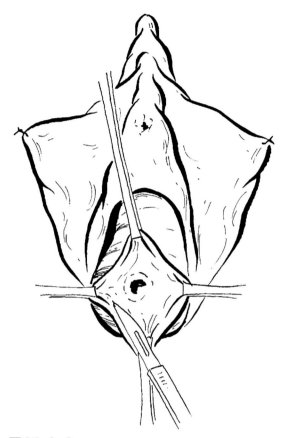

图27-3-2

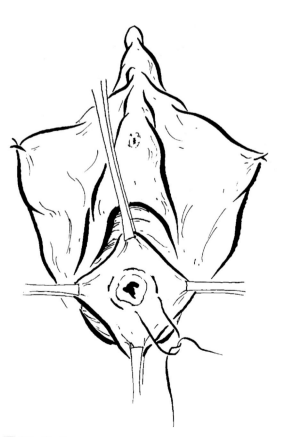

图27-3-3

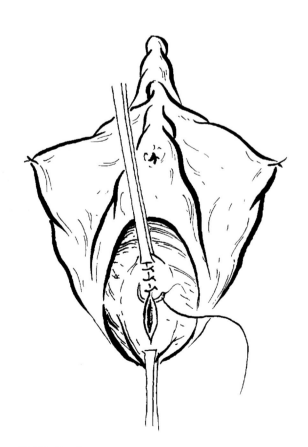

图27-3-4

术中要点	❶ 在做荷包缝合或缝合黏膜组织时，术者右手示指应放在直肠内，以免进针时针穿直肠黏膜而导致术后感染。
	❷ 游离瘘孔周围瘢痕组织要充分，以免影响瘘孔愈合。
	❸ 充分分离直肠与阴道壁，分层缝合。
	❹ 结扎缝合时，注意将黏膜翻向直肠内。
	❺ 术中严格无菌操作，以防术后感染而手术失败。
术后处理	❶ 术后进流食3日，少渣半流食2~3日，后改普食。
	❷ 合理应用肠道抗生素，以预防伤口感染。
	❸ 控制排便，术后4~5日排便为好，用碘状棉球擦洗外阴部，保持外阴部清洁干燥。
	❹ 保持导尿后通畅，导尿后5~7日拔除。
	❺ 术后6~8日排便后拆除皮肤缝线。
	❻ 保持软便，必要时给缓解剂，如麻仁丸口服。

第四节　经会阴部直肠阴道瘘修补术

适 应 证	同直肠阴道瘘修补术。
术前准备、麻醉	均同直肠阴道瘘修补术。
体 位	患者取截石位。
手术步骤	❶ 围绕阴道瘘口开一环形切口并向后到肛门原位开一纵切口（图27-4-1）。
	❷ 在肛门前方中线切断肛提肌和外括约肌，沿瘘管将直肠完全游离（图27-4-2）。
	❸ 下牵直肠置于肛管和肛门原位，并将直肠壁固定在周围组织上（图27-4-3）。
	❹ 在直肠前方按原位缝合肛提肌和外括内肌断端（图27-4-4）。
	❺ 切除瘘口、瘘管及其瘢痕组织（图27-4-5）。
	❻ 将直肠黏膜与肛门部皮肤切口间断缝合做成新肛门。最后分层缝合阴道和会阴伤口（图27-4-6）。肛门移到原位（图27-4-7）。
术后处理	同直肠阴道瘘修补术。

ER 27-4-1
吻合器经
会阴直肠
阴道瘘切
除闭合术

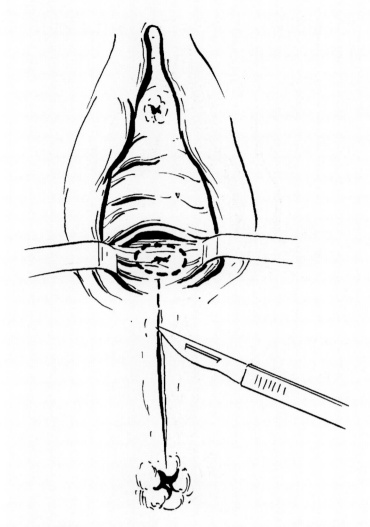

图27-4-1

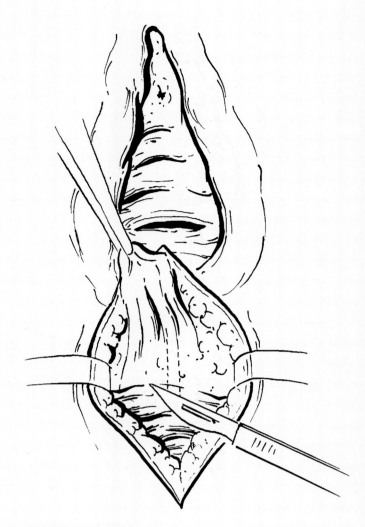

图27-4-2

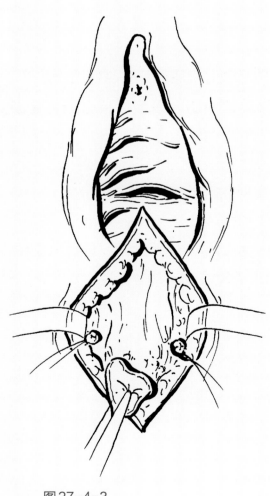

图27-4-3

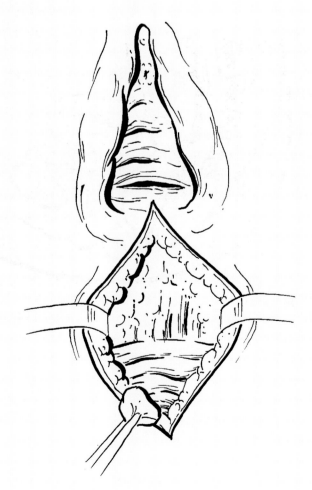

图27-4-4

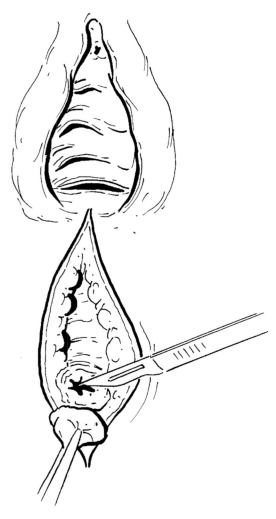

图 27-4-5

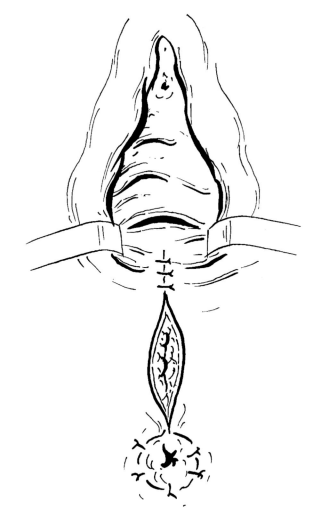

图 27-4-6

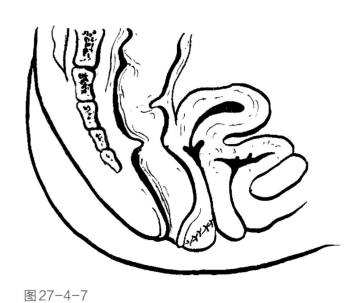

图 27-4-7

第五节　会阴直肠切开术

适 应 证　　　适用于低位或肛门阴道瘘合并肛门括约肌损伤的大、小瘘孔的修补。

术前准备　　　❶ 查血、尿常规、凝血功能、心电图等。

　　　　　　　❷ 术前3日应用肠道抗生素。

　　　　　　　❸ 术前3日阴道冲洗，每日1次。

　　　　　　　❹ 术前3日给无渣饮食，术前1日给流食，术晨禁食水。

　　　　　　　❺ 术前第2日晚开始生理盐水灌肠每日1次，术晨清洁灌肠1次。

　　　　　　　❻ 留置导尿管。

麻 　 醉　　　硬膜外麻醉、双阻滞麻醉、静脉全身麻醉。

体 　 位　　　取膀胱截石位。

手术步骤　　　❶ 手术是用剪刀伸入肛门于12点方向切开肛门直达直肠阴道瘘处（图27-5-1），使之变成会阴Ⅲ、Ⅳ度裂伤状。然后按会阴Ⅲ、Ⅳ度撕裂修补缝合。采用此术是因为低位肛门阴道瘘多伴肛门括约肌的损伤发生，按Ⅳ度会阴撕裂同时予以肛门括约肌的修复。若无肛门括约肌的损伤，则不宜选此术，以防肛门括约肌切断。

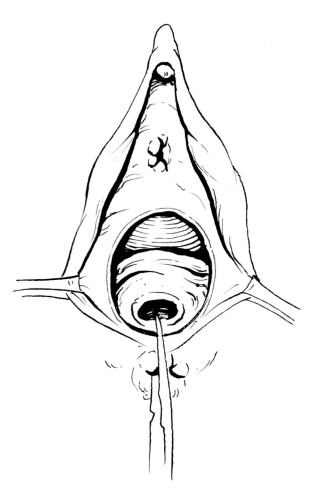

图27-5-1

❷ 剪刀伸入肛门内于12点方向剪开肛门至瘘孔，能愈合或整复不当形成瘢痕。

❸ 对于那些同时伴有瘢痕、会阴前庭组织薄弱，或为先天性前庭直肠瘘，或为大瘘孔者，在进行组织分离、直肠缝合后，可将耻骨直肠肌折叠缝合加固瘘修补（详见经会阴保护肛门括约肌的Tait手术），或用大阴唇带蒂皮瓣（图27-5-2、图27-5-3）。

❹ 直肠瘘孔修补结束，阴道会阴薄弱皮肤切除后，选取一侧（如左侧）大阴唇带蒂皮瓣，按箭头方向游离，为使新缺损填补B处，左侧阴道与阴唇也需切开并向上方充分游离。

❺ 将游离后阴唇脂肪垫逆时针平行转移，先行B、C点固定，Allis钳牵拉B'游离皮肤脂肪下拉与D固定，如张力大，则C'D边缘也应适当游离，最后皮缘对应缝合球海绵体肌脂肪垫填补加固；或酌情选用股薄肌填补加固会阴。

❻ 在瘘修补前，宜于瘘孔上方直肠内填塞纱布团（系粗丝线便于术毕牵出），便于阻挡直肠内黏液或其内容物溢出，污染术野。

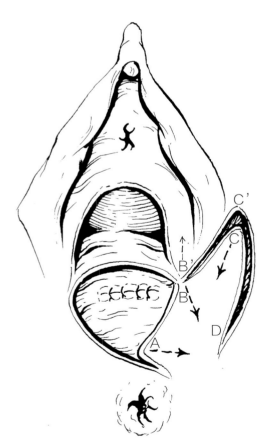

图27-5-2

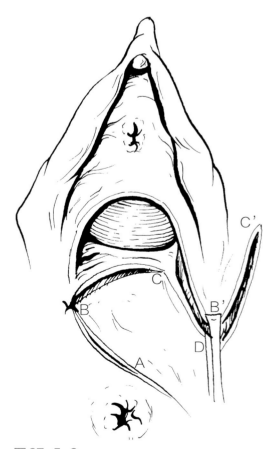

图27-5-3

553

第六节　　经阴道离心性分离阴道直肠间隙荷包缝合直肠术

适 应 证　　适用于肛门括约肌尚无损伤的低、中位直肠阴道瘘，瘘孔不大，修补方法可多向选择，均易获得成功。

术前准备　　同会阴直肠切开术。

麻　　醉　　硬膜外麻醉、双阻滞麻醉、静脉全身麻醉。

体　　位　　取膀胱截石位。

手术步骤　　❶　于直肠瘘孔上方置纱布团阻挡肠内容物污染手术切口。

❷　切口于瘘孔周围瘢痕外正常阴道黏膜处做环形切口，只切开阴道黏膜（图27-6-1）。

❸　离心性分离阴道直肠间隙间隙应找准，方向为向外侧的所谓离心性（离开瘘孔）分离阴道直肠间隙约达2cm左右（如缝合直肠壁感到分离面较紧者还可以再作分离）（图27-6-2）。为便于稳妥分离间隙及牵引瘘孔而又不损伤瘘孔周围（边）组织，可借助适当粗细的Foley导尿管从阴道侧瘘孔插入直肠内，充盈气囊上提导尿管至适合高度（图27-6-3）。为易找准间隙，可先于阴道直肠间隙内注入无菌生理盐水，使间隙充盈疏松（图27-6-4）。牵提导尿管，在稳妥高处更便于向周围作离心性分离阴道直肠间隙（图27-6-5），如果瘘孔位置不高，也可将左手示指置入直肠内做引导分离其间隙。

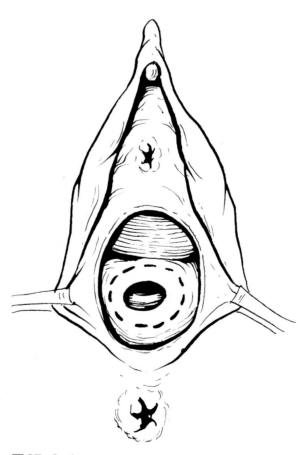

图27-6-1

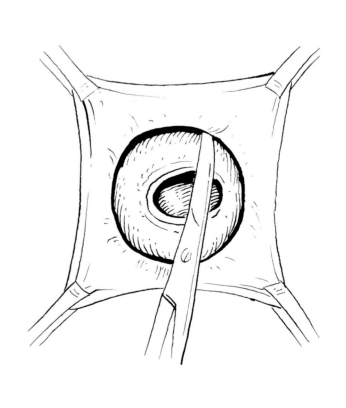

图27-6-2

❹ 荷包缝合直肠瘘孔，瘘孔外瘢痕不必切除，在瘘孔外已剥离出的松软直肠壁，用3-0可吸收缝线做荷包缝合，使瘘孔翻入直肠腔内（图27-6-6）。注意缝线勿穿透直肠黏膜，此时可用左手示指伸入直肠判断。感到缝线穿透直肠黏膜立即抽出缝线。

❺ 加强缝合直肠瘘孔，有两种选择：①取横向间断褥式包埋缝合第一次荷包缝合处（图27-6-7），此种缝合增加黏着愈合创面；②在先前第一个缝合外再作第2个缝合（图27-6-8）。

❻ 闭合阴道黏膜切口用3-0可延迟吸收缝线作纵行、间断缝合阴道黏膜切口（图27-6-9）。

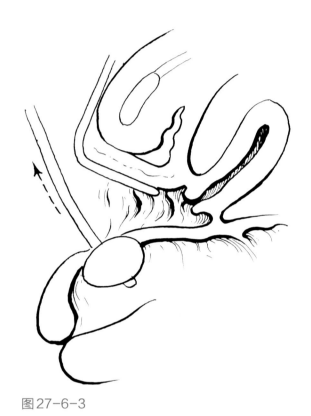

图27-6-3

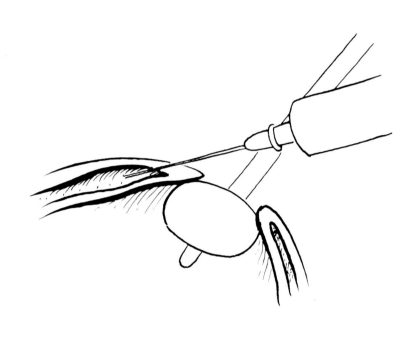

图27-6-4

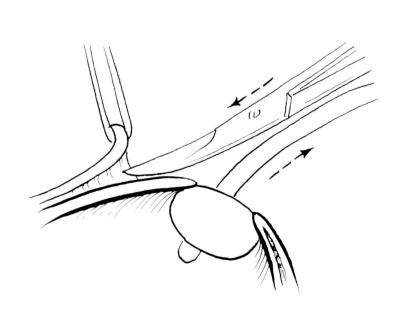

图27-6-5

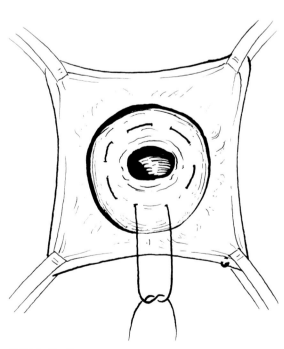

图27-6-6

555

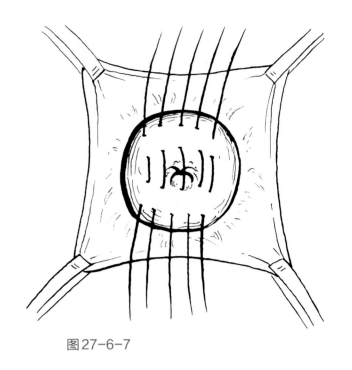

图27-6-7

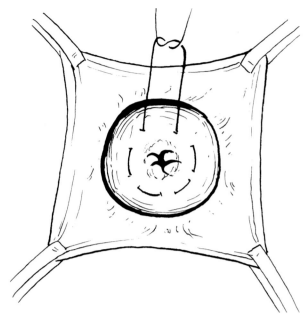

图27-6-8

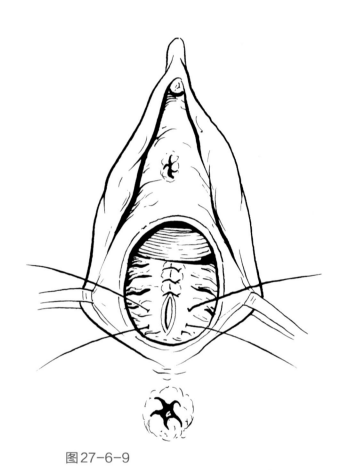

图27-6-9

第七节 　经阴道向心性分离翻转缝合、离心性分离包埋缝合术

适 应 证	适合阴道各部位及大小瘘孔，尤其是高位阴道直肠瘘。
术前准备	同会阴直肠切开术。
麻　　醉	硬膜外麻醉、双阻滞麻醉、静脉全身麻醉。
体　　位	患者取膀胱截石位。

手术步骤

❶ 切口　应根据瘘孔大小作两类切口，小瘘孔可作偏离瘘孔的不对称环形切口（图27-7-1），或对称性的环形切口；若为较大瘘孔，则切口应为对称性环形切口，若瘘孔3cm左右直径，则应于瘘孔外2cm或稍远处做切口，使向心性分离的阴道黏膜翻转缝合后能关闭瘘孔而又无张力即可，不必游离过多（图27-7-2）。

❷ 切开阴道黏膜　在计划的切口处先用手术刀做一段切口，只切开阴道黏膜。因在瘘孔外健康阴道黏膜处切开，其阴道直肠间隙应该易找准。如无把握，则于切开阴道壁前向其间隙注入无菌生理盐水充盈间隙，切开小口后用Allis钳钳夹阴道切口，用弯头长把血管钳紧贴阴道壁下伸入寻找间隙。找准间隙后换脑膜剪刀，弯头、着力点向阴道壁伸入间隙，撑开剪刀，再伸入，再撑开（图27-7-3），于撑开中线处剪开阴道黏膜。

❸ 向心性分离阴道黏膜　阴道黏膜全部切开后，用大镊子夹住切口内侧阴道壁，用脑膜剪刀或手术刀沿间隙钝、锐性结合向瘘孔方向（向心性）分离至瘘孔边3~4mm或瘢痕粘连处（图27-7-4）。

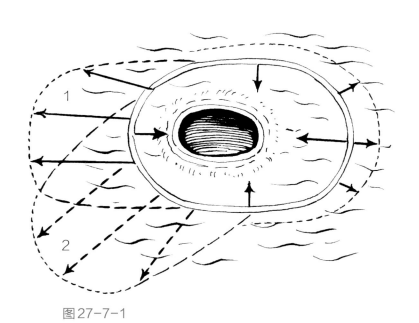

图27-7-1

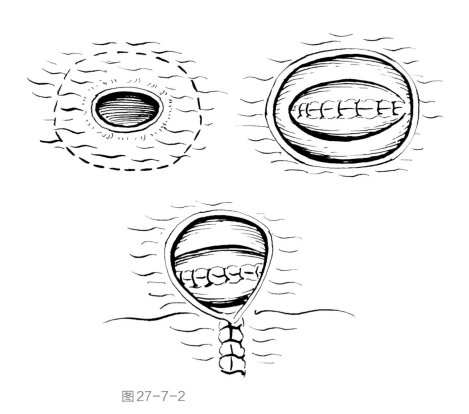

图27-7-2

557

❹ 翻转缝合闭合瘘孔用3-0可延迟吸收缝线将瘘孔切口内侧已游离的阴道黏膜，按包水饺的方法翻转做褥式、间断包埋，缝合已剥离的阴道壁创面。如切口为对称性环形切口，通常取横向褥式间断缝合（图27-7-2）；如为偏离瘘孔的不对称环形切口，则只能将向心性分离多侧与分离少侧阴道黏膜作对应翻转缝合（图27-7-5），此情况只能是纵行缝合。翻转缝合闭合瘘孔均宜进行第2层加固缝合。

❺ 离心性分离切口外侧阴道黏膜先切开欲离心性分离的阴道黏膜，见图27-7-3左侧上、下平行的虚线，Allis钳夹住向心性分离少侧切口外侧的阴道黏膜切缘，用剪刀或手术刀作离心性分离阴道壁（图27-7-6）。其游离阴道黏膜瓣以拉向对侧切口外缘。此处必要时也适当游离，如缝合，无张力为宜（图27-7-7）。

❻ 包盖已翻转的阴道黏膜创面用2-0可延迟吸收缝线间断缝合离心性分离之切口外侧的阴道黏膜。因系偏离瘘孔的不对称性环形切口外侧之阴道黏膜，将离心性分离多侧与对侧对应缝合（仍为纵向缝合）。然而，此种分离缝合使内、外两层缝合切口错位（图27-7-8），也增加了修补成功的保险系数。中、小瘘孔，切口外侧离心性分离包盖缝合多无困难，对称性环形切口者，包盖缝合切口应与第一层翻转缝合切口呈十字交叉状为最佳，即不利愈合因素仅缩小至交叉点处（图27-7-2）。

❼ 如果瘘孔较大，利用切口外侧离心性分离阴道壁难作对应缝合，即使强行缝合而存在张力者，甚至进一步游离即便可以对应缝合，则有可能导致阴道狭窄，日后性交痛或性交困难。所以，对翻转缝合后创面较大者，中位瘘宜行转移带蒂阴道黏膜瓣填补（图27-7-2）。其中，"2"填补"1""2"创面用切口外侧阴道壁对应缝合，或低位瘘孔用外阴带蒂皮瓣填补（图27-7-9中，若"2"处为瘘，"3"填补"2""4"修整填补创面"3"）。对阴道高位大瘘孔则选择"阶梯式填补"法，即综合应用前述方法，带蒂阴道黏膜瓣"2"填补"4"，后再用带蒂外阴皮瓣"3"填补"2"，最后"3"缺损创面用"4"游离松动皮瓣修整缝合（图27-7-9）。

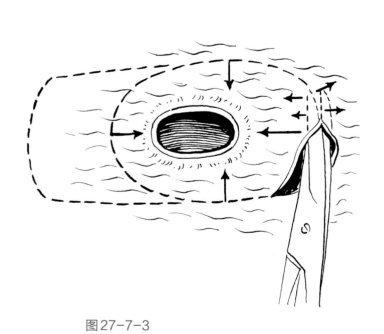

图27-7-3   图27-7-4

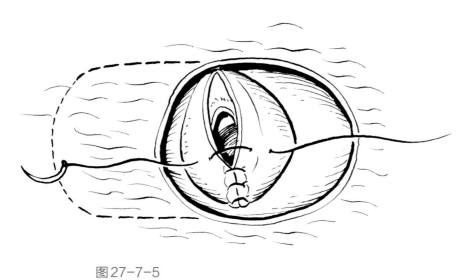

图27-7-5

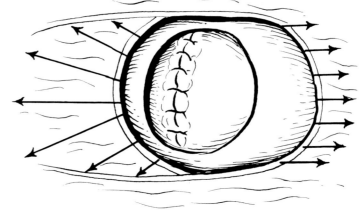

图27-7-6

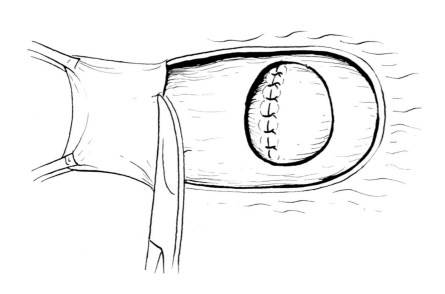

图27-7-7

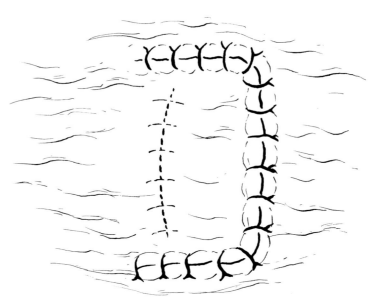

图27-7-8

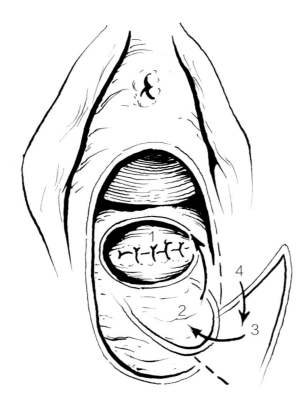

图27-7-9

❽ 高位直肠阴道瘘广，取向心性分离阴道黏膜并翻转缝合后，其创面用就近处健康阴道黏膜转移填补，如图中"2"。如果"2"处阴道黏膜缺损，作向外侧离心性分离对应缝合，可以缝合则缝合；否则，用外阴带蒂皮瓣"3"转移遮盖"2"。"3"处缺损用"4"处皮肤瓣游离后遮盖。

第八节　经会阴层次分离缝合瘘孔的 Tait 手术

适 应 证	适用于无肛门括约肌损伤的低位直肠阴道瘘。
术前准备	同会阴直肠切开术。
麻　　醉	硬膜外麻醉、双阻滞麻醉、静脉全身麻醉。
体　　位	患者取膀胱截石位。
手术步骤	❶ 切口于会阴中部肛门括约肌上（前）方做一横向切口或浅弧形向上的切口，约4cm，切开皮肤及皮下组织（图27-8-1），如前所述，开始手术前经肛门置入纱布团于瘘孔上方阻挡肠内容物。
	❷ 生理盐水充盈阴道直肠间隙为便于注射部位正确，可左手食指置入肛门直肠作引导用无菌生理盐水注射充盈（图27-8-2）。

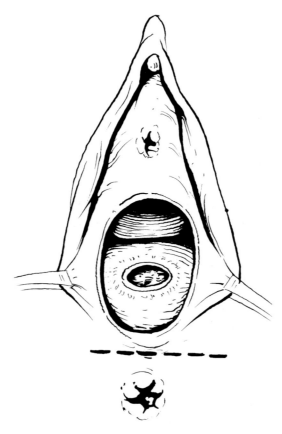

图 27-8-1

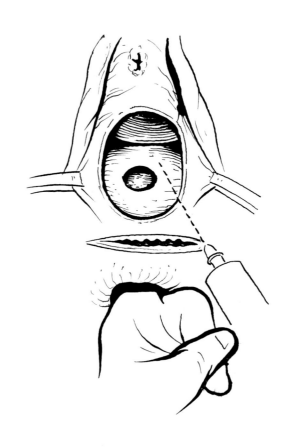

图 27-8-2

❸ 分离阴道直肠间隙左手食指暂不抽出，拇指握其切口下缘，适当固定切口下部会阴组织，使肛门括约肌保护在手下，在食指引导下开始用脑膜剪刀找寻并进入阴道直肠间隙（图27-8-3）。找准其间隙后，对瘘孔周围间隙游离应充分，尤其瘘孔左右及上方应达2~3cm（图27-8-4）。

❹ 切断瘘管（道）直肠阴道隔充分游离，瘘孔疏松组织清理后，于其阴道直肠隔内横断瘘管（图27-8-5），适当剪除瘘周瘢痕组织，使阴道壁与直肠壁瘘孔分别显现清楚。

❺ 缝合阴道瘘孔用3-0可延迟吸收缝线取纵向、间断缝合已剥离创面的阴道瘘孔，为加固此瘘应再行间断褥式包埋缝合第二层（图27-8-6）。

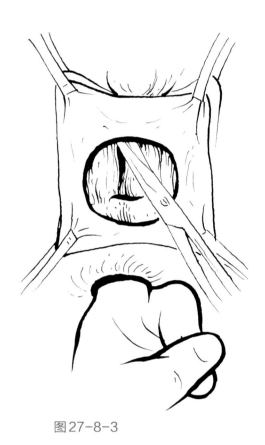

图27-8-3

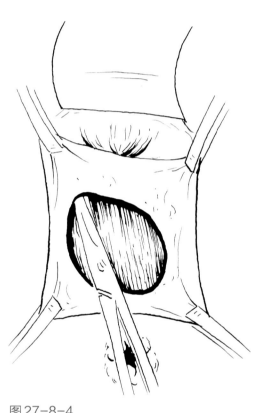

图27-8-4

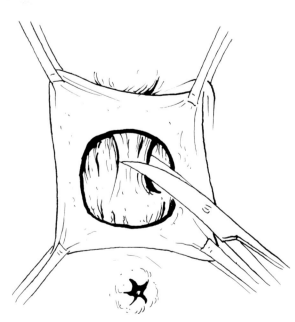

图27-8-5

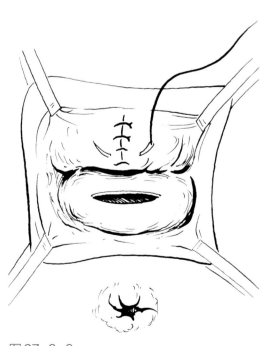

图27-8-6

⑥ 闭合直肠瘘孔用3-0可延迟吸收缝线横向、间断褥式缝合直肠瘘孔（图27-8-7），使瘘孔边缘翻入直肠内，注意缝线勿穿透直肠黏膜（左手食指置入肛门直肠内引导）。再用同样的缝合方法缝合直肠肌层与黏膜层以加固第1层缝合。

⑦ 缝合两侧耻骨直肠肌直肠瘘孔经第2层加固缝合后使两侧耻骨直肠肌显露，用2-0可延迟吸收缝线纵向将两侧耻骨直肠肌对应向中线拉近缝合，以加固闭合的直肠瘘孔（图27-8-8）。

如果有必要（对某些缺血性直肠瘘孔修补加固）可将两侧的球海绵体肌脂肪垫也交叉拉入缝合填塞阴道直肠间隙，增加有血运组织促进瘘愈合。

⑧ 缝合会阴切口用3-0可延迟吸收缝线缝合切口皮下组织及皮肤（图27-8-9）。

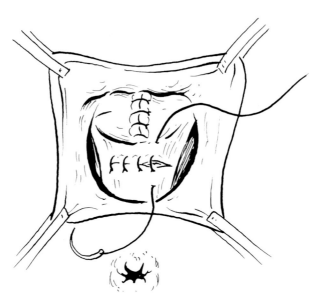

图27-8-7

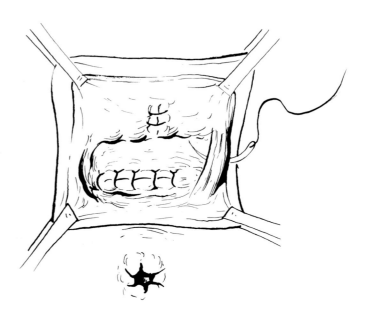

图27-8-8

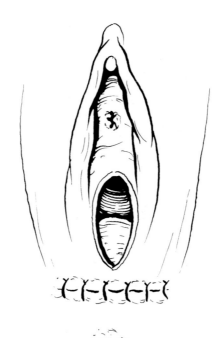

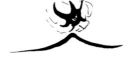

图27-8-9

562

直肠推移黏膜瓣修补术

适 应 证	1992年，Noble首先应用直肠推移瓣（rectal advancement flap，RAF）修补术治疗直肠阴道瘘，被认为是结直肠外科医生最常用的手术方式。适用于中低位直肠阴道瘘或单纯性直肠阴道瘘，瘘口<2.5cm，直肠无炎症。无肛门括约肌缺损。
禁 忌 证	复杂性阴道瘘（高位），瘘口>2.5cm，直肠有炎症。

术前准备
❶ 查血、尿常规、出血及凝血时间、心电图等。
❷ 术前3日应用肠道抗生素。
❸ 术前3日阴道冲洗，每日1次。
❹ 术前3日给无渣饮食，术前1日给流食，术晨禁食水。
❺ 术前第2日晚开始生理盐水灌肠每日1次，术晨清洁灌肠1次。
❻ 留置导尿管。

麻　　醉　　硬膜外麻醉、双阻滞麻醉、静脉全身麻醉。

体　　位　　俯卧折刀位。

手术步骤
❶ 用探针检查直肠阴道瘘，在直肠黏膜下注射肾上腺素生理盐水（1∶100 000），以减少术中出血（图27-9-1、图27-9-2）。
❷ 用电刀（电凝模式）在内口上方U形切开直肠黏膜，做一顶端窄基底宽的黏膜肌瓣，一般基底部应比顶部宽2~3倍（图27-9-3）。

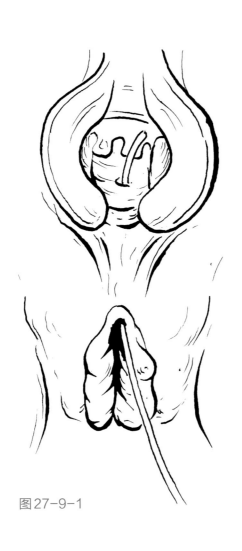

图27-9-1

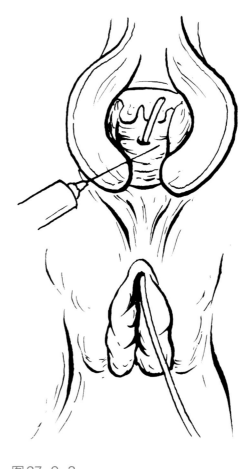

图27-9-2

③ 用无损伤鼠齿钳向头侧端牵引黏膜肌瓣，分离充分游离黏膜、黏膜下层以及环形肌（图27-9-4）。

④ 用电刀或组织剪在直肠侧方黏膜下作潜行分离，以减少缝合张力。用2-0可吸收缝线横向缝合直肠肌层，关闭瘘管（图27-9-5）。

⑤ 切除远端黏膜肌瓣及瘘管，将游离的近端黏膜瓣拉下覆盖瘘口（无张力），用3-0可吸收缝线间断原位缝合皮肤黏膜层（图27-9-6）。

术中要点

① 术中瘘管的确认主要依靠直肠指诊和亚甲蓝液。

② 为保证充足的血供和缝合无张力，游离的直肠黏膜瓣应为顶端窄基底宽的黏膜肌瓣，一般基底部应比顶部宽2~3倍。

③ 推移的直肠黏膜瓣应包括黏膜、黏膜下层及形肌。

④ 术中彻底止血，置皮片引流，防止黏膜瓣下血肿和积液。

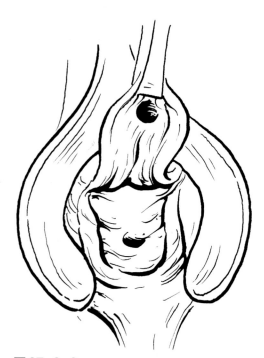

图27-9-3

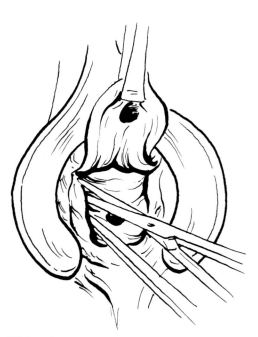

图27-9-4

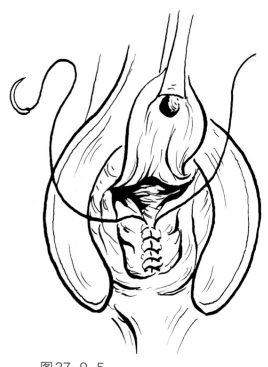

图27-9-5

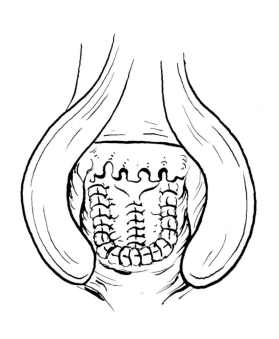

图27-9-6

564

并 发 症	推移黏膜瓣修补治疗直肠阴道瘘是安全的，主要是继发感染和切口裂开，肛门失禁的发生率几乎为零。
术后处理	❶ 术后禁食3日，再进食流质3日，控制排便7~10日，尽量卧床休息。
	❷ 预防性使用抗生素3~5日。

第十节　　大阴唇脂肪垫转移内置修补术

适 应 证	复杂性直肠阴道瘘，瘘口>2.5cm，直肠无炎症。
禁 忌 证	直肠有炎症或肿瘤引起的直肠阴道瘘。
麻 　 醉	全身麻醉、椎管内麻醉或双阻滞麻醉。
体 　 位	患者取俯卧折刀位。
手术步骤	❶ 在阴唇系带下方做一横形切口（图27-10-1）。
	❷ 分离直肠阴道隔至瘘口上方2cm，分别修补直肠侧和阴道侧缺损（图27-10-2）。
	❸ 在大阴唇作一个椭圆形切口，形成一个带蒂的脂肪垫，切除皮肤（图27-10-3）。
	❹ 将带蒂的大阴唇脂肪垫从隧道内拖出（图27-10-4）。
	❺ 将大阴唇脂肪垫植入直肠和阴道之间（图27-10-5）。

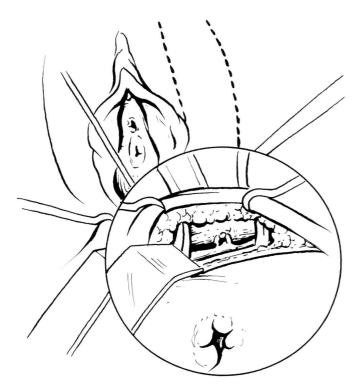

图27-10-1

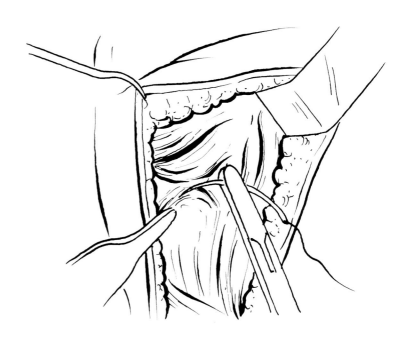

图27-10-2

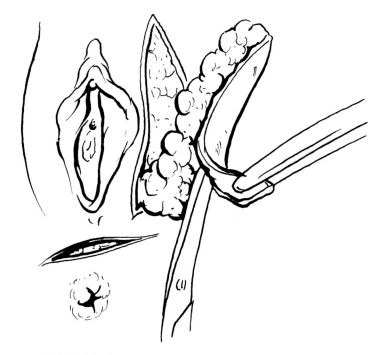

图 27-10-3

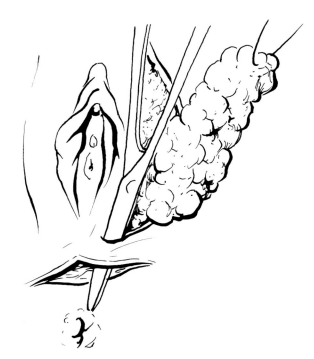

图 27-10-4

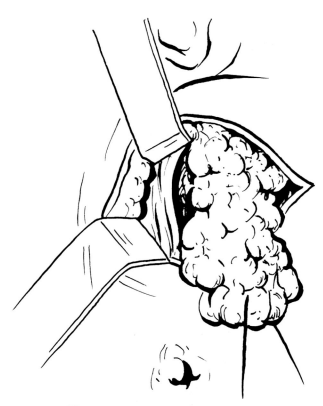

图 27-10-5

术中要点	直肠阴道隔分离至瘘口上方2cm,确保带蒂大阴唇脂肪垫的血供,大阴唇脂肪垫植入直肠阴道隔缝合没有张力。
并 发 症	❶ 会阴部切口感染和裂开。
	❷ 术后肛门失禁,经生物反馈等康复治疗肛门功能会改善。
术后处理	❶ 术后禁食3日,再进食流质3日,控制排便7~10日,尽量卧床休息。
	❷ 预防性使用抗生素3~5日。

第十一节　经会阴直肠切开和会阴成形术

适　应　证	中、低位直肠阴道瘘同时合并有会阴体撕裂或肛门括约肌缺损，瘘口>2.5cm。
禁　忌　证	直肠有炎症，或肿瘤引起的直肠阴道瘘。
麻　　　醉	全身麻醉、椎管内麻醉或双阻滞麻醉。
体　　　位	患者取截石位。
手术步骤	❶ 在直肠黏膜下注射肾上腺素盐水，切开会阴体和括约肌（图27-11-1）。
	❷ 分离直肠阴道隔至暴露两侧提肛肌，分别分离左侧和右侧括约肌断端（图27-11-2）。
	❸ 用3-0可吸收缝线缝合修补直肠侧（图27-11-3）。
	❹ 用3-0可吸收两侧括约肌断端做重叠修补，行褥式缝合（图27-11-4、图27-11-5）。
	❺ 用3-0可吸收缝线分别缝合修补阴道侧（图27-11-6）。
	❻ 缝合会阴部切口呈Y型，中央留1~2针开放以减张引流（图27-11-7、图27-11-8）。
术中要点	分离直肠阴道隔至暴露两侧提肛肌，分别修补直肠侧和阴道侧，再结合括约肌成形术（采用括约肌断端重叠修补技术）和会阴成形术。
并　发　症	❶ 会阴部切口感染和裂开。
	❷ 术后肛门失禁，经生物反馈等康复治疗肛门功能会改善。

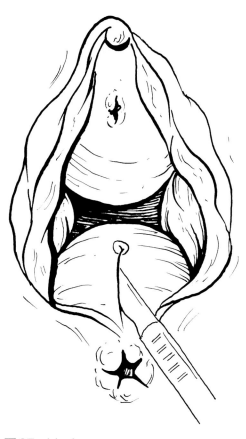

图27-11-1

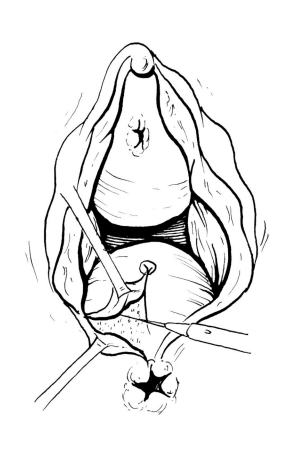

图27-11-2

567

❶ 术后禁食3日，再进食流质3日，控制排便7~10日，尽量卧床休息。

❷ 预防性使用抗生素3~5日。

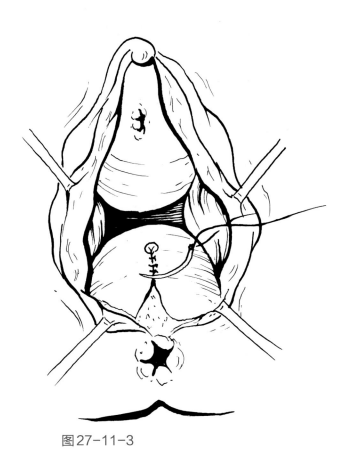

图27-11-3

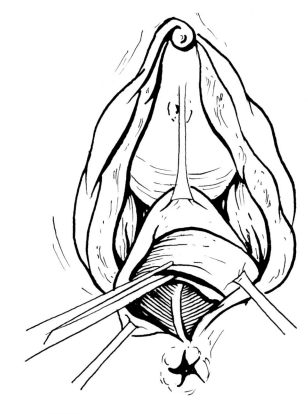

图27-11-4

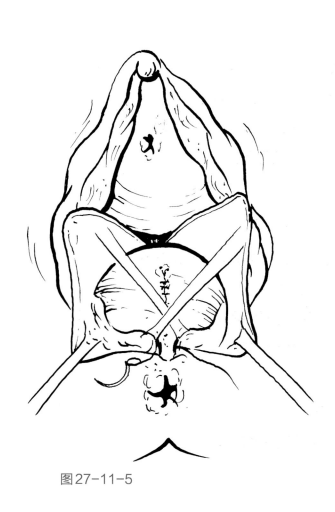

图27-11-5

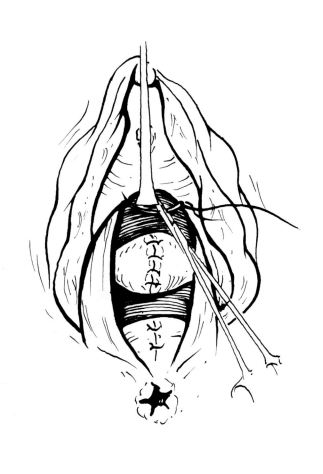

图27-11-6

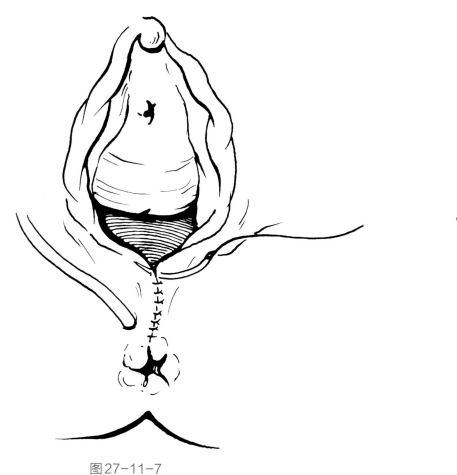

图27-11-7

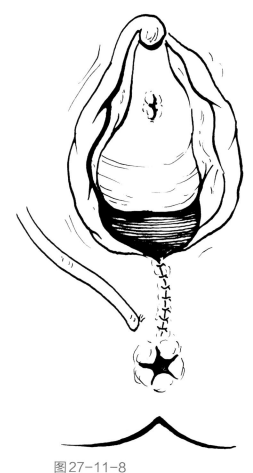

图27-11-8

第十二节　经会阴直肠阴道瘘修补术（吻合器法）

适 应 证	❶ 产伤性直肠阴道瘘和先天性直肠阴道瘘。
	❷ 经肛或经阴道修补失败的中位或低位直肠阴道瘘。
	❸ 医源性的中位或低位直肠阴道瘘。
	❹ 合并括约肌损伤的中位或低位直肠阴道瘘。
禁 忌 证	❶ 直肠炎症性或感染性疾病。
	❷ 放疗史。
术前准备	❶ 手术日期需于月经来潮前14日，必要时使用黄体酮控制。
	❷ 查血常规、肝肾功能、凝血功能、心电图等。
	❸ 肠道准备　术前晚口服缓泻剂或清洁灌肠。
	❹ 使用安多福或苯扎氯铵连续阴道灌洗3日。
	❺ 手术区可备皮。
	❻ 术前半小时预防性使用抗生素。
麻 醉	可选择气管插管全身麻醉或椎管内麻醉。
体 位	患者取截石位。

手术步骤	❶	麻醉后，常规消毒铺巾，探查瘘管，用细胶管穿过瘘管作为指引（图27-12-1），在会阴体处做一弧形切口，逐步分离，可在切口注射肾上腺素生理盐水，减少术中出血（图27-12-2）。
	❷	钝性和锐性分离相结合，分离至瘘管的头侧1~2cm，彻底裸化瘘管（图27-12-3）。
	❸	用直线切割闭合器切断瘘管（图27-12-4），分别用3-0倒刺线加固直肠侧吻合口（图27-12-5）。
	❹	可同时用3-0倒刺线（2-0可吸收线）缝合两侧肛提肌（肛提肌成形术）（图27-12-6），逐层缝合切口。
	❺	最后放置两侧切口引流管。阴道内放置纱条压迫止血（图27-12-7）。
术中要点	❶	直肠阴道隔的分离要充分以减少缝合的张力。
	❷	使用腔镜直线切割闭合器切断瘘管，可使瘘管闭合更坚固可靠。
	❸	使用3-0倒刺线加固吻合口使修补更可靠。
	❹	适当选择行肛提肌成形术可减少吻合口张力及加厚直肠阴道隔，进而提高修补成功率。
	❺	伴有肛门括约肌缺损，可同时行肛门括约肌成形术。
术后处理	❶	术后麻醉恢复后可下床活动，禁食1周，控制排便7~10日。
	❷	阴道内纱条于48h后取出。
	❸	预防性使用抗生素。
	❹	每日阴道消毒。
	❺	引流管于1周后拔除。

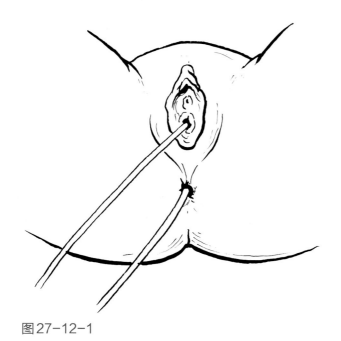

图27-12-1

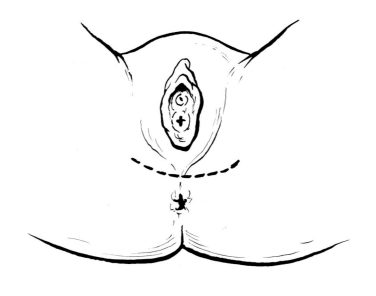

图27-12-2

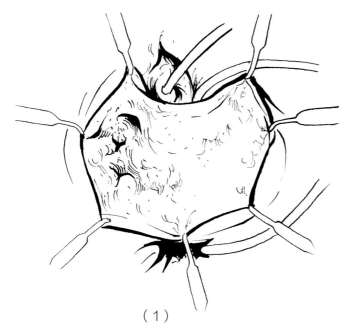

（1）

图27-12-3

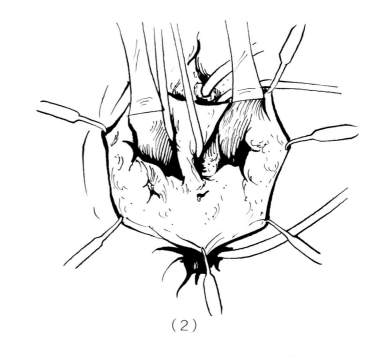

（2）

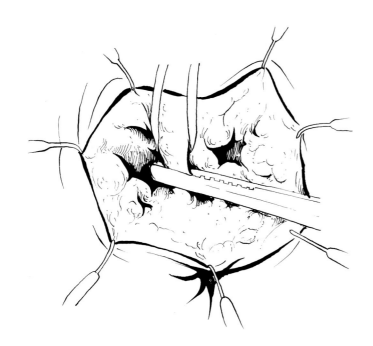

图27-12-4

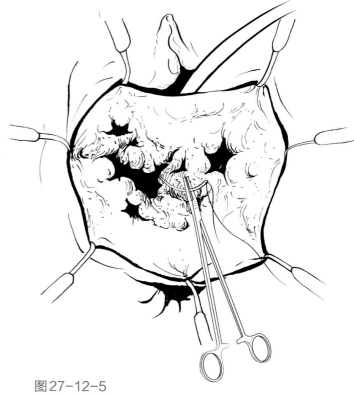

图27-12-5

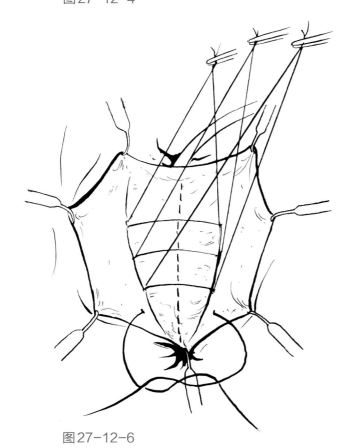

图27-12-6

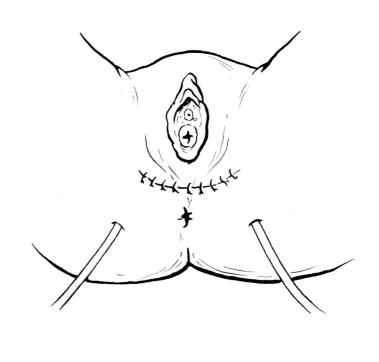

图27-12-7

571

第十三节　经腹直肠阴道瘘切除修补术

适 应 证	高位直肠阴道瘘，难以经会阴修补者。
禁 忌 证	❶ 合并严重的心、肝、肾疾病或凝血功能障碍（包括使用抗凝药物），不能耐受经腹手术。
	❷ 存在急性盆腔感染，盆腔恶性肿瘤未控制。
术前准备	❶ 手术日期需于月经来潮前14日，必要时使用黄体酮控制。
	❷ 常规行心、肺、肝、肾功能和凝血功能检查等。
	❸ 术前3日进少渣半流质，术前2日起进流质饮食。术前晚给聚乙二醇散剂口服做肠道准备。
	❹ 术前半小时预防性使用抗生素。
麻　　醉	气管插管全身麻醉。
体　　位	患者取截石位。
手术步骤	❶ 麻醉后，常规消毒铺巾，可采用开放手术或腹腔镜手术（图27-13-1），进入腹腔后进行探查，自骶骨岬处沿直肠旁沟向下切开至直肠子宫陷凹（Douglas窝）。在Douglas窝处继续往下分离，切开腹膜会阴筋膜，寻找并游离瘘管（图27-13-2）。
	❷ 确定瘘口的直肠侧和阴道侧，然后切除瘘管，向肛侧继续拓展直肠阴道隔之间的间隙（图27-13-3）。
	❸ 阴道侧瘘口用2-0可吸收缝线（或3-0倒刺线）单层缝合关闭，直肠侧瘘口用2-0可吸收缝线（或3-0倒刺线）分两层缝合关闭（图27-13-4），缝合完毕后可做充气试验验证缝合效果。
	❹ 可根据实际情况，制作大网膜组织瓣。先沿横结肠切开大网膜，结扎胃网膜左动脉或右动脉，保留另一侧血管，将大网膜制作为长蒂状组织瓣，然后将其经左/右结肠旁沟移至盆腔，放置固定于直肠与阴道之间的间隙。
	❺ 腹腔冲洗后，彻底止血，留置盆腔引流管，手术完毕。
术中要点	❶ 一般情况下无须行预防性造口，若修补不满意可行临时性造口。
	❷ 分离直肠阴道隔需谨慎操作，瘘管局部组织通常因炎症、纤维化较难分离，需避免造成直肠及阴道壁损伤。
术后处理	❶ 术后禁食1周，控制排便7~10日。
	❷ 术后常规给予预防性静脉抗生素。
	❸ 盆腔引流管若引流少，可在术后2~3日内拔除。

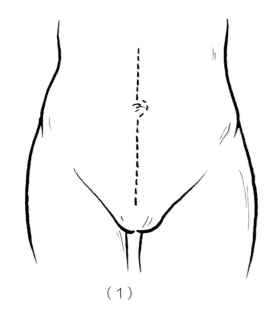

（1）

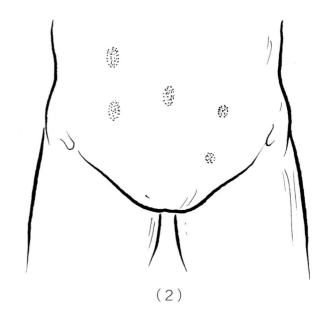

（2）

图27-13-1

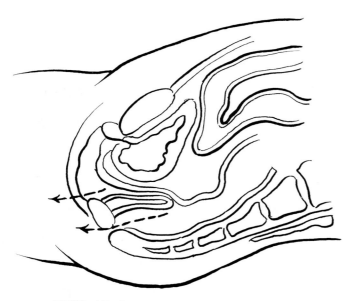

图27-13-2

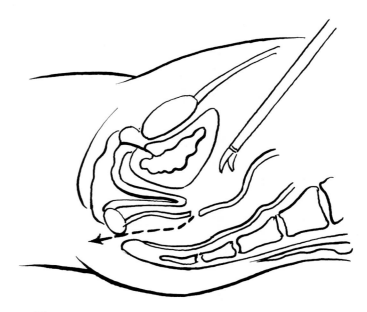

图27-13-3

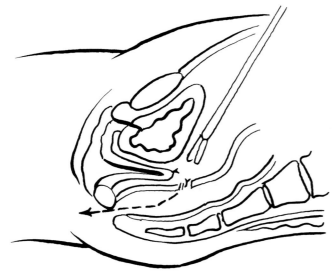

图27-13-4

573

骶前肿瘤手术

扫描二维码，
观看本书所有
手术视频

第一节　　肿瘤局部切除术

| 适 应 证 | 骶前肿瘤是指发生在骶前间隙，也就是骶骨和直肠间隙内的肿瘤，也称骶尾部肿瘤或直肠后肿瘤（图28-1-1）。本术式适用于骶前肿瘤较小者或骶前良性肿瘤。 |

适 应 证　骶前肿瘤是指发生在骶前间隙，也就是骶骨和直肠间隙内的肿瘤，也称骶尾部肿瘤或直肠后肿瘤（图28-1-1）。本术式适用于骶前肿瘤较小者或骶前良性肿瘤。

禁 忌 证
❶ 恶性肿瘤侵犯盆腔脏器。
❷ 全身情况差，不能耐受手术者。

术前准备
❶ 术前3日流食，术前6小时禁食。
❷ 术前清洁灌肠或用开塞露排空大便。

麻　　醉　选择硬膜外麻醉或全身麻醉。

体　　位　患者取俯卧位或折刀位。

手术步骤
❶ 切口　做骶后弧形切口，切口应足够长以便手术操作，切开皮肤、皮下组织（图28-1-2）。

ER 28-1-1
骶前巨大
囊性肿瘤
切除术

❷ 切除　切断附着于骶尾骨的部分臀大肌纤维，剥离尾骨骨膜，仔细结扎骶中动脉和骶外侧动脉，切除尾骨，切断肛尾韧带，用手指于骶前及肿瘤两侧做钝性分离，使肿块与骶骨分离，并用纱块充填其间。分离肿瘤与直肠间隙至肿瘤上端，注意保护肛门括约肌，切除肿瘤（图28-1-3）。创面止血后置双橡皮引流管，逐层缝合切口（图28-1-4）。

术中要点　骶前间隙分离肿瘤时，应以钝性分离为主，防止将骶前静脉丛损伤，以免引起大出血，并仔细结扎骶中动脉和骶外侧动脉，尽量减少术中出血，同时还要注意保护肛门括约肌。

术后处理
❶ 保持会阴部清洁，及时更换敷料，防止污染。
❷ 术后48~72h拔除引流管。
❸ 术后禁食3日，并控制大便次数。
❹ 术后常规应用抗生素，预防感染。

并 发 症
❶ 骶前静脉丛出血。
❷ 直肠损伤及直肠瘘。
❸ 肛门收缩功能不良。
❹ 术后感染形成窦道。

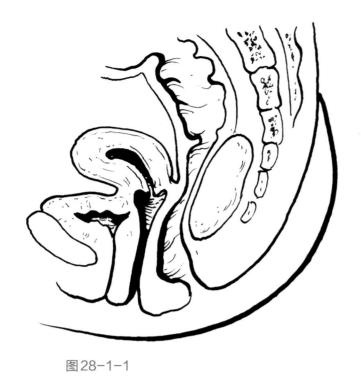

图28-1-1

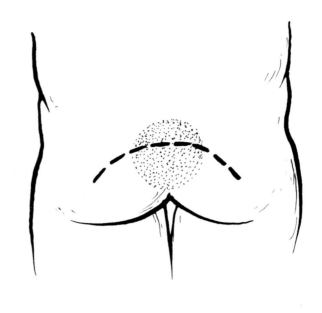

图28-1-2

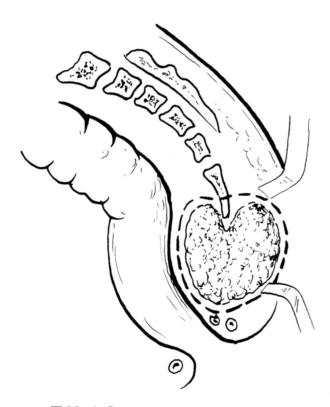

图28-1-3

图28-1-4

适 应 证	骶前肿瘤较大者。
禁 忌 证	❶ 骶前恶性肿瘤侵犯盆腔脏器。
	❷ 全身情况差，不能耐受手术者。
	❸ 并发肾功能严重受损者。
术前准备	❶ 术前3日流食，术前6h禁食。
	❷ 术前3日肠道准备术前每日口服蓖麻油20ml，术晨清洁灌肠；肿瘤侵犯直肠后壁并有黏膜破损者，应禁止灌肠，可于术前晚8时加服一次蓖麻油10~20ml。
	❸ 根据情况，术前两日可选用对需氧菌、厌氧菌和拟杆菌有高效杀菌力、作用迅速、能防止致病菌的发生和过度生长、毒性低的抗生素。口服甲硝唑和卡那霉素或庆大霉素和新霉素，或静脉或肌内注射抗生素均可。
麻 醉	预计手术范围大者，宜选择全身麻醉。采用控制性低血压麻醉，可以减少出血。低位骶前肿瘤宜选择硬膜外麻醉或全身麻醉。
体 位	腹骶联合入路者先选取仰卧位，腹部手术完成后改取俯卧位或折刀位。骶部入路者取俯卧位或折刀位。
手术步骤	❶ 切口取俯卧位或折刀位，在骶尾部中线或偏一侧由骶尾关节上方向下到肛门缘上方2~3cm处行纵行切口或"Y"形切口（图28-2-1、图28-2-2）。如有瘘口和瘘管应行梭型切口（图28-2-3）。
	❷ 切除尾骨和部分骶骨切开皮肤直到尾骨和骶骨，切断肛尾韧带，切除尾骨，手指伸入骶骨前向上分离，结扎切断骶中动脉，切断骶结节韧带、骶棘韧带和梨状肌，咬除S1、S2椎板，分离出S2~S3神经根（图28-2-4），并与肿瘤分离，用粗丝线将S2~S3神经牵开，并显露骶前间隙和肿瘤（图28-2-5）。
	❸ 切除肿瘤继续从骶骨两侧向前钝性分离，再将肿瘤下牵，由直肠壁向下分离到肿瘤下端，将肿瘤完整切除或将骶骨远端连同肿瘤一并切除（图28-2-6）。
	❹ 如肿瘤与周围组织粘连牢固，分离困难，可将肿块扩大切除，此时应避免损伤直肠（图28-2-7）。
	❺ 止血后冲洗伤口，直肠后方放引流，分层缝合伤口，外用压迫敷料（图28-2-8）。

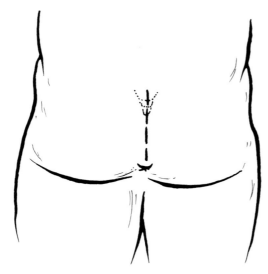

图 28-2-1

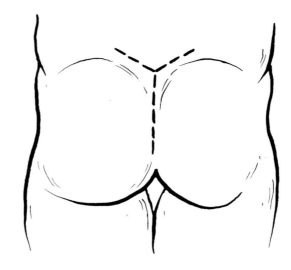

图 28-2-2

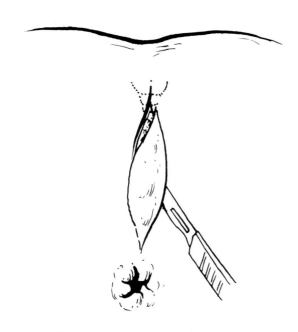

图 28-2-3

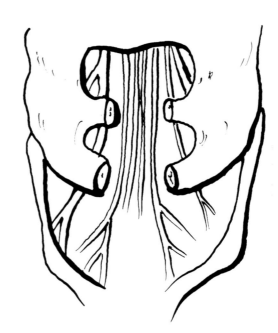

图 28-2-4

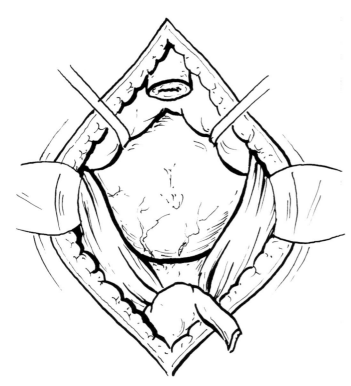

图 28-2-5

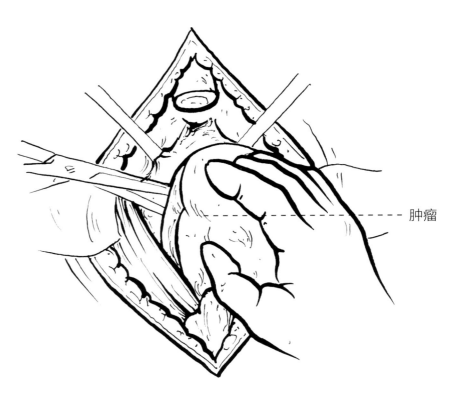

肿瘤

图 28-2-6

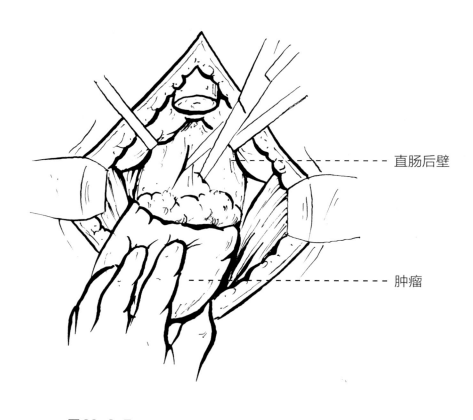

直肠后壁

肿瘤

图28-2-7

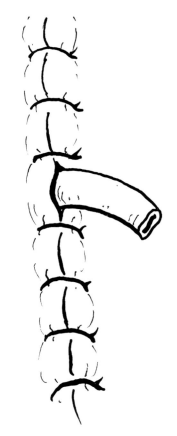

图28-2-8

术中要点   ❶ 在骶前间隙分离肿瘤时，应以钝性分离为主，防止损伤骶前静脉丛，以免引起大出血，并仔细结扎骶中动脉和骶外侧动脉，尽量减少术中出血，同时还要注意保护肛门括约肌。

❷ 在咬除S1、S2椎板时应注意保护S2~S3神经根。

❸ 注意保护直肠免受损伤。

术后处理   同肿瘤局部切除术。

第三节　腹骶联合切除术

适 应 证   突入腹腔的大型肿瘤由骶尾部不能达到肿瘤上端者。

禁 忌 证   同肿瘤加骶尾部切除术。

术前准备   同肿瘤加骶尾部切除术。

麻　　醉   同肿瘤加骶尾部切除术。

体　　位   患者取仰卧位。

| 手术步骤 | 仰卧位，经下腹正中切口进入腹腔，沿着骶岬横行切开腹膜，并切开直肠两侧腹膜。在骶前间隙将肿瘤由骶骨、直肠和两侧组织分离，尽量向下分离至肿瘤下部，结扎骶中动脉及双侧髂内动脉，仔细止血后，用干纱布将肿瘤与后腹膜及盆腔脏器分隔，缝合后腹膜，关闭腹腔，再改为俯卧位或折刀位，做骶前肿瘤切除术（同肿瘤局部切除术）（图28-3-1）。 |

术中要点

❶ 经腹分离时，应尽量向下分离至肿瘤下部并结扎骶中动脉及双侧髂内动脉，防止输尿管损伤。

❷ 关闭腹腔前应仔细止血。

❸ 注意保护肛门括约肌及直肠后壁。

术后处理 同肿瘤局部切除术。

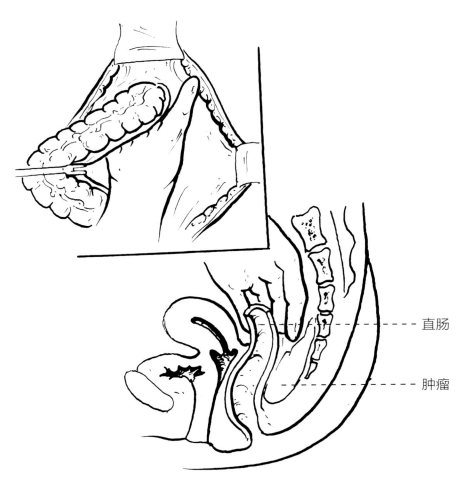

直肠

肿瘤

图28-3-1

参考文献

1. 赵玉沛.普通外科学[M].3版.北京：人民卫生出版社，2020.
2. 吴孟超，吴在德.黄家驷外科学[M].7版.北京：人民卫生出版社，2010.
3. 吴在德，吴肇汉.外科学[M].7版.北京：人民卫生出版社，2012.
4. 陈孝平，汪建平，赵继宗.外科学[M].9版.北京：人民卫生出版社，2018.
5. 李春雨.肛肠病学[M].北京：高等教育出版社，2013.
6. 李春雨.肛肠病学[M].2版.北京：高等教育出版社，2021.
7. 李春雨.肛肠外科学[M].科学出版社，2016.
8. 李春雨，汪建平.肛肠外科手术学[M].北京：人民卫生出版社，2015.
9. 李春雨，汪建平.肛肠外科手术技巧[M].北京：人民卫生出版社，2013.
10. 张有生，李春雨.实用肛肠外科学[M].北京：人民军医出版社，2009.
11. 郝捷，陈万青.2017年中国肿瘤登记年报[M].北京：人民卫生出版社，2018.
12. 兰平.炎症性肠病外科治疗学[M].北京：人民卫生出版社，2016.
13. 李春雨，张有生.实用肛门手术学[M].沈阳：辽宁科学技术出版社，2005.
14. 蔡三军，章真，杜祥.循证结直肠肛管肿瘤学[M].上海：上海科学技术出版社，2016.
15. 张卫.肠造口手术治疗学[M].上海：上海科学技术出版社，2019.
16. 王天宝.胃肠手术策略与操作图解[M].广州：广东科学技术出版社，2015.
17. 聂敏，李春雨.肛肠外科护理[M].北京：人民卫生出版社，2018.
18. Marvin L. Corman. CORMAN结直肠外科学[M].6版.傅传刚，汪建平，王杉，主译.上海：上海科学技术出版社，2016.
19. Susan L. Gearhart, Nita Ahuja. 结直肠癌早期诊断和治疗[M].顾岩，译.北京：人民军医出版社，2015.
20. 高春芳.现代结直肠手术学[M].2版.济南：山东科学技术出版社，2009.
21. Longo A. Treatment of hemorrhoids disease by reduction of mucosa and hemorrhoidal prolapse with a circular suturing device: a new procedure[C]. Rome: Proceedings of the Sixth World Congress of Endoscopic Surgery, 1998.
22. Limura E, Giordano P. Modern management of anal fistula [J]. World J Gastroenterol, 2015, 21(1): 12-20.
23. Ferlay J, Soerjomataram I, Dikshit R, et al. Cancer incidence and mortality worldwide: sources, methods and major parterns in GLOBOCAN 2010[J]. Int J cancer, 2015, 136(5): E359-E386.
24. Balciscueta Z, Uribe N, Balciscueta I, et al. Rectal advancement flap for the treatment of complex cryptoglandular anal fistulas: a systematic review and meta-analysis [J]. Int J Colorectal Dis, 2017, 32(5): 599-609.
25. Vogel J D, Johnson E K, Morris A M, et al. Clinical practice guideline for the management of

anorectal abscess, fistula-in-ano, and rectovaginal fistula [J]. Diseases of the colon and rectum, 2016, 59(12): 1117-1133.

26. Amato A, Bottini C, De Nardi P, et al. Evaluation and management of perianal abscess and anal fistula: a consensus statement developed by the Italian Society of Colorectal Surgery (SICCR) [J]. Techniques in coloproctology, 2015, 19(10): 595-606.

27. Ommer A, Herold A, Berg E, et al. German S3 guidelines: anal abscess and fistula (second revised version) [J]. Langenbeck's archives of surgery, 2017, 402(2): 191-201.

28. Lin H C, Huang L, Chen H X, ,et al. Stapled trans-perineal fistula repair of rectovaginal fistula: a preliminary experience[J]. Surg Innov, 2019, 26(1): 66-71.

29. Kang W H, Yang H K, Chang H J, et al. High ligation of the anal fistula tract by lateral approach: A prospective cohort study on a modification of the ligation of the intersphincteric fistula tract (LIFT) technique [J]. Int J Surg, 2018, 60: 9-14.

30. Mijnsbrugge G J H V, Felt-Bersma R J F, Ho D K F, et al. Perianal fistulas and the lift procedure: results, predictive factors for success, and long-term results with subsequent treatment [J]. Tech Coloprotol, 2019, 23(7): 639-647.

31. Ye F, Tang C, Wang D, et al. Early Experience with the modificated approach of ligation of the intersphincteric fistula tract for high transsphincteric fistula [J]. World J Surg, 2015, 39(4): 1059-1065.

32. Abcarian H, Cintron J, Nelson R. Complications of anorectal surgery: prevention and management [M]. Cham: Springer International Publishing, 2017.

33. Sameh Hany E, Elfeki H, Shalaby M, et al. A systematic review and meta-analysis of the efficacy and safety of video-assisted anal fistula treatment (VAAFT) [J]. Surg Endosc, 2018, 32(4): 2084-2093.

34. Steele S R, Hull T L, Read T E, et al. The ASCRS textbook of colon and rectal surgery [M]. 3rd ed. Cham: Springer International Publishing, 2016.

35. Seyfried S, Bussen D, Joos A, et al. Fistulectomy with primary sphincter reconstruction [J]. Int J Colorectal Dis, 2018, 33(7): 911-918.

36. Bordeianou L, Paquette I, Johnson E, et al. Clinical Practice Guidelines for the Treatment of Rectal Prolapse[J]. Dis Colon Rectum, 2017, 60(11): 1121-1131.

37. Gallo G, Martellucci J, Pellino G, et al.Consensus Statement of the Italian Society of Colorectal Surgery (SICCR): management and treatment of complete rectal prolapse[J]. Tech Coloproctol, 2018, 22(12): 919-931.

38. 中华医学会消化内镜学分会，中国抗癌协会肿瘤内镜学专业委员会. 中国早期结直肠癌筛查及内镜诊治指南（2014年，北京）[J]. 中华消化内镜杂志，2015，32（6）：341-360.

39. 中国抗癌协会大肠癌专业委员会. 中国局部进展期直肠癌诊疗专家共识[J]. 中国癌症杂志，2017，27（1）：41-80.

40. 中华医学会外科学分会腹腔镜与内镜外科学组，中华医学会外科学分会结直肠外科学组，中国医师协会外科医师分会结直肠外科医师委员会，等. 腹腔镜结直肠癌根治术操作指南（2018版）[J]. 中华消化外科杂志，2018，17（9）：877-885.

41. 克罗恩病肛瘘共识专家组. 克罗恩病肛瘘诊断与治疗的专家共识意见[J]. 中华炎性肠病杂志，

2019，3（2）：105-120.

42. 中华医学会外科学分会结直肠外科学组，中华医学会外科学分会腹腔镜与内镜外科学组. 直肠癌经肛全直肠系膜切除专家共识及手术操作指南（2017版）[J]. 中国实用外科杂志，2017，37（9）：978-984.

正文中融合的手术视频

ER 1-1-1	内痔注射术	
ER 1-13-1	混合痔外剥内扎括约肌松解术	
ER 1-29-1	吻合器痔上黏膜环切术	
ER 1-30-1	吻合器选择性痔上黏膜环切术	
ER 2-3-1	肛裂切除术，括约肌松解术，外痔切除术	
ER 4-5-1	肛瘘切开挂线术	
ER 5-7-1	直肠脱垂三联术	
ER 5-21-1	腹腔镜直肠前突直肠前悬吊固定术	
ER 9-1-1	肛周坏死性筋膜炎清创引流术	
ER 12-4-1	肛乳头瘤切除术	

ER 17-3-1	腹腔镜辅助金陵术	
ER 22-6-1	腹腔镜低位直肠癌根治术	
ER 23-2-1	腹腔镜右半结肠癌根治术	
ER 27-4-1	吻合器经会阴直肠阴道瘘切除闭合术	
ER 28-1-1	骶前巨大囊性肿瘤切除术	

登录中华临床影像库步骤

公众号登录　　扫描二维码
　　　　　　　　关注"临床影像库"公众号

　　　　　　　　点击"影像库"菜单
　　　　　　　　进入中华临床影像库首页

临床影像及病理库　　　　　　发消息

✔ 人民卫生出版社有限公司

内容涵盖200多家大型三甲医院临床影像诊断和病理诊断中曾诊断的所有病种。每个病例在介绍病…

168篇原创内容
IP属地：北京
84个朋友关注

影像库　　　　　　　　　　　　　＞

服务支持

内容支持　　技术支持　　我要投稿

网站登录　　　输入网址 medbooks.ipmph.com/yx
　　　　　　　　进入中华临床影像库首页

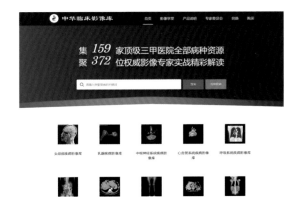

进入中华临床　　PC端点击首页"兑换"按钮
影像库首页　　移动端在首页菜单中选择"兑换"按钮
注册或登录

　　　　　　　　输入兑换码，点击"激活"按钮
　　　　　　　　开通中华临床影像库的使用权限

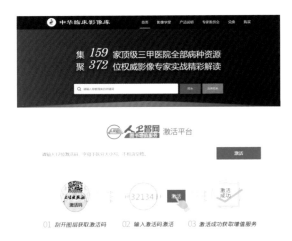

图书在版编目（CIP）数据

肛肠外科手绘手术图谱：精准手绘＋操作视频＋要点

注释 / 徐国成，李春雨主编 . 一北京：人民卫生出版

社，2023.5

ISBN 978-7-117-33450-1

Ⅰ.①肛…　Ⅱ.①徐…　②李…　Ⅲ.①肛门疾病 – 外

科手术 – 图谱 ②直肠疾病 – 外科手术 – 图谱　Ⅳ.

①R657.1-64

中国版本图书馆 CIP 数据核字（2022）第 146993 号

肛肠外科手绘手术图谱——精准手绘＋操作视频＋要点注释

Gangchang Waike Shouhui Shoushu Tupu——Jingzhun Shouhui + Caozuo Shipin + Yaodian Zhushi

主　　编	徐国成　李春雨
出版发行	人民卫生出版社（中继线 010-59780011）
地　　址	北京市朝阳区潘家园南里 19 号
邮　　编	100021
E – mail	pmph @ pmph.com
购书热线	010-59787592　010-59787584　010-65264830
印　　刷	北京盛通印刷股份有限公司
经　　销	新华书店
开　　本	787×1092　1/8　印张:77.5
字　　数	1187 千字
版　　次	2023 年 5 月第 1 版
印　　次	2023 年 5 月第 1 次印刷
标准书号	ISBN 978-7-117-33450-1
定　　价	358.00 元

打击盗版举报电话　010-59787491　　E-mail　WQ @ pmph.com
质量问题联系电话　010-59787234　　E-mail　zhiliang @ pmph.com
数字融合服务电话　4001118166　　　E-mail　zengzhi @ pmph.com

52检